河南中医药大学传承特色教材

中药鉴定学

（供中药学专业用）

主　编　陈随清　王利丽

中国中医药出版社
·北京·

图书在版编目（CIP）数据

中药鉴定学 / 陈随清，王利丽主编 .—北京：中国中医药出版社，
2021.1

河南中医药大学传承特色教材

ISBN 978 - 7 - 5132 - 6024 - 4

Ⅰ . ①中… Ⅱ . ①陈… ②王… Ⅲ . ①中药鉴定学—中医药
院校—教材 Ⅳ . ① R282.5

中国版本图书馆 CIP 数据核字（2019）第 294299 号

中国中医药出版社出版

北京经济技术开发区科创十三街 31 号院二区 8 号楼
邮政编码 100176
传真 010-64405721
河北省武强县画业有限责任公司印刷
各地新华书店经销

开本 787×1092 1/16 印张 24 彩插 1.5 字数 568 千字
2020 年 12 月第 1 版 2021 年 1 月第 1 次印刷
书号 ISBN 978 - 7 - 5132 - 6024 - 4

定价 95.00 元
网址 www.cptcm.com

社 长 热 线 010-64405720
购 书 热 线 010-89535836
维 权 打 假 010-64405753

微信服务号 zgzyycbs
微商城网址 https://kdt.im/LIdUGr
官方微博 http://e.weibo.com/cptcm
天猫旗舰店网址 https://zgzyycbs.tmall.com

如有印装质量问题请与本社出版部联系（010-64405510）
版权专有 侵权必究

河南中医药大学传承特色教材

编审委员会

河南中医药大学传承特色教材

《中药鉴定学》编委会

前　言

　　教育部和国家中医药管理局《关于医教协同深化中医药教育改革与发展的指导意见》（教高〔2017〕5号）中指出："改革中医药课程体系：推进中医药课程内容整合与优化，构建以中医药传统文化与经典课程为根基，以提升中医药健康服务能力为导向的课程体系。"2019年10月发布的《中共中央国务院关于促进中医药传承创新发展的意见》中指出，要改革中医药人才培养模式，强化中医思维培养，改革中医药院校教育。在此背景下，河南中医药大学总结近十年来仲景学术传承班和中药传承班的办学经验，进一步优化培养方案和课程体系，同时进行相关学术传承特色教材建设，组织编写传承特色系列创新教材。

　　本套教材共计16种，分别为《中医训诂学》《中医文化学》《国学经典导读》《仲景方药学》《仲景辨治学》《仲景经方案例导读》《仲景学术历代医家研究与传承》《本草名著选读》《中药理论专论》《经典中成药》《中药药剂学》《中药炮制学》《中药资源与栽培》《中药鉴定学》《中医方药学》《中医理论基础》。该系列教材主要配套仲景学术传承班和中药学术传承班教学使用，同时适合中医、中药类相关专业研究生及医学爱好者学习，也可作为中医药教学、医疗研究人员的参考用书。

　　在编写过程中，我们参考了其他高等中医药院校相关教材及资料。限于编者的能力与水平，本套教材难免有不足之处，还要在教学实践中不断总结与改进。敬请同行专家提出宝贵意见，以便再版时修订提高。

河南中医药大学传承特色教材编审委员会
2020年4月

编写说明

河南中医药大学中药传承班开设于 2012 年，是在中药学培养目标的基础上，加强中医药学思维和基本技能的培养，基本技能主要包括中药传统炮制、制剂和鉴定技术，以及现代中药饮片炮制、制药和分析检测技术；以实现中药学专业"传承有特色、创新有基础、服务有能力"的人才培养目标。本专业创办至今共有 200 多名本科生顺利毕业，得到了用人单位的广泛好评和认可。

《中药鉴定学》是中药传承班的骨干专业课之一，改进该课程的教学对培养创新型中药人才具有重要意义。教材对教学效果具有重要影响，《中药鉴定学》教材也需要根据教学实际所面临的新情况，总结经验，不断完善、改进和创新。中药传承专业的学生是从不同的专业方向中经过考核和选拔择优录取的，有较强的自学能力和思维能力，除了掌握基本鉴定知识之外，需要了解中药质量评价、新药开发以及中药资源开发与利用等多学科交叉的研究方法和思路。同时，对于中药鉴定学中传统的性状鉴别和真伪鉴别方法需要加强学习与传承。本教材的编写目的，首先强调中药鉴定学研究思路与方法，对中药材的基原、性状、显微、理化及生物鉴定的方法结合具体案例在总论部分进行总结，因此，本教材总论部分篇幅较大。其次，各论中注重药材的来源、性状特征、显微特征及真伪鉴别方法，以图片、文字表述形式对常见药材正品与伪品的区别进行强调，重点药材的显微特征使用粉末彩色图谱进行表示，使显微特征更加直观，有利于学生对药材特征的全面掌握，从而使教材更加符合中药传承专业的培养目标。

本教材在参考全国中医药行业高等教育"十三五"规划教材体例的基础上，根据本校传承班的教学大纲，对教材内容进行了适当的调整和修改。总论中，增加了第三章"中药的产地与资源"，第六章"中药质量评价"，在第五章"中药的鉴定"中性状鉴定项下增加了中药材微性状鉴别，显微鉴定项下增加了超微结构的鉴别；各论中，重点药材及掌握药材的体例保持不变，其余《中国药典》（2020年版）收载而不在重点和掌握目录中的药材以表格形式注明名称、来源及药用部位，便于检索。同时，为了使学生更好地了解和掌握河南省的中药资源，各论药材中增加了河南特色药材，例如猫爪草、冬凌草、夏枯草等。

本教材集合了河南中医药大学、郑州大学和南阳理工学院的一线教师，从科研方法到实际生产均具有较为丰富的理论基础和实践经验，为本教材的编写提供了有力的理论技术支持。具体的分工为：陈随清、王利丽负责全书统稿、定稿、总校；第一章、第二章由黄显章编写；第三章由潘成学编写；第四章由王利丽、孙孝亚编写；第五章由王利丽、杨晶凡、付钰编写；第六章由陈随清、代丽萍编写；第七章由潘成学、黄显章、贾西贝、杨瑞阁、李超编写；第八章、第九章、第十章由代丽萍、裴莉昕编写；第十一章、第十二章由杨晶凡、付钰编写；第十三章由郑岩、兰金旭编写；第十四章、第十五章、第十六章由王利丽编写；第十七章、第十八章由郑岩编写；第十九章、第二十章由王利丽编写；第二十一章由杨晶凡编写。薛淑娟、杨珂及马美杰负责图片的拍摄及整理。

由于时间紧迫，编写团队经验有限，若存在不足及谬误之处，请各院校师生在使用过程中提出宝贵意见，以便再版时修订提高。

《中药鉴定学》编委会

2020年5月

目 录

总 论

各　论

总　论

第一章　中药鉴定学的定义和任务 ▷▷▷▷

第一节　中药鉴定学的定义

中药鉴定学（Authentication of Chinese Medicines）是鉴定和研究中药的品种和质量，制订中药质量标准，寻找和扩大新药源的应用学科。

中药鉴定学的研究对象是中药。中药是指在中医药理论指导下用于防治疾病和医疗保健的药物，包括药材、饮片和中成药。

中药鉴定学是在继承我国中医药学遗产和传统鉴别经验的基础上，运用现代自然科学的理论知识和技术方法，研究和探讨中药的历史、来源、性状、显微特征、理化鉴别、生物鉴定、质量标准以及寻找新药源等的理论和实践问题，并确保中药品种正确、质量优良、安全有效、稳定可控。简而言之，就是一门对中药进行"保质、寻新、整理、提高"的学科。

第二节　中药鉴定学的任务

一、考证和整理中药品种，发掘祖国药学遗产

我国人民几千年来在与疾病作斗争的过程中积累了丰富的药物学知识，仅本草著作中记载的药物就有近 3000 种，总结了每种药物在不同历史阶段的品种、栽培、采收、加工、鉴别、炮制、贮藏和应用等多方面的经验和知识，是现今中药科学继承和发扬的基础。应运用现代科学知识和技术对我国极其丰富的药学史料进行考证，本着古为今用，去伪存真，去粗取精的原则，加以分析、考证，探讨药物历史渊源，使之正本清源，并发掘出有用的药学史料和品种，以丰富和促进现代中药科学的发展。

（一）中药品种混乱的原因

中药的品种直接关系到中药的质量，品种正确是保证中药质量的前提。如何确定中药的正品，成为中药研究工作需要解决的首要问题。由于历史和现实等诸多原因，使中药材品种混乱和品种复杂现象严重，其主要原因是：

1. 同名异物和同物异名现象普遍存在。我国幅员辽阔，物种繁多，同一种中药各地使用的品种不同，或同一品种在不同地区使用不同的中药名称，造成品种混乱。如贯众，历代本草贯众图文的记载不尽相同，据调查，全国以贯众之名药用的植物有 11 科、18 属、58 种之多，品种不同，质量常有差异，导致临床疗效难以保证。而人参在历代有多达 30 余种别名。

2. 本草记载不详，造成后世品种混乱。如《本草经集注》载："白头翁处处有之，近根处有白茸，状如白头老翁，故以为名。"以致清代的吴其濬得出这样的结论："凡草之有白毛者，以翁名之皆可。"所以从古到今就有多种根部有白毛茸的植物混作白头翁，这就造成了白头翁药材来源达 20 种以上，分属于毛茛科、蔷薇科、石竹科、菊科等不同科的植物。

3. 部分中药在不同的历史时期品种发生了变迁。如始载于《名医别录》的白附子历代本草均为毛茛科植物黄花乌头 *Aconitum coreanum*（Lévl.）Rap. 的块根，而近代全国绝大部分地区用天南星科植物独角莲 *Typhonium giganteum* Engl. 的块根作白附子用，两者疗效不同。其变迁经纬，尚待深入研究。

4. 一药多基原情况较为普遍。《中华人民共和国药典》（以下简称《中国药典》）2020 年版一部收载的常用中药不少来源于 2 个、3 个、4 个、5 个甚至 6 个种（如石决明），有的中药甚至来源于不同科（如小通草等）或同科不同属（如老鹳草、水蛭等）的数种动、植物，造成中药质量难以控制，临床疗效参差不齐。

（二）解决中药品种混乱的主要途径

1. 通过对中药商品调查和中药资源普查，结合本草考证，以及现代药学研究成果，明确正品和主流品种，力求达到一物一名，一名一物。如《中国药典》分别将报春花科植物过路黄 *Lysimachia christinae* Hance 作金钱草，豆科植物广金钱草 *Desmodium styracifolium*（Osb.）Merr. 作广金钱草，唇形科植物活血丹 *Glechoma longituba*（Nakai）Kupr. 作连钱草收载。《中国药典》2005 年版一部开始将芸香科植物黄皮树 *Phellodendron chinense* Schneid. 的干燥树皮做黄柏，将黄檗 *Phellodendron amurenge* Rupr. 的干燥树皮作关黄柏；将豆科植物野葛 *Pueraria lobata*（Willd.）Ohwi 的干燥根作葛根，而将豆科植物甘葛藤 *Pueraria thomsonii* Benth. 的干燥根作粉葛。

2. 研究不同历史时期药物品种的变迁情况，正确继承古人药材生产和用药经验。如考证阿胶的原料在唐代以前主要是牛皮，宋代、明代是牛皮、驴皮并用，清代以后用驴皮，至今沿用驴皮。

3. 开展药物的品种考证，进行医方的发掘与继承，为新药研究提供依据。例如受到世界广泛认可的抗疟成分青蒿素的发现，就是从研究葛洪《肘后备急方》青蒿治疟病方，再经过青蒿历代所用品种的考证，结合科学试验取得的成果。

4. 对一些道地药材的品种考证，查考地方史志，常能提供一些历代本草未能记载的资料，解决在品种考证中的某些关键问题。如罗汉果 *Momordica grosvenori* Swingle，遍查历代本草均无记载，最后从清代《临桂县志》和《永宁州志》中查到不仅有罗汉果之名，还有其形态、性味、效用记载，这为罗汉果的药用提供了可靠的历史依据。再如在考证鸡血藤膏时，就查考了云南的《顺宁府志》和《云南通志》等。

5. 通过本草考证与现今药材品种调查相结合，能纠正历史的错误，发掘出新品种。如虎掌与天南星，经研究并非一物，虎掌实为掌叶半夏 *Pinellia pedatisecta* Schott 的块茎，纠正了《本草纲目》中将天南星并在虎掌之下，视二者为同一物的错误。

近年来中药科学工作者对大青叶、巴戟天等 200 多种中药进行了系统的品种整理和质量研究，基本上澄清了这些中药因历史原因或各地用药习惯不同而产生的同名异物、同物异名等问题，力求名实相符，一物一名。通过整理中药品种，亦纠正了一些历史上的错误，发掘了一些新的品种。总之，中药品种的考证与整理工作对澄清中药品种混乱，从源头上保证中药质量，以及继承与发掘祖国药学遗产、开发新药源都具有十分重要的理论意义与实用价值。

二、鉴定中药真伪优劣，确保中药质量

中药的真、伪、优、劣，即指中药品种的真假和质量的好坏。"真"，即正品，凡是国家药品标准所收载的中药均为正品；"伪"，即伪品，凡是不符合国家药品标准规定的品种以及以非药品冒充或以它种药品冒充正品的均为伪品。"优"，即质量优良，是指符合或高于国家药品标准规定的各项指标的中药；"劣"，即劣药，是指虽品种正确，但质量不符合国家药品标准规定的中药。中药品种不真或质量低劣，会造成科研工作、药品生产和临床疗效的失败，轻则造成经济损失，重则误病害人，对此前人早有认识，李时珍早就有"一物有谬，便性命及之"的名言。

（一）药材及饮片的鉴定

1. 中药的真伪问题 当前中药的真伪问题仍十分突出，除历史的根源外，究其原因还有：

（1）以相对价廉的它种药材充此种药材。如以人参伪充西洋参，以红芪充黄芪，以平贝母的幼小鳞茎冒充松贝，以大叶木兰（腾冲厚朴）充厚朴，以水半夏充半夏等。

（2）一些名称相近，外形相似或基原相近的品种之间产生混乱。如木香与川木香，苦杏仁与桃仁，海金沙与蒲黄。

（3）有意掺假，以假充真，染色增重。如金钱白花蛇，有用银环蛇的成蛇纵剖成条，接上其他小蛇头盘成小盘者，有用其他带环纹的幼蛇伪充者，甚至有用其他幼蛇在蛇身上用白色油漆画出环纹伪充正品；有用马铃薯片加工伪充白附片；用其他动物的皮（如马皮）熬制的胶充阿胶等；海金沙、蒲黄中掺黄土；青黛中掺染料；在天麻和冬虫

夏草中插入铁钉或铅丝增重；以劣质石斛染成金黄色冒充优质石斛；以中华大蟾蜍或黑斑蛙的输卵管伪充哈蟆油；用幼小的柚或甜橙充香橼等。

（4）一些地区习用药材流出本地区外，造成混乱。如盐生肉苁蓉、沙苁蓉作肉苁蓉流入市场，理枣仁作酸枣仁流入市场等；或是以地区习用药材充《中国药典》正品药材，如以大菟丝子作菟丝子，以光皮木瓜作木瓜等。

（5）误种、误采、误收、误售、误用。如种白术误种成牛蒡子；种大黄误种为藏边大黄、河套大黄；将金钱草（过路黄）误采为风寒草（聚花过路黄）；市场上曾大量出售十字花科芜菁 *Brassica rapa* L. 的种子，以其充菟丝子；以霞草的根充桔梗；以参薯的块茎充山药；在山西、四川、江西、湖北还曾出现把有剧毒的小檗科桃儿七误作龙胆，以致造成中毒死亡或致残事件等。

2. 中药的质量问题 中药的质量优劣，是关系到临床疗效和中药国际化的大问题，质量是中药的生命线。中药的品种明确后，必须注意检查质量，如品种虽正确但不符合药用质量要求时，同样不能入药。

除品种外，影响中药质量的主要因素有：

（1）栽培条件 我国许多常用的大宗药材为栽培品，但目前主要依靠药农分散种植，种植技术粗放，加上盲目扩大种植范围，造成种质特性退化的情况较为严重，如牛膝的种质退化引起牛膝的根越种越小，黄芪的木化变异以及防风根的分枝变异等。另外，在栽培中滥施农药、除草剂，过量使用化肥，加工、贮存方法不合理等，造成中药材中农药残留和重金属含量偏高，影响药材的安全性和有效性，已成为影响中药材质量的重要原因之一。

（2）产地 同种药材，产地不同，质量不尽相同，如广藿香，广州石牌的广藿香气较香纯，含挥发油虽较少，但广藿香酮的含量却较高；而海南省产的广藿香，气较辛浊，挥发油含量虽高，但广藿香酮的含量却甚微。

（3）采收加工 不同的采收期和不同的加工方法，使同种药材有效成分的种类或含量不同。如茵陈，过去只用幼苗，后来通过研究发现，茵陈的主要利胆有效成分蒿属香豆精、对羟基苯乙酮和茵陈香豆酸 A、茵陈香豆酸 B 以秋季的花前期和花果期含量为高，幼苗中含利胆成分绿原酸和对羟基苯乙酮，为此，《中国药典》规定茵陈有两个采收期，春季幼苗高 6 ~ 10cm 时或秋季花蕾长成时采收，前者称"绵茵陈"，后者称"茵陈蒿"。金银花采用阴干、晒干和蒸后晒干，绿原酸的含量不同，以蒸晒法加工者含量高。

（4）贮藏 贮藏不当会引起霉变、虫蛀、走油、风化、气味散失等，导致药材性状、成分与性味发生变化而变质，甚至完全失去疗效。如牡丹皮主要有效成分牡丹酚贮藏一年后含量为 2.28%，贮藏四年以后则降为 1.82%；荆芥的挥发油含量随贮藏时间的延长而减少，贮藏一年后挥发油含量降低 1/3，贮藏三年则降低 1/2；新鲜细辛的镇咳作用强，当贮存 6 个月后则无镇咳作用。

（5）运输 运输中如包装破损或受水浸，雨淋，虫鼠危害，甚至与有毒、有害、易串味物质混装，造成有害物质污染，必然影响质量。

（二）中成药的鉴定

中成药是中药的重要组成部分，据初步统计，全国药厂生产的中药制剂已超过5000种。中成药的鉴定方法同中药材一样，主要包括性状鉴别，显微鉴别，薄层色谱鉴别、检查，以色谱法和光谱法为主的含量测定等。显微鉴定已成为控制中成药质量行之有效的常规方法和质量标准内容之一。由于中成药处方组成比较复杂，剂型多样，许多中成药质量控制指标建立较难。部分中成药的质量标准尚不完善，影响其产品质量和用药的安全有效，同时阻碍了中药国际化进程。因此，研究中成药鉴定方法，制订和提高中成药质量标准，使中成药质量稳定、可控，实现中成药现代化和走向国际市场，也是中药鉴定学的任务之一。

三、研究和制定中药规范化质量标准

中药品种的真伪和质量的优劣直接关系到人民健康与生命安危，科学地制定中药的质量标准是保证临床用药安全、有效、稳定、可控的必要措施，促进中药现代化和国际化的关键。凡正式批准生产的中药（包括药材、饮片及中成药）都要制定质量标准。《中国药典》和部颁药品标准是我国法定的药品标准，其中中药标准是国家对中药质量及其检验方法所作的技术规定，是药品监督管理的技术依据，是中药生产、经营、使用、检验和监督管理部门共同遵循的法定依据。制定质量标准应充分体现"安全有效、技术先进、经济合理"的原则。中药质量标准包括药材、饮片和中成药的质量标准，要求中药的来源要正确，中成药处方要固定，采收加工、炮制方法或生产工艺要固定，临床疗效要确定，对有害物质要限量检查，对有效成分或有效物质群有定性鉴别和含量测定等。1985年7月1日卫生部发布施行的《新药审批办法》，明确规定新药在申报临床及申报生产时应分别提供临床研究用及生产用药品质量标准草案及起草说明。其后，《新药审批办法》几经修订，使新药质量标准的制订逐步走向规范化和科学化，而且使老药的再评价也有章可循。新中国成立以来，《中国药典》从1953年版起到2020年版已颁行了十一版，每一版均在前一版的基础上进行了卓有成效的修编，特别是2020年版《中国药典》，提升了我国中药质量标准的科学性和中药质量的可控性。但就整体而言，目前中药质量标准仍不够完善，中药质量评价的方法、数量和水平远未达到理想的境地，研究和制定规范化的中药标准，是促进中药现代化、科学化、国际化的重要内容，是中药鉴定学在新时期的重要任务。

四、寻找和扩大新药源

（一）中药资源的保护及利用

中药资源包括药用植物、药用动物和药用矿物资源。又分为天然中药资源和人工中药资源，后者包括人工栽培、养殖和加工的中药资源。根据我国第三次中药资源普查全国有中药资源12807种，其中植物药11146种，占87%；动物药1581种，占12%；矿物药 80 种，不足 1%。丰富的天然资源是药材的主要来源之一。

合理地保护与开发中药资源，维持生态平衡，对实现中药可持续发展具有战略意义。我国政府于 1984 年发布了第一批《珍稀濒危保护植物名录》，共收载植物 354 种；1987 年发布了第二批《中国珍稀濒危保护植物名录》，共收载植物约 400 种；同年公布了《野生药材资源保护管理条例》，制定了第一批《国家重点保护野生药材名录》；1989 年又公布了《国家重点保护野生动物名录》；现在全国各地建立的植物、动物自然保护区已达近千处。同时开展野生中药变家种、家养或进行野生抚育；建立中药种质资源库；并应用新技术、新方法对中药资源的保护与开发做了大量有益的工作。建立中药材现代化产业基地，是实现中药材标准化、现代化，实现中药资源可持续利用的重要措施。

（二）寻找和扩大新药源

在保护和合理开发中药资源的基础上，积极寻找和扩大新药源也是中药鉴定学的任务之一。寻找和扩大新药源的方法主要有：

1. 进行全国性药源普查，寻找新的中药资源。如通过多次全国性药源普查，发现了不少野生中药资源和某些进口药材的国产品种资源，如新疆的阿魏、紫草、贝母；西藏的胡黄连；云南的诃子、马钱子；广西的安息香；海南的大风子、降香等。

2. 根据生物的亲缘关系寻找新药源。如根据商品调查，作金银花的忍冬属植物有十多种，有效成分绿原酸的含量种间差别较大，如灰毡毛忍冬 *Lonicera macranthoides* Hand.-Mazz. 和红腺忍冬 *L. hypoglauca* Miq. 的花蕾含量较高，前者达 12%，后者达 10% 左右，比金银花还高，现《中国药典》已将灰毡毛忍冬和红腺忍冬收入山银花项下。

3. 从民族药或民间药中寻找新药源。如沙棘（*Hippophaer hamnoides* L.）是藏族、蒙古族习用药材，其干燥成熟果实常用于止咳祛痰、消食化滞、活血散瘀。近年来发现沙棘叶含丰富的黄酮类物质及维生素 C、胡萝卜素和氨基酸等生理活性成分，颇具开发价值。灯盏细辛为菊科植物短葶飞蓬 *Erigeron breviscapus*（Vant.）Hand.-Mazz. 的干燥全草，为苗族药，具有祛风散寒、活血通络止痛的功效。肿节风为金栗兰科植物草珊瑚 *Sarcandra glabra*（Thunb.）Nakai 的干燥全草，原为民间药，现在均已成为常用中药收入《中国药典》。

4. 以有效成分为线索，寻找和扩大新药源。麝香酮是麝香的主要有效成分之一，麝鼠香中含有麝香酮，灵猫香中含有与天然麝香相似的化学成分，且具相似的药理作用，可能成为麝香的代用品。抗肝炎有效成分齐墩果酸在工业生产上的原料主要是五加科植物几种楤木的皮、叶和果实，其含量均在 3.6% 以下，但在曲莲 *Hemsleya amabilis* Diels 和雪胆 *H. chinensis* Cogn. ex Forb. et Hemsl. 块根中，齐墩果酸提取率高达 7.0% ~ 9.5%，是较好的新药源。

5. 以药理筛选结合临床疗效寻找和扩大新药源。如在抗肿瘤药的药理筛选中发现唐松草新碱具有较好的抗肿瘤活性，后从 10 种东北产唐松草属植物里找到展枝唐松草 *Thalictrum squarrosum* Steph.，其根中唐松草新碱的含量最高可达 1.36%。

6. 从古本草中寻找或探索老药新用途。古本草中还有不少品种现今未使用，有些多来源的品种现今只用了一二种或古今用药不同，若能进行认真考证，一定能发掘出有用的新资源种类。

7. 根据植物生长的地理位置和气候条件去寻找和扩大新药源。沉香为瑞香科植物沉香 *Aquilaria agallocha* Roxb. 含树脂的木材，原产印度尼西亚、越南、柬埔寨，我国长期依靠进口。后经调研，发现我国海南、广东、广西等地所产的同属植物白木香 *A. sinensis*（Lour.）Gilg，因其与进口沉香所处的地理位置和气候条件相似，又是同属植物，含相似的成分与药效，亦可作沉香入药，现已将白木香收入《中国药典》。

8. 以新技术、新方法扩大新药源。如杜仲、黄柏、厚朴等皮类中药的环剥技术，麝的家养和活麝取香，黑熊家养和引流熊胆汁，人工牛黄、体外培育牛黄的研制，人参、紫草、三七、延胡索等的组织培养等。利用现代生物技术，如细胞工程、基因工程技术生产有效成分，近年来已取得不少新进展，如水蛭素基因工程、羚羊角蛋白质基因工程等，为减轻中药对自然资源的依赖和破坏，获得有效成分高含量的中药开辟新途径。目前还有以临床疗效为依据，用高通量筛选技术寻找新药的方法。

另外，开发老药新用途，扩大传统药用动植物的药用部位也是扩大新药源的有效途径。如从葛根中提取的异黄酮化合物，制成的葛根异黄酮制剂，具有补充雌性激素的功效，丰富和补充了葛根的功效。近几年《中国药典》陆续收载了人参叶、杜仲叶、山楂叶、银杏叶等药材，扩大了药用部位，达到充分利用资源的目的。

第二章　中药鉴定学的发展史 ▷▷▷▷

　　一切真知都来源于实践。中药鉴别知识也是在长期的实践中产生和发展起来的。我国人民在同疾病做斗争的过程中，通过不断尝试，逐渐积累了医药知识和经验，并学会运用眼、耳、鼻、舌等感官来识别自然界的植物、动物和矿物的形、色、气味，从而鉴别出哪些可供药用，哪些不可供药用及有毒、无毒等，逐渐形成了"药"的感性知识。相传在公元前有神农氏"教民播种五谷，尝百草之滋味"，《史记·补三皇本记》也有"神农……始尝百草，始有医药"的记载。在无文字时代，这些药物知识凭借师承口传丰富起来，它是本草学的萌芽。在文字产生以后，就有了关于药物的记载，后经不断积累、发展，编出了本草著作。从秦、汉到清代，本草著作约有 400 种之多。这些著作包含着我国人民与疾病做斗争的宝贵经验和鉴别中药的丰富的文字资料，是祖国医药学的宝贵财富，并在国际上产生了重大影响。

第一节　古代中药鉴定知识的起源

　　早在我国第一部诗歌总集《诗经》（公元前 11 世纪至公元前 6 世纪）中就记载有治病的药物。如：采莫（酸模）、采荧（泽泻）、采艾（苦艾）、蓷（益母草）、采卷耳（苍耳）等。1973 年在长沙马王堆发掘了三号汉墓，墓葬年代是汉文帝十二年，公元前 168 年，出土药物经鉴定确定的共九种，桂皮、花椒、姜、佩兰、茅香、高良姜、藁本、牡蛎、朱砂。出土有药物和医方的著作共 6 种，记载的药名总数初步统计有 394 种。其中《五十二病方》有药物 247 种。据专家推论它是迄今为止我国发现的最古医学方书。该书主要内容虽是以临床医疗和"养生"为主，非药物学专著，但它提供了先秦时代医药学历史知识的珍贵史料。

　　《神农本草经》为我国已知最早的药物学专著。著者不明，成书年代约在西汉末年，公元一世纪左右。它总结了汉代以前的药物知识，载药 365 种，分上、中、下三品。在序录中记载，药"有毒无毒，阴干暴干，采造时月，生、熟、土地所出，真伪陈新，并各有法"。并对药物的产地、采集时间、方法以及辨别药物形态真伪的重要性，有一些原则性的概括。各药的记述，则以药性和功效为主。原书早已失传，但原文已收载于后代本草中，现有明代、清代的辑本。

　　梁代陶弘景以《神农本草经》和《名医别录》为基础编成《本草经集注》，载药 730 种。全书以药物的自然属性分类，分为玉石、草木、虫兽、果、菜、米食、有名未用七类，为后世依药物性质分类的导源。本书对药物的产地、采收、形态、鉴别等有所论述，有的还记载了火烧试验、对光照视的鉴别方法。原书已遗失，现存敦煌残卷。其主要内容却散见于后世本草中。

唐代李勣、苏敬等 22 人集体编撰，由官府颁行的《新修本草》（又称"唐本草"），可以说是我国最早的一部国家药典，也是世界上最早的一部由国家颁布的药典。载药 850 种，新增山楂、芸苔子等 114 种新的药物，其中不少是外来药物，如由印度传入的豆蔻、丁香等；大食传入的石榴、乳香等；波斯传入的茉莉、青黛；南洋传入的木香、槟榔、没药等。该书有较多的基原考证。附有图经 7 卷，药图 25 卷。出现了图文鉴定的方法，为后世图文兼备的本草打下了基础。原书已散失不全，现仅存残卷。现有尚志钧的辑本《唐新修本草》。唐代个人编著的本草亦多，较著名的有孟诜的《食疗本草》、陈藏器的《本草拾遗》和李珣的《海药本草》等。

宋代在开宝年间官命刘翰、马志等在唐代本草的基础上撰成《开宝新详定本草》，后又重加详定，称为《开宝重定本草》，简称《开宝本草》。至嘉祐年间，官命掌禹锡等编辑《嘉祐补注神农本草》，简称为《嘉祐补注本草》或《嘉祐本草》，新增药物 99 种；又令苏颂等校注药种图说，编成《图经本草》，共 21 卷，对药物的产地、形态、用途等均有说明，成为后世本草图说的范本。这些本草虽已散失，但为后来本草所引录。

《经史证类备急本草》为宋代最值得重视的本草，由北宋后期蜀医唐慎微将《嘉祐补注本草》和《图经本草》校订增补，编成本草、图经合一的《经史证类备急本草》，简称《证类本草》。在大观、政和年间，都曾由政府派人修订，于书名上冠以年号，作为官书来刊行，以后遂简称为"大观本草""政和本草"等。此书内容丰富，图文并茂，共 31 卷，载药 1746 种，新增药物 500 余种。成为我国现存最早的完整本草，为研究古代药物最重要的典籍之一。

宋代其他本草著作，尚有《日华子诸家本草》及寇宗奭的《本草衍义》等。

金、元时代的本草著作有《珍珠囊》《用药法象》《汤液本草》《本草衍义补遗》等。

明代的本草著作甚多，其中对药学贡献最大的，当推李时珍撰著的《本草纲目》。李时珍参阅了经史百家著作和历代本草 800 多种，历经 30 年，编写成 52 卷，约 200 万字，载药 1892 种的巨著《本草纲目》。其中新增药物 374 种，附方有 11000 余条。可以说这部著作是我国 16 世纪以前医药成就的大总结。本书按药物自然属性作为分类基础，每药标名为纲，列事为目，名称统一，结构严谨，为自然分类的先驱。如第 14 卷所载药物高良姜、豆蔻、缩砂密、益智子等排列一起，属于芳草类。今天看来，这些都是姜科植物，含有挥发油，与自然分类相符。对药物的形态鉴别方法和内容表述也是较为完善的，如描述丹参谓："处处山中有之。一枝五叶，叶如野苏而尖，青色皱毛。小花成穗如蛾形，中有细子。其根皮丹而肉紫。"这些描述都较为逼真。李时珍在"集解"项中，引录了很多现已失传的古代本草对药物鉴别的记载，为后世留下了宝贵的史料。《本草纲目》的出版，对中外医药学和生物学科都有巨大影响。17 世纪初，传到国外，曾译有多国文字，畅销世界各地，成为世界性的重要药学文献之一。

明代其他本草著作有《救荒本草》《滇南本草》《本草品汇精要》《本草蒙筌》《本草原始》等。

清代著名的本草有赵学敏编撰的《本草纲目拾遗》，此书是为了拾遗补正李时珍的《本草纲目》而作，载药 921 种，其中新增药 716 种，如冬虫夏草、西洋参、浙贝母、鸦胆子、银柴胡等均系初次记载，大大丰富了药学内容。吴其濬编撰的《植物名实图考》和《植物名实图考长编》，是植物学方面科学价值较高的名著，也是考证药用植物的重要典籍。《植物名实图考》收载植物 1714 种，对每种植物的形态、产地、性味、用途叙述颇详，并附有较精确的插图，其中很多植物均经著者亲自采访、观察，并重视其药用价值;《植物名实图考长编》一书摘录了大量古代文献资料，载有植物 838 种，为近代药用植物的考证研究，提供了宝贵的史料。

第二节　中药鉴定学的起源与发展

一、中药鉴定方法的发展历程

（一）来源鉴定和品种整理

用系统分类学方法确定中药的原植物或原动物的来源物种是一切中药鉴定方法的基础。古代本草和文献中所载的药物来源是当代用药的依据之一。对古今中药品种进行考证并探讨其历史演变，实地对药材原植物进行分类鉴定、结合现代临床应用和药理药化研究进行品种整理是中药鉴定研究的一个基本方法。

国家第六个五年建设规划"六五"（1981—1985 年）期间，科技攻关项目"中药材同名异物的系统研究"对贝母类、金银花、大黄、柴胡、细辛、石斛等类中药材的同名异物混乱品种进行了系统研究，在地理分布、生态、植物形态、生药性状、商品规格、显微鉴定、理化分析等方面比较了其异同，从而达到了正确鉴定品种，制定品质标准的目的，为逐步澄清中药材同名异物的品种，发展生产提供了依据。"七五"（1986—1990年）和"八五"（1991—1995 年）期间，楼之岑和徐国钧院士牵头开展了对 213 类中药材进行了"品种整理与质量评价"的系统研究，这是新中国成立以来中药研究的一次系统的大总结。该项目对多来源中药进行本草考证、生药鉴定、化学成分、药理作用等10 项系统研究，对澄清混乱品种，提高鉴定技术水平，保证药材质量，保障用药安全有效，修订、制定药品标准，开发利用新药源均有重要的科学意义和实用价值。新中国成立以来经过本草考证的中药材品种已有 200 多种，对大部分常用中药进行了系统整理研究。20 世纪 90 年代以后，《新华本草纲要》1 ~ 3 册（1988—1991 年）、《中华本草》30 卷（1999 年）和 4 个民族卷（2002—2005 年）、《新编中药志》1 ~ 4 册（2002 年）等大型中药学著作陆续出版，全面总结了我国当代中药研究包括中药鉴定和品种整理研究的最新成果，标志着我国中药鉴定研究达到了一个新的高度。

在中药品种整理的基础上，中药资源的近缘种及系统分类研究也得到快速发展，如"九五"（1996—2002 年）以来，国内学者先后完成了"八角茴香类和地枫皮类药的系统研究""中国龙胆科植物的研究"。2005 年，肖培根院士依据植物的分类学、系统学、植物化学、药理学等多学科方法建立了研究亲缘关系、化学成分和疗效间的相关性的药用植物亲缘学。并用于大黄类、贝母类、芍药类、苍术类等药材亲缘关系的研究，对于正确进行系统分类、发现中药新资源具有重要意义。

分子生物学的一些最新成果和大量数据不断冲击传统的被子植物分类系统，为一些有争议类群的划分提供了新的证据。国际上的一些学者联合起来制订了结合分子分类依据的被子植物分类系统，于 1998、2003、2009 年分别推出了第 1、2、3 版"被子植物 APG 分类法"。该系统吸收了当前全世界大部分著名的植物分类学家的意见，并在不断修改中。APG 分类系统的意义，在于依据植物界内在的分子信息系统进行系统分类。分子生物学和植物分类学的发展变化为中药的来源鉴定提供了新的思路和方法。

（二）性状鉴定

性状鉴定是用感官观察中药性状特征的方法，是中药材和中药饮片鉴别最常用的手段。自 1953 年始，《中国药典》收载了药材的性状标准，为中药性状鉴定提供了法定依据。20 世纪 50 年代后，中药性状鉴定融入了中药经验鉴别的方法，将现代生物形态学、分类学理论知识与传统药材的经验鉴别相结合，把药材性状特征归纳为形状、大小、表面、颜色、质地、断面、气、味、水试、火试 10 个方面，确立了中药性状系统鉴定的基本方法。自 20 世纪 50 年代以来，我国学者出版了大量重要的含有中药性状鉴定内容的著作，如《药材学》《中药材手册》《药材资料汇编》《现代中药材商品通鉴》等，并详细地记载了药材的产销及商品规格等方面的知识；还出版了大量的药材及饮片的彩色图谱，如中国药品生物制品鉴定所等编著的《中国中药材真伪鉴别图典》（1～4 册），是药材性状图文鉴定的重要工具书之一，阎文玫主编的《实用中药饮片鉴别图谱》（2005 年）、郭长强主编的《中药饮片炮制彩色图谱》（2011 年），陈士林、林余霖主编的《中药饮片标准图鉴》（2013 年），这些高质量的彩色图谱，为中药材和饮片进行外观质量鉴定提供了直观的参考依据。

（三）显微鉴定

显微鉴定是用显微镜观察中药组织结构和粉末特征的方法，仍然是中药鉴定研究的重要内容。新中国成立后才真正开始药材粉末的显微鉴别研究，南京药学院徐国钧院士于 1951 年发表了 101 种药材粉末鉴定的检索表，开中药粉末鉴定之先河；此后，他陆续对 400 余种中药进行了显微鉴别研究，并将其技术运用到中成药的鉴别中。1986 年，徐国钧主编的《中药材粉末显微鉴定》出版，使我国粉末显微鉴定达到国际先进水平，填补了我国中药粉末系统研究的空白。"七五"和"八五"期间，对 213 类中药材进行了品种整理与质量评价研究，显微鉴别是其中的重要内容之一。1977 年版《中国药典》开始收载显微鉴别内容，用于中药材、中成药的鉴别，改变了"膏丹丸散、神仙难辨"的局面。此后不断增加，2010 年版《中国药典》显微鉴别内容达到总共 1253 项，较 2005 版增加了 633 项，所有药材、饮片和含中药粉末的中成药都增加了专属性很强的显微鉴别内容。

数码摄影技术的发展和偏光显微镜、荧光显微镜、电子显微镜、扫描电子显微镜等多种光学仪器的应用，使显微鉴定技术与电子技术结合，能够对中药材、饮片和含中药粉末的中药丸、散等进行多元素、多角度的分析，为中药显微鉴定提供新的依据。

（四）理化鉴定

理化鉴定是用物理和化学方法，对中药所含有效或特征性成分进行定性、定量分析，以鉴定真伪优劣的方法。20 世纪 50 年代，色谱、光谱技术等在中药分析的应用中得到推广，使中药理化鉴定的系统方法逐渐形成并趋于完善。

色谱技术在 20 世纪初产生，于 60 年代开始用于中药分析，经逐步完善后列入 1977 年版《中国药典》，且在以后各版《中国药典》中药和成方制剂中的应用比例迅速上升，并成为中药鉴别的核心技术之一。其中薄层色谱法最早应用于中药的理化鉴定，采用对照品、对照药材或对照提取物进行对照鉴定，促使薄层色谱法（TLC）成为中药定性鉴定中专属性较强和最广泛使用的色谱技术。随着色谱分离、分析技术的发展，高效液相色谱法（HPLC）为代表的色谱技术逐渐成为中药鉴定的主要技术，其他包括气相色谱法（GC）、高效毛细管电泳法（HPCE）和凝胶电泳等方法，可更精细和准确地反映中药中的化学组分和数量分布等特征，成为中药鉴定和质量控制的最有效方法之一。采用 HPLC 分离技术，能够得到标示某种中药特征的共有峰指纹图谱，从而实现对中药有效组分的质量控制。现阶段，HPLC 是中药注射剂应用指纹图谱实现质量控制的主要方法。现已普遍采用 HPLC、TLC、GC、HPCE 等技术对植物药有效组分进行多成分质量控制研究，其中用一个标准品对多指标成分进行分析的方法，由于简便、实用、成本低，是首先推荐发展的方法。

紫外、荧光、中红外、近红外、拉曼光谱及等离子体光谱（ICP）等光谱技术被大量成功应用到中药材和中药饮片的鉴定研究中。

色谱－光谱联用技术将具高效分离性能的色谱技术与能获取化学成分丰富结构信息的光谱技术相结合形成的新技术，是新技术迅速发展和中药理化鉴定方法不断创新的结果。高效液相色谱－质谱（HPLC-MS）、气相色谱－质谱（GC-MS）、红外光谱－质谱（IR-MS）、质谱－质谱（MS-MS）、气相色谱－傅立叶变换红外光谱（GC-FTIR）、高效毛细管电泳－质谱（HPCE-MS）等在中药的品种鉴定与质量评价方面发挥了重大的作用。其中应用最广泛的是液－质（HPLC-MS）联用技术。2010 年版《中国药典》首次采用液－质联用技术控制中药材千里光中的有毒成分和测定川楝子、苦楝皮中既有效又有毒的成分。

（五）生物鉴定

生物鉴定即对生物特征的鉴定，是对中药所含化学物质的生物效应（药效、活力或毒力）测定或对生命信息物质（核酸、蛋白质、细胞结构等）的识别，以达到品质鉴定目的的一种方法。常用的方法有生物效价或生物活性测定法、免疫鉴定法、DNA 分子鉴定法、mRNA 差异显示鉴定法、细胞生物学鉴定法等。

生物效价测定法：对活性物质不明确的中药，生物效价或活性测定是评价质量常用的方法。常用的有抗菌效价、免疫作用、抗凝血活性、异常毒性、降压物质的测定以及过敏反应检查法、溶血与凝聚检查法等。

免疫鉴定法：不同动植物药材含有不同的特异蛋白，免疫鉴别即用动植物所含的特异蛋白制备的特异抗体与待检品中的特异抗原结合产生沉淀反应来鉴别药材的真伪。该技术适用于亲缘关系比较接近的动物药的鉴别。

中药分子鉴定法：中药分子鉴定一般是指依据大分子（核酸和蛋白）特征的鉴定。由于中药样品的特殊性，核酸分子鉴定主要集中于 DNA 分子鉴定，如 DNA 条形码鉴定技术、基于 PCR 的分子鉴定技术、基于分子杂交的 DNA 分子技术等。20 世纪 90 年代，随着生物技术的发展，中药鉴定学与分子生物学相融合，形成了分子生药学这一新兴交叉学科。2000 年，黄璐琦等编著了《分子生药学》，该书首次系统总结和论述了分子生药学的理论和方法。中药分子鉴定技术不仅用于中药不同物种的鉴别，也广泛用于种下不同居群、不同种质资源和道地药材的研究，已用于厚朴、芍药、苍术、白芷、瓜蒌、明党参、半夏等诸多药材的种内及种间关系研究，为中药鉴定提供了遗传学证据。

二、近代中药鉴定学的发展

中药鉴定学是在古代本草学和现代生药学的基础上形成并发展起来的。20 世纪 30 年代，国外生药学传入我国，1934 年赵燏黄与徐伯鋆合编了《生药学》上册，1937 年叶三多编写了《生药学》下册，这是两本把近代生药学理论和方法介绍到本草学和中药学研究的专著和教材。

1949 年以后，我国生药学进入迅速发展时期。楼之岑教授和徐国钧教授是我国现代生药学的主要奠基者，他们对现代生药学方法进行了系统的介绍，把四大鉴定方法引入了中药鉴定，并应用于大量中药鉴定研究实践，对中药鉴定学科的建设做出了开拓性贡献。20 世纪 50 年代以后，出版了一系列以中药鉴定为主要内容的学术著作，如《中国药典》1953 年版、1963 年版（第一部），李承祜（1952 年）、楼之岑（1955 年、1964 年）、徐国钧（1957 年）等主编多版生药学教材，1955 ～ 1965 年裴鉴、周太炎编著了《中国药用植物志》共 8 册，中国医学科学院药物研究所等编著了《中药志》（1959 ～ 1961 年），谢宗万编著了《中药材品种论述》（1964 年），另外如《药材学》《中药鉴别手册》《中药材手册》《药材资料汇编》《中药鉴定参考资料》《中草药学》《中药大辞典》等一系列著作，从不同侧面对中药的四大鉴别（基原鉴别、性状鉴别、显微鉴别、理化鉴别）进行了详细的论述，为中药鉴定学的确立打下了坚实的基础。这些著作的出版标志着我国中药鉴定研究发展的第一个高潮。

1956 年我国组建了北京中医学院、上海中医学院、广州中医学院、成都中医学院 4 所中医学院，以后相继建立 20 多所中医院校，中医药教育从此不断扩大和提高。1959 年，河南中医学院和成都中医学院率先开办了中药专业，各学校相继成立了中药系，开设中药专业。1964 年开设了"中药材鉴定学"课程，并被确立为专业课之一。1977 年，成都中医学院主编了我国第一本高等院校《中药鉴定学》教材，明确了中药鉴定学"是研究和鉴定中药的品种和质量，寻找和扩大新药源的学科"，确定了四大鉴别方法，其主要内容记叙方式为以后的版本所采用，为中药鉴定学教材的更新打下了基础，是中药鉴定学史上的一个重要里程碑，标志中药鉴定学科的形成。此后，随着中药鉴定研究的深入、中药标准化的进展和《中国药典》的不断再版，《中药鉴定学》教材也不断发行各种新版本对内容进行充实和更新，成都中医药大学主编的 1977 年版和 1979 年版《中药鉴定学》为全国协编教材，任仁安主编 1986 年版、李家实主编 1996 年版《中药鉴定学》分别为全国统编教材和规划教材，康廷国主编 2003 年版、2007 年版、2012 年版、2016 年版《中药鉴定学》为全国高等中医药院校规划教材，另外，张贵君（2002 年）、石俊英（2006 年）和王喜军（2012 年）等主编了各种版本的《中药鉴定学》教材，这些各具特色和多样性的教材极大繁荣和丰富了中药鉴定学的学科建设内容，促进了其发展。

在中药鉴定学的发展过程中，植物系统分类学、植物化学、生物化学、分子生物学、细胞生物学及现代仪器分析等多学科的知识和技术，相互融合应用于中药的品质和资源研究，衍生和发展了一些新的学科，如中药资源学、中药分子鉴定学、中药（材）商品学、中成药分析、药用植物学、药用动物学、药用矿物学等，形成了中药鉴定学蓬勃发展的学科群。其中中药资源学不仅涉及中药资源品种的鉴定、生态、分布、保护、生产和开发利用，还涉及资源活性成分的生物转化和生物工程等工程学科，因此，中药鉴定学与中药资源学存在很多交叉内容。21 世纪初开始，现代生物技术、现代仪器分析技术和计算机技术大量应用于中药鉴定研究，生物鉴定方法不断发展和完善，标志中药鉴定学已经进入了生命科学和信息科学时代，开启了中药鉴定学新的发展阶段。

第三章　中药的产地与资源 ▷▷▷▷

第一节　中药的产地与道地药材

道地药材（geo-authentic and superior medicinal herbals，又称地道药材）是指人们传统公认的且来源于特定产区的具有中国特色的名优正品药材，其本质是药材质量好、疗效好。历代本草表明中药材的产地与质量有着密切的联系，药材的产地不同，决定临床疗效的化学成分类别及含量等亦不同。随着时间的推移、知识的积累，人们通过对药材的生物学、生态环境、种质以及生产技术等方面的研究总结，加上临床的大量应用，逐渐形成了品质与疗效显著的道地药材的概念。"道地药材"就是指在一特定自然条件和生态环境的区域内所产的药材，并且生产较为集中，具有一定的栽培技术和采收加工方法，质优效佳，为中医临床所公认。

一、中药产地与质量的关系

历代医家十分强调中药材产地的重要性。《神农本草经》云："土地所出，真伪新陈，并各有法。"强调了区分药材的产地、讲究道地的重要性。历代本草或医籍对于中药的产地也多有记载，如《五十二病方》中提到"堇"生"泽旁"，其中记载的242种药材中，名称上反映出产地者有蜀菽、蜀椒等。东汉时期，现存最早的药物学专著《神农本草经》收载的365味药物中，许多药物的名称已体现出特定的药材产地，如巴豆、巴戟天、蜀椒、蜀漆、蜀枣（山茱萸）、秦椒、吴茱萸、阿胶、代赭石（山西代县一带）、戎盐等。巴、蜀、吴、秦、东阿、代州都是西周前后的古国名或古地名。

在中药的质量评价上，当今对于药材产地与质量关系的研究非常丰富。同一植物，由于不同产地的气候、土壤、环境、水分、光照等生态因素存在差异，野生或栽培的生长环境不同，因此各地所产同一药材的外观性状、化学成分等均存在差异。如膜荚黄芪有四种根系类型，野生状态下多为鞭杆型或直根型，而在潮湿低洼地生长的则常为鸡爪型。栽培的膜荚黄芪第一年均为鞭杆型，第二年则因不同土壤条件而有不同比例类型的根系。将同一来源的一年生黄芪种苗分别种植在内蒙古正蓝旗、内蒙古乌兰浩特，甘肃陇西，山西浑源。研究结果显示，不同产地黄芪中活性成分含量、矿物质元素含量均存在显著性差异。其中山西浑源黄芪中皂苷、黄酮类成分含量最高，其次为内蒙古固阳、武川。多糖类成分含量较高的地区为内蒙古正蓝旗、乌兰浩特，其次为山西浑源。对于矿物质元素含量，山西浑源黄芪中磷、铁、锰、铜、锌、硒的含量均偏高，内蒙古武川黄芪中钙元素含量最高，镁元素为内蒙古固阳黄芪最高。活性成分含量聚类结果显示，山西浑源、应县，内蒙古固阳、武川的黄芪药材质量较为接近，聚为一类，综合化学成分含量的测定结果来看，这些地区黄芪质量较优，与黄芪道地药材产区这一说法相符。

野生黄芩广泛分布于华北地区，目前，栽培黄芩最大产区在山西、陕西两省，主要分布在陕西南部和山西南部交汇地区。由于不同产地地理、气候和生长环境的不同，所产黄芩的质量差别显著。通过HPLC测定黄芩中黄芩苷的含量，发现河北＞内蒙古＞甘肃＞山西＞安徽，在同一地方不同的生长环境下，黄芩中的黄芩苷含量具有显著性差异，黄芩苷含量最高的生境是在林缘，最低的是在溪边和路边。又如丹参，随着野生资源逐渐减少，市售丹参以栽培品为主，且栽培区域分布较广，其中山东、四川、安徽、山西、河北、河南等省种植面积均较大，但各地丹参所含化学成分差异较大。

二、道地药材

（一）道地药材概念的形成

首先源于人们对药材产地的认识。"道地"一词的含义是真实、真正。作为一种医药产品，自古以来"道地药材"就是一个约定俗成的药物质量的概念，是在长期医药实践中逐渐形成的。"道地药材"又称"地道药材"，是优质纯真药材的专用名词，它是指历史悠久、产地适宜、品种优良、产量宏丰、炮制考究、疗效突出，带有地域特点的药材。"道地药材"也是一个以产地为基础、以质量为核心的药物质量评价标准。

道地药材最初的认识，来源于中医的临床实践。如南北朝《本草经集注》所言："（人参）生上党山谷及辽东，状如防风，多润实而甘……百济者，形细而坚白，气味薄于上党。次用高丽，高丽即是辽东，形大而虚软，不及百济……而实用并不及上党者……今近山亦有，但作之不好。"即指出古人在实践中，发现人参分布于不同地区，具有不同的外观、性味、功效，而以山西上党所产者，甘润肥实、性味优良、功效显著。明代《本草纲目》记载：当归"川产者力刚而善攻""秦产者力柔而善补"。指出同为当归，因产地不同而性力有刚柔之别，川当归长于攻，秦当归善于补。

自古医家对药材最佳产地的重视构成了道地药材概念的雏形。秦汉统一以后，药材已经作为商品在各地流通。本草著作也开始大篇幅记载药物产地，《名医别录》中，大量的药物注明了产地，甚至注明了何地何种土壤生长的药材较佳，如地黄"生咸阳川泽黄土地者佳"，体现了"以特定地区所产为佳品"的概念，初步具备了"道地"药材的主要特征。魏晋南北朝时期，"道地"药材这一内容实际上已经完全形成，追求特定产区所产药材已是药界的普遍现象。陶弘景在《本草经集注》中总结了三千多年前的医药实践经验，较早地论述了药材产地环境与疗效和质量的相关性："诸药所生，皆有境界。蜀药及北药，虽有去来，亦复非精者……江东以来，小小杂药，多出近道。气力性理，不及本邦。假令荆、益不通，则全用历阳当归、钱塘三建，岂得相似？所以疗病不及往人，亦当缘此故也。"并举例说明："上党人参，殆不复售。华阴细辛，弃之如芥。"该书中对40多种常用中药的道地性采用了"第一""最佳""最胜""为佳""为良""为胜"

等词来描述。由此说明了原产地药材在质量和疗效上优于非原产地药材的观点。除《本草经集注》外，其他医药方面的书籍中有关药材"道地"的记载也不断增多，此时期"道地"药材已经深入人心。

唐宋时期，"道地"药材的数量以及对"道地"药材的认识都有了长足的发展。人们对药材的出处更加重视。《新修本草》对道地药材做了精辟的论述："窃以动植形生，因方舛性，春秋节变，感气殊功。离其本土，则质同而效异。"这充分说明当时已经认识到特定的生态环境对同一药物产生的种内变异的影响，该书对30余种中药的道地优劣进行了补充和订正。唐贞观元年（627年），因山河形势之便，将全国分为十道，废郡为州，故每道各辖若干州，开元二十一年（733年）增设十五道。孙思邈在《千金翼方》"药出州土篇"中首先按当时的行政区划"道"来归纳药材的产地，明确提出："按本草所出郡县，皆是古名，今之学人卒寻而难晓，自盛唐开辟，四海无外，州县名目，事事惟新，所以须甄明，即因土地名号，后之学人容易即知，其出药土地，凡一百三十三州，合五百一十九种。其余州土，皆不堪进御，故不繁录耳。"《千金翼方》特别强调药材的产地，指出"用药必依土地"，这可能为后世正式专用"道地药材"的术语奠定了基础。

最早明确记载道地药材的本草著作是明代的官修本草《本草品汇精要》，本书中大多数药材条目中专门设有"道地"项，记录该道地药材的产地，收载道地药材200余种，这是历代本草中明确提出药材道地产区的最早记录。

清代《本草问答》较详细地论述了中医对于道地药材的理论认识："物各有性……原其所由生而成此性也，秉阳之气而生者，其性阳。秉阴之气而生者，其性阴。或秉阴中之阳，或秉阳中之阴。"指出产地将自身的秉性赋予所产之物。又言："人参不生于东南，而生于北方……盖北方属水，于卦为坎，坎卦外阴而内阳。人参生于北方，正是阴中之阳也。坎卦为水，天阳之气，皆发于水中。"从阴阳五行、卦爻理论的角度来阐述人参的特性与产地之间的关系。类似论述还有：青礞石、化红皮、荔枝核，皆秉东方木气者也。或能平肝以行痰，或能散肝以解郁。皆以东方产者，为得木气之全，故此等药广东产者为佳。川贝母、生石膏、桑白皮，皆秉西方金气而生，或利肺降痰，或清金去热，皆以西方产者，为得金气之清，故此等药以川西产者为佳。至于中央备东南西北之四气，而亦有独得中央之气者，如河南居天下之中，则产地黄。

现代医药学者们从分子、遗传、内生菌、生态地理因子、环境胁迫、栽培、采收、加工、炮制、成分、药效等各个方面对道地药材开展了大量的相关研究，深入探讨了道地药材的形成因素及其内在含义，提出了基于多种角度的药材"道地论"。当代关于"道地药材"的含义，论述颇多。胡世林认为，道地药材的思想源自古代"天人相应"的理论，动、植、矿物药材的形成无不依赖于环境（地质背景、土壤、气候、水文、地貌、植被或驯化技术等），并将古代的道地观概括为"天药相应"。他认为，道地药材是指与一定环境有关货真质优的药材，是中药学中控制药材质量的一项独具特色的综合质量标准。谢宗万认为，道地药材就是指在特定自然条件、生态环境的地域内所产的药材，且生产较为集中，栽培技术、采收加工也有一定的讲究，以致较同种药材在其他地区所产者品质优。

《中华人民共和国中医药法》明确了道地药材的定义，即道地药材是经过中医临床长期应用优选出来的，产在特定地域，受到特定生产加工方式影响，较其他地区所产同种药材品质佳、疗效好，具有较高的知名度的药材。道地药材应具备的条件是优良的品种、适宜的生长环境和采收时间、良好的种植（养殖）和加工技术、中医理论指导下良好的疗效。

（二）道地药材的特征

1. 道地药材的生物学内涵与本质 药材（除矿物药）来源于生物，都有生物学内涵。生物是由基因、细胞、器官、有机体、居群、群落 6 个主要的生物层组成，这一多层次的结构模式称为"生物学谱"（biological spectrum）。每一层次都有其自身的科学问题及相应的研究方法，如细胞生物学和分子生物学，人们在认识生物时都是从其所处的层次逐渐向宏观和微观两个方面发展，药材研究也不例外，如在药材的鉴定上，就有细胞层次的显微鉴定，器官层次的性状鉴定和有机体层次的基原鉴定。

历代本草对"道地药材"的论述主要表现在以下四方面：中医理论指导、工艺技术体现、同种异地、异种异质。其中，后两者为生物学范畴，同种异地为"道地药材"的基础，而异种异质所指物种不同。因此，"道地药材"的生物学内涵是同种异地，即同一物种因其具有一定的空间结构，能在不同的地点上形成大大小小的群体单元，其中如果某一群体产生质优效佳的药材，即为道地药材，而这一地点则被称为药材的"道地产地"，这个同一物种在不同地点上形成的群体单元，在生物学上就称为居群。因此，"道"在生物学上就是指某一物种的特定居群，这里的"特定"是由一定的土壤、光热及阴湿等生境所决定，有着比较稳定的边界，是一个比较稳定的"地方居群"（local population），是在特定的空间和时间里生活着的自然的或人为的同种个体群。

道地药材的形成有其历史条件、地理条件和生长的生境因子（土壤、气候）及人为因子等，其具有的有效成分含量高、临床疗效好等特征，是不同产地同一药材的不同表现。这种表现的差异与进化生物学中的变异相同，是由自身的遗传本质基因型所决定的，受一定生境条件的影响。从生物学上说，道地药材的形成是基因型与生境之间相互作用的产物，即：

$$表型 = 基因型 + 生境饰变$$

表型（phenotype），是指道地药材可被观察到的结构和功能特性的总和，包括药材性状、组织结构、有效成分含量及疗效等；基因型指道地药材在基因水平的变异；生境饰变（environmental modification），是指由生境引起的表型的任何不同遗传的变化。器官的生长和性状的表现，都必须依靠来源于周围生境的物质，在合适的生境中产生道地药材所具有的特别表现特征，反之，在其他生境中该基因的这种调控可能发生"弥散"，出现一种不确立性，比如生长在东北三省、苏、皖、浙、鄂的一叶萩 *Securillega suffruticosa*（Pall.）Rehd. 含有左旋一叶萩碱（l-securinine），生长在北京近郊县多为右旋（d-securinine），承德附近 6 个县一叶楸碱具有左、右两种旋光性。生物类药材同一基因在不同外界生境条件下，有着不同的表型，称为表型可塑性（phenotypic plasticity）。表型可塑性，说明了不同产地的同一种药材质量和疗效不同的原因。与可塑性相关的另一个概念是耐受性（tolerance），即是指生物对极端生境的耐受能力，或者指生物所生存的生境因素范围。"道地产区"常被认为是这一生境范围内最适宜植物生长的地方，即该物种的某居群在某生境下表现出的最大适应性。但决定药材疗效的物质基础是有效成分，有些有效成分在正常条件下没有或很少，只有受到外界刺激（如干旱、严寒、伤害）时才会产生，这类物质属异常二次成分，被称为"保护素"（phytoalexin），而这种对生物残酷的生境是处于这一生物的分布区边缘，可见"道地产区"不仅在药材分布区的密度中心，也有可能在边缘，如甘草、大黄、枸杞、防风等药材的道地产区，这在实际应用上的意义就在于提示了建立道地药材生产基地时不能仅考虑适合药材生长的区域。

当一个药材具有较广泛的分布区时，它的各个不同地区的居群往往具有不同的基因型，或称地方性特化基因型（local specialized genotype），而这些基因型是由于不同的生态或地理的条件长期选择作用塑造而成，是产生道地药材的遗传本质。道地药材是适应这一特殊生境条件的基因型反应的产物，属于"药材"的"生态型"。相同的生境条件，可产生同样的和基本相似的生态型，因而生态型可以使多地起源，这就是药材会有多个"道地产区"的原因所在。

从生物学角度出发，道地药材的道地性与表型、遗传背景及环境三者有关，它是遗传、环境及药材表型三者在长期协同进化过程中，在某个特定时空上的一个反映。由于环境因素包含时间和空间，道地性可以被视为时间和空间交互作用，及其在药材自身遗传背景、形态特征及次生代谢产物等所有方面表现出来的一种综合特征。换言之，道地性与药材的遗传特征、表型特征及特定的时间和空间有关，在药材的生物学上主要概况为以下几个方面的特征。

道地药材具有特异性。道地药材通常在居群水平会呈现出某种共同的特性，如皮薄、个大、高产、肉厚、油多等。这种特异性是特定空间、特定时间、特定表性、特定遗传背景的综合。现代研究证明道地药材的化学组成有其独特的自适应特征。例如苍术道地药材茅山苍术挥发油中的主要成分呈现出一种特定比例；藿香道地药材石牌藿香与其他非道地产区的藿香呈现不同化学型。而这种特异性表现在其药用价值上，就成为优质性。道地药材是公认的优质中药材，它的优质性是综合指标。就药材本身而言，它可能包括临床疗效好、药效成分含量高、外观性状好、高产、易贮藏、抗虫、抗病性强等诸多优良性状的全部或部分。其中，临床疗效好、药效成分含量高是道地药材最重要的优良品质。

道地药材具有地域性。作为特定地理环境的产物，道地性被认为是特定种质长期适应环境的结果。我国历代医家对此早有深刻认识，所谓"诸药所生，皆有境界"，又云"凡用药必须择土地所宜者，则药力具，用之有据"，再如"离其本土，则效异"中的"本土"即包括土壤、水、光、温度、地形等环境因子。现代生物学认为道地药材是同种异质，是道地药材原物种在其分布产地的种系与区系的发生发展过程中，长期受孕育该物种的历史环境条件影响而形成的某一特殊的居群，这个居群可以是生态宗、地理宗、地方宗、化学宗、生理宗或者是栽培变种、变型、品系、农家品种等。为此，不少道地药材在药材前冠以地名，如阳春砂、宣木瓜、茅苍术、岷当归、关黄柏、江油附子、石柱黄连、东阿阿胶，以及四大川药、四大怀药、浙八味等。由此可见，道地药材这一概念形成和发展的全过程都离不开特定产地，其本质是同一药材在不同产地中质量最佳者，特点地域（即道地产区）是道地药材生产的必要条件，离开了道地产区也就不存在道地药材的概念。

道地药材具有连续性和迁延性。从一个较大的范围来看，环境条件中的大多数空间变异是梯度的，而不是间断的或陡峭的。因此，如果居群或种适应于环境的话，那它们的变异也是梯度的、连续的，按照环境梯度形成一个形态特征逐渐过渡的种群。目前不少学者都把具有广泛分布区的种内大部分变异，包括生态型及化学型，看成是由数量性状上有变化的遗传级差，亦即梯度变异所构成。作为一个开放的复杂系统，道地药材的形成是长期适应环境的结果，属于种内变异。既然环境因素是道地药材形成的根本动力，则时间和空间的连续性造就了药材遗传与表型的连续性。比如不少连续分布的物种，其化学成分的变异通常也会呈现出连续变异的特点，如薄荷、菊花、苍术、甘草、麻黄等，其道地药材与非道地药材的化学成分通常只是量变而非质变。与此同时，道地药材是进化的产物，也依然处于进化的过程中，因此，其道地性的内涵不是永恒不变的，其中，道地产区的变迁是其道地性内涵改变的最直接的证据。历史上，不少道地药材的道地产区都发生过变迁，如人参、芍药等。道地产区的改变可能是由于人类对道地药材认识的深入，也可能是环境改变的结果。就生物学而言，既然道地性是遗传、环境及药材表型三者协调进化的结果，环境的改变也必然带来遗传与表型的改变，由此造成道地药材的迁延性。这种迁延在生物学上多是长期进化的结果，而非突发事件。

由此可见，道地药材是遗传变异和自然选择的结果，属"药材"的"生态型"或"化学型"，次生代谢产物既是道地药材的物质基础，也是其最重要的表型特征之一。道地药材的形成是特定的基因型在特定的生境下受到复杂的调控，导致某些代谢过程的关键酶基因的表达产生了时空差异的产物。

2. 生态环境与道地药材的形成 我国幅员辽阔，地跨寒温带、温带、亚热带、热带，地形复杂，温度、日照、水分、土壤、海拔等环境条件相差悬殊，自然地理环境复杂多样。不同的地域，适合不同的中药材生长；同样，不同的中药材对生态环境有着不同的适应性，所以，只有某些地区或气候的中药材质量好，称为"道地药材"。只有在最适宜的自然条件下生长出来的中药材，质量才是最好的，疗效也才可靠，即"土地之所宜者，则药力具"（宋代《本草衍义》），"所产之地，此乃其本生之土，故气厚而力全"（清代《医学源流论》）。

生态环境因素是影响药材"道地"性的最关键因素，它包括温度、经纬度、海拔、光照、水分、土壤、降雨量、水文、成土母岩的岩性等，其中水分、温度、光照、土壤成分是直接影响因子，而地形、海拔、经纬度是间接影响因子。

（1）气候因子 太阳辐射是植物光合作用制造有机物质的唯一能源。光质、光照强度、光周期不仅会影响药用植物的分布和产量，药用植物在长期对光的适应过程中也会形成不同的生物学特性。例如，根据对光照强度的要求不同，药用植物可分为：喜阳光的类型，如甘草、黄芪、白术、杜仲、薏苡、芍药、山茱萸、党参、红花、薄荷、檀香、补骨脂、木瓜、栀子、草决明等；喜阴的类型，如三七、人参、西洋参、半夏、细辛、黄连、砂仁、白豆蔻等；耐阴的类型，如郁金、姜黄、桔梗、黄精、肉桂等；有的品种则幼株喜阴，成株喜阳，如佛手、厚朴、巴戟天、五味子等。根据对日照长短的要求不同，药用植物可初步分为三大类：长日照感应类型，如牛蒡、紫菀、凤仙花、天仙子、木槿等；短日照感应类型，如菊花、苍耳、牵牛、紫苏等；而千里光、栀子等则不受日照长短的影响，为无日照感应类型。光的特性会影响次生代谢产物在药用植物体内的积累。研究发现，阳光充足的地方薄荷叶的腺毛密度大，挥发油含量高，而阳光不足时，薄荷含薄荷脑较多，薄荷酮较少；露天栽培的颠茄阿托品含量为 0.703%，而荫蔽条件下栽培的颠茄含量为 0.38%；晴天中午 12 时至下午 16 时青蒿素的含量处于最高状态，表明光照强度大有利于青蒿素的合成。

温度是一种决定生物分布和产量的重要的生态因子，由于生物体内的生物化学过程必须在一定的温度范围内才能正常进行，环境温度高于或低于一定限度会造成生物发育受阻甚至死亡，因此，温度常常会成为决定一个生物分布区的限制因子。温度既可以通过影响光合、呼吸、蒸腾等代谢过程，也可以通过影响有机物的合成和运输来影响植物生长。温度的改变能影响植物体内多种酶的活性和生化反应速度，从而影响药用植物次生代谢产物的积累。例如，欧乌头（$Aconitum\ napeelus$ L.）生长在寒冷气候条件下无毒，而生长在温暖气候条件下的地中海地区就变为有毒了；内蒙古地区生长的蒙古黄芪，其微量元素硒的含量远较其他地区为高；葛根中总黄酮的含量，产于吉林的葛根中高达 12%，而产于贵州的仅为 1.77%；苍术挥发油含量随温度的升高而增加；黄花蒿中青蒿素的含量由北向南逐步增加。因此中药材的质量与产地的温度有密切的关系，只有在特定温度的地区才能生产某些优质药材。

（2）土壤因子　土壤是直接影响中药材生长发育及产量品质的一个关键因子，是中药材生态环境系统中的限制因子，并具有供给和协调其生长发育所需的水、肥、气、热，以及品质条件和无害化物质的能力，影响着道地药材的产量和品质。道地药材的品质明显优于非道地药材的原因除受药材生长的地理环境、气候影响之外，不同土壤的物理、化学性质以及所含的各种元素和 pH 值对药材的生长发育及药效成分都有很大的影响。

不同的土壤对药用植物的生长发育有不同程度的影响，选择适宜的土壤类型是提高中药材质量的关键。例如，棕色森林土种植的黄芪根系长直，表皮光滑，断面纤维细腻，质量最好；淋溶黑土种植的黄芪断面纤维较粗，质量好；碳酸盐黑土种植的黄芪断面纤维木质化，商品次之；沿江冲积沙土、森林灰化土和草甸土种植的黄芪水眼多，烂皮严重，商品质量低劣。土壤质地是影响土壤肥力的一个极其重要的因素，常常是决定土壤的蓄水、导水、保水、保温、通气、耕性等性能的主要因素。

由于各种药用植物的生物学及生态学特性的不同，因而对土壤的性状和肥力的要求也各有差异。例如，人参、西洋参、黄连、贝母适宜在土质疏松的土壤中生长；黄芪是深根性多年生药用植物，在土层深厚的黄土层上栽培，不但产量高，而且质量好；党参、地黄等适宜在肥沃的沙质土壤上栽培；泽泻等水生药材，适合生长在黏质多湿润的土壤中；薄荷生长在砂质土壤中，其挥发油含量高；金银花的道地性土壤质地为砂质土壤。

土壤酸碱性与微生物的活动、有机质的合成与分解、氮磷等营养元素的转移与释放、微量元素的有效性、土壤保持水分的能力以及土壤发生过程中元素的迁移等都有关系。各种植物都有其适宜的酸碱度范围，超过这个范围时，生长受阻。例如，酸性土壤适合肉桂、人参、西洋参、丁香、胖大海、黄连等生长；碱性土壤适合甘草、枸杞等生长，中性土壤适合大多数药用植物生长。

土壤水分对药用植物活性成分的积累也有显著影响。例如，适度缺水有利于银杏黄酮和内酯类物质的积累；金银花花期，土壤含水量保持在 16.2% 左右不仅有利于提高金银花的外观品质因子，也有利于提高其绿原酸和黄酮的含量；沼泽地的缬草挥发油含量较干地的少，甚至完全不能产生挥发油；土壤水分短缺，会影响长春花的生长与生物碱的含量。

土壤肥力尤其是土壤的养分状况对药材的药效成分的含量也有影响。在颠茄属、曼陀罗属中，植物生长的土壤氮素含量高，植物体生物碱含量高，铵态氮肥的施用能促进颠茄生物碱的合成；速效氮与 β-胡萝卜素含量呈负相关，过高的土壤肥力虽然有利于提高枸杞产量，但对枸杞有效成分 β-胡萝卜素含量具有限制作用。另外，适当的肥料配比可以增加药材的产量与质量。例如，种植菊花药材时，适当增施硫酸钾肥可促进菊花花芽分化，显著提高花朵产量和花中绿原酸与总黄酮类活性成分含量；田间种植白芷时，采用平衡施用氮肥，并将磷、钾肥一半做底肥，一半做追肥等措施时，白芷的早期抽薹率低，产量显著提高。

土壤中的微量元素和土壤微生物都会影响药材的品质。它们不仅影响植物的生长发育，也会影响土壤中有机物质的矿化、根系营养及生理代谢活动，从而影响药用植物化学成分的形成和积累，最终导致药材有效成分的含量及药效的差异。如我国西北土壤富含硒，是黄芪的道地产区；人参生于富锗地带，褐藻、红藻富集碘等。河南怀山药（*Dioscorea opposita* Thunb.）中人体必需微量元素和氨基酸含量都明显高于其他地区所产者。

（3）其他因素　除气候、土壤外，其他环境因素如海拔、经纬度等对有些道地药材的形成影响也很明显。如当归适宜的生长环境在海拔 1900～3000m，年平均日照 1500 小时左右，而甘肃岷县地区海拔符合此要求，所以甘肃岷县当归的挥发油含量较高，为 0.65%；云南丽江当归的挥发油含量为 0.59%；四川当归的挥发油含量为 0.29%。又如贝母，适宜的生长环境为海拔 3000m 以上的高寒区，四川西北部阿坝地区符合此条件，所以，该地区生长的川贝为道地药材；山东等地栽培的贝母生于海拔 1500m 左右的林下或草地，西贝素的含量较川贝为低。这些都与这些地区的海拔、经纬度等自然环境有关系。

有些有效成分在正常条件下没有或很少有，只有当受到外界刺激时才会产生。次生代谢产物是植物保护素，在环境胁迫下，植物通过向外界释放次生代谢产物来保护自身的生存，以提高自身的竞争能力。由于环境胁迫（如干旱、严寒、伤害、高温、重金属等），能刺激植物次生代谢产物的积累和释放，因此，从这个意义上讲，逆境可能更利于中药道地性的形成。如伤害能诱导白木香防御反应形成沉香。

3. 药材种质与道地药材的形成 种质是指亲代通过性细胞或者体细胞传递给子代的遗传物质，是控制生物本身遗传和变异的内在因素。不同地区的中药材之间存在着种内或种间的差异。无论是生态环境，还是内在种质，均可以影响药材的质量和功效——这是道地药材形成的本质原因。药材的种质是决定药材品质的内因，"种质"是决定药材质量的内因和源头。

药材质量的好坏与其品种有直接关系。优良品种是形成道地药材的内在因素，它控制着生物体内有效成分的合成。中药有效成分含量的多少直接决定着中药质量的优劣。同一物种的不同居群，由于分布区的不同，受特定生境的影响，可能产生相应的变异和分化，以适应其特定生态环境。原物种在长期的变异和分化过程中形成了具有遗传稳定的生态型，且品质各异，差异很大。如野生乌头有毛叶乌头、黄山乌头、深裂乌头和展毛乌头4个主要地理变种，经长期栽培后，出现了南瓜叶、鹅掌叶、大花叶、小花叶、莓叶子、油叶子和冒氏苗等7个种内变异类型。浙贝母有宽叶、狭叶、竹叶型等变异类型。当然，由于长期的进化，量变产生质变，生态型逐渐演变为新的物种，不同的物种质量会有所不同。例如大黄，供药用有蓼科植物掌叶大黄（*Rheum palmatum* L.）、药用大黄（*R. officinale* Baill.）和唐古特大黄（*R. tanguticum* Maxim. ex Balf.）3个种，根茎都含蒽醌衍生物类成分，其中的大黄酸、番泻苷等能泻下抗菌。唐古特大黄含大黄酸最多，高出药用大黄和掌叶大黄2～8倍，可视为道地药材的优良品种。而与三者亲缘关系相近的一些种类如藏边大黄（*R. emodi* Wall.）、河套大黄（*R. hotaoense* C.Y. Cheng et C.T.Kao）、华北大黄（*R. franzenbachii* Munt.）及天山大黄（*R. wittrochii* Lundstr.）因不含或仅含微量大黄酸和番泻苷，泻下作用很弱，故不作大黄用。另外，郁金植物也有多种，以原植物为姜黄，产于四川双流的黄丝郁金质量最佳。党参中板桥党（湖北恩施）和庙党（四川巫山）的多糖含量明显高于潞党（山西黎城）及甘肃党参，以凤党参（陕西凤县）最低。可见不同物种药材有效成分种类及其含量有很大的差别，同一物种的不同居群，由于生长的生态气候条件的差异，其品质和产量也有差异。

有些道地药材种质是药农在长期的栽培实践中培育出来的。首先，在道地药材产区，根据药材的优良性状、或植物抗性、或产量等，药农有目的选育优良品种，然后加以推广，形成道地药材的优良种质。如人参有"大马牙""二马牙""圆膀圆芦""长脖"等栽培品种，怀地黄的金状元、85-5、北京3号等栽培品种，怀山药有"太谷山药""铁棍山药"等栽培品种。这些优良种质又给道地药材的形成带来强大的生命力。

4. 生产技术与道地药材的形成 除遗传和环境因素外，道地药材从选种、育苗、栽培、采收到加工，人为因素对道地药材品种的形成具有重要的影响。对有些药材而言，种植与加工技术对道地药材形成与发展的影响甚至比重要环境因素和生物因素更重要。

（1）栽培技术 栽培技术直接影响着药材的产量与质量。三七最早在《本草纲目》中收录，至今已经500年历史了，文献记载有野生品种。李时珍曰："生广西南丹诸州番峒深山中……"曹炳章曰："三七原产广西镇安府……有野生与种植之分。"但是，至今已采集不到野生品种，取而代之的是现代人工栽培三七。现在道地药材主要栽培于云南省文山市，除了特殊的生态环境，当地药农在选种育种、田间管理、采收加工等方面也都积累了丰富的经验，形成了成熟的栽培生产技术。所以对于以栽培为主的道地药材，必须要以成熟的农业技术为基础，才能培育出更多、更好的药材。如四川江油附子，栽培于温暖湿润的平坝沙壤土，由于有充足的积温和独特的"打尖""拔芽""修根"等技术促进了营养物质的积累，使附子得以质优高产。

（2）加工技术 道地药材在生产过程中，产地加工是保证药材质量的重要环节。有些道地药材，在长期的生产过程中，特殊的加工技术是形成其道地性的关键因素，如四川江油与陕西汉中均大量生产附子和附片，但因栽培和加工技术不尽相同，药材质量迥异，江油附子一直是人们公认的道地药材。特定的中药材产地总是伴有一定的生产加工技术及其历史，历史愈悠久，技术愈成熟，道地性也就愈突出，例如怀地黄，由于鲜地黄水分多、含糖量高，很难自然晒干，在怀地黄产区，药农发明了"焙炕"，采用低温焙干的方式进行干燥，经过长期的实践，形成了独特焙干工艺。不同的生产加工技术对其各种性状及其内在活性成分的积累和分布具有选择性制约作用。道地药材栽培生产反映了当地药材和农业耕作技术的水平。

三、常见道地药材

"道地药材"在我国有200种左右，在全国各地均有分布。历史形成的"道地药材"主要有：四大怀药、浙八味、川药、广药、云药、贵药、关药、北药、西药、南药、藏药等。"道地药材"通常的表示方法为"地名＋药材名"，如"怀地黄""川贝母""茅苍术"等，少数道地药材名前面的地名为该药材传统的或主要的集散地或进口地，而不是指产地，如藏红花是指番红花最初由西藏传入我国，广木香是指由广东进口而来。

现在我国的道地产区主要分为以下几类：

1.关药 指山海关以北，东北三省和内蒙古自治区东北部地区所产的道地药材。包括人参、关防风、辽细辛、五味子、关木通、刺五加、关黄柏、关龙胆、关马茸、花鹿茸等。

2.北药 指长城两侧及其以南的河北、山东、山西及陕西北部所产的道地药材。一般包括北沙参、党参、金银花、山楂、知母、阿胶、远志等。

3.西药 是指"丝绸之路"的起点西安以西的广大地区，包括陕西、甘肃、宁夏、青海、新疆及内蒙古西部所产。如著名的"秦药"是指秦皮、当归、秦艽。还有新疆甘草、伊贝母、软紫草、阿魏、西麻黄、肉苁蓉、锁阳、西牛黄、西马茸等。

4.南药 是指长江以南，岭南以北地区，包括湖南、江西、福建、台湾等省区的全部或大部分地区所产的道地药材。本区域主产的道地药材有江枳壳、建泽泻、朱砂、雄黄、南沙参、栀子、白前等。

5. 怀药 指古怀庆府，主要包括今河南省的博爱、武陟、温县和沁阳等地所产的常用药材，现今泛指整个河南省盛产的道地药材。其中四大怀药："怀地黄、怀牛膝、怀菊花、怀山药"，久负盛名。除此之外，卢氏、栾川的连翘，西峡、内乡的山茱萸，封丘、新密的金银花，济源的冬凌草，方城的裕丹参，南阳的艾叶，信阳息县、淮滨的猫爪草，确山的白花蛇舌草，南召的辛夷，禹州的禹南星、禹白附、禹白芷，新县的银杏，辉县的山楂，汝阳的杜仲，豫北的天花粉，豫东的桔梗、白术、薄荷等亦为河南省道地药材。

6. 淮药 指淮河流域及长江中下游地区，包括湖北、安徽和江苏三省所产的道地药材。有宣木瓜、凤丹皮、茅苍术、蕲蛇等。

7. 浙药 指浙江省所主产的道地药材。因该省生态条件适宜，既有天目山、雁荡山和四明山等山地，又有浙北平原和浙东低山丘陵，土壤肥沃。主产著名的"浙八味"有浙贝母、浙玄参、笕麦冬、浙白术、杭白芍、杭菊花、延胡索和温郁金。

8. 云药 指云南省境内所主产的道地药材。该省地处云贵高原西南部，植物种类繁多，以滇西北横断山高山峡谷和滇西南高原的野生药材资源最为丰富。全省各地栽培的道地药材包括三七、云木香、重楼、诃子、茯苓等。

9. 贵药 指贵州省境内所主产的道地药材。全省位于云贵高原，海拔 1000m 以上，主要山地有乌蒙山、大娄山、梵净山和苗岭。主产的道地药材有天麻、黄精、杜仲、白及等。

10. 广药 指南岭以南、广东、广西和海南等省区所产的道地药材。主产的道地药材有化橘红、巴戟天、山豆根、阳春砂仁、益智仁、槟榔、广藿香、肉桂、广防己、胡椒和马钱子等。

11. 川药 指四川省和重庆市境内主产的道地药材。四川地域辽阔，地形地貌复杂，东部为四川盆地，包括盆西平原、盆东岭谷及盆中盆南丘陵。主产的道地药材有川贝母、川芎、大黄、黄连、附子与川乌、川黄柏、川牛膝、川木通、川楝子与川楝皮、石菖蒲、姜、麦冬、巴豆、花椒、厚朴等。

12. 藏药 是指青藏高原所产的优质药材，本区域高山大川密布，高山参差不齐，落差极大，海拔多在 4000m 以上。本区域重要道地药材有冬虫夏草、雪莲花、炉贝母等。此外还有麝香、胡黄连、羌活、雪上一枝蒿、红景天及藏药品种雪灵芝、独一味、藏茵陈。

第二节　中药资源的可持续发展

我国是世界上最早使用自然界物质防治疾病的国家之一，中药材是中医用于防病治病的药材，因此中药资源的可持续发展对我们医疗事业的发展起着至关重要的作用。然而近年来随着市场上对中药材资源的需求逐渐增加以及不合理的开发利用使得中药材资源蕴藏量正在持续下降。因此，研究中药资源的可持续发展策略具有重要的意义。

一、中药资源的可持续发展概念与构成要素

中药资源（traditional Chinese medicine resource）传统上指中医用于防病治病的中药材资源。随着时间的推移，现在通常泛指我国自然资源中一切可用于防病治病的生物种类和矿物。中药资源包括植物药资源、动物药资源和矿物药资源，前二者为生物药资源，属于可更新资源，后者为非生物药资源，属于不可更新资源。

中药资源的可持续发展就是在可持续发展思想指引下，从实际出发，依靠富有远见的宏观调控政策、先进的经营管理机制，因地制宜确立中药资源的发展战略，选择合理的发展模式，高效生产，合理利用中药资源，尽量降低对生态环境的破坏，促进对生态环境的保护，确保人工生产的药材和野生资源能够持续不断满足人类的需求。包含两个方面的含义，一方面要保证质优的中药能够持续的供应，既要防止短缺，又要防止过剩；另一方面，要保证中药资源与生态环境和谐发展，保证人们赖以生存的良好环境条件得到有效保护。

我国国土东西南北跨度较大，地理环境复杂，生态环境多样，使得国内中药资源的种类分布较为丰富但分布不均，药材种类分布上从东北向西南逐渐增多。不同种药材的区域分布导致了药材整体管理出现一定难度，个别稀有药材出现管理漏洞，有些药材监管不到位导致资源浪费，严重影响了中药资源的可持续发展。同时由于对合理开发利用中药资源的认识不足，加之利益驱使导致部分中药资源短缺，分布范围日益缩小，一些道地药材优良种质正逐渐消失。目前全国用于饮片和中成药的药材有 1000 ~ 1200 种，野生药材种类占 80% 左右，人工种植虽然可以解决一部分市场需求，但是由于许多特殊药材需要的生存环境以及生存周期较长，人工种植的药用价值与自然生长的尚不能达到很好的等同性。而且近年来随着市场上开发中药产品力度的逐渐加大，导致中药材资源的需求逐渐增加。由于人们的开发利用和自然环境、植被保护不当，生态环境下的天然中药材资源量正在持续下降。其中目前较为常见的主要有川贝母、冬虫夏草等名贵中药材，由于目前人们追求商业利益化导致的药物资源开采行为的滥采滥挖，使这些名贵的中药植物资源迅速萎缩，进而使这些中药材陷入"越贵越挖、越挖越少、越少越贵"的恶性循环中，进一步加速了许多名贵中药材资源的匮乏速度。

中药资源保护的最终目的在于运用现代科学技术，加强药用物种及其资源的保护，扩大资源数量，提高资源质量，以保证医药及其他行业的需求，实现资源的可持续利用。

二、中药资源可持续发展策略

中药资源的可持续问题，涉及经济、政策和技术等多个层面，是一项工程量大、持续时间长的系统工程。

（一）分级保护现有野生资源及其环境

首先应确定当前亟须保护的稀有、濒危的中药品种，制定统一的保护等级。对现有

的野生濒危中药资源应采取必要的措施，如建立种质资源库和种质资源圃，保存中药材种质资源，建立药用动植物原生地保护区，保护生物的多样性和药用动植物多样性。利用生物资源具有再生性的特点，促进自然更新，逐步恢复或增加种群数量，脱离濒危险境。对野生濒危中药资源的保护，除国家目前已公布的种类外，各地还应做进一步调查研究，发现新的濒危种类，应通报有关主管部门，及时进行保护。

每一种生物都有其特定的生长环境，生长环境若被破坏，必然加快其资源减少或濒危的速度。因此，必须保护好现有野生资源及其生存环境，严禁乱采乱挖和滥砍滥伐，对于植被区域较为典型的地区，也要划分等级以便更高效地进行保护。在管理好现有自然保护区的基础上，各地应根据具体情况，逐步建立更多的药用植物、药用动物自然保护区，如罗浮山自然保护区，内有植物 1539 种，药用植物 1042 种，占广东省植物总数22%，成为华南植物区系的主要组成部分。建立自然保护区是保护野生濒危中药资源最有效、切实可行的措施，也为科学考察与野外实习提供绝佳地点。

（二）科学教育与宣传执法相结合

建立和完善中药资源进出口管理的相关法律、法规，加强行政管理与执法力度、普及法律常识教育，宣传国家制定的有关保护野生植物、动物药材资源的政策和条例，如《中华人民共和国野生动物保护法》《中华人民共和国森林法》《中华人民共和国渔业法》《野生药材资源保护管理条例》等。利用各种宣传舆论工具，通过自觉的、强制的保护措施，增强全民法制意识，自觉地保护自然资源，使中药资源能够得到持续的开发和利用，并切实贯彻执行有关政策、条例，做到有法必依、执法必严，对违法者应依法进行严肃处理。

（三）开发利用与科学保护并重

制定科学的保护与采猎规划并付诸实施，是实现资源可持续的重要内容。应坚持科学研究与资源保护和利用相结合，通过定性和定量的试验研究，为合理利用和保护提供理论依据和应用技术。建设中药资源动态监测与信息服务站，建立完整中药资源数据库和动态监测网络，实时掌握中药资源的变化情况，是可持续研究的重要内容，其主要任务包括对中药资源的种类、数量（产量、蕴藏量）、生态环境的变化和群落的演替规律，以及其他影响中药资源变化的诸多因子（如市场需求、价格因素等）做定期或长期观察和综合统计与分析。根据调查监测情况，及时预报中药资源的动态变化及其市场和价格情况，为决策部门提供参考。工作的重点应是市场需求量大、资源相对不足、资源稀少且易受威胁以及国家保护的野生药材物种。根据调查监测结果编写出详细的研究报告，其内容主要包括药用动、植物种类、分布范围、生态环境、繁殖方式、种群结构、资源消长、市场需求、价格变化和保护状况等。具体研究方法，可根据物种具体情况而制定，可实行定点调查监测与全面了解相结合的方法，做好详细记录，逐级整理报告。

可持续的利用方法，因物种的濒危状况、生物学和生态学特性以及药用器官的不同而异。一般来说，对生长周期长的木本药材和一些经济价值较高的草本药材，以及珍稀药用动物应进行有计划分片定点定量采集或采猎，对资源稀少、濒临灭绝的种类，应严格限制或禁止采集或采猎。植物类药材的采收方法，应根据物种的生物学特性和采集的药用器官制定。叶类药材，若是长绿树种，采集量不应超过总叶量的三分之一。树皮类药材，应推广科学的剥皮方法，尽量做到不砍树剥皮。茎木类药材，可通过抚育或更新树种来获取。根和根茎类药材，应对各年度的采收区域进行科学规划，施行分区采收和保护，并采用挖大留小的采挖方法。木本药材可结合植树造林增加资源储量，提倡栽种珍贵木本药用植物，应坚持每年栽种量应大于砍伐量。对寄生或附生药用资源种类，应注意保护其寄生或附生的生态环境，使其能不断繁衍。

（四）开发新资源与寻找替代品

我国现有约 12807 种中药资源，其中应用或作为中成药原料的种类约 1000 种，仅占资源的 1/10，而绝大多数种类均为民间药或民族药。可见我国的中药资源，一方面存在着某些种类的现有野生资源稀少甚至枯竭，另一方面存在着还有许多种类因研究深度不够，尚不能开发利用的问题。有些资源丰富、疗效较好的种类，其资源还未得到充分开发利用，需要开展深入、广泛的科学研究。如在中国农村比较常见的植物黄花蒿，作中药青蒿，主要被用于清热凉血，而在晋代葛洪《肘后备急方》中记载其有抗疟作用，药学家屠呦呦经过多年的研究，从中提取出青蒿素，用来治疗疟疾，取得了较好的效果，在此之前抗疟疾的一线药物是奎宁，而奎宁作为抗疟疾药物使用时间已经相当长，有相当一部分的疟原虫对奎宁类的药物已经产生比较强的耐药性，而且奎宁从植物中提取成本高、产量无法满足需求，主要来源为化学合成。

植物系统进化关系和植物化学分类学提示，亲缘关系越近的物种，其所含化学成分越近似，甚至有相同的活性成分，因此濒危中药材替代品可以利用药用植物亲缘关系进行，如肉苁蓉为国家二级保护植物，是常用的补肾壮阳中药，由于药源紧缺，本属其他品种如管花肉苁蓉为目前中药肉苁蓉的主要代用品。此外，可以利用细胞工程、基因工程和酶工程等新型技术，以提高对中药资源的利用率，降低对野生中药资源的依赖性。

（五）实行规范化生产与栽培

中药材是一种特殊商品，在中药产业体系中，是制药工业的原料，又可直接加工为药品（如饮片）供临床使用，其质量的优劣和活性成分的稳定至关重要。目前常用的 400～500 种中药材，有三分之二实现了人工栽培（养殖），但是由于诸多原因，我国中药材生产存在着农药残留量超标、抽检合格率不高、中药质量低劣等问题。为了保证提高中药材的质量和产量，必须按照《中药材生产质量管理规范》（GAP）的要求，进行规范化种植和养殖，并建立科学合理的采收和加工操作规程，生产优质无公害的药材。

在保护和利用好现有野生资源的基础上，应加大对大宗药材及濒危、紧缺品种的栽培，并开展综合研究，进行规范化生产，来解决市场需求与资源紧张的矛盾，达到持续利用的目的。如建立中药材规范化种植基地，既满足了市场对中药材的需求，又促进了当地经济发展。

第三节 中药的栽培与质量

随着临床应用需求的不断增加，野生药材数量已经远远不能满足需求。目前我国中医临床应用常用中药材 400 ～ 500 种，其中应用量较大的 250 种左右中药材主要依靠种植，因此，了解植物的生长过程、探索优良的栽培技术是保证药材临床疗效的重要途径。

一、生长发育与中药质量

植物在生长过程中，次生代谢产物的积累与其生长息息相关，了解不同生育期物质积累的动态变化，才能确定药材的适宜采收期，尤其是对于规范化栽培的药材，能在最大程度上保证药材质量的稳定性。

例如中药丹参，在一年的生长周期中，根部生物量、折干率、有效成分等都有一定的积累规律。从丹参移栽成活至翌年萌芽前，其根部生物量积累基本呈现"慢→快→慢→快"的变化过程。丹参在 4 月中旬移栽后至 8 月上旬，根干重一直处于缓慢增长状态，干物质积累增加较少；进入 8 月份，气温逐渐下降，昼夜温差不断增大，丹参地上部分形态基本固定，其进行光合作用制造的有机物开始向下转移，从而进入根部的快速生长期，根干物质快速积累，这一阶段一直持续到 10 月份之后；随着气温的继续下降，植株叶片光合作用的功能下降，根部生长趋于缓慢；翌年，丹参萌芽前其单株平均根干重又有小幅增长，较枯黄期增加了 28.04%；随着气温升高，丹参开始萌发新芽，根部营养供应地上部分的生长，因此，丹参根部干物质在这一阶段又有所降低。

在整个生长期内，丹参根部折干率基本呈"M"形变化趋势。丹参移栽成活后，随着根生物量的不断积累，折干率逐渐增大，至地上部分营养生长末期达到最大值，为 34.17%。8 月进入根部生长旺盛初期，但该时期根部折干率有较大幅度降低，仅为 28.73%。此后，随着根部有机物质积累的不断加快，折干率又逐渐增大，至 11 月中旬丹参地上部分进入枯黄期即传统采收期，此时折干率达到第二峰值，为 33.00%。从枯黄期至翌年萌芽前期，丹参根折干率基本不变，但翌年植株萌芽后便有所降低，展叶期丹参根部折干率为 29.04%。

丹参药材主要含有两大类活性成分，一类是以丹酚酸 B 为代表的酚酸类成分，一类是以丹参酮 II_A 为代表的丹参酮类成分。两类活性成分，除在移栽成活后的初始阶段变化不同外，在其余生长阶段具有相似的变化规律。酚酸类成分的动态积累基本呈"W"形，丹酚酸 B 在 5 月中旬即植株盛花期量最高，为 14.72%，并且这一时期也是整个生长发育阶段其含量的最高点，迷迭香酸的变化趋势与丹酚酸 B 相似，其含量最高值出现在 7 月中旬，在丹参整个生长时期内，隐丹参酮和丹参酮 II_A 的动态积累呈现极为相似的变化趋势。从 5 月中旬至 9 月上旬，隐丹参酮和丹参酮 II_A 的量不断积累增加，至 9 月上旬二者的量均到达最高值。根据丹参的主要成分含量并结合生物量的积累规律，可以确定丹参的采收宜在春季萌芽前进行。

目前，很多药用植物的生产发育与药用部位生物量及有效成分积累的规律还不明确，因此，加强这方面的研究，对完善药用植物的栽培技术，提高栽培药材的质量具有十分重要的意义。

二、栽培技术与中药质量

植物在栽培过程中，栽培技术对中药的质量有明显的影响。很多道地药材，如四川的川芎、黄连，东北的人参，云南的三七，甘肃的当归，浙江的浙贝母、杭白菊、河南的地黄等，都具有悠久的栽培和药用历史，在长期的实践中积累了丰富的生产经验，形成了一套成熟的栽培技术，在留种、播种、移栽、嫁接、剪枝、施肥、病虫害防治等环节都有着比较成熟的操作规程，这些规程在控制与稳定药材质量方面发挥了重要作用。主要影响因素包括繁殖方式、栽培密度、田间管理等。

1. 繁殖方式 植物的繁殖方式主要有种子繁殖、芦头繁殖、分根繁殖、扦插繁殖、组培繁殖等。不同的繁殖方式有不同的特点。种子繁殖生产成本低，种源丰富，可大面积发展生产。芦头繁殖、分根繁殖、扦插繁殖可以选取健壮、无病害的植株，生产周期短，产量相对较高。而组培繁殖可迅速增加植物优质单株的数量，经过炼苗移栽后可应用于田间生产，并能改善品质，并有可能直接大规模工业化生产部分药用成分。如防风，采用根茎斜向移栽，产量明显增加；石斛现在大规模生产均为组培繁殖。

近年来，在国家大力支持下，药材的栽培技术和手段有很大发展，并进一步提高了道地药材品质，并培育出了一些新的优良品种，如江苏海门县用薄荷的两个品系 687 和 409 杂交育成新品种"海香一号"，鲜草亩产高达 3000 公斤，精油薄荷脑含量超过 85%，产量和质量较原父系品种大为提高。可见，育种技术对药材的生产发挥越来越大的作用。

2. 田间管理 根据不同的植物，采取科学的田间管理模式，会获得较高的产量和较好的质量。如浇水、间苗、补苗、定苗，抽薹或摘蕾，施肥的时间和种类，病虫害防治等。如丹参开花期长达 80 ~ 90 天，尤其在开花结果期，大量营养用于繁殖器官的生长发育，抑制了药用部分根及根茎的生长。剪除丹参花蕾可明显增加丹参药材的根条数，增产效果明显。又如四川江油与陕西汉中均大量生产附子和附片，但因江油地区有着成熟严格的栽培技术：冬至前一周栽种，需年年换种，以防病；栽培时还要进行摘心去芽和修根等措施，江油附子一直是公认的道地药材。河南封丘在栽培金银花时总结出一套经验方法：生长 1 ~ 2 年的金银花要进行修枝整形，以利树冠生长和开花，结合浇水追肥，使金银花由年产一茬变为年产四茬花，产量提高 2 ~ 3 倍；再如芍药，常用的有杭白芍、川白芍和亳白芍。杭白芍栽培后至少需四年才能采收，川白芍和亳白芍三年即可采收。杭白芍栽培后除第一年外，每年都要进行一次开穴修根，即摘除小根，仅留粗壮的根 5 ~ 10 根，这样可以集中养分，促使芍药的根条更为肥大；杭白芍、亳白芍每年在清明前后，需摘去刚形成的花蕾，这样可以提高产量，而川白芍习惯不摘掉花蕾。故杭白芍根条粗大、挺直。

3. 栽培密度　合理的栽培密度对实现药用植物的高产、优质具有重要影响。例如随着生长年份的增长，甘草地下根系不断生长，栽培密度对二年生甘草根中干物质的积累影响愈加明显。生长在高密度（48万株/公顷）条件下的栽培甘草，其根部的干物质积累并不占优势，但以中密度（36万株/公顷）和低密度（24万株/公顷）的条件播种，甘草单株根冠比显著增高，使乌拉尔甘草获得优质、高产的生长趋势。三个栽培密度对甘草总黄酮平均含量的影响均不显著，然而中、低密度均有助于乌拉尔甘草根部甘草酸的形成和积累，能够确保乌拉尔甘草药用质量逐年稳定提升。

总之，对于栽培中药材，栽培技术不仅影响药材的产量，对药材的质量也有显著影响。加强中药材栽培技术研究，推广规范化种植，是栽培药材质量的重要保障。

第四章　中药采收加工、贮藏与养护 ▷▷▷▷

第一节　中药的采收

影响中药质量的因素有很多，除了药材的品种、产地和栽培技术外，还有药材的生长年龄、药用部位、采收时间、产地加工和炮制方法等。这些因素的变化能引起中药内在成分和外观性状发生较大的变化。作为一种特殊商品的中药材，为保证其临床用药的质量和疗效，同时也有利于保护和扩大药源，合理地进行采收则具有十分重要的意义。合理的采收不仅涉及中药材的采收季节、采收时间，还涉及中药材的采收方法。采收适时如法则药性强、疗效高，反之，则药性弱、疗效差。合理采收中药材，不但与采收时间有关，而且与药用植物（或药用动物）的种类、供药用的部位以及有效成分含量的变化等有密切关系。

一、采收与中药质量的关系

中药质量的好坏，取决于有效物质含量的多少，有效物质含量的高低与产地、采收季节、时间、方法等有着密切的关系。这方面早已被历代医家所重视。陶弘景谓："其根物多以二月八月采者，谓春初津润始萌，未充枝叶，势力淳浓也。至秋枝叶干枯，津润归流于下也。大抵春宁宜早，秋宁宜晚，花、实、茎、叶，各随其成熟尔。"李杲谓："凡诸草、木、昆虫，产之有地；根、叶、花、实，采之有时。失其地，则性味少异；失其时，则气味不全。"孙思邈亦云："夫药采取，不知时节，不以阴干暴干，虽有药名，终无药实，故不依时采取，与朽木不殊，虚费人工，卒无补益。"民间也有采药谚语："春采茵陈夏采蒿，独活开花质量高，知母、黄芩全年刨，九月中旬采菊花，十月上山摘连翘。春秋挖根夏采草，浆果初熟花含苞。"这些宝贵经验，已被长期实践所证实。槐花在花蕾期芦丁的含量可达28%，花期则急剧下降。天麻以冬季花茎未出土时采集之冬麻质重效佳，花茎出土后所采集之春麻质量次之。所以合理、适时的采收中药材其质量才能得以保证。这些采收的理论不仅是长期实践经验的总结，同时与植物体的生长发育的特性、药用部分的成熟程度、有效成分积累变化规律以及能采收的产量和难易程度有密切的关系。

二、中药适宜采收期确定的一般原则

中药的适宜采收期必须把有效成分的积累动态与药用部分的产量变化结合起来考

虑，以药材质量的最优化和产量的最大化为原则，但是这两个指标有时并不一致，所以必须根据具体情况来确定。中药材适宜采收期确定的一般原则：①有效成分的含量高峰期与产量高峰期基本一致时，共同的高峰期即为适宜采收期。如许多根及根茎类中药山药、地黄、莪术、郁金等，在秋冬季节地上部分枯萎后及春初植物发芽前或刚露苗时，既是有效成分高峰期，又是产量高峰期，这个时期就是它们的最适宜采收期。②有效成分的含量有一显著的高峰期，而药用部分的产量变化不大时，此含量高峰期，即为适宜采收期。如薄荷在花蕾期叶片中含油量为最高，原油的含脑量则以花盛期为最高，而叶的产量又在花后期为最高；所以薄荷的采收，一年两次，第一次7月中下旬，主要供提取薄荷脑用；第二次在10月中下旬，主要作药材用。枸杞果实多糖在发育前期含量较低，于花期后27天迅速增加，到果熟期达到最大值1.42%，故枸杞的适宜采收期是果熟期。③有效成分含量无显著变化，药材产量的高峰期应为最适宜采收期。如秦艽中有效成分龙胆苦苷含量3年生最高，但药材产量低，不适宜采挖，4年生秦艽龙胆苦苷含量稍微降低，但产量增加显著，且药材外观质量得到提高，因此秦艽的适宜采收期为4年。④有效成分含量高峰期与药用部分的产量高峰期不一致时，要考虑有效成分的总含量，总含量达最大值时，即为适宜采收期。如牡丹皮5年生含丹皮酚最高，但同3年生含量差异并不显著，且可减少2年时间，故可以3年生为最佳采收年限。⑤有些药材，除含有效成分外，尚含有毒成分，应以有效成分总含量最高、毒性成分较低时采集为宜。

三、中药采收的一般规律

中药材的采收期直接影响药材的产量、品质和收获效率。然而目前对野生药材的滥采乱挖，导致野生资源日益枯竭，以致有些药农为了多采挖野生药材，甚至不分时节或先于采收季节采挖药材，致使药材的产量和质量受到严重影响，极大地影响了临床用药的疗效。因此利用传统的采药经验及根据各种中药材的不同药用部位的生长特点合理地确定采收期，掌握传统的采收原则是十分重要的。

（一）植物类药材

植物类药材按照其入药部位可分为根及根茎类、茎木类、皮类、叶类、花类、果实种子类、全草类、树脂类等，采收时根据其生长的不同时期进行采收。

1. 根和根茎类 一般在秋、冬两季植物地上部分将枯萎时及春初发芽前或刚露苗时采收，此时根或根茎中贮藏的营养物质最为丰富，通常所含有效成分也比较高，如牛膝、党参、黄连、大黄等。有些中药由于植株枯萎时间较早，则在夏季采收，如半夏、浙贝母、太子参等。但也有例外，如明党参、柴胡在春天采集较好；延胡索立夏后地上部分枯萎，不易采挖，故多在谷雨和立夏之间采挖。

2. 茎木类 一般在秋、冬两季采收，此时有效物质积累丰富，如关木通、大血藤、鸡血藤、忍冬藤等。有些木类药材全年可采，如苏木、降香、沉香等。

3. 皮类 一般在春末夏初采收，此时树皮内养料丰富，生长最活跃，皮部和木质部容易剥离，剥离后的伤口较易愈合，有利于药材的再生长，如黄柏、厚朴、秦皮等。少数皮类药材于秋、冬两季采收，如川楝皮、肉桂等，此时有效成分含量较高。根皮通常在挖根后剥取，或趁鲜抽去木心，如牡丹皮、五加皮等。

4. 叶类　多在植物生长最旺盛时，或花蕾时或在花盛开时而果实尚未成熟时采收，如紫苏叶、艾叶等。少数药材宜在秋、冬时节采收，如桑叶需经霜后采收，枇杷叶需落地后收集。

5. 花类　一般在花开放时采收。花类中药，在含苞待放时采收的，如金银花、辛夷、丁香、槐米、玫瑰花等；在花初开时采收的，如洋金花等；在花盛开时采收的，如菊花、西红花等；此外如红花则在花冠由黄变红时采摘，除虫菊宜在花头半开放时采收。对花期较长，花朵陆续开放的植物，应分批采摘，以保证质量。以花粉入药的中药，需要掌握采集时间，过期则花粉自然脱落，影响产量，如松花粉、蒲黄等。

6. 果实种子类　一般果实多在自然成熟时采收，如栀子、薏苡、花椒等；有的在成熟经霜后采摘为佳，如山茱萸经霜变红，川楝子经霜变黄；有的采收未成熟的幼果，如枳实、青皮等。种子类药材须在果实成熟、籽粒饱满时采收，如决明子、续随子、水飞蓟等。一些蒴果类的种子，若待果实完全成熟，则蒴果开裂，种子散失，难以收集，须稍提早采收，如急性子、牵牛子等。

7. 全草类　多在植物充分生长、茎叶茂盛时采制，如青蒿、穿心莲、淡竹叶等，有的在开花时采收，如益母草、荆芥、香薷等。全草类中药采收时大多割取地上部分，少数连根挖取全株药用，如细辛、蒲公英、金钱草等。茵陈有两个采收时间，春季幼苗高6~10cm时或秋季花蕾长成时。春季采的习称"绵茵陈"，秋季采的习称"茵陈蒿"。

8. 菌、藻、地衣类　根据实际情况采收，如茯苓在立秋后采收质量较好；麦角在寄主（黑麦等）收割前采收，生物碱含量较高；马勃在子实体刚成熟期采收，过迟则孢子飞散；海藻、昆布在夏、秋季采捞。

（二）动物药材类

我国应用动物药的历史悠久，早在三千年前，就开始了蜂蜜的利用；珍珠、牡蛎的养殖始于我国；麝香、鹿茸、阿胶、蕲蛇等在我国的应用也有二三千年之久。根据动物药入药部位的不同，各类药材的传统采收原则也有一定的差异。

1. 全体入药　包括节肢动物门的多足纲和昆虫纲等动物，多以动物的全体入药，如全蝎、蜈蚣、水蛭、斑蝥、土鳖虫、虻虫、九香虫、青娘子、红娘子等，此外也包括爬行纲动物，如各种蛇类药材，也多以全体入药。此类药材的采收应根据动物生长发育的特点进行采收。昆虫类药材必须掌握其孵化发育的活动季节，如桑螵蛸，以大刀螳螂、小刀螳螂或巨斧螳螂的卵鞘入药，则需在3月各种螳螂产卵后未孵化之前进行收集，过时则虫卵孵化成虫影响其药效。以成虫入药的，均应在其活动期进行捕捉，有翅昆虫，则在清晨露水未干时进行捕捉。盛夏是许多昆虫类生长的旺盛季节，如虻虫以6~8月炎热季节最多，斑蝥在7~8月活动最为剧烈，因此，对于部分昆虫类药材可在盛夏季节进行科学合理的采收，为中药生产提供合格的原料。

2. 部分动物体入药　动物药中有很大一部分药材是利用动物身体的某个或某些部分，包括：①角类：鹿茸、鹿角、羚羊角、水牛角等。②鳞、甲类：穿山甲、龟甲、鳖甲、玳瑁等。③骨类：狗骨、猴骨等。④贝壳类：石决明、牡蛎、珍珠母、海螵蛸、蛤壳、瓦楞子等。⑤脏器类：哈蟆油、鸡内金、紫河车、鹿鞭、海狗肾、水獭肝等。此类药材的采收多依据动物的生长发育和药用部位的特点进行采收。如鹿茸必须在其骨化前采收，采收时间一般在鹿茸最有商品价值的生长阶段。

（三）矿物药材类

矿物类药材的采收没有季节的限制。矿物药大多随着采矿作业进行采掘，因此一般在全年各个季节均可采收，但以未露地面，未受风吹日晒者为佳，如石膏、寒水石、磁石等。有的在开山掘地或水利工程中获得动物化石类中药，如龙骨、龙齿等。有些矿物药系经人工冶炼或升华方法制得，如轻粉、红粉等。

第二节　中药的加工

药用植（动）物采收后，除少数鲜用，如生姜、鲜石斛、鲜芦根等，绝大多数均需在产地及时进行加工。凡在产地对植（动）物药用部位进行的初步处理与干燥，称之为"产地加工"或"初加工"。产地加工是将药用植物经过干燥等措施，使之成为"药材"。其目的是为了保持有效成分的含量，保证药材质量，达到临床用药的目的，并且便于包装、运输和贮藏。中药的品种繁多，根据药材的性状和化学成分的不同，加工的要求也各不相同。随着中药材加工技术的不断创新与发展，现已成为中药材生产中的关键技术之一。

一、产地加工与中药质量

中药材通过产地加工形成了一定的形状、含水量得到控制。不同的加工方法还形成了不同品质的药材，使得药材的形状、颜色、表面性状、气味等外在性状，化学成分含量等内在质量及疗效也有了明显的变化。

（一）对中药材外在性状的影响

1. 对药材形状的影响　中药材采收后，按照不同的商品规格要求，通常加工成个、段、片、块、瓣等不同的形状，如何首乌，可直接晒干形成何首乌个，也可根据需要切制成何首乌片、何首乌块、何首乌瓣等。因此，有些药材的形状是由于不同的加工方法形成的。有些药材由于产地特殊的加工方法而产生特定的形状特征。如山茱萸，产地加工时一般手工或机械除去果核，晒干或烘干，药材性状成囊状或破碎的片状，个别地区加工时手工去核，手工挤出果核后再把果皮与果肉捏成片状，晒干或烘干，药材的形状则成"类似西瓜子形的片状"。

2. 对药材颜色的影响　药材在新鲜时都有一定的颜色，特别叶、花、果实种子类药材，新鲜时颜色鲜艳，但加工干燥后颜色会变暗、变淡，如大青叶、洋金花、金银花、山楂等。有些药材经过特殊的加工方法，也会产生特定的颜色。如玄参，在加工过程中经过反复"发汗"，药材断面的颜色由新鲜的白色变为黑色，从而使玄参药材有了"断面黑色"的特征。多数含有淀粉、多糖、黏液质的药材，在加工时常采用蒸、煮或烫的方法，药材表面及断面的颜色常常较深，质地呈角质状、半透明，如黄精、白芍、天门冬、天麻等。

3. 对药材表面特征的影响 药材在产地加工时一般根据商品规格的要求，经过修制除去非药用的部分，如根类药材，常需除去地上茎、须根等，药材表面留下有茎痕、根痕；茎木类药材，需要除去枝和叶，表面留有叶痕、枝痕。有些药材因加工方法留有特殊的表面特征，如浙贝母，传统产地加工时用竹笼撞擦除去外皮，表面产生黏液，然后拌入贝壳粉，拌匀后放置过夜，使贝壳粉吸去黏液，再晒干或烘干，所以药材表面有一层白色粉末。有些根、根茎、根皮类药材，在加工时有的保留外皮，有的刮去外皮，药材表面特征区别明显，形成不同规格的药材，如毛知母和光知母、原丹皮和粉丹皮、甘草和粉甘草等。

4. 对药材气味的影响 药材的气、味是内在化学成分的外在表现，一般含有挥发油的药材有香气，主含生物碱的药材有苦味，主含有机酸的药材有酸味，主含苷类或糖类的药材有甜味等。产地加工方法应保持药材特有的气味，如含挥发油的药材一般阴干或低温烘干，否则干燥温度过高会导致挥发性成分损失，药材香气减弱。有些药材会因加工方法使气味增强、减弱或改变，如厚朴在加工时通过"发汗"，使药材质地油润、香气增强；砂仁在焙干过程中用新鲜樟树叶覆盖，药材香气更浓。主含苷类或糖类的药材在加工时经过蒸、煮或烫，促进了苷类或糖类成分分解，产生具有甜味的寡糖或单糖，药材甜味增强，如黄精；有些药材经过长时间的低温烘焙，因为相同的原理药材甜味增强，如地黄。而中药全蝎在加工时采用盐水煮产生咸味，紫河车加工时反复用水漂洗可减少腥味。

（二）对药材内在质量的影响

中药材在加工过程中，通过切制、修制等使药材形成一定形状，符合商品规格要求，对药材内在质量影响不大，但有些加工方法需经过加热、浸泡、熏制、发汗，或发酵等过程，药材内会发生化学反应，引起化学成分含量的不同或数量的改变，从而引起药材内在质量的变化。例如不同地区对菊花的加工方法就不同，有生晒法、蒸晒法、熏晒法、烘干法和炕干法。生晒法就是将采集的鲜菊花置通风处晒干；蒸晒法就是将采集的鲜菊花蒸后晒干；熏晒法就是将鲜花用硫黄熏后晒干；烘干法即将鲜花置恒温干燥箱中以60℃烘干；炕干法就是用火炕，将鲜菊花摊放其上烘干。中药女贞子来源于木犀科植物女贞的干燥成熟果实，《中国药典》规定其含齐墩果酸不得少于0.6%。加工时，稍蒸或置沸水中略烫后干燥，或直接干燥。研究表明不同加工方法对有效成分含量有明显影响，晒几小时再在70℃烘干的方法最佳，齐墩果酸含量达到6.46%、熊果酸含量0.85%，其次是蒸后烘干，自然干燥的方法含量最低，齐墩果酸含量1.95%、熊果酸含量 0.77%。这是因为晒几小时后再在 70℃下烘干，酶促反应及时被钝化，使有效成分得以保持。

中医临床也证明有些药材经过加工会改变其药性与功效，如人参，自然干燥者为生晒参，经过蒸制再干燥者为红参，中医临床应用认为生晒参性平，红参性温。现代药理研究表明，红参在增加动物活动能力、抗利尿、增强心脏收缩幅度、增加动物动情期方面的作用强于生晒参；而生晒参的降压作用、抗疲劳作用强于红参。化学成分分析表明，红参在加工过程中，总皂苷损失 27.78% ~ 37.23%，总氨基酸损失 24.60%，蛋白质损失较多，部分多糖水解转化为低聚糖或单糖；但其生成具有抗肿瘤活性的特有成分人参皂苷 Rh_2，并使部分天然 $S-$ 构型的人参皂苷转变为 $R-$ 构型，生成红参中特有的 $20R-$ 人参皂苷 Rg_2 和 $20R-$ 人参皂苷 Rh。

总之，加工方法不仅可以改变药材的外在性状，还可以引起药材内在质量的改变。目前一些传统的加工方法，其加工原理还不甚清楚，必须经过进一步的研究以揭示其内在化学成分的变化机理，改变不利于保证药材质量的加工方法。对于中药材加工的质量控制，还需将传统外观性状与现代有效成分含量相结合，并尽可能运用现代技术如化学分析测试手段结合药理毒理学指标进行综合评价，全面控制中药材质量。

二、产地加工的方法

中药材来源广泛，品种繁多，药材商品规格不一，药用部位各不相同，其形、色、气、味、质地各不相同，药材所含化学成分有一定差异，各地的传统用药习惯也不尽相同，因此对中药材进行加工时应根据加工目的和要求不同、药材性质和药用部位不同，选择不同的加工原则与加工方法。总的要求是，外形完整，含水量适度（在安全水分内），色泽好，气味正常，有效物质损失少，从而确保药材商品的规格与质量。常用的加工方法介绍如下：

（一）净选与分级

药材采收后，需要选取规定的药用部分，除去非药用部分、虫蛀品、霉变品，以及石块、泥沙、灰屑等杂质，使其达到药用净度标准。拣去非药用部分可以手工操作，也可以借助工具、机械完成，如筛选、水洗、风选等。通常在挑拣过程中，根据下一步加工干燥的需要，进行药材的分级，以使加工的产品质量均一。分级的方法通常是根据药材的大小、粗细、形状等。

1.清洗 将采收的新鲜药材于清水中洗涤以除去药材表面的泥沙，同时除去残留枝叶、粗皮、须根等。特别是需要蒸、煮、烫的药材更需洗涤，以保持药物色泽，如天麻、天冬等。但多数直接晒干或阴干的药材，不用水洗，以免损失有效成分，影响药材质量，如木香、白芷、薄荷、细辛等。清洗有毒药材如半夏、天南星，以及对皮肤有刺激、易发生过敏反应的药材如银杏、山药时，应做好劳动保护，穿戴好防护手套、筒靴，或用菜油等涂擦手脚，以免造成伤害。常用清洗的方法有水洗和喷淋。

2.筛选 是根据药材和杂质的体积大小不同，选用不同规格的筛或箩，使药材与杂质分开，达到洁净药材的目的。药材在采收时带的泥土、沙石等细小的杂质也可以用过筛的方法除去，筛选的工具有筛、箩等，工厂化生产时多用机械筛。根据筛选的不同要求，可以选用不同孔径的筛或箩。有些细小的种子类、花粉、孢子类药材也可以通过筛选的方法筛取药材，除去杂质。

（二）修制

修制是指选取规定的药用部分，除去非药用部分，以达到药材质量标准要求，符合商品规格，保证临床疗效。

1. 去芦头、鳞叶、须根、茸毛等 根和根茎类药材，头部常有芦头（根茎），有的是非药用部分，加工时需切去，如牛膝、丹参、黄芪、甘草等。有的药材表面有鳞叶、须根或毛茸等，易夹带泥沙，影响药材的品质，需要在加工时除去。生产中常把晒干的药材放在竹篓、箩筐等容器中，然后通过"撞"或搓揉等方法去掉药材表面的鳞叶、须根，如黄连、川芎、麦冬；或者采用"火燎"的方法用火烧去药材表面鳞叶、茸毛或须根，火燎处理时以除去表面的鳞叶、茸毛或须根为度，防止烧焦药材，如狗脊、骨碎补等。

2. 去皮 有些药材是除去外皮入药，且多在产地趁鲜去皮，干后不易除去。"去皮"以用药标准除去表皮或栓皮为度，个大的根及根茎类药材可刮或削去外皮，如大黄、山药、桔梗、北沙参、明党参、知母等；天冬、白芍等需置于沸水中烫或煮至透心，再刮去外皮。去皮的工具一般不用生铁刀具，否则容易引起药材变色，可用不锈钢刀具或竹、木等加工的器具。一些个小的根及根茎类药材，在采挖后洗净泥土，常放入竹篓、箩筐等容器中，然后通过"撞"或搓揉等方法去掉表皮，如半夏、天南星、禹白附、川贝母、浙贝母等。有些皮类、茎木类药材的栓皮属非药用部位，不具有疗效，或栓皮内有效成分含量甚微，且表面常附有地衣、苔藓等，可用刀刮去，如黄柏、杜仲、厚朴、肉桂等。动物类药材乌梢蛇习惯剥去蛇皮后入药。

3. 去心 一般指除去根类药材的木质部或种子的胚芽，如牡丹皮、远志、巴戟天等木质心不入药，须除去，以保证用量的准确；又如莲子心（胚芽）与莲子肉的作用不同，须分别入药。去心多在产地趁鲜进行，如根类药物趁鲜抽去木心比较容易，莲子可用竹签插出莲子心。

4. 去核 有些果实类药材常用其果肉而不用核或种子。有的核（或种子）为非药用部位，须去除，如山茱萸、乌梅、诃子、金樱子等；有的果肉（果皮）与果核（种子）作用不同，须分别入药，如瓜蒌皮与瓜蒌子、陈皮与橘核、大腹皮与槟榔等。

5. 去壳 种子类药材，一般把果实采收后，晒干去壳，收获种子，如车前子、菟丝子等。有些种子类药材，在自然生长时外面包裹有比较坚硬的外壳，加工时须除去外壳，如白果、杏仁、桃仁、郁李仁等。传统加工为手工砸破外壳，拣出种子或种仁，现在可采用机械去壳。但也有不去壳的，如豆蔻、草果等，以保持其有效成分不致散失。

6. 去内脏 有些动物类药材须除去内脏后入药，加工时要先剖开腹部，除去内脏，再加工干燥，如地龙、蕲蛇、金钱白花蛇、乌梢蛇、蛤蚧等。

（三）切制

切制是将净选、修制后的中药材切成一定规格的段、片、块、丝等形状的一类操作过程，是中药材产地加工的工序之一。药材切制后的形状及规格取决于中药材的性质（如质地、外部形态、内部组织结构等）、临床用药习惯和对切片的外观要求等因素。如较大的根及根茎、坚硬的藤木类和肉质的果实类药材大多趁鲜在产地切制，以提高切制效率，方便药材干燥和包装，如佛手、香橼切成薄片；木瓜纵切成瓣；鸡血藤、大血藤横切成片；大黄、何首乌、葛根等也要切成厚片或段、块等。而含挥发性成分的芳香药材或有效成分易氧化变质的药材不宜切制，如川芎、当归、白芷等，否则会增加有效成分的损失，影响药材质量。

1. 切制前的处理　新鲜药材以及个别质地柔韧的干燥中药材可不经软化直接切制，如丝瓜络、竹茹、通草、灯芯草等中药材。多数干燥中药材切制前，需要用水进行适当的软化处理。水处理的目的是使干燥中药材吸收一定量的水分后，质地由硬变软，以利于切制。人工软化的药材难以控制其软化质量，现在大量生产时可选用机械软化设备。

2. 常用的切片类型及规格标准　由于各地区用药习惯不同，各地药材的片型差异较大。手工切制较灵活，片型规格丰富多样；而机械切制的片型多为横片、段、丝等。2020 年版《中国药典》和各省、市中药炮制规范中收载的片型，常见的有极薄片、薄片、厚片、斜片、直片、丝及段等。

（1）**极薄片**　厚度为 0.5mm 以下。适宜质地致密、极坚实或片极薄不易碎裂的中药材的切制，如羚羊角、鹿茸、松节、苏木等。

（2）**薄片**　厚度为 1 ~ 2mm。适宜质地致密、坚实或片薄不易破碎的中药材的切制，如白芍、天麻、当归、三棱、槟榔等。

（3）**厚片**　厚度为 2 ~ 4mm。适宜质地疏松、粉性大或切成薄片易破碎的中药材的切制，如白芷、山药、泽泻、天花粉、丹参、升麻、茯苓等。

（4）**斜片**　厚度为 2 ~ 4mm。适宜长条形而纤维性强或粉性大的中药材的切制。根据切制时切面与中药材纵轴之间的夹角，又分为马蹄片、瓜子片、柳叶片。切制时，切面与中药材纵轴约呈 60°，倾斜度小，外形呈两头较尖的长椭圆形，形似瓜子的，称瓜子片，如桂枝、桑枝等。切制时切面与中药材纵轴约呈 45°，倾斜度稍大而体粗者，形似马蹄，称马蹄片，如大黄。切制时切面与纵轴约呈 20°，倾斜度更大而中药材较细，形薄而修长似柳叶的，称柳叶片，如甘草、黄芪、川牛膝、木香、鸡血藤等。

（5）**直片（顺片）**　厚度为 2 ~ 4mm。适宜形状肥大、组织致密、色泽鲜艳和突出中药材内部组织结构或其外形特征的中药材的切制，如川芎、白术、附子、何首乌等。

（6）**丝（包括细丝和宽丝）**　细丝宽 2 ~ 3mm，宽丝宽 5 ~ 10mm。适宜皮类、宽大的叶类和较薄果皮类中药材的切制，如桑白皮、厚朴、秦皮、陈皮等均切细丝，枇杷叶、荷叶、冬瓜皮等均切宽丝。

（7）**段（咀、节）**　短段长为 5 ~ 10mm，长段长为 10 ~ 15mm。长段又称"节"，短段又称"咀"。适宜全草类和形态细长、且内含成分易于煎出的中药材的切制，如党参、北沙参、芦根、怀牛膝、薄荷、荆芥、益母草、青蒿、麻黄、木贼、藿香、佩兰、石斛等。

（8）块　边长为 8 ~ 12mm 的方块。有些中药材煎熬时，易糊化，需切成边长不等的块状，如阿胶、神曲、丝瓜络等。

（四）蒸、煮、烫

1. 蒸法　将药材装入蒸制容器内，利用蒸汽进行加热处理。含浆汁、糖分、淀粉多的药材，一般方法难于干燥，用此法处理后，其细胞组织被破坏，酶被杀死，缩短了干燥时间。同时，采用此法还可使药材外观饱满，色泽明快，如天麻。此外，五倍子、桑螵蛸蒸后杀死了虫卵，可防止其孵化变质。不同药材蒸制程度各有差异，如天麻、红参等要蒸透心；菊花蒸的时间要短，附子蒸的时间要长。

2. 煮法　一般用于含淀粉多的根类药材，如白芍、黄精、明党参、北沙参。可使淀粉糊化，增加透明度，破坏酶的活性，利于干燥。此外，盐水煮全蝎利于保存，水煮穿山甲则是便于取甲片，芒硝、硼砂为纯净药物。煮时不得过熟，过熟则软烂，使药材品质变差。

3. 烫法　药材采收后，放入沸水中浸烫片刻。主要针对肉质的含水量较高的根、鳞茎类药材，如天门冬、百合、百部、太子参等。某些肉质的全草类药材如马齿苋、垂盆草等也可采用此法。目的是使药物容易干燥，质地明润。同时，由于能使酶灭活，有利于保存药材的有效成分。

（五）发汗

有些药材在加工过程中用微火烘至半干或微煮、蒸后，堆积起来发热，使其内部水分向外渗透，当药材堆内含水汽达到饱和，遇堆外低温，水汽就凝结成水珠附于药材表面，称为"发汗"。某些药材用此法加工后具特殊的色泽，或气味更浓烈，或干燥后更显油润，如厚朴、杜仲、玄参等；山药、川芎、白术、茯苓、大黄经过发汗处理，加快了干燥速度，内外干燥一致。但在堆积发汗时应注意检查，做到发汗适度，防止堆积后发霉变质。同时，要掌握好发汗的时间和次数。

（六）熏制

有些药材为使色泽洁白、防止霉烂，常在干燥前后用硫黄熏制，如山药、白芷、川贝母、天南星等。硫黄熏蒸方法是在密闭的容器、仓房等条件下，点燃硫黄，让硫黄燃烧产生的二氧化硫熏蒸药材。二氧化硫是一种较强的还原剂，能漂白或阻止某些变色的化学反应发生，使药材色泽明艳；二氧化硫还能杀死药材上残留的病菌、害虫及虫卵，与药材里的水分结合形成亚硫酸，抑制微生物的生长，同时对植物组织有软化作用，使细胞膜透水性增加，植物组织中的水分蒸发加快，易于干燥。但这种传统的药材加工方法经现代研究表明，药材经过硫黄熏后，药材中硫化物残留量增加，对人体的组织器官会产生危害；有的药材经硫黄熏后，有效成分下降；硫黄熏蒸会造成环境污染。所以，目前国家限制用硫黄熏制药材，该方法值得进一步研究探讨。

（七）浸漂

浸漂是将药材进行浸渍或漂洗处理，其目的是为减除药材的毒性或不良性味，以及抑制氧化酶活动，以免药材氧化变色。如附子加工过程中长时间在食用胆巴溶液中浸渍可降低药材的毒性，保证临床用药安全；白芍浸渍时加入玉米、豌豆粉浆能抑制氧化变色。另外有些药材含有大量盐分，在使用前需要漂去，如咸苁蓉、海螵蛸、海藻、昆布等。浸漂处理过程中，要随时注意药材在形、色、味等方面的变化，合理掌握浸漂时间、换水次数、辅料用量等。浸漂的方法，一般是将药材放在盛水的缸中，天冷时每天换水 1 ~ 2 次，天热时每天换水 2 ~ 3 次。浸漂的时间根据具体时间而定，短则 3 ~ 4 天，长则 15 天。浸漂的季节最好在春、秋二季，因这时温度适宜，夏季气温高，必要时可加明矾防腐。

（八）干燥

干燥是药材产地加工的重要环节，是指利用天然或人工热能除去药材中过多水分的加工方法。干燥能及时除去新鲜药材中的大量水分，避免发霉、虫蛀以及有效成分的分解和破坏，便于运输、贮藏，保证药材质量。中药材均含有一定量的水分，其水分应控制在安全水分之内才能使其安全储存，不发生质量的变异。不同药材的安全水分有一定的差异性，多数药材的安全水分为 10% ~ 15%。在此水分范围内，药材可长时间贮存，其质量一般不会发生变异。药材干燥时，要根据药材的性质和数量、各地的气候和设备条件等，因地制宜地选择不同的干燥方法。

1. 晒干法　又称日晒法，是利用日光直接晒干药材的方法，是一种最常用的既经济又简便的干燥方法。多数药材可用此法干燥。选择晴朗的天气，将药材摊开在席子上或干净的水泥地上晒干即可。但含挥发油的药材如薄荷、金银花等不宜采用此法；某些晒后易变色者如大黄、黄连、红花等，以及在烈日下曝晒易爆裂者如郁金、白芍等也不宜采用此法。某些药材晒干后皮部与木质部会分层，出现皮肉分离现象，影响药材品质，一般在加工 6 ~ 7 成干时进行"揉搓"，让皮肉紧密，如三七、党参等。

2. 阴干法　也称摊晾法，是把药材置于室内或阴凉通风处，避免阳光直射，借空气的流动使之干燥的方法。适用于含挥发性成分的花类、叶类、全草类药材，或者日晒易变色、变质的药材，如荆芥、薄荷、紫苏、玫瑰花等，又如枣仁、知母、柏子仁、苦杏仁、火麻仁等若曝晒，则易走油。

3. 烘干法　是利用人工加热使药材干燥的方法。此法适合大多数药材的应用，具有效率高、省劳力、省费用、不受天气限制的优点，特别适用于阴湿多雨的季节。其方法是将药材置于烘箱、烘房、火炕等加热干燥。一般药材温度控制在 50 ~ 60℃；芳香性药材控制在 30 ~ 40℃；含维生素 C 的多汁果实类如山楂、木瓜等可用 70 ~ 90℃的温度迅速干燥。在烘干时，应严格控制温度，适时翻动，以防烘枯烤焦。加热干燥方法目前主要有远红外干燥技术、微波干燥技术等。

（1）远红外干燥技术　红外线介于可见光和微波之间，是一种波长为 0.72 ~ 1000nm 范围的电磁波，一般将 5.6 ~ 1000nm 范围的红外线称为远红外线，而将 5.6nm 以下的称为近红外线。目前用作辐射远红外线的物质主要是由金属氧化物如氧化钴、氧化锆、氧化铁等混合物构成，用这些物质制成的远红外辐射元件等产生 2 ~ 15nm 以上直至 50nm 的远红外线，产生的高温可达 150℃。

远红外加热养护的原理是将电能转变为远红外线辐射药材，被干燥药材的分子吸收后产生共振，引起分子、原子的运动，导致药材变热，然后通过热扩散、蒸发或化学变化，最终达到干燥灭虫的目的。

近年来利用远红外线，对原药材、饮片的烘干，对丸散膏丹等的脱水干燥，糖衣片的烘干，以及药瓶的干燥消毒等方面有广泛的研究与应用。远红外线干燥与日晒、热烘或电热烘烤等法比较，具有如下优点：①干燥快，脱水率高。干燥时间一般为近红外干燥的一半，为热风干燥的十分之一。物料内部温度上升极快。例如热风干燥饮片为 6 ~ 8 小时，水泛丸为 6 ~ 10 小时，而远红外线干燥分别只需 10 ~ 20 分钟及 16 ~ 20 分钟。②提高药材质量。远红外干燥可做到表里同时干燥，避免原加热方式的外焦内湿现象；而且药材是在密闭箱内进行干燥的，受大气中杂菌污染的机会大为降低，具有较高的杀菌、灭虫及灭卵能力。③节能省电成本低。远红外加热干燥比电热丝加热干燥至少节约电能 50% 以上，如乳糖回转锅内将电热丝改用远红外辐射加热，节约电能可达 75% ~ 100%，成本也随之降低。④设备简单造价低。远红外干燥的烘道与一般热风烘房比较可缩短 50% ~ 90%，干燥机与热风烘房相比占地面积小，设备机构简单，管理维修方便。⑤便于自动化，减轻劳动强度。目前使用的热风烘房，质量无保证，劳动强度大。若采用远红外干燥机，其加料、干燥、出料操作可全部机械化，又不受气候影响，既减少人力，有提高了生产效率。

然而远红外加热养护也是有缺陷的，凡不易吸收远红外线的药材或太厚（大于 10mm）的药材，均不宜用远红外辐射干燥与养护。

（2）微波干燥技术　微波是指频率为 300 ~ 300000MHz、波长为 1mm ~ 1m 的高频电磁波。目前我国生产的微波加热成套设备有 915MHz 和 2450MHz 两个频率。微波干燥是一种感应加热和介质加热。药材中的水和脂肪等能不同程度地吸收微波能量，并把它转变为热量，利用其杀菌，抑制药材发霉、生虫。微波灭菌的效果与物料的性质及其含水量有密切的关系，由于水能强烈的吸收微波能，所以含水量越高，吸收的微波能越多，产生的热能越大，灭菌效果就越好。较常规干燥相比，微波干燥用时短，受热均匀，见效快，如夜交藤、山药、生地黄、草乌等用微波干燥效果较好，一般比常规干燥时间缩短几倍乃至百倍以上，且药材中所含的挥发性物质及芳香性成分损失较少；而且微波加热是在加热物内部直接产生，不是由外部热源进行加热，故尽管被加热物料形状复杂，微波加热也是均匀的，不会引起外焦内生、表面硬化等现象。因此，微波干燥既能减少药材中的水分，保持药材干燥，又能杀灭微生物及霉菌，达到防止发霉和生虫的目的。

药材干燥标准虽因各种药材的要求不同而异，但其基本原则是相同的：即以贮藏期间不发生霉变为准。《中国药典》及有关部省标准对药材的含水量均有一定规定，可采用烘干法、甲苯法、减压干燥法及气相色谱法等进行检测。但在实际工作中，药材干燥的经验鉴别亦很重要。常用的经验鉴别法有：①干燥的药材断面色泽一致，中心与外层无明显的分界线。如果断面色泽不一致，说明药材内部还未干透。断面色泽仍与新鲜时相同，也是未干燥的标志。②干燥的药材相互敲击时，声音清脆响亮。如是噗噗的闷声，说明尚未干透。一些含糖分较多的药材，干燥后敲击声音并不清脆，则应以其他标准去判定。③干燥的药材质地硬、脆，牙咬、手折费力。质地柔软的说明尚未干燥到位。④果实、种子类药材，用手能轻易插入，感到无阻力表明已干燥，若牙咬，手掐感到较软，都是尚未干透的表现。⑤叶、花、茎或全草类药材，用手折易碎断，叶、花手搓易成粉末时，表明已干透。

4. 冻干 又称冷冻干燥，全称真空冷冻干燥，是通过将物料冻结到共晶点温度以下，在低温状态下，通过升华除去物料中水分的干燥方法。其干燥过程是通过升华从冻结的物质中去掉水分或其他溶剂的过程。固态的水和液态的水一样在不同的温度下都具有不同的饱和蒸汽压，并在低于其饱和蒸汽压的真空下，水分即被升华。在冷冻干燥时，通常所采用的真空度约为相应温度下的饱和蒸汽压的 $1/2 \sim 1/4$。在压力低于三相点压力时，固态冰直接转化为气态称为升华。冻干的过程中，物料绝大部分时间是在低温而且真空的环境中，冻干后物料能够保持敏感物质活性，维持原有形状，且呈多孔海绵状结构，易复水溶解，轻巧方便运输，通过适当的包装后能够长期稳定的保存。冻干技术可有效防止物料理化及生物特性的改变，对生物组织、细胞结构损伤小，能最大限度地保持物料的风味、活性、固体结构、形状等原始特性，可有效保护热敏性食品、生物医药制品有效成分的稳定性。

冷冻干燥在中药材中多用于名贵、滋补类中药材的新型加工以及名优中药的活性保鲜加工，例如人参、铁皮石斛、鹿茸、西洋参、枸杞、三七及山药等的加工。其优点主要有：①药材中的有效成分破坏较少，产品疗效好、价值高。以三七为例，冷冻干燥法生产的冻干三七总皂苷含量比传统方法加工的三七约高出 27%，与鲜三七相比仅减少约 4%。②可保持药材的外观形态完整，色泽鲜艳，质地松脆，便于服用。真空冷冻干燥工艺生产的干枸杞色泽鲜红、含水量低、易保存，复水后感官更似鲜果、有效成分破坏较少，被认为是枸杞理想的干燥方式。③工序简化，加工过程机械化强度易于控制，产品质量稳定，生产周期短，同时减轻了工人劳动强度。但是，真空冷冻干燥技术存在干燥时间长、速率低、能耗大、投资费用高等缺点，生产成本较高。目前对真空冷冻联合干燥机理，确定最佳转换点来优化冻干过程、降低冻干能耗是其研究热点之一，对中药材的冷冻干燥技术尚未大规模推广应用。

第三节 中药的贮藏

在药材生产流通领域，贮藏起着药材储备、调节需求、保障供给的作用。但是由于中药材所含化学成分理化性质的原因，在贮藏过程中因为温度、氧气、光线、湿度等因素的影响，常常引起药材的品质发生变异，降低药材的质量和疗效，不但造成经济损失，严重的可能威胁到患者的生命安全。因此，贮藏过程对保障中药的质量是非常重要的。

一、中药贮藏保管中常见的变质现象

（一）变色

颜色是药材品质的标志之一。在贮藏过程中，药材的颜色会发生变化，贮藏条件不当，会引起颜色的改变，甚至药材变质。引起药材变色的原因有：药材所含化学成分的结构中具有酚羟基，在温度、空气、光线等因素作用下，经过氧化、聚合作用，形成大分子的有色化合物，如含黄酮类、羟基蒽醌类、鞣质类等的药材较容易变色；药材含有的糖及糖酸类成分分解产生糖醛或其他类似化合物，这些化合物有活泼的羟基能与一些含氮化合物缩合成棕色色素；药材中的蛋白质、多肽分解的氨基酸会与还原糖作用形成大分子的棕色物质；药材发霉、生虫过程中引起变色；贮藏过程中使用某些杀虫剂引起药材变色，如用硫黄熏蒸时产生的二氧化硫遇水生成的亚硫酸是还原剂，能引起药材变色。在加工、贮藏过程中方法不当，温度、湿度、光线、空气等因素会加速一些化学反应的进行，也会引起药材颜色的变化。因此，防止药材变色变质的方法是保持药材干燥、低温冷藏、降氧和避光贮藏。

（二）散气走味

由于药材所含化学成分理化性质的不同，药材都有一定的气和味。一些含有挥发性成分的药材气味更加浓烈，如荆芥、薄荷、樟脑、冰片等。药材的气味则是药材质量好坏的标志之一。"散气走味"是指含有挥发性成分的药材在贮藏过程中气味发生改变或减弱的现象。加工或贮藏温度过高会引起药材散气走味。散气走味会导致药材有效成分挥散而不断减少。因此，防止药材散气走味的方法是密封贮藏、低温冷藏。

（三）泛油

"泛油"又称"走油"，是指药材表面有油样物质渗出的现象。药材在贮藏过程中出现泛油的内在因素除了某些药材含有丰富的脂肪油或挥发油类成分外，有些药材含有黏液质、糖类成分，也是造成泛油现象的原因。植物种子类药材，如柏子仁、杏仁、桃仁、郁李仁等；动物类药材，如刺猬皮、海狗肾、鹿鞭等大多含有脂肪油；有些药材含有挥发油，如当归、肉桂、白芷等；还有些药材含有黏液质、多糖等，如孩儿参、麦冬、天冬、枸杞等，这些药材在贮藏过程中方法不当，温度过高、湿度较大或长时间阳光照射时，药材表面会有油样物质渗出，同时伴有药材返软、发黏、颜色变浑、发出油败气味等。药材出现泛油常与药材的变质现象有关。防止泛油的方法是将药材干燥、避光和低温冷藏。

（四）霉变

霉变又称发霉，是指药材被霉菌污染后引起的变质现象。大气中存在大量的霉菌孢子，贮藏不当，药材会被霉菌孢子污染，在适当的温度（25℃左右）、湿度（空气中相对湿度85%以上或药材含水量15%以上）、足够的营养条件下，霉菌孢子萌发为菌丝。菌丝的分泌物会溶蚀药材的内部组织，引起腐败变质。霉菌的种类很多，常见的有根霉属（Rhizopus）、毛霉属（Mucor）、青霉属（Penicillium）、曲霉属（Aspergillus）等的多种霉菌。有些霉菌能产生毒素，属于产毒霉菌，如曲霉属的黄曲霉菌（*A. flavus* Lk.）和寄生曲霉（*A. parasiticus*），其代谢产物为黄曲霉毒素（Aflatoxin，AF），对肝脏有强烈毒性。目前已分离鉴定出20种以上黄曲霉毒素，分为黄曲霉毒素B与黄曲霉毒素G两大类，其基本结构都是二呋喃香豆素衍生物，以黄曲霉毒素 B_1 最为多见，且毒性和致癌性也最强，黄曲霉毒素 B_2、G_1、G_2 较少。目前世界各国对药品和食品中黄曲霉毒素的限量作了严格的规定（一般为 3 ~ 5μg/kg）。2020 年版《中国药典》采用高效液相色谱 – 荧光检测器（HPLC–FLD）技术对桃仁、酸枣仁、陈皮、胖大海、僵蚕等易霉变药材规定黄曲霉毒素测定，并规定每 1000g 含黄曲霉毒素 B_1 不得过 5μg/kg，含黄曲霉毒素 G_2、黄曲霉毒素 G_1、黄曲霉毒素 B_2 和黄曲霉毒素 B_1 的总量不得过 10μg/kg。

中药材污染黄曲霉素主要与品种有关，如薏米、益智仁、柏子仁、桃仁、杏仁、酸枣仁等含油性大、养分丰富的药材容易受到污染；其次与工艺剂型有关，如豆豉、曲类需发酵，极易发生霉变；再次，由于对药材未进行及时处理，没有及时晒干或者贮存不当，而产生霉变，尤其是在炎热潮湿的地区。防止药材霉变的方法是控制药材的含水量，保持贮藏环境干燥、通风。

（五）自燃

自燃是指因贮藏不当药材在存放过程中自动燃烧起来的现象。发生自燃的原因主要是有些药材富含油脂，存放时层层堆置重压，夏天温度较高时中央产生的热量散不出去，药垛内局部温度增高，先焦化至燃烧，如柏子仁、紫苏子、海金沙等；有的药材水分含量过高或吸湿回潮，大量成垛堆置时产生的内热扩散不出，中央局部高热炭化而自燃，如菊花、红花等。自燃会引起仓库火灾，药材受损，造成经济损失，危害极大。因此，大垛堆放药材的仓库，要保持通风散热；易吸湿回潮的药材要经常晾晒，保持干燥。

（六）虫蛀

虫蛀是中药材仓储过程中的常见现象，药材被虫蛀后，有的形成蛀洞，有的药材完全被蛀成粉末，破坏性很大；害虫的分泌物和排泄物还可能污染药材，引起药材发霉变质。害虫的种类很多，其中螨类对人体的危害最大。螨类害虫在许多中药材和中成药中都可寄生，特别容易寄生在中药粉末中。染有螨的药物由于其大量繁殖，容易使药物在短期内发霉变质，而且病人服药后会引起消化系统、泌尿系统或呼吸系统等疾病。因此，在口服固体中药中需进行活螨和螨卵的检查。

害虫主要来源于药材在生长和采收中被污染，加工干燥时未能将其杀灭，带入贮藏的地方；或者药材仓库和容器本身不清洁，内有害虫附存；或在贮藏过程中，害虫由外界进入繁殖。害虫生长繁殖需要养料，含脂肪油（如柏子仁、桃仁、杏仁等）、淀粉（如白芷、山药、薏苡仁等）或蛋白质（如蕲蛇、乌梢蛇、金钱白花蛇等）多的中药材较容易生虫。含辛辣成分的药材，一般不容易虫蛀，如花椒、胡椒、荜茇等。一般害虫生长繁殖的适宜条件是温度 16 ~ 35℃、空气相对湿度 70% 以上、药材含水量在 13% 以上；螨类生长的适宜温度为 25℃ 左右，相对湿度 80% 以上，繁殖最旺盛的时期在 5 月到 10 月间。掌握害虫的生长条件，针对性的采取防治措施。

（七）风化

风化是指某些含结晶水的矿物类中药，在干燥空气中存放日久，逐渐脱水形成粉末，如芒硝、明矾、硼砂等。药物风化失去结晶水后，其化学结构发生变化，药效往往也发生改变。防止风化的方法是密闭贮藏。

（八）粘连

粘连是指某些熔点较低的固体树脂类药材、胶类药材，在贮藏室温度过高或湿度较大时，药材表面熔化或吸潮粘连成块，如安息香、苏合香、鹿角胶、阿胶等。一些经过蜂蜜等辅料炮炙的中药饮片也容易发生粘连，如蜜甘草等。防止粘连的方法是密闭、低温贮藏。

（九）其他

有些药材化学成分不稳定，贮藏过程中自然分解或起化学变化而降低疗效，如绵马贯众不易久藏。某些药材容易吸收空气中的水分，在湿热空气环境中潮解溶化逐渐成液体状态，如硇砂、大青盐等，这类药材应保存在常温干燥环境中，或密封存放。

二、中药贮藏保管和变质防治

（一）仓库管理

应有严格的日常管理制度，经常检查，保证库房干燥、清洁、通风，堆垛层不能太高。要注意外界温度、湿度的变化，及时采取有效措施调节室内温度和湿度。药材入库前应详细检查有无虫蛀、发霉等情况。贮藏方法和条件可根据药材本身的特性分类保管，如剧毒药马钱子、生乌头、生半夏、信石等必须与非有毒药材分开并有专人保管；容易吸湿霉变的药材应特别注意通风干燥，必要时可翻晒或烘烤；含淀粉、蛋白质、糖类等易虫蛀的药材，应贮存于容器中，放置干燥通风处，并经常检查，必要时进行灭虫处理；少数贵重药材如麝香、天然牛黄、鹿茸、羚羊角、西红花、人参等也应与一般药材分开，专人管理，有的应密闭贮存，勤于检查，防霉，防蛀；易挥发的药材应密闭，有效成分不稳定的不能久贮。

目前，计算机在现代化中药仓储中的应用十分广泛，利用电子计算机能存储大量的信息和具有快速查询的功能，可以将仓储工作中的各种数据、记录、资料、文件都输入计算机，让其进行处理，再为各部门提供所需的报表、资料等信息。商品出入库自动点数、计数、归档，记录商品定位情况，并能很快进行查询商品库存情况和综合分析等，提高了中药仓储的效果和效益，为中药的质量提供了科技保障。

（二）霉变的防治

预防药材霉变的最彻底方法，就是使霉菌在药材上不能生长，其次就是消灭寄附在药材上的霉菌，使它们不再传播。药材的防霉措施，主要是控制库房的湿度在65% ~ 70%。药材含水量不能超过其本身的安全水分。一般而言，含水量应保持在15% 以下。保管贮存要合理掌握"发陈贮新"和"先进先出"的原则。有些药材可暂时放入石灰缸或塌入谷糠中保存，避免受潮霉变。

（三）害虫的防治

虫害的防治措施可分为物理和化学两类方法。前者包括太阳暴晒、烘烤、低温冷藏、密封法等。后者主要是在塑料帐密封下对贮存的药材用低剂量的磷化铝熏蒸，结合低氧法进行；或探索试用低毒高效的新杀虫剂。

1. 物理方法

（1）利用药材气味，防止同存药材虫蛀。在中药贮藏保管方面，人们积累了很多好的经验，例如，牡丹皮与泽泻放在一起，牡丹皮不易变色，泽泻不易虫蛀；陈皮与高良姜同放，可免生虫；有腥味的动物药材如海龙、海马和蕲蛇等，放入花椒则可防虫。土鳖虫、全蝎、斑蝥和红娘子等药材放入大蒜，亦可防虫。利用酒精的挥发蒸气也可防虫，如在保存瓜蒌、枸杞子、哈蟆油等药材的密闭容器中，置入瓶装酒精，使其逐渐挥发；或直接洒在药材上，形成不利于害虫生长的环境，以达到防虫目的。

（2）调节温度，防止虫害。①低温法：药材害虫一般在环境温度 8 ~ 15℃时停止活动，在 –4 ~ 8℃时，即进入冬眠状态，温度低于 –4℃，经过一定时间，可以使害虫致死。②高温法：药材害虫对高温的抵抗力较差，当环境温度在 40 ~ 45℃时，害虫就停止发育、繁殖。温度升到 48 ~ 52℃时，害虫将在短时间内死亡。无论用暴晒或烘烤来升温杀虫，都是一种有效的方法。注意烘烤药材温度不宜超过 60℃，含挥发油的药材不宜烘烤，以免影响药材质量。

2. 化学方法 利用杀虫剂将害虫杀灭，用于药材杀虫的药剂必须挥发性强，有强烈的渗透性，能渗入包装内，效力确实，作用迅速，可在短时间内杀灭一切害虫和虫卵，杀虫后能自动挥散而不烙附在药材上，对药材的质量基本没有影响。较常用的杀虫剂有：氯化苦（三氯硝基甲烷）、磷化铝（AIP）等，二者对人体有害，使用者应注意防护。

除上述采用杀虫剂方法防治害虫外，尚有除氧剂密封贮藏、核辐射灭菌技术等。除氧剂密封贮藏是利用其本身与贮藏系统内的氧产生化学反应，生成一种稳定的氧化物，将氧去掉，以达到保存商品品质的目的。试验证明采用除氧剂处理的贵细药材在长达3年多贮藏期内，品质完好。核辐射灭菌技术，是经104Gy剂量以下辐照食品，达到杀菌效果，且食品不会产生致癌物质。我国已把该项技术应用于中药材和中成药的灭菌贮藏中。实验证明钴射线有很强灭菌能力，对中药材粉末、饮片进行杀虫灭菌处理均可收到较好的效果。γ射线用于中成药灭菌十分理想，低剂量照射药品后，含菌量可达到国家标准，高剂量照射药品后，可达到彻底灭菌。解决了中成药长期以来存在的生虫、发霉和染菌等问题。虽然上述化学方法对药材基本没有影响，但也要注意尽量采取其他方法防治虫害。如果必须用化学方法时，使用的次数尽量越少越好。必要时，要进行残留量的检测。

（四）鼠害及防治

鼠害历来就是中药贮存中的重要防治对象。鼠盗食及污染药材，不仅破坏药材的包装和药材的完整性，同时会传播病原物。鼠类是啮齿动物，它的口器功能和消耗功能都很强，鼠对药材的偷食，不仅是数量的直接减少，也使药材的性状遭到破坏，从而影响药材的品质。鼠类喜食的药材，都是一些淀粉、蛋白质、脂肪、糖类等营养物质含量较高的品种，它们在偷食饱足以后，还随处排泄粪便，对药材造成严重污染，危害人类健康。鼠类是传播病原微生物的媒介，把一些病毒、致病菌带到药材上，如鼠疫等，其危害是难以估计的。因此，防治鼠害已成为仓储中药养护工作的一项重要任务。

鼠害防治应采用预防与治理相结合的办法。

1. 鼠害的预防

（1）治理仓库内外环境，改变鼠类栖息条件，使鼠类无法生存。如铲除杂草，疏通沟渠，垃圾日产日清，药材离地离墙、堆放整齐等，使鼠类无栖息场所。

（2）断绝鼠的食源。家鼠的生存赖于食物和水源，断绝老鼠的食料与水的来源，就能有效地阻止鼠的资生。

（3）防止鼠类入侵。应着重对仓门、仓墙和库区环境进行改进，阻断仓鼠进出仓库的通道。仓库的门框下缘应钉30cm高的铁皮，库门及窗关闭后缝隙应小于0.6cm，不能给老鼠留有进出仓库的空隙。白天开库房时应加挡鼠板，或安装自动关闭的铁纱门，凡窗、气窗、通风孔等都必须装铁丝网。仓库破损的墙壁、鼠洞及各种管道和电缆周围的空隙应及时修补堵塞，使鼠不能钻进。在库外离地面高60cm处抹一平滑的防鼠带，各种管道上要加挡鼠板，以防止鼠类攀登入库。另外，要加强入库商品的检查，以防老鼠随商品混入仓库。定期或不定期进行检查，及时发现滋生的鼠害。

2. 鼠害的治理

（1）化学防治　使用杀鼠迷、溴敌隆、敌鼠隆等抗凝血药物进行灭鼠。但鼠类的嗅觉和味觉都很灵敏，发现异味即不取食，所以，必须把药物拌入饵料内配成毒饵，适合鼠类取食入口才能起到毒杀作用。这些药物都有一定的毒性，对人、家畜以及周围环境会产生一定的危害。在使用毒饵诱杀时，毒饵、毒液应在室外或较宽敞的室内配制；配制时应戴防毒口罩，防止药粉飞扬进入呼吸道；禁止用手直接接触药剂或毒饵毒液；现场禁止吸烟和饮食。杀鼠毒饵毒液施放在固定器皿或具有明显标志的特制毒饵箱中，并记载施放时间、地点、数量；包装过药剂和毒饵的纸以及过期的毒饵毒液，要集中烧毁并深埋，盛装毒饵毒液的器皿，要用肥皂水洗净，集中保管；毒饵、毒液的配制、保管、使用、回收和处理应有专人负责。用毒饵毒死的老鼠，均须焚化或深埋处理，不得随意乱扔，以免病害传染。

（2）物理防治 一般利用各种捕鼠器械诱捕鼠类，可根据不同环境使用不同的灭鼠用具，如鼠笼、鼠夹、粘鼠胶等。在使用捕鼠器械前要通过观察粪便、足迹、跑道、咬啮的痕迹等，掌握鼠的活动规律。选择适当的捕鼠方法和器材。根据鼠的习性，捕杀时要先诱后杀，捕鼠器械的布置要经常变化，勤换诱饵，勤查捕鼠器械。为了有效消除鼠害，人类不断开发出捕鼠灭鼠的器械，如电子捕鼠器、超声波灭鼠器等，提高了防治的效率和安全性。

（3）生物防治 由于化学药剂灭鼠易污染环境和高残留，以及物理方法灭鼠的局限性，目前各国都在进行生物防治的研究。一是从动物、植物或微生物中提取具有一定毒性的天然化合物灭鼠，这些物质多为特有的几种氨基酸组成的蛋白质单体或聚合体。如我国生产的肉毒梭菌毒素或葡萄球菌肠毒素配制成的 0.08% ~ 1% 的溶液，可毒杀仓库褐家鼠及小家鼠。该制剂对人畜比较安全，不会发生二次中毒，保护了鼠类天敌；而且毒素在自然环境中易分解失效，残留期短，不污染环境；适口性好，灭属鼠率可达80% ~ 95%，是一种较理想的杀鼠剂。二是通过使用化学（或免疫）绝育剂，给老鼠吃"避孕药"，降低鼠类的繁殖能力，达到降低其种群数量，减少鼠害的目的。研究发现，从棉籽中提取的棉酚对公鼠有避孕作用；中药天花粉和莪术可用于母鼠的避孕。将加工提取的药物与老鼠爱吃的玉米面等掺在一起，制成老鼠喜欢食用的小面块，就成为对付老鼠的"不育剂"。

总之，鼠类对人类和生态环境都是一大危害，从保护生态环境，减少次生危害的整体观点出发，采取以环境治理为主，通过对环境的整治和防鼠设施的设置，改变鼠类的生活栖息条件，辅以安全的、经济有效地化学的、物理的及生物的灭鼠方法，形成一套系统的综合防治措施，才能达到最佳的防治效果。

第四节 中药的养护

中药养护是中药贮存保管中的一项常规工作。做好中药的科学养护，是确保中药质量的重要措施，也是降低损耗、提高企业经济效益不可缺少的环节。中药在贮存保管中，因自身或生物、物理、化学以及其他因素会引起种种质变现象，我国劳动人民在长期的中药保管工作中积累了丰富的经验，形成了多种传统养护方法和技术，如密封吸潮、干燥除湿、对抗同贮等养护方法和技术。随着社会的发展，中药经营规模的日益扩大，大量的中药材集中贮存，经过多年的实践研究，探索出气调、辐射、远红外线、制冷降温、机械吸潮等现代中药养护方法和技术，在全国已广泛使用，使中药养护向规范化、科学化发展。

一、中药材常规养护方法

传统的养护方法是我国劳动人民在长期的中药保管工作中积累的丰富经验，形成了多方面的中药养护方法和技术。其主要通过干燥除湿、除霉杀虫等方法来控制药物的干湿度以杀死老虫。根据养护方法所达目的侧重点不同，传统的养护方法按其原理分为干燥、除湿和除虫养护。

（一）干燥养护

干燥养护是指利用一定的方法，对中药材进行干燥处理，降低其中水分含量，以达到长久保存的目的。干燥可以除去中药材中多余的水分，使药材达到安全贮存所需的水分含量，同时也可以使部分虫卵、真菌等无法存活，并造成一个不利于害虫生长的条件达到长久贮存药材不变质的效果。常用的干燥方法有晒干法、阴干法、烘干法、微波干燥法、远红外加热干燥法等。

（二）除湿养护

保持药材的干燥，是中药材能长期保存所必需的条件，因此，必须定时对药材进行干燥处理，以降低药材自身的含水量。库房管理需要经常进行除湿养护，通过改变库房的环境的湿度，如通风、空调除湿、除湿机除湿等，也可以利用吸湿性较强的物质，如木炭、生石灰等吸收空气中的水分，使药材保存在一个干燥的环境中，不仅可以保持药材自身的干燥，同时也可以起到抑制害虫和霉菌生长的效果。常用的方法有通风法和吸湿防潮法。

1. 通风法　利用空气的自然流动，或利用通风设备，如排气扇、电风扇、空调等，利用自然风力导致仓储空间的空气流动来调节库房的湿度，起到除湿防潮作用。合理通风，可使干燥的药物不致受潮。一般应在晴天无雾及室外相对湿度低时开窗开门通风，反之则关窗关门。何时通风应酌情而定，如不考虑库内外温湿度情况，盲目通风则反而会使药物返潮，甚至带来不良后果。

（1）自然通风养护　合理的开闭门窗，使空气进行自然交换，可以使库房保持适宜的温度和湿度，不仅可以发散药材中的水分，减低药材的温度，同时可以防止药材的霉变和生虫。气候条件是选择通风降湿的关键，我国南方等地的"回南天"时期及梅雨季节，应避免选择该方法降湿。一般情况下，仓库中的温度低于库外，湿度高于库外，或温度和湿度均高于库外可选择通风降湿。具体通风的条件要视具体情况而定。

（2）机械通风养护　利用机械设备如空调、除湿机、排气扇、大型通风设备等均可以使库房内外空气得以循环，以达到调节和控制库内环境的温湿度的目的。该法不受季节和气候的限制。其中空调、除湿机其特殊的降温及换气功能，能有效地降低库房内的温度和湿度，从而达到养护目的。

2. 吸湿防潮法　当库内相对湿度较大（接近或超过 70%）时，或药材在贮存中吸湿还潮，可利用干燥剂来吸收空气或药物中的水分，保持库房贮存药物环境的干燥，防止药材的霉变。选择条件较好的小库房全部密封后，放入干燥剂，以减少库内湿度，保持贮存环境的干燥。一般常用的吸湿剂有生石灰、木炭、炉灰或草木灰、无水氯化钙和硅胶等。用吸湿剂吸湿在目前是降低库内湿度的一种切实可行的有效方法。

（三）低温保存养护

低温保存养护即在低温环境中贮存中药，防止中药变质的方法，低温环境一般控制在 0 ~ 10℃。目前常用的方法是利用机械制冷设备（空调、冷风机、冷冻机等）产生冷气降低库内温度，从而防蛀、防霉，同时又不影响药材的质量，达到养护目的。该法适宜于某些贵重药材和部分不适宜烘晒的药材。

一般害虫在环境温度 8 ~ 10℃停止活动，在 -4 ~ 8℃进入冬眠状态，温度低于 -4℃经过一定时间，可将害虫杀灭。低温保存养护宜在夏季梅雨季节来临前进行，过了梅雨季节才可出库。一般低温贮存中药，可以有效地防止中药的生虫、发霉、变色等变质现象的发生，如人参、菊花、山药、陈皮等常用此法；哈蟆油容易吸潮生霉，如用水洗刷，当时虽可除去霉斑，但经数小时后仍会回潮，而且日晒变黑，火烘又出现白点，故宜采用此法；银耳发霉容易粘连，曝晒会变色，风吹后易失去光泽，亦常用此法保管；苦杏仁要保持良好的外观形状和有效成分含量，可将其干燥后于 2 ~ 8℃下冷贮，并尽可能缩短贮存时间。

（四）对抗保存养护

对抗保存养护也称异性对抗驱虫养护，该法是中药材传统养护法之一，明代陈嘉谟著《本草蒙筌》中便有"人参和细辛，冰片同灯草……"的记载。该法主要是利用不同品种的药材所散发的特殊气味、吸潮性能或特有驱虫去霉化学成分的性质来防止另一种药材生虫、霉变等现象的发生。对抗保存养护应在药材被蛀发霉前实施，这样才能收到良好的效果。该法简便易行，无需增加特殊设备，且驱虫效果较好，尤其适用于少量药材的贮藏。若将一些易生虫的药材先进行烘烤、曝晒等处理，则效果更佳。

对抗保存养护为传统中药养护法之一，在中医药长期的应用实践中积累了丰富经验，如蛤蚧同花椒、吴茱萸或荜澄茄同贮，蕲蛇或白花蛇与花椒或大蒜瓣同贮，土鳖虫与大蒜同贮，冰片与灯心草同贮，硼砂与绿豆同贮，当归与麝香同贮，人参与细辛同贮，藏红花与冬虫夏草同贮等。一般采用具有特殊气味的物质与药材密封同贮，达到防蛀、防霉效果，这些物质如山苍子油、花椒、樟脑、大蒜、白酒等。其中白酒防虫防霉的应用范围更广，如动物类药材乌梢蛇、地龙、蛤蚧等；油脂类药材柏子仁、桃仁、枣仁等；含糖类成分较高的药材枸杞子、龙眼肉、黄芪、大枣等；贵重药材冬虫夏草、鹿茸等；含挥发油类药材当归、川芎、瓜蒌等，这些药材均可用高度白酒密封养护，达到良好防蛀、防霉效果。这也与现代采用酒精消毒的方法相吻合。

中药对抗保存养护的方法一般是用密封的容器，如缸、罐、桶、瓶等，材质可以是陶瓷、玻璃、不锈钢等，或使用具有密封的塑料袋。把两种药材分层交叠存放；也可以用透气的布料或纸张包裹具有辛辣气味的药材，交叉放入被存放的药材中。使用对抗保存养护时应注意防止药材之间的掺杂混合造成串味，如鹿茸、人参、丁香等不能与冰片、樟脑共存，甘草、黄芪不能与大戟、甘遂混贮，否则易变味、串味，影响中药疗效。

（五）化学药剂养护

化学药剂养护是利用无机或有机化学药剂来抑制中药中真菌、害虫的生长和繁殖的一种养护方法。通常将化学药剂分为防霉剂和杀虫剂，但有些化学药剂既有杀虫作用，又有防霉效果。仓库害虫是药材贮藏时最常见的问题，也是造成损失最大的因素之一。因此新中国成立以来，开发应用了多种杀虫防霉的药剂，如氯仿、四氯化碳、二硫化碳、硫酸铜、醋酸镍、有机氯农药、有机磷农药、硫黄、氯化苦（CCl_3NO_2）、磷化铝（AlP）、对硝基酚、β-萘酚、水杨酸、安息香酸及其钠盐、醋酸苯汞、氯酚、尼泊金、甲醛溶液（福尔马林）等，不过，有些药剂因为毒性大、残留量高，已经被禁止应用，如有机氯农药、有机磷农药、硫黄、氯化苦等。

化学药剂杀虫的原理，一般是破坏害虫上表皮的护蜡层和蜡层，然后深入虫体内部，使之中毒而死。有些杀虫药剂，如有机磷类进入虫体后，不仅能抑制虫体胆碱酯酶的活性，且能破坏其神经系统的正常功能，导致害虫死亡。有的化学药剂虽杀伤迟缓，不能立即杀灭害虫，但能影响其发育和变态，如幼虫不能脱皮，蛹不能羽化或羽化的成虫生育率降低，产卵量减少或卵不能受精和孵化等，起到间接杀虫作用。

使用化学药剂，既要考虑杀虫效果，又要注意生态环境和人身、牲畜安全。使用时，要充分了解药剂的理化性质、杀虫原理、使用方法和操作规程。仓虫是药剂的作用对象，了解害虫的种类、习性、有无抗药性是选用杀虫剂，确定有效浓度和方法的重要依据。对于化学药剂的选择，应符合以下要求：①高效速杀：低剂量下有强大杀虫作用，短期内能获得全歼功效。②广谱多用：对各种药材仓虫的成虫、幼虫等均有良好的毒杀效果，并兼有一药多用的效果（熏蒸兼触杀或灭虫兼灭菌）。③低毒无药害：对仓虫高效，对人体低毒，使用安全，在允许使用的浓度和剂量下，对中药及机械设备无害。④长效低残留：药剂在空气中经过一段时间能自然消散毒性，不污染环境或造成危害，或者残毒量在允许的标准之内，对人身及环境无不良影响，而对仓虫有一定的影响。⑤不易产生抗药性：某些仓虫对某种药剂易产生抗体，换用另一种药剂时，则不易产生抗药性，或虽有抗药性，但药剂仍有良效，即无交叉抗性。⑥价格便宜，使用方便。

化学药剂的使用一般分为熏蒸法和喷洒法。喷洒法使用时通常以水或水醇混合液为溶剂，配成适当浓度的溶液，用喷雾器喷洒在药材表面及霉虫蛀食之处，如硫酸铜喷洒法、醋酸镍喷洒法。喷洒法在仓库内使用受到条件的局限，还容易造成药材污染，所以使用较少。

熏蒸法的应用较为普遍。熏蒸法是在一个密闭的环境内，通过化学药剂的蒸气、烟雾等熏杀害虫霉菌，起到杀虫防霉效果。常用的熏蒸方法有：①熏箱、熏缸密封熏蒸：数量少、品种单一的药材常用此法。将药物放入箱或缸内，放入药剂后将所有的缝隙用纸条或胶纸带封严。通常放入的药剂以驱避剂（如樟脑）为主，也可放入70%乙醇或白酒。另外，还可采用小件密封和专用熏房进行熏蒸杀虫。②帐幕熏蒸：常用的是整垛密封熏蒸，即将生虫药材码成垛（或一个货位），将留出施药空间，用涂胶苫布或塑料薄膜将垛体覆盖了，垂地的苫布或薄膜用沙袋或泥土压实，在垛边留出一至多个施药缝口，施药后将缝口压严、封实。③整库密封熏蒸：库内施药，只留一作出入的库门，其余门、窗、缝隙均用宽窄不同的纸条糊严，门脚缝隙可用沙或土袋压实。库内设若干施药点，施药后再将留作出往返库门糊严。库外放药的，除留窗口一小洞放施药管子外，其余所有的门窗按上法糊严、封实，施药后再将窗口小洞封严。

熏蒸法常用的杀虫剂有硫黄、磷化铝、氯化苦等。

氯化苦（Chioropicrin, CCl_3NO_2）：化学名为三氯硝基甲烷，是一种无色或略带黄色的液体，有强烈的气味，几乎不溶于水。当室温在20℃以上时能逐渐挥发，其气体比空气重，渗透力强，无爆炸、燃烧危险，为有效的杀虫剂。通常采用喷雾法或蒸发法密闭熏蒸2～3昼夜，用量一般30～35g/m³。本品对人体有剧毒，对上呼吸道有刺激性，有强烈的催泪性，使用者应戴防护面具。现已禁用。

磷化铝（AlP）：纯品为黄色结晶，工业品为浅黄或灰绿色固体，在干燥条件下很稳定，但易吸潮分解，产生有毒气体磷化氢（H_3P），故应干燥防潮保存。本品适用于仓库密闭熏蒸杀虫。市售磷化铝片（含辅料）用量为5～6g/m³。磷化氢具臭鱼样气味，对人体有害，可引发眩晕、支气管炎或浮肿等，使用者应注意防护。

硫黄（S）：黄色粉末或块状体，燃烧产生二氧化硫（SO_2），系黄褐色有毒气体。本品渗透力较氯化苦为小，密闭熏蒸的时间要长。较适用于螨类害虫，用量25g/m³。本品用后能使药材退色，残留量大，有二氧化硫气味，且对金属有侵蚀作用，现已少用。

用化学药剂如硫黄、磷化铝、氯化苦等熏蒸杀虫，能在很大程度上消灭仓库害虫。这些方法在中药保管中曾经兴盛一时，成为主要的养护方法，然而，随着科学技术的不断发展，人们发现这些化学药剂残留在药材中的有毒物质不易除去，影响药材质量和治疗效果，而且操作方法复杂，易污染环境，造成对人体健康的危害，人们愈来愈认识到它的弊端，在绿色食品中已禁止使用。所以在中药养护中，对于化学药剂应参照国家颁布的绿色食品禁止使用的农药标准和农药安全使用规定中的要求，使用安全、无毒的化学药剂杀虫防霉。

二、中药材养护新技术

中药传统养护方法是现今较为广泛的养护方法，但随着科学研究的不断发展，人们发现了中药传统养护方法存在许多的弊端。特别是化学药剂在中药养护中的使用，化学药剂会导致环境与中药污染，其表现为化学药剂于中药中有残留和对养护人员健康影响，有些造成严重的公害问题。

目前，已有不少国家对进出口中药的化学残毒含量作了严格的检测与限量。根据无公害、无污染的"绿色中药"的世界发展潮流，国内科研工作者也在积极寻找无残毒无污染的中药养护新技术。本节重点介绍被广泛使用的中药材养护新技术，常见的有气调养护、远红外加热养护、微波加热养护、气幕防潮养护等。

气调养护也称作气调贮藏，是利用控制影响中药变异的空气中的氧浓度来进行中药养护的一种有效方法。气调养护技术是 20 世纪年代 80 年代初我国推行使用的中药养护新技术，国外称"CA"贮藏，是 Controlled Atmosphere 的缩写。

气调养护的原理是将中药置入密封的环境内，通过调整空气的组成，对影响药材变质的氧气浓度进行有效控制，人为造成低氧（O_2）状态或高二氧化碳（CO_2）状态。中药在此环境中，新的害虫不能产生或侵入，原有害虫窒息或中毒死亡，微生物的繁殖和中药的呼吸都受到抑制，并能隔离湿气对药材的影响，从而保证了中药品质的稳定，防止了中药质变。

气调养护的降氧技术都需先将密封帐幕内（或包装内）的空气抽出。

1. 充氮气（N_2）降氧法　充入氮降低氧浓度。一般氧浓度在 8% 以下能防虫，2% 以下能使害虫窒息死亡，1% 以下能加快害虫死亡速度，0.5% 以下可以杀螨和抑菌。

2. 充二氧化碳（CO_2）降氧法　充入二氧化碳降低氧浓度。据实验证明，当 O_2 含量下降到 8% 以下，CO_2 含量提高到 45% 以上时，3 天内害虫全部死亡。当 O_2 含量下降到 0.8% 以下时，部分害虫经过 48 小时死亡；二氧化碳浓度达到 20% 以上可用于防虫。二氧化碳浓度在 35% 以上，能有效地杀死幼虫。二氧化碳浓度达到 40% ~ 50% 时，害虫就会很快死亡，中药呼吸强度也会显著降低。对于量大的药材，可采用桶式气调法：直接将 CO_2 气体通过皮管充入贮药容器底部（最好用铁桶，密闭性能高，不易被鼠咬或硬物扎破），利用 CO_2 的密度大于 O_2 的特点，逐渐将 O_2 赶出。当容器口溢出啤酒味时，说明 CO_2 已充满，然后抽出皮管，封严容器。

3. 脱氧剂脱氧法　除氧剂具有抗氧化及抑制微生物的作用，它是由无毒材料制成的复合物，能直接吸收空气中的氧，在密封塑料袋中可以实现中药饮片的除氧封存，从而有效地防止中药饮片的发霉、虫蛀、氧化变质等。

气调养护中药的优点有：①无残毒，而且能保持药材原有的色泽和气味，效果明显优于化学熏蒸法。②适用范围广，对不同质地和成分的中药均可使用。③操作安全，无公害。④比用化学熏蒸剂更经济。

近几年有些中药材商品采用真空包装，是气调养护的一种新形式。真空包装是将包装容器（袋）内的空气全部抽出，密封，维持容器（袋）内处于高度减压状态，空气稀少相当于低氧效果，使微生物没有生存条件，以达到保证中药质量的目的，并大大延长保质期。该法过去主要用于一些贵重、细料药材的贮存，例如：人参于真空玻璃瓶中贮存，既保障了原有水分，又能防潮防霉；利用真空包装贮存番红花，能有效地保持原有的色泽及药效。随着技术的进步，一些普通大宗药材的小量的商品包装也开始推行应用，如果实种子类药材、中药饮片等。

第五章　中药的鉴定 ▷▷▷

为了保证临床用药的安全性、有效性、稳定性和质量可控性、研究和开发利用的科学性，需要对中药的真实性、纯度、品质优良度进行鉴别，研究制定出可供鉴定的依据和标准。

第一节　中药鉴定的依据

《中华人民共和国药品管理法》第 32 条规定："药品必须符合国家药品标准。"中药的鉴别，主要依据国家颁布的有关药品标准和各省（市、自治区）制定的药品标准，通常称为"二级标准"。由国家药典委员会颁布的《中华人民共和国药典》（简称《中国药典》）和原卫生部颁布的《中华人民共和国卫生部药品标准》（简称《部颁药品标准》）为国家药品标准，作为法定标准。除国家药品标准外，各省、自治区、直辖市颁布的中药材标准及中药饮片炮制规范亦作为法定药品标准。

《中国药典》是国家药品的法典。它规定了药品的来源、质量要求和检验方法，是国家对药品生产、经营、使用、检验和监督管理的法定依据，全国的药品生产、供应、使用和检验等单位都必须遵照执行。70 多年来，《中国药典》先后出版了 11 版，除 1953 年版外，历版《中国药典》均分一、二部出版，从 2015 年版《中国药典》开始，共分为四部。2020 年版（第 11 版）一部收载中药材 2711 种。新版药典通过检测方法的完善和先进检测方法的建立，实现了"中药标准引领国际发展，化学药和生物制品标准与国际先进水平同步发展"的目标。具体体现在以下几个方面：①药品安全性控制手段和方法明显加强，提高了检测技术的专属性，扩大了现代分析技术的应用，加强了药品质量控制的检测技术储备。②新增了检测方法，例如新增了气相色谱法和粒子色谱法二氧化硫残留量测定检测方法；由气相色谱法检测农药残留量新增了气相串联质谱法。③检测能力大幅提升，如农药残留量测定，33 种禁用农药如六六六、滴滴涕及甲胺磷等不得检出，检测方法的提高进一步保障了中药的安全性和有效性。取消紫河车、穿山甲等药材饮片和含此类中药材品种的收载；修订天麻、紫花地丁、地黄等药材的含量测定方法，质控能力全面提升。

《部颁药品标准》是补充在同时期该版药典中尚未收载的品种和内容，同时收载进出口药品暂行标准等，也是国家药品标准，各有关单位也必须遵照执行。

《地方药材标准》是省、市或自治区卫生部门批准执行的药材标准，在该地区的药品生产、供应、使用和检验等单位必须遵照执行，对其他地区无约束力，但可作为参照执行的标准。

第二节　中药鉴定的一般程序

中药的鉴定一般按照下列程序进行：首先对样品信息进行登记，其次按照样品的数量及样品性质的不同进行取样，取样完毕后进行鉴定和记录工作。

一、样品登记

在进行鉴定工作之前，首先要对样品进行登记，记录样品的详细信息，内容包括送检单位、日期、鉴定目的、样品数量、一般状态及包装材料等。

二、取样

一般需要了解取样前的准备工作、取样原则及取样方法。供鉴定用样品的提取，对鉴定结果的准确度影响较大。取样应尽量均匀，有代表性，因此，必须重视取样的各个环节。

1. 取样前检查　取样前应注意品名、产地、规格等级及包件式样是否一致，检查包装的完整性、清洁程度以及有无水迹、霉变或其他物质污染等情况，详细记录。凡有异常情况的包件，应单独检验。例如发霉、虫蛀、腐烂或颜色、气、味等显著异常的样品应当另行处理，不列入取样样品。

2. 从同批药材包件中抽取鉴定用样品的原则

（1）药材总包件数在 100 件以下的，取样 5 件。

（2）100 ~ 1000 件，按 5% 取样。

（3）超过 1000 件的，超过部分按 1% 取样。

（4）不足 5 件的，逐件取样。

（5）贵重药材，不论包件多少均逐件取样。

3. 破碎或粉末状药材的取样　对破碎的、粉末状的或大小在 1cm 以下的药材，可用采样器（探子）抽取样品，每一包件至少在不同部位抽取 2 ~ 3 份样品，包件少的抽取总量应不少于实验用量的 3 倍；包件多的，每一包件的取样量一般按下列规定：

（1）一般药材 100 ~ 500g。

（2）粉末状药材 25g。

（3）贵重药材 5 ~ 10g。

（4）个体大的药材，根据实际情况抽取有代表性的样品。如药材的个体较大时，可在包件不同部位（包件大的应从 10cm 以下的深处）分别抽取。

4. 样品处理的原则　将所取样品混合拌匀，即为总样品。对个体较小的药材，应摊成正方形，依对角线划"×"字，使分为四等份，取用对角两份；再如上操作，反复数次至最后剩余的量足够完成所有必要的试验以及留样数为止，此为平均样品。个体大的药材，可用其他适当方法取平均样品，平均样品的量一般不得少于实验所需用的 3 倍数，即 1/3 供实验室分析用，另 1/3 供复核用，其余 1/3 则为留样保存，保存期至少 1 年。

三、样品鉴定

鉴定的项目主要可分为三个方面：真伪鉴别，纯度检查（检查异质有机物和一般杂质），品质鉴定。鉴定程序通常按上述排列依次进行。中药材的鉴别主要包括下列内容：来源→性状→鉴别→检查→含量测定。最后，记录鉴定过程和结果，鉴定记录要求详细、真实和整洁。记录内容主要包含检品名称、规格、产地、批号、包装、抽样送检单位或个人、鉴定方法、鉴定人、核对人等。

第三节　中药鉴定的方法

中药的真实性鉴定即基原鉴定，是指依据该药材的性状、显微、理化等特征，鉴定其植（动）物学名。中药种类繁多，应用历史悠久，产区广泛。由于历代本草记载、地区用语、使用习惯的不同，类同品、代用品和民间用药的不断涌现，以及外形相似等因素，中药的同名异物、同物异名现象普遍存在。因而，中药品种的真实性即基原，直接关系到临床疗效、实验研究的科学性和人民生命安全。中药鉴定的方法主要有基原鉴定、性状鉴定、显微鉴定、理化鉴定和生物鉴定。

一、基原（原植物、动物和矿物）鉴定

（一）基原鉴定的一般方法

基原鉴定（origin identification）包括来源（原植物、原动物和矿物）和品种鉴定，是指应用植（动）物的分类学知识，对中药的来源进行鉴定，确定其正确的学名；应用矿物学的基本知识，确定矿物中药的来源，以保证在应用中品种准确无误。来源鉴定的内容包括：原植（动）物的科名、学名，药用部位；矿物药的类、族、矿石名或岩石名。其中，最重要的是原植物鉴定，主要程序为：

1. 观察植物形态　根据已经学过的原植物形态特征，应用植物分类学知识，仔细观察植物体各部分的形态，查阅《中国植物志》《中国高等植物图鉴》等专业书籍和刊物，必要时需查阅原始记载，进行鉴定。为了避免参考书刊的不足或需进一步确证，可与植物标本室中收藏的已经定名的植物标本核对，以正确鉴定学名。药物原植物标本经鉴定学名后，必须将分开采集的药用部位标明相同学名，作为对照药物样品保存，供该药材的性状描述等研究工作及鉴定商品时对比之用。

2. 核对文献　根据已观察到的形态特征和检品的产地、别名、效用等线索，可查阅全国性或地方性的中药书籍和图鉴，加以分析对照。必要时，还须进一步查对原始文献。

3. 核对标本　核对已定学名的该科属标本，或根据文献核对正确可靠的已定学名的某种标本。如有条件，可与模式标本（发表新种时所被描述的植物标本）核对。

（二）药材及饮片基原鉴定方法

中药材及饮片的基原鉴定是对其临床传承品种的鉴定，包括临床应用历史或本草记载，药材的物种及生态习性、产区范围、采收和加工等整体基础上的品种鉴定。应用药用植物学、本草学、临床中医药学、生物学和矿物学等方面的综合知识，确定其临床药用的传承品种、药材基原正确的学名或矿物的名称。中药材和饮片的鉴别主要依据性状特征、显微特征及化学成分等特征进行鉴别。

（三）复方及制剂基原鉴定方法

中药复方及其制剂的基原需要进行两个方面的鉴别：一是该复方及其制剂的临床使用历史、出处、典籍记载的情况，是否经过了长期临床的验证，属于经方、秘方、验方等。二是配伍组分饮片及其剂量、剂型等。首先追溯文献，依据最早记载该复方及其制剂的文献鉴定其药品的基原；其次，依据本草文献和功效鉴定复方及其制剂中配伍组分饮片的种类。

二、性状鉴定

性状鉴定（macroscopical identification）是根据中药的性状特征进行真实性鉴别的方法。传统上，往往通过人体的感官看、摸、闻、尝及水试、火试等直观的方法，根据中药的性状特征，包括形状、大小、色泽、表面、质地、断面、气味等特征而进行鉴别，是我国中医药工作者长期积累的丰富经验之总结，故又称传统经验鉴别。该法简单、快速、易行，是保证质量行之有效的重要鉴定方法之一，必要时可配合其他鉴定方法加以确证。性状鉴定适于完整的中药及中药饮片的鉴别。

（一）性状鉴定的一般方法

应用看、摸、闻、尝及水试、火试等直观的方法，仔细观察生药的形状、大小、色泽、表面、质地、断面、气、味等特征，应用适当的语言加以描述，并用适当的方法（照相或描绘）记录。性状鉴定与来源鉴定一样，除仔细观察样品外，有时亦需核对药材标本和文献。性状鉴定是中药鉴定工作者必备的基本功之一，性状鉴定的内容一般包括以下方面：

1. 形状　指干燥药材的形态。药材的形态与药用部位有关，每种药材的形状一般比较固定，观察形状时一般不需预处理，如观察很皱缩的全草、叶或花类，可先浸湿使软，展平。观察某些果实、种子时，如有必要可浸软后，取下果皮或种皮，以观察内部特征。中药的形状特征，与药用部位有关。如根类生药有圆柱形、圆锥形、纺锤形等；根茎类生药中根状茎的形状与根类同，块茎常呈长圆形或不规则形，球茎和鳞茎常呈球形、类球形或扁球形；皮类生药有卷筒状、板片状等；种子类生药有圆球形、扁球形等。老药工常以简单、生动的语言描述生药的形状特征，如防风的根茎部分称"蚯蚓头"；海马的外形为"马头蛇尾瓦楞身"。

2. 大小 指药材的长短、粗细（直径）和厚薄。一般应测量较多的样品，可允许有少量高于或低于规定的数值。测量时可用毫米刻度尺。对细小的种子，可放在有毫米方格线的纸上，每10粒种子紧密排成一行，测量后求其平均值。叶及花类药材一般用长、宽表示；根、根茎、茎、果实类药材一般用长、直径；鳞茎一般用高、直径；种子类一般用长、宽或长、直径。

3. 颜色 指药材在日光灯下显示的颜色，色泽变化与药材质量有关，色泽的描述包括下述的表面和断面色泽的内容。描写色泽时应注意药材颜色往往不是单一的，而是复合的，或有的略有不同，一般把质量好的色泽放在前面，二种色调组合描写的应以后一种色为主，如黄棕色即以棕色为主，色泽描述避免用各地理解不同的术语，如"青色""土黄色""粉白色"等。中药的色泽变化与质量密切相关，如玄参色黑、丹参色紫、茜草色红、黄连色黄。如果加工方式不当、贮藏方法不当导致变色及霉变等因素，中药的颜色就会发生变化，甚至引起内在质量的变化。如黄芩主要含黄芩苷、汉黄芩苷等，加工或贮藏不当，黄芩苷在酶的作用下水解成葡萄糖醛酸与黄芩素，黄芩素具3个邻位酚羟基，易氧化成醌类而显绿色，故黄芩变绿后质量降低。

4. 表面特征 指药材的表面所能看到的特征，如光滑、粗糙、皱纹、皮孔或毛茸及其他附属物等。如党参"根头下有致密的环状横纹，向下渐稀疏，有的达全长的一半"。骨碎补"表面密被深棕色至暗棕色的小鳞片，柔软如毛，经火燎者呈棕褐色或暗褐色，两侧及上表面均具凸起或凹下的圆形叶痕，少数有叶柄残基及须根残留"。皮类生药的表面特征包括外表面和内表面，叶类生药包括上表面和下表面。观察表面特征时，样品一般不作预处理。

5. 质地 指折试药材所感知的特征，一般用软硬、坚韧、疏松、致密、黏性或粉性、轻重、油润、绵性、角质、柴性等术语形容。描述及折试时，需用未经处理的干燥药材，并要注意药用部位或加工方法不同的药材质地。如盐附子易吸潮变软，黑顺片则质硬而脆；含淀粉多的生药，经蒸煮加工干燥后，会因淀粉糊化而变得质地坚实。在经验鉴别中，用于形容生药质地的术语很多，如质轻而松、断面多裂隙，谓之"松泡"，如南沙参；药物富含淀粉，折断时有粉尘散落，谓之"粉性"，如山药；质地柔软，含油而润泽，谓之"油润"，如当归；质地坚硬，断面半透明状或有光泽，谓之"角质"，如郁金等。

6. 折断面 指药材折断时的现象和状态，如易折断或不易折断，折断时有无粉尘飞扬及断面特征是否平坦或显纤维性、颗粒性，或呈裂片状可层层剥离、粗糙疏松，或呈角质样，或富粉性、油润性、光泽等。根及根茎类或茎类还可观察其皮部与木部结构比例、纤维束的排列形状、射线的分布、油室等，如牛膝断面平坦，黄棕色，微呈角质样而油润，中心维管束木部较大，黄白色，其外围散有多数点状的维管束，排列成2～4轮；又如华山参，质硬，断面类白色或黄白色，皮部狭窄，木部宽广，可见细密的放射性纹理；延胡索质硬而脆，断面黄色角质样，有蜡样光泽；苍术质坚实，断面黄白色或灰白色，散有多数橙黄色或棕红色油室，暴露稍久，可析出白色细针状结晶。如不易折断可用切断或破碎后观察断面特征和断面的颜色；如折断面不易观察到纹理，可削平后进行观察。

7. 气　有些药材有特殊的香气或臭气，这类药材往往含有挥发性成分。检查气味时，可直接嗅闻。气不明显的药材，可采用切碎后手搓揉或热水浸泡一下，有的可点燃后闻，如沉香。药材具有的特殊气，可用嗅法识别药材。一般直接嗅闻干燥的药材，也可在折断、破碎或揉搓时进行，必要时可用热水湿润后检查。药材的气是由于生药中含有挥发性物质的缘故，有些药材的气十分特殊，可作为鉴别该中药的主要依据之一，如檀香具有其固有的特异芳香气，阿魏具强烈的蒜样臭气，白鲜皮有似羊膻气等。

8. 味　药材性状所指的味是鉴别药材时口尝的实际滋味。它与四气五味的味不能等同。药材的味与其含有的成分有关，也是衡量质量的一个方面。有强烈的刺激性和毒性的药材，如需尝味时，应注意防止中毒。中药的味与其含有的成分有关，每种生药的味感是比较固定的。如乌梅、木瓜、山楂均以味酸为好；黄连、黄柏以味越苦越好；甘草、党参以味甜为好等。若中药的味感改变，就要考虑其品种或质量是否有问题。

9. 水试　水试法是利用生药在水中或遇水发生沉浮、溶解、颜色变化、透明度、膨胀性、旋转性、黏性、酸碱变化等特殊现象进行鉴别生药的一种方法。如西红花加水浸泡后，水液染成金黄色，其花色不退；秦皮水浸，浸出液在日光下显碧蓝色荧光；葶苈子、车前子等加水浸泡，则种子变黏滑，且体积膨胀；熊胆粉末投入清水杯中，即在水面旋转并呈黄色线状下沉而不扩散。这些现象常与中药中所含有的化学成分或组织构造有关。

10. 火试　火试法指用火烧、煅药材，观察所产生的现象，以鉴别药材。有些生药用火烧，能产生特殊的气味、颜色、烟雾、闪光和响声等现象，作为鉴别手段之一。如降香微有香气，点燃则香气浓烈，有油流出，烧后留有白灰；麝香少许用火烧时有轻微爆鸣声，起油点，似烧毛发但无臭气，灰为白色；海金沙易点燃而产生爆鸣声及闪光，而松花粉及蒲黄无此现象，通过火试可以达到鉴别的目的。

（二）微观性状鉴定法

中药"微性状"鉴定是借助仪器观察中药材及饮片表面（包括断面）等肉眼不易察觉的细微性状特征，并以此作为鉴定依据的一种鉴别方法。它是借助体视显微镜、放大镜、扫描仪等观察中药材细微的外观性状，能清楚地观察到表面、断面的纹理，但还不能看清植物细胞的形态，还是属于"性状鉴别"范畴。通过图像分析技术得到清晰图像，找出中药材鉴别特征，选取多样本进行特征鉴别点验证，与传统鉴别技术、理化分析等相佐证，进而拟定微性状鉴别方法。该方法目前应用于药材的品种鉴别及真伪鉴别，同时应用于中药材掺假、增重、染色、霉变等质量评价中，亦可对部分中药材产地鉴定区分。例如，采用微性状观察鹤虱与蛇床子，鹤虱的边为棘状，而蛇床子为比较光滑的脊状，可对鹤虱及蛇床子进行品种鉴别；以韭菜子和葱子为例，韭菜种子表面具较多沟壑，板块样纹理，而葱种子表面具有明显的棱，覆瓦样突起样纹理。（图5-1，图5-2）

真伪鉴别方面，以蔓荆子、菟丝子等伪品较多的果实种子类为例，蔓荆子表面粗糙，果实表面具角质状纹理，偶见腺鳞及非腺毛，而伪品表面较光滑，具类圆头状纹理，未见腺鳞及非腺毛；菟丝子表面粗糙，一端有微凹的线形或扁圆形种脐；千穗谷子来源于苋科植物千穗谷的种子，呈圆形或卵圆形，其边缘有明显的环状纹理。（图5-3，图5-4）

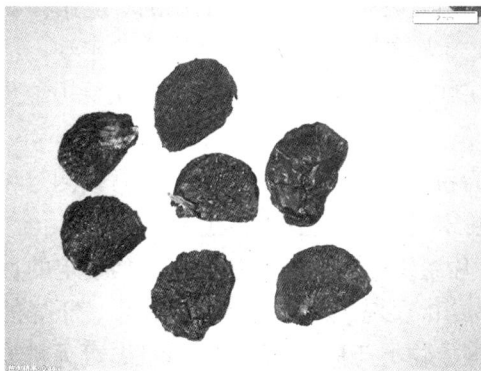

图 5-1 韭菜子微性状特征图

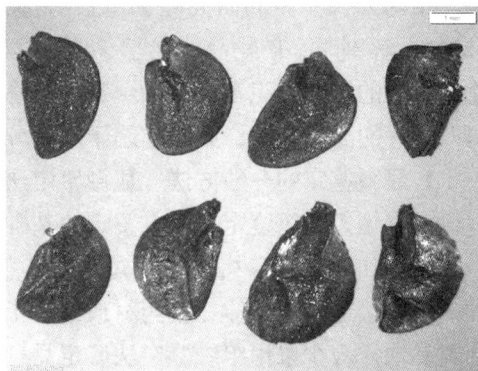

图 5-2 葱子微性状特征图

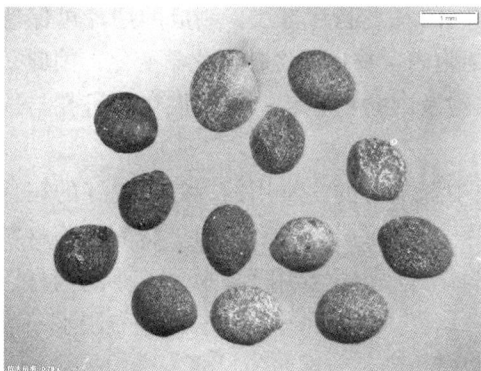

图 5-3 菟丝子微性状特征图

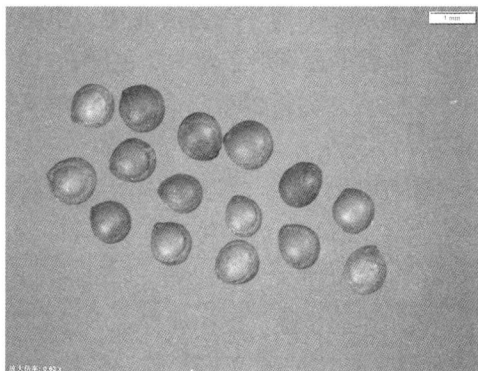

图 5-4 千穗谷子微性状特征图

　　果实种子、花类及贵重药材通常易被掺入砂砾、无机盐等物质以增加重量，造成灰分不合格等现象。通过微性状观察，可以发现掺入其中的无机盐等杂质呈现光亮半透明状，能够快速鉴别药材的增重情况。对于霉变药材，通过微性状能够发现药材表面及皱褶处的菌丝，可以对其霉变情况进行综合判断。另外，微性状亦可用于染色及提取后再出售中药材的鉴别。

三、显微鉴定

　　显微鉴定（microscopic identification）是利用显微技术对中药进行显微分析，以确定其品种的真实性和质量优劣的一种鉴定方法。显微鉴定主要包括组织鉴定和粉末鉴定。组织鉴定是通过观察药材切片或磨片鉴别其组织构造特征，适合于完整的药材或粉末特征相似的同属药材的鉴别；粉末鉴定是通过观察药材的粉末制片或解离片鉴别其细胞分子及内含物的特征，适合于破碎、粉末状药材或中成药的鉴别。进行显微鉴定时，由于鉴定材料的不同（完整、破碎、粉末）和药用种类及药用部位的不同，选择显微鉴定的方法也不同。首先要根据观察的对象和目的，选择具有代表性的药材，制备不同的显微制片，然后依法进行鉴别。

中药显微鉴定的研究范围包括药材、饮片和以中药粉末为原料的制剂。应用植物（动物）解剖学、矿物晶体光学、植物显微化学等基本知识和技术，观察和测定动、植物性中药的细胞组织及内含物、颗粒形态以及矿物的光学特征等。显微鉴定主要用于药材及饮片的品种鉴定，有时亦用于定量分析。

1. 显微鉴定的一般方法 显微鉴定法可分为粉末鉴定、组织鉴定、显微常数测定和显微定量等。组织鉴定是粉末鉴定的基础，以粉末显微鉴定应用最为广泛。

（1）组织显微鉴定 是通过观察药材或饮片组织构造的显微特征来达到鉴定的目的。该方法适合于个体完整药材或某一个部位的组织形态鉴定。在实际工作中，干燥的药材和饮片极少采用组织鉴定法鉴定品种。掌握植物类药材的组织构造特征，可为粉末中细胞和内含物的鉴定提供信息。

①徒手制片法：徒手切片是用单面刀或剃刀由手工将新鲜或复原标本切削成适于用显微镜观察的薄片。方法简便、快速，是常用的基本制片方法。制成的切片可保持组织、细胞的原有形态及天然色泽，且其中的细胞内含物也未经任何化学变化，因此适用于临时藏片做组织观察、显微化学鉴定、细胞及内含物鉴定，以及供初步研究与选材用。

②石蜡切片法：石蜡制片法是目前植物类中药重要的、常用的、效果较好的切片方法之一，但制片周期较长是其缺点。石蜡制片法是借助于石蜡的特性，以其作为材料的填充剂和包埋剂，用石蜡切片机进行切片的制作方法，主要用于柔软和细小的药材切片。其制片的步骤及操作规程基本过程依次为：取材→固定（软化）→冲洗→脱水→透明→浸蜡→包埋→修正→浸泡→切片→粘片→脱蜡→染色→透明→封藏。

③磨片制片法：有些坚硬的动物类药材如珍珠、石决明及矿物药材的断面观察，不能制作切片来达到目的，则可将其磨成厚度约 0.03mm 的薄片，此薄片也被称做磨片。

④表面制片：表面制片主要是用于观察叶类、花类（如萼片、花瓣、雄蕊、花粉粒）和孢子等药材的表面观显微特征。应用时根据材料的性质不同选择不同的方法制片，如较薄的片状材料可采用整体封片法；粉末状的花粉粒和孢子等可采用涂铺制片法；部分较厚的材料则可撕离其表皮进行封藏。

（2）粉末显微鉴定 主要是在特定的粉碎度和制备方法的条件下，通过观察粉末性中药（如药材粉末、饮片粉末及其粉末性制剂）中所含的厚壁性细胞、内含物或某些颗粒状物的性状特征来达到鉴定目的，植物性药材和饮片粉末中可查见的厚壁性细胞包括：木栓细胞、导管、纤维、石细胞、毛茸和花粉粒等。

①粉末制片：所用粉末通常过 60 目筛，较粗的粉末将会影响观察。封藏介质可选用蒸馏水、水合氯醛试液或其他适当试液处理后观察。

蒸馏水装片的制法为，先用解剖针或牙签挑取少量粉末置载玻片上，滴加蒸馏水或适宜封藏液（醋酸甘油或稀乙醇等）2～3滴，用解剖针搅匀，盖上盖玻片，用滤纸片吸去溢出的封藏液及粉末即得。

水合氯醛液装片法也称透化装片法。方法是取粉末少许置水合氯醛液上，吸取水合氯醛液2～3滴于载玻片上，用解剖针搅匀后，以酒精灯微沸加热，至粉末颜色变浅，组织透明，放置片刻滴加稀甘油一滴，盖上盖玻片，用滤纸擦净溢出液体，即得。

②解离组织片：解离组织是利用某些化学药品处理材料后使组织中各细胞间层溶解而使细胞分离。解离组织标本片便于观察完整的细胞形态。经过组织解离后，一般的细胞内含物如淀粉粒、糊粉粒、草酸钙结晶等都被除去，只有抵抗性较强的细胞能够完整地保存，如石细胞、纤维、导管、管胞、木栓细胞、角质化的表皮细胞等。解离组织标本片的制法依所用的化学试剂不同可分四种，即氢氧化钾法、硝铬酸法、氯酸钾法和浓硝酸法。进行组织解离前需先将药材切成火柴杆粗细的条状或片状。解离组织标本所用的化学试剂，应按药材的性质而选用，如药材内薄壁组织占大部分，木化组织少或分散存在的药材可用氢氧化钾法；如薄壁组织较少，木化组织较多或集成较大的群束的药材，可用硝铬酸法、浓硝酸法或氯酸钾法。

③花粉粒与孢子制片：取花粉、花药（或小的花朵）或孢子囊群（干燥样品浸于冰醋酸中软化），用玻璃棒捣碎，过滤于离心管中，离心，取沉淀加新鲜配制的醋酐与硫酸（9：1）混合液1～3mL，置水浴上加热2～3分钟，离心，取沉淀，用水洗涤2次，加50%甘油与1%苯酚3～4滴，用品红甘油胶封藏观察。也可用水合氯醛试液装片观察。

2. 显微测量　观察细胞及其内含物时，常需要测量其直径、长短作为鉴定依据，其单位通常用微米（μm）表示。测量时需用到测量微尺。

（1）测量微尺　即显微镜下测量细胞大小的标尺，分为载台测微尺和目镜测微尺两部分。

①载台测微尺：为一特制的载玻片，中央有一圆形精密刻度标尺。标尺一般长1mm，平均分为10大格，每大格又平均分为10小格，每小格的长度为0.01mm，即10μm。标尺的外围有一黑色圆环，便于在显微镜下寻找标尺的位置（图5-5A）。载台测微尺是显微测量的标尺，用来标化目镜测微尺在不同目、物镜配合使用时的长度。

②目镜测微尺：是一直径1.8～2.0cm，中央刻有精密平行线或者网格线刻度标尺的圆形玻片，标尺刻度5mm，分为100小格（图5-5B）。使用时放置在目镜筒中，用来直接测量细胞的大小，但其刻度所代表的长度是依显微镜的放大倍数而改变的。因此，必须用载台测微尺校正后方可使用。

③目镜测微尺的标化：显微测量前，须用载台测微尺标定目镜测微尺在所用目、物镜配合使用下每小格的实际长度。方法是将目镜测微尺装入目镜筒内，载台测微尺置于载物台上，用低倍镜观察到载台测微尺刻度并适当调整焦距，至能同时看清目镜测微尺、载台测微尺的刻度后，转动目镜测微尺，移动载台测微尺，使两种量尺的刻度平行，左边的"0"刻度重合，再向右寻找第二条再度重合刻度，根据两条重合刻度间两种量尺的小格数，计算出目微尺每小格的长度。为使用方便，可将每个不同倍数的目镜

和物镜配合，标定每一组目镜与物镜配合使用时目镜测微尺每一小格的实际长度，得到一组数据，以随时应用。

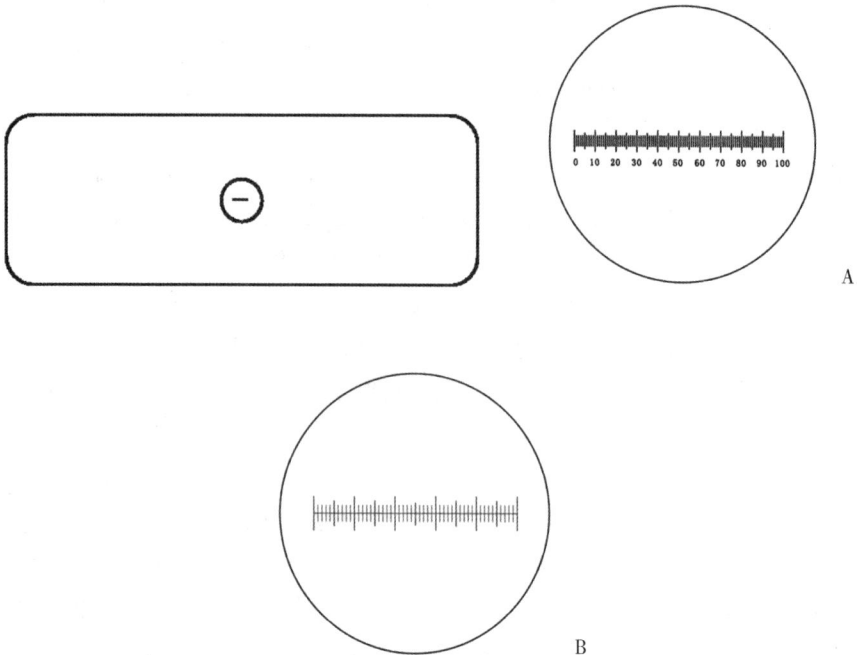

图 5-5　显微测量微尺
A. 目镜测微尺　B. 载台测微尺

（2）细胞及其内含物大小的测量　将欲测量的组织标本片置于载物台上，调焦观察，转动目镜角度，使测微尺的刻度重叠在目的物上，观察该物体的总长度为多少小格，乘以每小格前述的标化值，计算出目的物的实际长度。为减少误差，显微测量通常使用高倍镜。但欲测量较长的纤维、乳汁管长度时，以在低倍镜下测量为宜。测量物体长度往往有差异，差异不大时，可记载一个数据，如直径约35μm，差异较大时可记载最大值与最小值，如长 30 ~ 60μm，若有少数达 80μm，则可记为 30 ~ 60（~ 80）μm，若差异很大时，可记载最小值、常见值和最大值，如长 20 ~ 55 ~ 90μm。

3. 显微常数测定　主要适用于叶类药材、花类药材或含有叶和花的药材及饮片的鉴定。常见的显微常数有栅表细胞比、气孔数、气孔指数、脉岛数和脉端数。显微数据常因药材的基原不同而对品种鉴定有一定意义。

栅表细胞比是指叶片平均每个表皮细胞下方所包含的栅栏细胞数。同种植物的栅表细胞比较恒定。因此，它是叶类中药可靠的鉴定特征之一，可用来区别一些同属不同种的植物叶子，测定时可用完整的或破碎的叶片或粉末进行。

气孔数是指平均每 1mm² 表皮上的气孔数。通常气孔数对于区别近似种意义不大，但基于上、下表皮间气孔数的比值对于种间的鉴别具有重要价值。一般要求测定 12 ~ 30 视野的平均值。气孔指数是指叶片单位面积上的气孔数与表皮细胞数的比值。气孔数随着植物的年龄而变化，气孔指数相当恒定，可用于区别不同种的植物，在鉴定上有较大的意义。气孔指数通常采用百分率表示。

叶片中的细小叶脉可以相互连接将叶肉组织分成许多小块，叫做脉岛。叶片上每 $1mm^2$ 中的脉岛个数，称为脉岛数。脉岛数和叶片本身大小与生长年龄无关，但随植物种类而异。脉端数是指每 $1mm^2$ 叶片上游离的叶脉（脉端）数。脉端数可以用于区别不同种植物。

4. 显微化学鉴定　是通过显微化学反应来鉴定药材、饮片或粉末性制剂中细胞壁和细胞内含物的化学性质达到鉴定的目的。当供试品的数量很少，且所含成分的化学反应较灵敏时，可采用本方法鉴定，可用于定性或定量鉴别。

（1）显微化学鉴别的常用方法

1）饮片粉末或切片试验法　将饮片粉末或徒手切片置载玻片上，滴加适当的化学试剂，加盖玻片，置显微镜下观察组织、细胞产生的颜色或结晶状况。如细胞壁和细胞内含物显微化学性质的反应等。

2）透化液试验法　取药材或饮片粉末过 25 目筛，加适当溶剂浸渍 30 分钟，用吸管吸取 1～2 滴于载玻片上，再滴加适宜的化学试液一滴，用棉签或棒状尖端沟通使两种溶液接触，放置片刻，盖上盖玻片，置显微镜下观察两液接触处形成的结晶形状与颜色。用于含有小檗碱、莨菪碱、槟榔碱等生物碱的药材或饮片的鉴别。

（2）细胞壁与细胞内含物显微化学性质的反应

1）细胞壁显微化学反应

①木质化细胞壁

间苯三酚盐酸反应：加间苯三酚试液 1～2 滴，使材料湿润，放置 2～3 分钟或微热，加盐酸一滴，根据木化程度不同显红色至紫红色。

氯化锌碘反应：加氯化锌碘试液 1～2 滴，显黄色至棕色。

苯胺反应：加醋酸苯胺试液 1～2 滴，显黄色。

②木栓化或角质化细胞壁

苏丹Ⅲ染色反应：加苏丹Ⅲ试液 1～2 滴，放置 1～2 分钟或微热，显橘红色、红色或紫红色。

氯化锌碘反应：加氯化锌碘试液 1～2 滴，显黄色至棕色。

③纤维化细胞壁

氯化锌碘反应：加氯化锌碘试液 1 滴，显蓝色或紫色。

碘－硫酸反应：加碘试液 1 滴使其湿润，放置 1～2 分钟后，用滤纸吸去过多的碘液，再加 66%V/V 硫酸液 1 滴，显蓝色或紫色。

④硅质化细胞壁：硅质不溶于醋酸、盐酸、硫酸中，但可被氢氟酸溶解。

⑤黏液化细胞壁

钌红试液反应：加钌红试液 1 滴，显红色。

2）细胞内含物显微化学反应

①淀粉粒：加碘试液显蓝色；用甘油醋酸试液装片，置偏光显微镜下观察，未糊化淀粉粒显偏光现象，已糊化淀粉粒无偏光现象。

② 糊粉粒：加碘试液显棕色或黄棕色，加硝酸汞试液显砖红色。加三硝基苯酚试液，显黄色。

③ 菊糖：加 10%α- 萘酚乙醇试液，再加硫酸 1 ~ 2 滴，显紫红色并很快溶解；加 15% ~ 20% 麝香草酚醇溶液，再加硫酸 1 滴显胭脂红色并溶解。

④ 脂肪油、挥发油或树脂：加苏丹Ⅲ试液，显橘红色、红色或紫红色；加 90% 乙醇，脂肪油不溶解，挥发油溶解。

⑤黏液：加钌红试液显红色；加亚甲蓝试液呈天蓝色；封藏在墨汁中，呈无色透明团块状，加蒸馏水膨胀后溶解。

5. 超微结构特征鉴定法 电子显微镜为 20 世纪 30 年代发展起来的仪器，可用于观察药材或饮片组织和细胞的超微结构。超微结构是指在普通光学显微镜下观察不能分辨清楚，但在电子显微镜下能观测到的细胞内各种微细结构。中药超微结构特征鉴定法是利用电子显微镜观察药材或饮片组织和细胞等的超微结构，达到鉴定中药的一种手段和方法，应用到的电子显微镜主要有偏光显微镜和扫描电镜（scanning electron microscope，SEM）。

与光学显微镜及透射电镜相比，扫描电镜具有以下特点：①能够直接观察样品表面的结构，样品的尺寸可大至 120mm×80mm×50mm。②样品制备过程简单，不用切成薄片，有的粉末和某些新鲜材料可直接送入观察。③样品可以在样品室中作三度空间的平移和旋转，因此，可以从各种角度对样品进行观察。④景深大，图像富有立体感。扫描电镜的景深较光学显微镜大几百倍，比透射电镜大几十倍。⑤图像的放大范围广，分辨率也比较高。可放大十几倍到几十万倍，基本上包括了从放大镜、光学显微镜到透射电镜的放大范围。分辨率介于光学显微镜与透射电镜之间，可达 3nm。⑥电子束对样品的损伤与污染程度较小。

扫描电镜的结构包括镜筒、电子信号的收集与处理系统、电子信号的显示与记录系统，真空系统及电源系统。工作原理主要是利用二次电子信号成像来观察样品的表面形态，即用极狭窄的电子束去扫描样品，通过电子束与样品的相互作用产生各种效应，其中主要是样品的二次电子发射。二次电子信号能够产生样品表面放大的形态像，这个像是在样品被扫描时按时序建立起来的，即使用逐点成像的方法获得放大像。扫描电镜鉴定的重点是样品的制备，首先经过取材、清洗、固定、脱水等样品的初步处理，然后再进行样品的干燥，方法有空气干燥法、临界点干燥法、冷冻干燥法（包括含水样品直接冷冻干燥法、样品脱水后冷冻干燥法、乙腈真空干燥法）。其次是样品的导电处理，方法有金属镀膜法（包括真空镀膜法、离子溅射镀膜法）、组织导电法等。另外还有几种特殊的样品制备技术，如细胞内部结构冷冻割断法、铸型技术，盐酸化学消化法等。

扫描电镜在同属不同种药材表面细微特征的鉴别方面效果显著，在种与变种间都存在着稳定的区别，为近缘植物分类提供了新的证据。如种皮、果皮、花粉粒的纹饰（图 5-6 和图 5-7），茎、叶表皮组织的结构（毛、腺体、分泌物、气孔、角质层、蜡质等）。个别组织和细胞（管胞、导管、纤维、石细胞）以及内含物晶体等。有的动物药材的体壁、鳞片及毛等在光学显微镜下特征相似，但由扫描电镜提供的细微构造，可准确地加以区别。研究中曾发现，麻黄导管所具有的麻黄式穿孔板是由具缘纹孔退化形成的，珍珠粉中的掺伪物珍珠层粉是斜方柱状排列成行的棱柱层碎片等，从而解决了中药鉴定理论及实践中的问题。

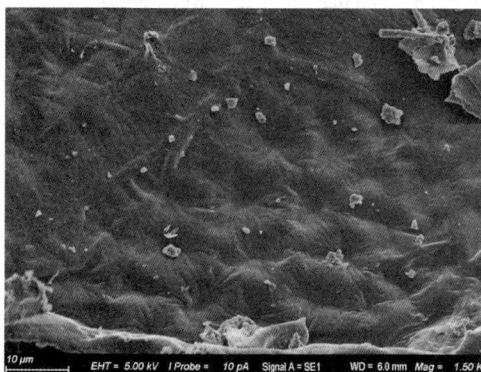

图 5-6　莱菔子药材表面扫描电镜图

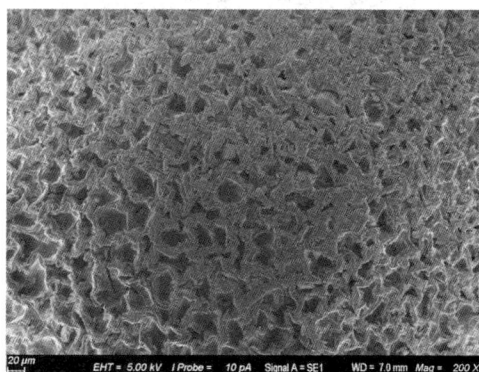

图 5-7　菟丝子药材表面扫描电镜图

偏光显微镜主要用于观察和分析矿物类中药的光学性质，用于鉴定矿物类中药。对于透明矿物，一般使用透射光源的偏光显微镜，对于不透明矿物则使用反射光源的偏光显微镜。亦可用于研究动物、植物类中药的组织及细胞内含物，如淀粉粒、草酸钙簇晶等。

四、理化鉴定

理化鉴定（Physicochemical identification）是利用某些物理的、化学的或仪器分析方法，鉴定中药的真实性、纯度和品质优劣程度的一种鉴定方法。通过理化鉴定，分析中药中所含的主要化学成分或有效成分的有无和含量的多少，以及有害物质的有无等。中药理化鉴定的实验方法，一般是用少量的药材粗粉、切片、浸出液或经初步提取分离后进行定性定量分析。当今，中药的理化鉴定发展很快，新的分析手段和方法不断出现，已成为确定中药真伪优劣、新资源开发利用、指导中药栽培加工、扩大药用部分、中药和中成药质量标准制订等不可缺少的重要内容。现将常用的理化鉴定方法介绍如下：

（一）物理常数的测定

物理常数的测定包括相对密度、旋光度、折光率、硬度、黏稠度、沸点、凝固点、熔点等的测定。这对挥发油、油脂类、树脂类、液体类药（如蜂蜜等）和加工品类（如阿胶等）药材的真实性和纯度的鉴定，具有特别重要的意义。药材中如掺有其他物质时，物理常数就会随之改变，如蜂蜜中掺水就会影响黏稠度，使比重降低。

1. 相对密度法　利用中药或其成分的相对密度不同，进行鉴定品种、纯度和质量的一种方法。《中国药典》对有些药材的相对密度作了规定。如蜂蜜的相对密度在 1.349 以上，薄荷油为 0.888～0.908；天竺黄粉末（过 4 号筛）10g，轻轻装入量筒内，其体积不得少于 24mL。

2. 熔点鉴定法 利用中药中化学成分的熔点不同鉴定中药的一种方法。冰片（合成龙脑）的熔点为 205 ~ 210℃。

3. 折光率鉴定法 折光率是鉴定液体药材的重要物理常数之一，可以作为液体药材纯度鉴别的标准。如肉桂油的折光率为 1.602 ~ 1.614 等。

4. 硬度鉴定法 通过测定固体类中药对外界机械作用的抵抗能力进行鉴定的一种方法，主要用于矿物类中药的鉴定。如朱砂的硬度为 2.0 ~ 2.5。

（二）一般理化鉴别

1. 呈色反应 利用药材的某些化学成分能与某些试剂产生特殊的颜色反应来鉴别。这是最常用的鉴定方法，一般在试管中进行，亦有直接在药材饮片或粉末上滴加各种试液，观察呈现的颜色以了解其所含的主要成分。例如马钱子胚乳薄片置白瓷板上，加 1% 钒酸铁的硫酸溶液 1 滴，迅速显紫色（示番木鳖碱）；另取切片加发烟硝酸 1 滴，显橙红色（示马钱子碱）。甘草粉末置白瓷板上，加 80% 硫酸 1 ~ 2 滴，显橙黄色（示甘草甜素反应）。

2. 沉淀反应 利用药材的某些化学成分能与某些试剂产生特殊的沉淀反应来鉴别。如山豆根的 70% 乙醇提取液，蒸干，残渣用 1% 盐酸溶解，滤液加碘化汞钾，生成明显的淡黄色沉淀。赤芍用水提取，过滤液加三氯化铁，生成蓝黑色沉淀。芦荟水提液，加等量饱和溴水，生成黄色沉淀。

3. 泡沫反应和溶血指数的测定 利用皂苷的水溶液振摇后能产生持久性的泡沫和溶解红细胞的性质，可测定含皂苷类成分药材的泡沫指数或溶血指数作为质量指标。如《中国药典》中采用泡沫反应鉴别猪牙皂。通常如有标准皂苷同时进行比较，则更有意义。

4. 膨胀度测定 膨胀度是衡量药品膨胀性质的指标，系指按干燥品计算，每 1g 药品在水或其他规定的溶剂中，在一定的时间与温度条件下膨胀后所占有的体积（mL）。主要用于含黏液质、胶质和半纤维素类的中药。如葶苈子、车前子等种子类药材，种皮含有丰富的黏液质，其吸水膨胀的程度和其所含的黏液呈正比关系。葶苈子有南葶苈子和北葶苈子之分，外形有时不易区分，但两者的膨胀度差别较大，《中国药典》规定北葶苈子膨胀度不得低于 12，南葶苈子膨胀度不得低于 3，通过测定比较可以区别二者。又如哈蟆油膨胀度不得低于 55。

5. 微量升华 是指利用中药中所含的某些化学成分，在一定温度下能升华的性质，获得升华物，在显微镜下观察其结晶形状、颜色及化学反应作为鉴别特征。如大黄粉末升华物有黄色针状（低温时）、枝状和羽状（高温时）结晶，在结晶上加碱液则呈红色，可进一步确证其为蒽醌类成分。薄荷的升华物为无色针簇状结晶（薄荷脑），加浓硫酸 2 滴及香草醛少许，显黄色至橙黄色，再加蒸馏水 1 滴即变紫红色。牡丹皮、徐长卿根的升华物为长柱状或针状、羽状结晶（丹皮酚）。斑蝥的升华物（在 30 ~ 140℃）为白色柱状或小片状结晶（斑蝥素），加碱液溶解，再加酸又析出结晶。少数中成药制剂也能使用微量升华法进行鉴别，如大黄流浸膏（1 味药）中鉴别大黄，万应锭（9 味药）中鉴别胡黄连，牛黄解毒片（8 味药）中鉴别冰片等。

6. 显微化学反应　是将中药粉末、切片或浸出液，置于载玻片上，滴加某些化学试剂使产生沉淀、结晶或特殊颜色，在显微镜下观察进行鉴定的一种方法。如黄连滴加 30% 硝酸，可见针状小檗碱硝酸盐结晶析出。紫苏叶的某些表皮细胞中含有紫色素，表面制片观察时，滴加 10% 盐酸溶液立即显红色；或滴加 5% 氧氧化钾溶液，即显鲜绿色，然后变为黄绿色。丁香切片滴加 3% 氢氧化钠的氯化钠饱和溶液，油室内有针状丁香酚钠结晶析出。肉桂粉末加氯仿 2 ~ 3 滴，略浸渍，速加 2% 盐酸苯肼 1 滴，可见黄色针状或杆状结晶（桂皮醛反应）。槟榔粉末 0.5g，加水 3 ~ 4mL 及稀硫酸 1 滴，微热数分钟，取滤液于载玻片上，加碘化铋钾试液 1 滴，即发生混浊，放置后可见石榴红色球形或方形结晶（槟榔碱）。

利用显微成像和化学方法，确定中药有效成分在中药组织构造中的部位，称显微化学定位试验。如北柴胡横切片加 1 滴无水乙醇 – 浓硫酸（1∶1）液，在显微镜下观察可见木栓层、栓内层和皮层显黄绿色至蓝绿色，示其有效成分柴胡皂苷存在于以上部位。直立百部鲜块根切片，滴加氯化金试液，于皮层细胞中有微黄色玫瑰花状结晶（生物碱）。

7. 荧光分析　利用中药中所含的某些化学成分，在紫外光或自然光下能产生一定颜色的荧光性质进行鉴别。①直接取中药饮片、粉末或浸出物在紫外光灯下进行观察。例如国产沉香与进口沉香的显微特征比较近似，但在荧光显微镜下观察，国产沉香粉末中部分颗粒显海蓝色，部分显灰绿色荧光；进口沉香粉末的部分颗粒显竹篁绿色，部分显枯绿色荧光。含有伞形花内酯成分的药材，新鲜切片显亮绿色荧光，如常山等。浙贝母粉末在紫外光灯下显亮淡绿色荧光。秦皮的水浸出液在自然光下显碧蓝色荧光。②有些中药本身不产生荧光，但用酸、碱或其他化学方法处理后，可使某些成分在紫外光灯下产生可见荧光。例如芦荟水溶液与硼砂共热，所含芦荟素即起反应，显黄绿色荧光。枳壳乙醇浸出液滴在滤纸上，干后喷 0.5% 醋酸镁甲醇溶液，烘干显淡蓝色荧光。矿物药所含锌、硼、铅等元素和某些有机试剂作用能产生荧光现象。③有些中药表面附有地衣或真菌，也可能有荧光出现。因此荧光分析还可用于检查某些中药的变质情况。④利用荧光观察中药化学成分存在的部位。如黄连含小檗碱成分，折断面在紫外光灯下，显金黄色荧光，木质部尤为显著，说明在木质部小檗碱含量较高。用荧光法鉴别，需将药材（包括断面、浸出物等）或经酸、碱处理后，置紫外光灯下约 10cm 处观察所产生的荧光现象。紫外光波长为 365nm，如用短波 254 ~ 265nm 时，应加以说明，因两者荧光现象不同。

（三）光谱鉴定法

光谱法是通过测定物质在特定波长处或一定波长范围内对光的吸收度，对该物质进行定性和定量分析的方法。一般常用波长为：紫外光区 200 ~ 400nm，可见光区 400 ~ 850nm，红外光区 2.5 ~ 15μm（或按波数计为 4000 ~ 667cm^{-1}）。所用仪器为紫外－可见分光光度计、红外分光光度计和原子吸收分光光度计。

1. 紫外－可见光谱法 是利用被测物质对紫外－可见光（200 ~ 800nm）的吸收和反射强度来进行物质的定性、定量及结构分析。此法以 Lambert-Beer 定律为基础，在紫外－可见分光计中，将不同波长的光连续照射到一定浓度的样品溶液中，便可得出与波长相对应的吸收强度。如果以波长（λ）为横坐标，吸光度（A）为纵坐标就可以绘出该物质的紫外－可见吸收光谱。中药成分复杂，其紫外吸收光谱是各组分特征吸收光谱叠加而成，在一定条件下，同一种药材应有相同的紫外吸收光谱。因此，可通过该种方法鉴别中药材及其混淆品。如通过比较紫外光谱的差异，可鉴别金钗石斛及其混淆品（图 5-8）。

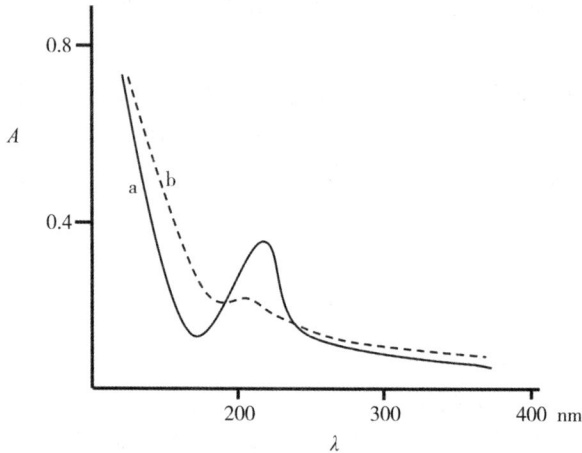

图 5-8　金钗石斛（a）及混淆品（b）紫外光谱图

2. 红外分光光度法 是在 12500 ~ 10cm^{-1} 波数范围内测定物质的吸光光谱。该波数内专属性强，在此波段中几乎没有两种单体的红外光谱完全一致。据此可以对中药材或化学成分进行定性或结构分析。

由于中药为多种化学成分的混合体，所以其红外光谱可近似地看做所含各组分红外光谱的叠加，因此某些特定成分的特征吸收峰依然可以在其中表现出来，只是峰数目、强度、峰形会因为该组分含量的差异而不同。红外光谱直接用于中药材粗提物品种鉴别的成功报道越来越多，除矿物中药直接压片有专著介绍外，还有珍珠、蟾酥、哈蟆油、五灵脂、麝香、牛黄、血竭等药材可以直接压片鉴别真伪。把植物药分别用脂溶性提取物和水溶性提取物进行红外光谱分析，实验结果证明，不同品种均具有较高的特征性和可重复性，通过药材的粗提物，完全能对同属不同种的药材进行鉴别。如将六种贝母分别用 95% 乙醇回流提取 1 小时，提取物浓缩蒸干，与溴化钾粉混合压片，测定红外吸收光谱，结果说明六种贝母之间均有差异。

又如血竭及其掺杂品的红外光谱，血竭的红外吸收峰是 1120、1610cm^{-1}，以 1610cm^{-1} 为特征吸收峰；达马胶的红外吸收峰是 1380、1460、1707cm^{-1}，以 1707cm^{-1} 为特征吸收峰；松香的红外吸收峰主要是 1692cm^{-1}，还有 1280cm^{-1}。两种不同规格的

血竭，其红外光谱血竭的特征吸收峰一致，同时均有达马胶特征吸收峰，这表明加工血竭中掺入了达马胶。（图 5-9）

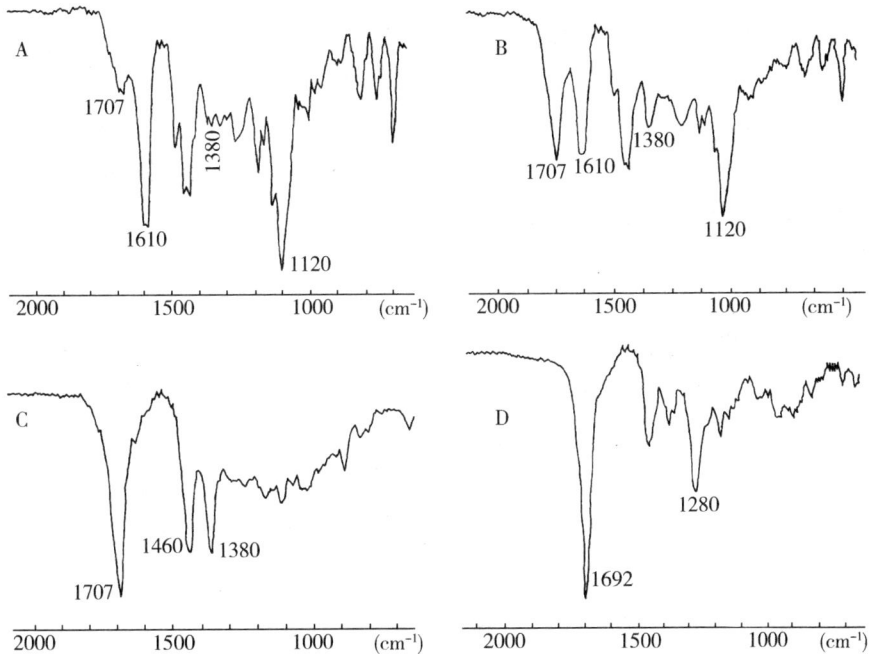

图 5-9 血竭及其掺杂品的红外光谱图
A. 手牌血竭　B. 皇冠牌血竭　C. 进口达马胶　D. 松香

3. 原子吸收分光光度法 原子吸收光度法的测量对象是呈原子状态的金属元素和部分非金属元素，是基于测量蒸气中原子对特征电磁辐射的吸收强度进行定量分析的一种仪器分析方法。从光源辐射出的待测元素特征光波通过供试品蒸气时，被蒸气中待测元素的基态原子所吸收，测定辐射光强度减弱的程度，以求出供试品中待测元素含量。比较标准品和供试品的吸收度，即可求得供试品中待测元素的含量。本法的特点为专属性强，检测灵敏度高，测定快速，是目前用于测定中药和中药制剂中微量元素最常用方法之一。

目前测定中药中微量元素的方法，还有原子发射光谱、中子活化分析光谱、离子发射光谱、等离子体吸收光谱、X 射线荧光光谱、X 射线能量色散分析光谱、荧光光谱、X 射线衍射等方法。

（四）色谱法

色谱法又称层析法，是一种物理或物理化学分离分析方法，也是中药化学成分分离和鉴别的重要方法之一。其基本原理是利用物质在流动相与固定相两相中的分配系数差异而被分离，当两相相对运动时，样品中的各组分，将在两相中多次分配，分配系数大的组分迁移速度慢，反之迁移速度快而被分离。根据色谱分离原理，可分为吸附色谱、分配色谱、离子交换色谱、空间排阻色谱等。根据流动相与固定相的分子聚集状态及操作形式进行分类，可分为纸色谱法、柱色谱法、薄层色谱法、气相色谱法、高效液相色谱法等。现仅就常用的后三种方法简介如下：

1. 薄层色谱法　薄层色谱法为中药鉴别最常用的重要方法之一。薄层色谱法将适当的吸附剂或载体涂布于玻璃板、塑料或铝片上，使成一均匀薄层，待点样、展开后，与适宜的对照物（对照品或对照药材）按同法在同板上所得的色谱图作对比，用以进行中药的鉴别。在薄层色谱鉴别中，一般选用已知主成分的对照品或对照药材的相同提取物相对比，经薄层展开后，用一定方法显色，样品色谱应与对照物色谱在相应的位置上，有相同颜色的斑点或主斑点。稳定的薄层色谱可作为中药的鉴别特征。如牛膝，按照2020 年版《中国药典》方法制得牛膝提取物，以牛膝对照药材、β – 蜕皮甾酮及人参皂苷 Ro 为对照品溶液。以三氯甲烷 – 甲醇 – 水 – 甲酸（7∶3∶0.5∶0.05）为展开剂，展开，取出，晾干，喷以 5% 香草醛硫酸溶液，在 105°C 加热至斑点显色清晰。供试品色谱中，在与对照药材色谱和对照品色谱相应的位置上，显相同颜色的斑点即为合格药材（图 5–10）。

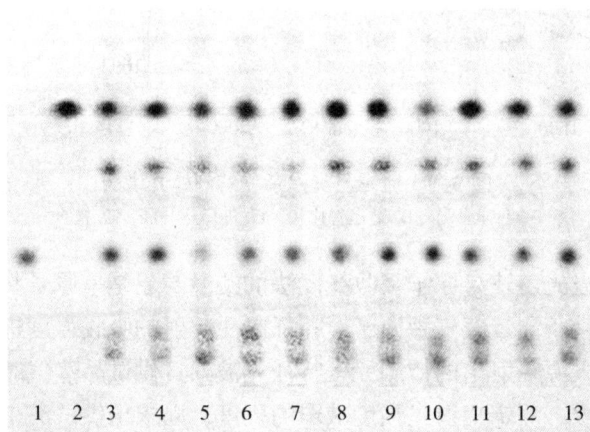

图 5–10　牛膝薄层色谱图
1. 人参皂苷 Ro；2.β – 蜕皮甾酮；3、9. 牛膝对照药材；4 ~ 8、10 ~ 13. 牛膝样品

目前薄层色谱法既可作定性鉴别，又可作含量测定。用于主成分含量测定具有用量少、方法简便的特点。除刮取薄层上主要成分斑点，经溶剂洗脱后进行测定外，也可在薄层板上直接测定含量。当前应用较多的是薄层扫描法。

薄层扫描法是用一定波长的光照射在展开后的薄层色谱板上，测定其对光的吸收或所发出的荧光进行定量分析的方法。将扫描得到的图谱及积分数据用于中药的鉴别、杂质检查或含量测定。常用的仪器为薄层扫描仪。由于不必经洗脱等操作，因而方便、快速、灵敏度高。

2. 气相色谱法　气相色谱法主要用于挥发性成分的中药鉴定。气相色谱法的流动相为气体，称为载气，通常多为氮气。其固定相有两种，一种为固体吸附剂，另一种为涂在化学惰性载体表面的液膜，常用的为后者。样品注入进样口被加热气化，在色谱柱内，样品中各组分在气、液两相中进行反复分配，因分配系数的不同而达到分离，先后由柱出口进入检测器，产生信号，由记录仪记录色谱图。根据组分的量与检测响应值或峰高成正比，以进行定性和定量分析。

3. 高效液相色谱法 高效液相色谱法原理与一般液相色谱法相似。一般采用高效液相色谱仪进行分析。高效液相色谱法的流动相是具有不同极性的单一溶剂或不同配比的混合溶剂、缓冲液等。用泵将流动相高压输送到装有填充剂的色谱柱，注入供试品，经流动相带入柱内，在填充剂上分离后，各成分先后进入检测器，用记录仪记录色谱图。常用的色谱柱填充剂为硅胶，用于正相色谱法中；化学键合固定相，根据键合的基团不同用于分离不同的化合物，其中最常用的是十八烷基硅烷键合硅胶，可用于反相色谱法或离子抑制色谱法；离子交换树脂填料用于离子交换色谱法；凝胶或玻璃微孔球等用于空间排阻色谱。进样量一般为数微升，柱温多为室温，检测器常用紫外光检测器。在用紫外光检测器时，所用流动相应先用紫外分光光度计在检测所用波长处测定其以水为空白的吸收度，一般应符合紫外分光光度法的要求。高效液相色谱法只要求样品能制成溶液而不需要气化，因此不受样品挥发性的约束。对于挥发性低，热稳定性差，分子量大的高分子化合物以及离子型化合物尤为有利。如氨基酸、蛋白质、生物碱、核酸、甾体、类脂、维生素以及无机盐类等都可利用高效液相色谱法进行分离和分析。

高效液相色谱比气相色谱有适用范围广、流动相选择性大、色谱柱可反复应用以及流出组分容易收集等优点，现已广泛用于中药材和中成药的质量分析。2020 年版《中国药典》应用高效液相色谱法，建立了天麻、沉香等药材的对照药材特征色谱图。以沉香为例，其呈现出 6 个特征峰，通过供试品与对照药材特征图谱比对，而达到鉴别目的。又如运用高效液相色谱法建立牛膝及其对照品色谱方法，通过对比药材与标准品峰的色谱图从而达到鉴定的目的（图 5-11）。

（五）色谱－光谱、色谱－质谱联用分析法

每一种分析技术均有其适用范围和局限性。如色谱技术分离能力强、检测灵敏度高、分析速度快，是复杂混合物分析的首选技术，但在对未知物定性方面往往难以给出可靠信息。另一类技术，如质谱（MS）、红外光谱（IR）和核磁共振波谱（NMR）等，则具有很强的鉴定未知物结构的能力，却不具有分离能力，因而对复杂混合物无能为力。于是，便出现了将两者长处结合起来的联用技术。事实上，将两种或多种的分析技术联合起来，不仅能获得更多的信息，而且可能产生单一分析技术所无法得到的新的信息。因此，联用技术已成为分析仪器发展的一个重要方向。如气相－质谱（GC-MS）、红外－质谱（IR-MS）、高效液相－质谱（HPLC-MS）、质谱－质谱（MS-MS）等。如 2020 年版《中国药典》运用高效液相色谱－质谱联用方法鉴定阿胶。以质荷比（m/z）539.8（双电荷）→ 612.4 和 m/z 539.8（双电荷）→ 923.8 离子对作为阿胶专属离子对鉴别阿胶。如为正品，应同时呈现与对照药材色谱保留时间一致的色谱峰（图 5-12）。

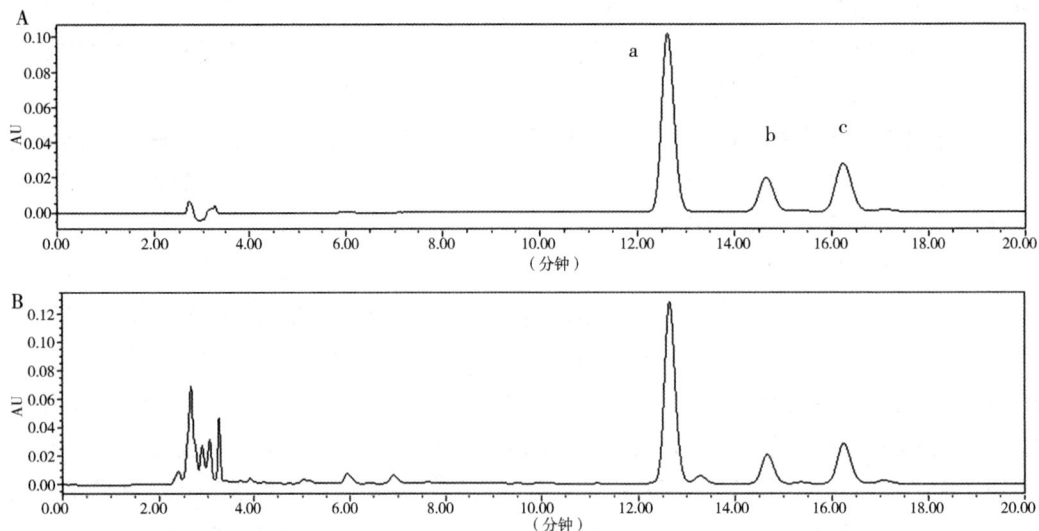

图 5-11 A 为甾酮类混合对照品色谱图（a. β–蜕皮甾酮　b. 25R–牛膝甾酮　c. 25S–牛膝甾酮）；
B 为牛膝供试品色谱图

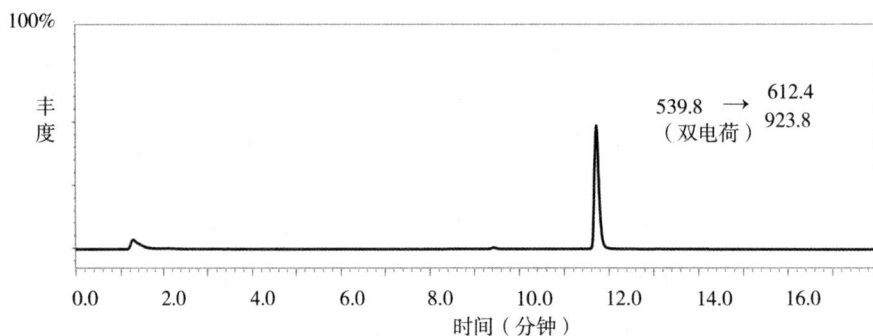

图 5-12 阿胶对照药材特征色谱图

五、生物鉴定

（一）生物鉴定的基本概念

随着科学技术的发展，细胞学（染色体分析）、酶学（同工酶分析）、生物化学（蛋白质分析及效价评价）、血清学（免疫测定）、药理学（活性测定）、分子生物学（DNA测序）等生物检测技术逐渐应用到中药鉴定中，丰富了中药鉴定方法。中药生物鉴定是利用中药或其所含的药效组分对生物体的作用强度，以及用生命信息物质（核酸、蛋白质等）特异性遗传标记特征和基因表达差异等来鉴别中药的一种方法。也就是通过对中药所含化学物质的生物效应（药效、活力或毒力）测定或对生命信息物质特异的识别，来鉴定中药的品种和质量。生物鉴定法具体可分为生物效应鉴定法和生物信息物质鉴定法两大类。

生物效应鉴定法是以药理和分子生物学为基础，以生物统计学为工具，运用特定的实验方法和病理模型，通过被测物与相应的标准物质在一定条件下比较其产生特定生物反应的剂量比例，测出药物的活性强度。生物效应鉴定相对于目前主流化学药质量控制思路的方法具有独特优势。中药来源广泛、多样，炮制加工工艺复杂，使得其质量控制相对困难；此外，其中往往含有多种活性成分并具有多种药理作用。因此，仅仅控制少数成分不能完全控制其质量和反映临床疗效。为了使中药的质量标准能更好地保证临床使用安全有效，有必要在现有含量测定的基础上增加生物活性测定法以综合评价其质量。如 2020 年版《中国药典》采用以检测抗凝血酶活力对水蛭进行质量评价（具体内容见第六章第五节）。

生物信息物质鉴定法是以分子生物学为基础，通过检测 DNA 和蛋白质等专属性特征达到鉴定中药真伪的目的。生物信息物质鉴定法主要适用于含有核酸、蛋白质或多糖等生命信息物质中药的鉴定。常用的检测方法有蛋白电泳鉴定法、DNA 分子鉴定法等。由于中药样品的特殊性，目前中药中生物信息物质鉴定主要集中于 DNA 分子鉴定。DNA 作为遗传信息的直接载体，具有信息量大、遗传稳定性高、化学稳定性强等特点。物种的差距归根结底是因为其 DNA 之间的核酸序列不同，通过直接分析不同品种中药的基因组成，就可以实现中药的 DNA 分子鉴定。因此，用 DNA 分子特征作为遗传标记进行中药鉴定更加准确可靠。

中药 DNA 分子鉴定不仅用于中药不同物种的鉴别，也广泛用于种下不同居群、不同种质资源和道地药材的研究，为中药鉴定提供了遗传学证据；特别是在名贵药材、动物类药材、珍稀濒危动植物以及可以获取 DNA 的中药及其制剂的真伪鉴定等方面有独特优势。随着技术的发展和成熟，中药分子鉴定已进入实用阶段。2014 年发布的《中国药典》增补本收载了"中药材 DNA 条形码分子鉴定法指导原则"。

（二）常用生物鉴定方法

目前生物效应鉴定法常用的方法有生物效价测定法和 DNA 分子鉴定法。

1. 生物效价测定法　通常采用标准品和样品对照的方法来确定样品的效价单位。所谓标准品就是选定一批与样品成分相同的药物并规定其效价单位，样品和标准品在同一条件下进行比较试验，得出样品的作用与标准品多少单位的作用相同即含有多少单位。例如，洋地黄标准品每克含 10 个效价单位，用鸽子实验致死量为 90.5mg/kg，如样品洋地黄致死量为 100mg/kg，两者相比，标准品的强度是样品的 1.1 倍，即样品每克含 9.05 个效价单位。对于结构复杂、理化方法不能测定其含量或理化测定不能反映其临床生物活性的中药，可通生物效价鉴定其质量。2020 年版《中国药典》规定水蛭中的水蛭素可用凝血酶滴定法进行测定。其原理是水蛭素可与凝血酶以 1 : 1 比例结合，因此用抗凝血酶活力单位来表示水蛭素的活性。在水蛭中药提取液中加入纤维蛋白原，再滴加凝血酶溶液至凝固，记录消耗凝血酶溶液的体积，即可计算中药提取液中所含抗凝血酶活力单位。1 个抗凝血酶活力单位等于可中和 1 个国际单位凝血酶的水蛭素量。

2. DNA 分子鉴定法　主要运用以 DNA 多态性为基础的遗传标记技术，依据使用的具体实验技术可分为以下三类。

（1）基于分子杂交的鉴定技术 包括 RFLP 和 DNA 芯片等。以 RFLP 为例，不同药材样品的基因组 DNA 在限制性内切酶作用下，在特定的核苷酸顺序上切割，会产生长度不同的 DNA 片段。不同来源药材 DNA 酶切位点的差异，使得酶切后的 DNA 片段长度发生改变，造成某位点上的 DNA 片段电泳行为不同，用克隆探针检测时会出现电泳条带位置的不同，从而用来鉴定和区分药材的真伪。

（2）基于 PCR 扩增的鉴定技术 包括 RAPD，ISSR，SSR，特异性 PCR 等。以特异性 PCR 鉴别法为例，该方法是根据正伪药材间存在的一段特定区域 DNA 序列，设计特异性的正品鉴别引物，利用 PCR 反应及其产物检测方法，根据电泳条带的大小和有无区分正品和伪品，从而实现中药的鉴定。继 1997 年使用特异性 PCR 鉴别法区分西洋参、人参和竹节参后，一系列药材都使用该方法进行了成功的鉴定，如金银花、西红花、铁皮石斛、蕲蛇、鹿茸、蛤蚧等。特异性 PCR 鉴别法具有专属性强，操作简便，鉴定结果重复性好等特点。2010 年版《中国药典》首次收载了蕲蛇和乌梢蛇饮片特异性 PCR 鉴别法，成为世界上首个中药、天然药 DNA 分子鉴定国家标准。

下面以蕲蛇的分子鉴别方法为例，说明特异 PCR 方法在中药鉴定应用时的具体操作过程。

①模板 DNA 提取：取本品 0.5g，置乳钵中，加液氮适量，充分研磨使成粉末，取0.1g，置 1.5mL 离心管中，加入消化液 275μL［细胞核裂解液 200μL，0.5mol/L 乙二胺四醋酸二钠溶液 50μL，蛋白酶 K（20mg/mL）20μL，RNA 酶溶液 5μL］，在 55℃水浴保温 1 小时，加入裂解缓冲液 250μL，混匀，加到 DNA 纯化柱中，离心（转速为每分钟 10000 转）3 分钟；弃去过滤液，加入洗脱液 800μL［5mol/L 醋酸钾溶液 26μL，1mol/L Tris– 盐酸溶液（pH7.5）18μL，0.5mol/L 乙二胺四醋酸二钠溶液（pH8.0）3μL，无水乙醇 480μL，灭菌双蒸水 273μL］，离心（转速为每分钟 10000 转）1 分钟；弃去过滤液，用上述洗脱液反复洗脱 3 次，每次离心（转数为每分钟 10000 转）1 分钟；弃去滤液，再离心 2 分钟，将 DNA 纯化柱转移入另一个离心管中，加无菌双蒸水 100μL，试管放置 2 分钟后，离心（转数为每分钟 10000 转）2 分钟，取上清液，作为供试品溶液，置 –20℃保存备用。另取蕲蛇对照药材 0.5g，同法制成对照药材模板 DNA 溶液。

②PCR 反应鉴别引物：5'GGCAATTCACTACACGCCAACATCAACT3' 和5'CCATAGTCAGGTGGTTAGTGATAC3'。PCR 反应体系：在 200μL 离心管中进行，反应总体积为 25μL，反应体系包括 10×PCR 缓冲液 2.5μL，dNTP（2.5mmol/L）2μL，模板 0.5μL，无菌双蒸水 18.8μL。将离心管置 PCR 仪，PCR 反应参数：95℃预变性 5 分钟，循环反应 30 次（95℃ 30 秒，63℃ 45 秒），延伸（72℃）5 分钟。

③电泳检测照琼脂糖凝胶电泳法方法 2（通则 0541），胶浓度为 1%，胶中加入核酸凝胶染色剂 GelRed；供试品与对照药材 PCR 反应溶液的上样量均为 8μL，DNA 分子量标记上样量为 2μL（0.5μL/μL）。电泳结束后，取凝胶片在凝胶成像仪上或紫外投射仪上检视。供试品凝胶电泳图谱中，在与对照品药材凝胶电泳图谱相应的位置上，在300 ~ 400bp 应有单一 DNA 条带。

　　蕲蛇正品及其20个相关混淆品的电泳图谱如图5-13所示，8批蕲蛇的电泳图谱如图5-14所示。结果可见，蕲蛇能扩增出343bp的单一条带，而混淆品没有扩增条带，表明该鉴别方法能将蕲蛇与其混淆品准确地分开，不同来源的蕲蛇样品能实现准确的鉴别。

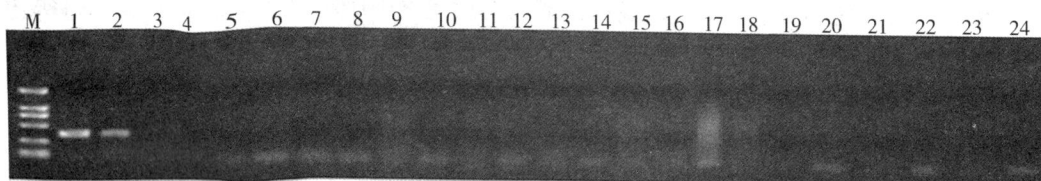

图5-13　蕲蛇药材及其混淆品PCR鉴别结果

1.阳性对照；2.蕲蛇；3.虎斑颈槽蛇；4.三索锦蛇；5.双全白花蛇；6.灰鼠蛇；7.滑鼠蛇；8.红点锦蛇；9.王锦蛇；10.赤链华游蛇；11.中国水蛇；12.短吻腹蛇；13.百花锦蛇；14.眼镜蛇；15.赤练蛇；16.铅色水蛇；17.金环蛇；18.莽山烙铁头蛇；19.黑眉锦蛇；20.环纹华游蛇；21.乌梢蛇；22.金钱白花蛇；23.阴性对照；24.空白；
M.DNA分子质量标准对照，从上至下依次为2000bp、1000bp、750bp、500bp、250bp、100bp

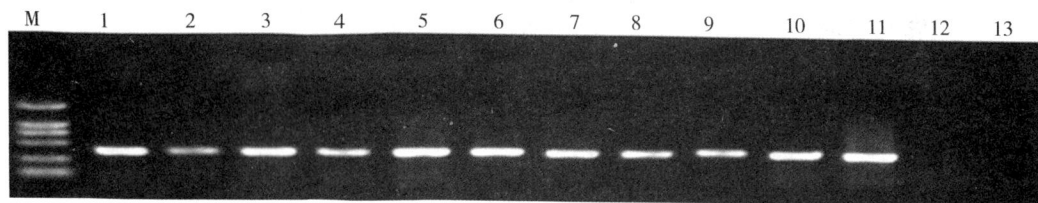

图5-14　8个不同批次的蕲蛇药材PCR鉴别结果

1.阳性对照；2～11.蕲蛇；12.阴性对照；13.空白；
M.DNA分子质量标准：从上至下依次为2000bp、1000bp、750bp、500bp、250bp、100bp

　　（3）基于DNA序列分析的鉴定技术　主要依靠DNA测序和生物信息分析等。以DNA条形码技术为例，它是利用一段或几段短的标准的DNA片段对生物物种进行快速、准确鉴定的方法。可以通过测定基因组上一段标准的、具有足够变异的DNA序列来实现物种鉴定。理论上这个标准的DNA序列对每个物种来讲都是独特的，每个位点都有A、T、G、C四种碱基可选择，完全可以编码地球上所有物种。DNA条形码技术基于通用的DNA片段和在充分样本取样的基础之上，通过两两比较种内变异与种间变异可以区分物种。近年来，中药材DNA条形码鉴定研究得到快速发展。2010年版《中国药典》增补本收载了"中药材DNA条形码分子鉴定法指导原则"。DNA条形码技术具有方法通用性强、鉴定结果重复性好、数据易整合和标准化等特点。

　　中药鉴定的两大核心任务是进行品种真伪鉴定和质量优劣的评价，目前发展的中药DNA分子鉴定技术大多针对真伪鉴定，对优劣鉴定涉及较少。优劣的评价除与遗传基因相关外，也同时受到了环境、药用部位、发育阶段、采收、炮制加工等的影响。将动植物的表型特征（包括形态、性状、显微、化学等）与遗传信息（DNA）有机结合起来，从表型性状和遗传信息两个层次表征，选择多方法、多角度进行鉴别和佐证，以实现中药鉴定的客观化、标准化和精确化，是中药鉴定发展的未来方向。

第四节　中成药鉴定

中成药鉴定（Chinese patent medicines authentication）通过一定的检测手段和方法对其组成进行真伪和质量检验，以控制中成药的质量。中成药包括丸、散、膏、丹等传统剂型及片剂、胶囊、颗粒剂等现代剂型，药材已失去了原有性状特征，仅凭肉眼很难辨认，加之所用辅料多种多样，给鉴定工作带来了许多麻烦。自古以来，相当一段时间流传着"丸散膏丹，神仙难辨"的说法。

中成药鉴定同中药材及其饮片的鉴定有所不同。中成药鉴定主要是针对其组分真伪（中药饮片）和起主要作用的有效成分、毒性成分或指标性成分，做出定性、定量等各方面的评价。根据中医药理论，中成药的疗效是各组分的协同作用，难以用一种成分作为疗效指标，它的鉴定及质量标准研究离不开中药复方的群体物质基础。由于中成药组成、所含成分、剂型的复杂性、多样性等自身的特点，中成药鉴定有其自身的特殊性。

一、定性鉴别

（一）性状鉴别

性状鉴别系指依据中成药的形状（剂型）、颜色、气味等进行鉴别。如牛黄解毒丸为黄棕色大蜜丸，有冰片香气，味微甜而后苦、辛；七厘散为朱红色至紫红色的粉末或易松散的块状，气香，味辛、苦，有清凉感；复方丹参片除去糖衣后片心呈褐色，气芳香，味微苦。中成药的质量标准中，往往性状与其内在质量有密切的联系，不能忽视。

（二）显微鉴别

凡以中药材原粉入药的中成药制剂，如丸、散、膏、丹、片、锭、胶囊等剂型，均可以应用显微鉴别法进行定性分析。

1. 材料处理

（1）散剂、胶囊剂　用刀尖或牙签挑取少量粉末，根据要求装片观察。

（2）片剂　刮取全切面或用乳钵研碎取样装片。

（3）水丸　用乳钵研成粉末后取少量样品直接透化装片。

（4）蜜丸　将药丸切开，从切面中央挑取少量装片，或按四分法刮取不同部位装片，必要时还可配合用水溶解蜜丸，过滤干燥后装片或将蜜丸切碎，加水搅拌洗涤后，置离心管中离心分离沉淀，如此反复处理除去蜂蜜后透化装片。

2. 制片方法　一般采用斯氏液或蒸馏水装片观察淀粉粒；用水合氯醛液加热透化后观察细胞组织特征；用70%乙醇装片或水合氯醛装片不加热观察菊糖。观察时依据所查疑似药的具体情况进行必要的显微化学反应。

3. 中成药显微鉴别要点

（1）了解剂型制法，熟悉组方饮片　中成药显微鉴别与中药材或饮片粉末显微鉴别相比要复杂得多，中成药一般多由二味以上中药饮片采用多种方法制备而成。制备方法的不同对显微鉴别会产生一定的影响，而且组成药物及各种辅料的显微特征还可能会出现相互影响和干扰。在对中成药鉴别前，首先要尽可能地了解该药的剂型和制法，分析可能检出的药物有多少。例如牛黄解毒丸中的 8 味药都是原粉入药，均可检出。在牛黄解毒片中，黄芩、桔梗、甘草 3 味药为煎汁投料，便看不到这些药各自的显微特征，不能检出。还有些药材，虽有煎汁投料，但专属性特征未被全部过滤掉，仍能检出，如银翘解毒片中的淡豆豉等。故应视具体情况做具体分析，不可一概而论。

中成药常含有多种稀释剂、崩解剂、黏合剂、包衣剂、着色剂等辅料，因此也会对显微鉴别产生一定的影响，但只要熟悉它们的显微特征，即可排除干扰。如中成药中常用的蜂蜜均含有花粉粒，镜下易与组成药物的花粉粒交叉。蜂蜜的种类主要有枣花蜜、油菜蜜、荆条蜜、洋槐蜜及紫云英蜜，在使用野蜜的情况下，由于蜜源植物种类很多，鉴别时可参照《中国植物花粉形态》，观察花粉粒的显微特征作为鉴别依据。如枣花蜜花粉粒近球形，极面观近三角形，大小 21μm×25μm，3 个萌发孔沟，沟边不平，外壁隐约可见网状雕文；荆条蜜花粉粒呈椭圆形，极面观三裂圆形，大小 30μm×23μm，3 个萌发沟，外壁具网状纹饰；油菜蜜花粉粒呈近球形，极面观近三裂圆形，大小 29μm×27μm，3 个萌发沟，外壁具明显网状纹饰；紫云英蜜花粉粒呈椭圆形，极面观三裂圆形，大小 30μm×22μm，3 个萌发孔沟，外壁具明显网状纹饰；洋槐蜜花粉粒呈球形，极面观近三裂圆形，大小 15μm×21μm，3 个萌发孔沟，外壁具模糊的网状纹饰，常有橙色油滴。赋形剂中常用淀粉的种类有玉蜀黍、木薯、小麦、米及马铃薯，其显微特征分别为：玉蜀黍淀粉粒为单粒，呈多角形或类圆形，直径 5～30μm，脐点点状中心性，层纹不明显；木薯淀粉粒为单粒，呈圆形或椭圆形，直径 5～35μm，脐点点状中心性，层纹不明显；小麦淀粉粒为单粒，呈球形，直径 5～60μm，脐点和层纹不明显；米的淀粉粒为单粒或复粒，呈多角形或圆形，直径 3～10μm，脐点点状中心性，未见层纹；马铃薯淀粉粒为单粒，呈卵椭圆形，直径 70～100μm，脐点点状偏心性，层纹明显。

对于组成药物的显微特征，可分出熟悉的、基本熟悉的和不熟悉的 3 类，只有熟悉之后，方可灵活应用。对于不熟悉的特征，必须先对照原药材粉末进行研究，寻找、确定主要鉴别特征以便鉴定。

（2）排除交叉干扰，明确专属性特征　选取各药在中成药中的专属性特征，作为鉴别依据。单一药材粉末的主要特征在成药中有时不一定能作为鉴别依据，而某些较次要的特征有时则可起到鉴别作用。选取各组成药物显微特征时要考虑到两点：一是所选特征在该处方中的专属性；二是该特征尽可能在处方外的中成药中也要有专属性。一般来说，每味药选取 1 个能代表该药的专属特征即可。如果该特征与其他组成药有类似组织、细胞、内含物或赋形剂有交叉，则应选取其他特征。如果改换其他特征亦较难时，可考虑增加 1～2 个辅助性特征，但要本着少而精的原则，避免繁乱。例如，杞菊地黄丸由熟地黄、山茱萸、牡丹皮、山药、茯苓、泽泻、枸杞子、菊花 8 味药组成，每味药都有数个显微特征，大部分特征又有横向类别的交叉。处方中熟地黄、山茱萸、山药和菊花中都有导管，牡丹皮、山药和泽泻中都有淀粉粒，应尽量选取具有专属性的鉴别特征，如茯苓的菌丝与团块、熟地黄中的具核状物的薄壁组织、山茱萸中的外果皮细胞壁连珠状增厚、菊花的花粉粒、枸杞子的种皮石细胞、泽泻含具纹孔域的薄壁细胞，均有较强的专属性。牡丹皮中成排的草酸钙簇晶是常见的特征，山茱萸亦含少量类似簇晶，但后者皱缩的含晶细胞呈橙棕色，与牡丹皮清楚的无色含晶细胞不同，可以区别。淀粉粒是山药粉末的主体，为避免与泽泻、牡丹皮淀粉粒的交叉，可选取直径大于 25μm者，因后二者的淀粉粒直径均小于 25μm。为了提高鉴别的准确度，山药还应增加针晶束为辅助特征。这样，8 味组成药物均可鉴别。

（3）规范操作，确保结果准确　显微鉴别法与一般的仪器分析方法相比，受主观因素影响较大，对操作者来说，不仅要有扎实的中药鉴定学理论基础，还要有娴熟的显微观察技能及摄影技术。实验时，每个样品应制备 5 枚标准片，先重点观察，再纵向扫描观察 30 行，每次观察幅宽约 0.5mm（有的显微镜可通过自动移动装置控制）一般可在400 倍下照相记录。含细胞内含物较多者，制片静置一周后应复查制片的稳定性。

关于各种显微特征的量度测定，一般应取 20 个测量平均值，力求客观。因此，在中成药中显微特征的量度值与饮片原粉中测量的数值不一定完全相同，但大都在原粉末量度值范围内。还应指出的是，中成药的显微鉴别，分为已知组成样品和未知组成样品两类，以上所及仅为已知处方的样品。至于未知组成样品的鉴别，难度相应增大，但只要掌握大量的单味药粉末显微特征，积累丰富的鉴别经验，同样可以逐步解决。鉴别时，为方便观察，还应考虑多种手段的应用。如冰片等粉末显微特征不易确定的组成药材，可用微量升华的方法来解决等。

例 1. 六味地黄丸（蜜丸）的显微鉴别

【处方】熟地黄 160g，酒萸肉 80g，牡丹皮 60g，山药 80g，茯苓 60g，泽泻 60g。

【制法】以上六味，粉碎成细粉，过筛，混匀。用乙醇泛丸，干燥，制成水丸，或每 100g 粉末加炼蜜 35 ～ 50g 与适量的水，制丸，干燥，制成水蜜丸；或加炼蜜 80 ～110g 制成小蜜丸或大蜜丸，即得。

【性状】本品为棕黑色的水丸、水蜜丸、棕褐色至黑褐色的小蜜丸或大蜜丸；味甜而酸。

【鉴别】取本品，置显微镜下观察：淀粉粒三角状卵形或矩圆形，直径 24 ～ 40μm，脐点短缝状或人字状（山药）。不规则分枝状团块无色，遇水合氯醛试液溶化；菌丝无色，直径 4 ～ 6μm（茯苓）。薄壁组织灰棕色至黑棕色，细胞多皱缩，内含棕色核状物（熟地黄）。草酸钙簇晶存在于无色薄壁细胞中，有时数个排列成行（牡丹皮）。果皮表皮细胞橙黄色，表面观类多角形，垂周壁连珠状增厚（酒萸肉）。薄壁细胞类圆形，有椭圆形纹孔，集成纹孔群；内皮层细胞垂周壁波状弯曲，较厚，木化，有稀疏细孔沟（泽泻）。（见附录彩图 5–15）

【鉴别要点解析】山药淀粉粒直径 8 ～ 40μm，为避免与牡丹皮及泽泻淀粉粒交叉，故选直径 20 ～ 40μm 者作为鉴别特征，增强其专属性。

【功能主治】滋阴补肾。用于肾阴亏损，头晕耳鸣，腰膝酸软，骨蒸潮热，盗汗遗精，消渴。

例 2. 二妙丸（水丸）的显微鉴别

【处方】苍术（炒）500g，黄柏（炒）500g。

【制法】以上二味，粉碎成细粉，过筛，混匀，用水泛丸，干燥，即得。

【性状】本品为黄棕色的水丸；气微香，味苦涩。

【鉴别】取本品，置显微镜下观察：草酸钙针晶细小，长 10～32μm，不规则地充塞于薄壁细胞中（苍术）。纤维束鲜黄色，周围细胞含草酸钙方晶，形成晶纤维，含晶细胞壁木化增厚（黄柏）。（见附录彩图 5-16）

【功能与主治】燥湿清热。用于湿热下注，足膝红肿热痛，下肢丹毒，白带，阴囊湿痒。

（三）理化鉴别

中成药理化定性鉴别（包括含量测定）首先应考虑鉴别对象的选择，除单方制剂外，中药复方制剂应选择其中的君药、臣药、毒剧药及贵重药作为质量控制的目标。选用的鉴别方法应具备专属性强、灵敏度高、方法简便的特点，并应平行制备阴性对照样品溶液进行试验。下面就《中国药典》常用的方法作简单介绍。

1. 一般分析法　主要有呈色反应、沉淀反应、升华法、荧光法等。如十五味沉香丸、七厘散采用了呈色反应鉴别法；九一散采用了沉淀反应鉴别法；万应锭、小儿化毒散采用了升华法；天王补心丸采用了荧光分光光度法进行鉴别。

2. 色谱法分析法　《中国药典》主要应用了薄层色谱法、气相色谱法、高效液相色谱法等。如 2020 年版《中国药典》中采用薄层色谱法以橙皮苷作对照品检测二陈丸中的陈皮、以西红花为对照药材检测二十五味珊瑚丸中的西红花、采用气相色谱法用桉油精作对照品检测十滴水软胶囊中的桉油、用薄荷脑、冰片与水杨酸甲酯作对照品检测少林风湿跌打膏中薄荷脑、冰片与水杨酸；采用高效液相色谱法用黄芩苷作对照品检测小儿热速清口服液中的黄芩、用维生素 D_2 作对照品检测龙牡壮骨颗粒中维生素 D_2 等。

二、含量测定

含量测定所用供试品液的制备，要根据中成药的剂型、待测定成分的理化性质决定其提取、分离、纯化方法。不同剂型样品溶液的制备方法亦不尽相同。例如欲进行马钱子中士的宁生物碱的定量分析，马钱子存在于酊剂中，样品应先蒸去乙醇和水，再根据生物碱的性质特点，按生物碱通性选择提取、分离方法。存在于丸剂之中则应考虑大量蜂蜜的存在对提取分离操作的影响。首先要加硅藻土作为稀释剂，研匀，干燥后，碱化，用有机溶剂将生物碱提取出来，再进一步分离；散剂中可在酸性或碱性条件下以有机溶剂提取；在软膏中则应在酸性条件下加入有机溶剂除去基质后，再按生物碱的性质提取分离。

常用的提取方法有冷浸法、连续回流提取法和超声波提取法。提取液经纯化分离后测定，纯化方法要能除去对测定有干扰的杂质，以尽量减少损失待测定的成分为原则。

纯化分离的方法设计主要依据待测定成分和杂质在理化性质的差异，同时结合所采用的测定方法的要求。常用的纯化方法有液－液萃取法、沉淀法、蒸馏法、色谱法。样品经提取，纯化与杂质分离后，一般测定总成分的含量（如总生物碱、总黄酮、总皂苷）即可进行。但欲测定总成分中某单一成分的含量，则还应进行分离。中成药成分复杂，在没有有效的分离方法以前，要准确测定其中单一成分，常遇到很多困难。应用色谱方法分离测定中药制剂中化学成分的含量，目前已趋于成熟。高效液相色谱、高效薄层色谱、气相色谱等色谱定量方法能在较短时间内将几种或十几种成分分离并定量测定。

中成药有效成分的含量测定是中成药内在质量控制的重要方法，常以含量测定结果评价产品的优劣。中药制剂组成复杂，大多数中药制剂的有效成分还不十分清楚，因而有效成分的含量测定尚不能完全普遍应用。在实际工作中主要有以下几种情况：

1. 对有效成分明确的中药制剂要进行有效成分的含量测定，例如元胡止痛片具有明显而持久的镇痛作用，其主要镇痛成分为延胡索总碱和延胡索乙素，因此应分别对延胡索总碱和延胡索乙素的含量进行测定。采用可见分光光度法测定小儿宝泰康颗粒中总生物碱的含量，规定每 1g 含总生物碱以贝母素甲计，不得少于 0.15mg。采用原子吸收光谱法测定龙牡壮骨颗粒中钙的含量，规定每袋含钙（Ca）不得少于 45.0mg。采用薄层扫描法测定清胃黄连丸中盐酸小檗碱的含量，每丸不得少于 22mg。采用高效液相色谱法测定八珍丸中芍药苷的含量，水蜜丸每 1g 不得少于 0.64mg，大蜜丸每丸不得少于 3.6mg。采用气相色谱法测定麝香祛痛搽剂中樟脑的含量应为每 1mL 含樟脑 25.5 ~ 34.5mg。

2. 中药制剂中某些饮片，大致明确有效成分，如生物碱、黄酮、挥发油、皂苷等，要求测定这些成分的总量。采用紫外－可见分光光度法测定独一味胶囊中总黄酮，以芦丁计，每粒不得少于 26mg。如采用挥发油测定法测定正骨水挥发油的含量，不得少于 9.5%。采用重量法测定地奥心血康胶囊中甾体总皂苷，以甾体总皂苷元计，每粒不得少于 35mg。

3. 中药制剂中含有剧毒性成分则要测定其含量，例如含马钱子、生川乌、草乌的制剂必须测定其有毒成分的含量，同样一些毒性较大的动物药，如斑蝥、蟾酥等亦应测定其有毒成分含量。如采用薄层扫描法测定马钱子散中士的宁的含量，规定每袋含士的宁应为 7.2 ~ 8.8mg；采用分光光度法测定风湿骨痛胶囊中乌头碱的含量，规定每粒含乌头总生物碱以乌头碱计，应为 0.25 ~ 0.80mg。

4. 贵重药材如西洋参、人参、牛黄、麝香在制剂中投料量应加以测定，以便确定制剂的质量优劣。如采用高效液相色谱法测定龟龄集中人参皂苷 Rg、人参皂苷 Re 的总量，每粒含红参以人参皂苷 Rg 和 Re 总量计不得少于 60μg。

5. 选择在原料加工炮制或制备、贮藏过程中易损失、破坏的成分进行含量或限度测定。例如冰片易挥发损失，且多由于用量较少，又与其他药物不易混合均匀，因此在含有冰片的中药制剂中有必要测定其含量。如采用气相色谱法测定冠心苏合丸中冰片的含量，规定每丸含冰片应为 80.0 ~ 120.0mg。

6. 对于有效成分或指标性成分不清楚的中成药，无法进行含量测定，但当浸出物的指标能相对控制中成药的质量时，可进行浸出物的测定。另外，如含量测定项所测含量值甚微时，应同时建立浸出物测定项。根据浸出用溶剂的不同，主要有醇溶性浸出物的测定和醚溶性浸出物的测定。如九味羌活丸、龟龄集测定挥发性醚浸出物分别不得少于0.30%、0.25%。七厘散测定醇溶性浸出物不得少于60.0%；刺五加片测定醇溶性浸出物每片不得少于80mg。肾炎消肿片测定水溶性浸出物不得少于90mg。

总之，中药制剂的组成复杂，含量变异性较大，在选定含量测定对象问题上首先要进行处方分析，除首选君药或臣药分析外，同时还要看所测定的成分能否代表单一药材，如两味药材共有的成分，则不应选其作为评价质量优劣的指标，如黄连与黄柏，枳实与枳壳，若测定其中小檗碱和辛弗林，则无法确证某一药材存在的真实量及保证所投料的数量和质量。

三、检查

按《中国药典》要求，中成药需要检查的项目大体分为三类。

（一）污染物检查

针对原料药材由于收购或生产过程中可能混入掺杂物或前处理不当而产生的杂质进行检查。如异物、灰分、酸不溶性灰分、重金属、砷盐等，目前又增加了微生物细菌检查，有的品种还要求进行农药残留量检测。如安宫牛黄丸酸不溶性灰分不得过1.0%；黄连上清丸含重金属不得过25mg/kg；牛黄解毒片含砷量不得过2mg/kg。

（二）特殊成分检查

原料药材掺假及有毒成分的限量检查，如《中国药典》中三黄片要求检查土大黄苷等；附子理中丸用薄层色谱法限定乌头碱的量。

（三）不同剂型的检查

固体制剂要求测定水分；酊剂、酒剂要求测定乙醇量、总固体物、相对密度、pH值等；片剂、胶囊剂要求测定片重差异、崩解度等。如《中国药典》规定全天麻胶囊水分含量不得过12.0%；三两半药酒乙醇量为20%～25%；癣湿药水（鹅掌风药水）每25mL遗留残渣不得少于0.75g；川贝枇杷糖浆相对密度不低于1.13；八正合剂pH值应为4.0～6.0；麝香保心丸溶散时限不得过15分钟。注射剂的检查项目还有热原、无菌、钾离子、草酸盐、鞣质、蛋白质、不溶性微粒、树脂、溶血与凝聚等。

第六章　中药质量评价 ▷▷▷▷

中药质量评价是对中药的安全性、有效性及品质优劣的系统表征。中医药在几千年的临床使用过程中形成了对中药品种、产地、质量和功效的基本认知。"辨状论质"是传统经验对中药进行质量评价的精髓。"辨状"的内容包括辨别药材的形状、大小、色泽、表面特征、质地、断面特征及气味等;"论质"即对药材质量优劣的评判。因此"辨状论质"就是通过药材的性状特征评价其质量优劣。随着现代科学的发展,中药发生疗效的物质基础逐渐被认知,这些物质基础是由多种化学成分组成的,不同种类的化学成分通过人体内多种作用靶点产生疗效。建立符合中药作用特点,能够为临床安全、有效用药提供保障,又能被国际认可的质量标准体系,是当前中药质量评价方法建立迫切需要解决的艰巨任务。质量是中药产业的生命线,也是中医药发展的关键保障。

第一节　中药杂质检查

中药材来源于天然产物,是药用植物或动物的全体或一部分,常会有其他非药用部位混杂,即使是矿物药也容易夹带有泥沙或其他矿石,因此中药材进行杂质检查是非常必要的。

一、杂质的含义

药材中混存的杂质包括下列各类物质:来源与规定相同,但其性状或药用部位与规定不符;来源与规定不同的物质;无机杂质,如砂石、泥块、尘土等。

二、检查方法

药材中杂质个体较大时,可以用肉眼或借助放大镜(5 ~ 10 倍)观察,将杂质拣出;如其中有可以筛分的杂质,则通过适当的筛,将杂质分出。将得到的杂质称重,计算其在供试品中的含量(%),即为杂质的含量。

药材中混存的杂质如与正品相似,难以从外观鉴别时,可称取适量,进行显微、化学或物理鉴别试验,证明其为杂质后,计入杂质重量中。杂质检查所用的供试品量,除另有规定外,按《中国药典》药材和饮片检验取样法称取。

第二节 中药常规检测项目

为了保障中药的安全性和有效性，在实际生产和应用过程中有很多项目需要检测，主要是控制中药的水分和灰分含量、利用中药的特殊性质进行鉴别、检测中药是否变质及变质的程度等，本节重点介绍水分、灰分的测定，以及酸败度、膨胀度、色度的检查。

一、水分测定

中药中含有过量的水分，不仅易霉烂变质，而且容易使有效成分分解，同时相对地减少了实际用药的量而达不到治疗目的。因此控制中药中水分的含量对保证中药质量有密切关系。2020 年版《中国药典》规定了水分的含量限度，如牛黄不得过 9.0%，红花不得过 13.0%，阿胶不得过 15.0% 等。中药中水分测定方法有四种，即烘干法、甲苯法、减压干燥法和气相色谱法。烘干法适用于不含或少含挥发性成分的中药如大黄、黄芪、人参等药材；甲苯法适用于含挥发性成分中药的水分测定，如薄荷、荆芥、肉桂等；减压干燥法适用于含有挥发性成分的贵重中药如丁香、麝香、沉香等。使用的方法和仪器详见 2020 年版《中国药典》四部。另外，实际应用中也可应用红外线干燥法和导电法测定水分含量，这两种方法更简便、快捷。

二、灰分测定

中药粉末经高温炽灼至灰化得到的灰烬残留物称为灰分。它称为总灰分，包括两部分，一为植物或动物细胞组织及其内含物灰化成为灰分而残留，称为"生理灰分"，主要是不挥发性无机盐类；二为药材在生产、加工、储运等环节夹带或污染的泥土、沙石等无机物灰化后的残留。各种中药的生理灰分应在一定范围以内，故所测灰分数值高于正常范围时，有可能在生产、加工或运输、储存等环节中有其他无机物污染或掺杂。中药中最常见的无机物质为泥土、沙石等，测定灰分的目的是限制药材中的泥沙等杂质。2020 年版《中国药典》规定了中药总灰分的最高限量，如补骨脂不得过 8.5%，阿魏不得过 5.0%，安息香不得过 0.5% 等，灰分测定对保证中药的纯度具有重要意义。

有些药材由于生长环境或生长年限等因素，自身生理灰分差别较大，为了准确控制夹带泥沙等外来杂质的量，这时需要测定酸不溶性灰分。酸不溶性灰分系指总灰分中不溶于 10% 稀盐酸的那部分灰分。酸不溶性灰分能更好地控制夹带泥沙等无机盐类杂质的含量，因为药材组织及内含物中含有的钠、钙盐能溶于 10% 的稀盐酸，而泥沙等杂质多为硅酸盐，不溶于 10% 的稀盐酸。因此，《中国药典》对有些药材除了测定总灰分外，尚需要测定酸不溶性灰分的量。

三、酸败度检查

酸败度是指油脂或含油脂的种子类药材，在贮藏过程中发生复杂的化学变化，产生游离脂肪酸、过氧化物和低分子醛类、酮类等分解产物，因而出现异臭味，影响药材的感观性质和内在质量。本检查通过酸值、羰基值或过氧化值的测定，以控制含油脂种子类药材的酸败程度。酸败度限度制定要与种子药材外观性状或经验鉴别结合起来，以确定上述各值与种子"泛油"程度有无明显的相关性，具明显相关性的才能制定限度。如2020 年版《中国药典》规定苦杏仁的过氧化值不得超过 0.11；郁李仁的酸值不得超过10.0、羰基值不得过 3.0、过氧化值不得过 0.05。

四、色度检查

含挥发油类成分的中药，在贮藏过程中常易氧化、聚合而致变质，经验鉴别称为"走油（或泛油）"。"走油"常引起药材或饮片颜色的改变，这些引起药材或饮片里变色的成分一般叫做"有色杂质"。根据药材或饮片所含"有色杂质"不同的量而呈现出颜色深浅的不同去判断其是否变质的检测方法即为色度检查。有色杂质的量在一定程度上也可以用来判断药材的纯度。2020 年版《中国药典》规定检查白术的色度，就是利用色度检查了解和控制其走油变质的程度。

第三节 中药有害物质检测

随着中医药国际化进程，中药的安全性愈来愈引起国内外学者的广泛关注。除了少数中药自身含有有毒物质之外，中药作为一种来源于天然产物的商品，在种植、采收、加工、贮存保管等过程中难免会有外源性有害物质的污染。在中药品质研究和评价中，对有害物质的检查和控制是一项长期而艰巨的任务。中药有害物质分为外源性有害物质和内源性有害物质。外源性有害物质主要包括残留的农药、重金属及有害元素、黄曲霉毒素和二氧化硫等。内源性有害物质主要是中药自身的有毒物质。

一、外源性有害物质检测

（一）砷盐检查

检查砷盐采用古蔡氏法或二乙基硫代氨基甲酸银法两种方法。其原理是取标准砷溶液 2mL（相当于 2μg 的 As）作为对照，供试品制备的溶液与标准砷溶液（2μg 的 As）所产生的颜色比较不得更深。要求根据供试品含砷的限量，适当调整供试品的取用量，否则影响比色的正确性。矿物类药材一般砷含量较高，如《中国药典》规定玄明粉含砷盐不得过 20mg/kg；芒硝含砷盐不得过 10mg/kg；石膏含砷盐不得过 20mg/kg。砷元素的含量测定可以用原子吸收分光光度法和电感耦合等离子体质谱法，如 2020 年版《中国药典》规定甘草、黄芪、丹参、西洋参、白芍、金银花等植物类药材含砷不得过 2mg/kg。

（二）重金属检查

重金属是指在实验条件下能与硫代乙酰胺或硫化钠作用显色的金属杂质，如铅、镉、汞、铜等。常见对人体有害的重金属元素主要有汞、铅、镉、铜、铝、铬等。其来源一方面与其生长的环境条件如土壤、大气、水、化肥、农药的施用等有关，另一方面与植物本身的遗传特性和对该类元素的富集能力等有关。

测定重金属总量用硫代乙酰胺或硫化钠显色反应比色法；测定铅、镉、汞、铜重金属元素的量采用原子吸收光谱法或电感耦合等离子体质谱法。2020年版《中国药典》检测重金属的植物药材品种有18个，分别是：山楂、丹参、白芍、西洋参、枸杞子、金银花、黄芪、白芷、当归、葛根、黄精、人参、三七、桃仁、山茱萸、甘草、栀子、酸枣仁。具体限量值为：铅不得超过5mg/kg；镉不得超过1mg/kg；汞不得超过0.2mg/kg；铜不得超过20mg/kg。一些矿物药、动物药以及中药提取物中重金属总量一般较高，如石膏、芒硝含重金属总量不得过10mg/kg，玄明粉不得过20mg/kg；动物药如地龙含重金属总量不得过30mg/kg；植物药如银杏叶、黄芩、连翘的提取物含重金属总量不得过20mg/kg等。另外文献报道检测重金属还有紫外分光光度法、荧光分光光度法和高效液相色谱法等。

（三）农药残留的检测

农药的种类很多，主要有有机氯类、有机磷类、拟除虫菊酯类和和氨基甲酸酯酯酯类等四大类农药。其中滴滴涕（DDT）和六六六（BHC）是使用最久、用量最大的有机氯类农药。常见的有机磷类农药有敌敌畏、对硫磷、乐果等。虽然大多数国家已于20世纪七八十年代开始禁用有机氯农药，停止生产滴滴涕和六六六，但这类农药在自然界分解速度很慢，它们在土壤或生物体中长期残留和蓄积仍然对人体健康产生危害，故各国依然都非常重视食品和药物中残留量的检测和限量问题。

随着中药材栽培品种的增多和产量的加大，中药材在种植过程中使用农药的问题愈发突出，农药残留问题也越来越引起社会关注，各国政府加大了农药残留种类的检测和限度标准的提高。特别是对中医临床用量大的品种，以及药食兼用的中药材与饮片，如甘草、金银花、人参、山楂、党参、黄芪等都做了农药残留量的规定。2020年版《中国药典》四部"药材和饮片检定通则"将"药材及饮片（植物类）禁用农药不得检出（或不得过定量限）"纳入其中，包括六六六、滴滴涕、艾氏剂、狄氏剂等33种农残检测不得检出（或不得过定量限）。

（四）真菌毒素的检测

真菌毒素（mycotoxin）是真菌产生的次级代谢产物。某些中药在种植、储存等过程中易产生一些真菌毒素，如黄曲霉毒素、赭曲霉毒素、呕吐毒素、玉米赤霉烯酮和展青霉素等，对人体具有毒性，有必要加强相关真菌毒素的控制。

真菌毒素是由各种各样的真菌菌核所产生的。曲霉属、镰刀菌属和青霉属包括了绝大多数的产毒真菌。与曲霉属相关的真菌毒素主要包括黄曲霉毒素、赭曲霉毒素 A 等；与镰刀菌属相关的真菌毒素主要包括玉米赤霉烯酮、T-2 毒素、呕吐毒素（脱氧雪腐镰刀菌烯醇）和伏马毒素等；与青霉属相关的真菌毒素主要包括展青霉素和桔青霉素等。

由于各类真菌毒素的发生毒性的机理不同，容易受污染的对象也有所不同。因此，应选取容易受污染的中药品种进行相应毒素检测方法的开发。粮谷类、种子类、油性成分多的品种应注意黄曲霉毒素的检测；与粮谷类有类似基质的中药材应注意赭曲霉毒素、呕吐毒素和玉米赤霉烯酮的检测，如淡豆豉、薏苡仁、白扁豆等；酸性果实类中药应注意展青霉素的检测，如枸杞子、乌梅、酸枣仁等。处方中含有易污染的药材以及生粉投料的中成药品种应注意相关真菌毒素的检测。

现在药材中检测最多的是黄曲霉毒素。黄曲霉毒素（Aflatoxin，AF）是由黄曲霉（*Aspergillus flavus*）和寄生曲霉（*A. parasiticus*）产生的一类代谢产物。目前已分离鉴定出 20 种以上，分为黄曲霉毒素 B 与黄曲霉毒素 G 两大类，其基本结构都是二呋喃香豆素衍生物。在天然污染的药品中常见的有黄曲霉素 B_1、B_2、G_1、G_2，以黄曲霉毒素 B_1 的毒性和致癌性最强，因此，在药品监测中常分别以黄曲霉毒素 B_1 的量和黄曲霉毒素 B_1、B_2、G_1、G_2 的总量作为污染指标。

中药材污染黄曲霉毒素主要与品种、加工工艺、产地有关。如薏米、益智仁、柏子仁等含油性大、易霉变的药材容易受到污染，食品中以花生、玉米、大米、棉籽最容易污染黄曲霉毒素；其次与工艺剂型有关，如豆豉、曲类需发酵，极易发生霉变；再次，由于对药材未进行及时处理，没有及时晒干或者贮存不当，而产生霉变，尤其是在炎热潮湿的地区。

黄曲霉毒素易溶于氯仿和甲醇而不溶于正己烷、石油醚与乙醚。在长波紫外光下，黄曲霉毒素 B_1 和黄曲霉毒素 B_2 产生蓝紫色荧光；黄曲霉毒素 G_1 和黄曲霉毒素 G_2 产生黄绿色荧光。黄曲霉毒素纯品为无色结晶，耐高温，黄曲霉毒素 B_1 的分解温度为 268℃。如在带水条件下加温可破坏部分毒素。《中国药典》采用高效液相色谱结合柱后衍生法和串联质谱法测定药材、饮片及制剂中的黄曲霉毒素。2020 年版《中国药典》规定水蛭、地龙、全蝎、蜈蚣、僵蚕等动物类中药（蟾酥除外），植物类药材延胡索、大枣、酸枣仁、薏苡仁、桃仁、柏子仁、决明子、莲子、使君子、槟榔、肉豆蔻、陈皮、麦芽、马钱子、山茱萸等必须检测黄曲霉毒素的含量。黄曲霉毒素 B_1 的含量不得超过 5μg/kg，黄曲霉毒素 B_1、B_2、G_1、G_2 总量不得超过 10μg/kg。

（五）二氧化硫的检测

有的中药材在加工或储藏中常使用硫黄熏蒸以达到杀菌防腐、漂白药材的目的。中药材经硫黄熏蒸后，二氧化硫与中药材中无机元素生成亚硫酸盐。亚硫酸盐具有还原作用，可阻断微生物的正常生理氧化过程，因而可以抑制微生物繁殖，起到杀虫、防腐作用；可抑制氧化酶的活力，防止氧化酶对营养成分的破坏和颜色的改变；强还原剂，可以改变一些药材的颜色，起到漂白、脱色作用。但若过量使用，人体摄入过多亚硫酸盐时，对肠胃、肝脏有损害，可使血红蛋白减少。目前许多国家对药品或食品中残留的二氧化硫均作了严格的限量。联合国粮农组织和世界卫生组织制定的"食品添加剂通用标准"规定，草药及香料中亚硫酸盐残留量以二氧化硫计不得超过 150mg/kg。

《中国药典》采用酸碱滴定法、气相色谱法、离子色谱法测定经硫黄熏蒸处理过的药材或饮片中二氧化硫的残留量，规定中药材中二氧化硫残留量不得超过 150mg/kg，特殊规定二氧化硫残留量的中药材主要有白芍、白术、白及、山药、天麻、天冬、白芷、天花粉、牛膝、党参、粉葛，其限量指标为不得超过 400mg/kg。

二、内源性有害物质检测

中药内源性有害物质主要指中药自身含有的对人体有一定毒性的成分，主要有肾毒性成分、肝毒性成分，还有就是中药材的有效成分，但同时对人体还有一定的毒性。

（一）肾毒性成分

含马兜铃酸（aristolochic acid，AA）的中药可引起肾损害。1993 年，比利时学者报道了一些长期服用含广防己的减肥药的年轻女性发生慢性肾衰竭，检测发现减肥药中含有马兜铃酸，这种肾衰竭表现为肾脏进行性快速纤维化并伴有肾萎缩。马兜铃酸类成分，主要包括马兜铃酸 I 和马兜铃酸 II 。

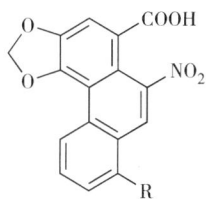

Aristolochic acid I :　　R=OCH$_3$
Aristolochic acid II :　　R=H

世界上大约有 200 多种马兜铃属植物，其中作为药用的有 20 多种。我国应用较多的马兜铃属药材有马兜铃（北马兜铃的果实）、青木香（马兜铃的根部）、天仙藤（马兜铃的茎）、关木通（木通马兜铃）、寻骨风（锦毛马兜铃）、细辛、广防己（木防己）和朱砂莲等。目前常用高效液相色谱法、高效毛细管电泳及其与质谱联用等技术检测马兜铃酸的含量。2020 年版《中国药典》采用高效液相色谱法测定细辛中马兜铃酸 I （C$_{17}$H$_{11}$NO$_7$）的含量，规定不得过 0.001%。

（二）肝毒性成分

肝毒吡咯里西啶生物碱（hepatotoxic pyrrolizidine alkaloids，HPAs）是目前已知的最重要的植物性肝毒成分，其共同的结构特征是 1,2 位具双键的不饱和内酯，如野百合碱（monocrotaline）和千里光碱（senecionine）。这类生物碱本身没有毒性，毒性来自其在体内（主要是肝脏）的代谢产物——代谢吡咯（metabolic pyrroles），后者具很强的亲电性，能迅速地同有关的酶、蛋白、DNA 及 RNA 结合，引起各种毒性。摄入 HPAs 引起的主要病变是肝静脉阻塞性疾病（HVOD），表现为急性肝炎、严重腹痛、呕吐、腹泻、腹水、肝肿大、黄疸、水肿。慢性 HVOD 可表现为轻度恶心、厌食、疲劳或肝肿大。如不治疗，可发展为肝硬变和坏死。

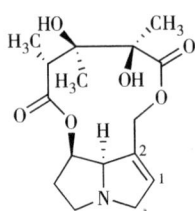
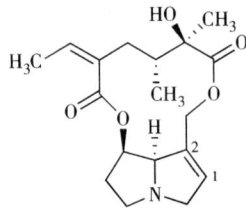

野百合碱　　　　　　　　　　千里光碱

　　世界上约有 3% 的有花植物，即 6000 余种植物含有 HPAs，但主要分布于紫草科（所有属）、菊科（千里光族及泽兰族）及豆科的猪屎豆属，其中较常见的如农吉利 *Crotalaria sessiliflora* L.、猪屎豆 *C. mucronata* Desv. 等。此外，民间使用的一些山紫菀类药材，如大黄囊吾 *Ligularia duiformis*（C.inkl.）Hand.–Mazz.、宽舌囊吾 *L. platyglossa*（Franch.）Hand.–Mazz.、齿叶囊吾 *L. entate*（A.Gry）Hara 等，其根及根茎 HPAs 含量也很高。对中药中吡咯里西啶生物碱常用的检测方法是高效液相色谱法、高效毛细管电泳及其与质谱联用等技术。如《中国药典》采用高效液相色谱 – 质谱法联用测定千里光含阿多尼弗林碱（$C_{18}H_{23}NO_7$）的含量，规定不得过 0.004%。

（三）既是有毒成分又是有效成分

　　有些药材含有毒成分，但毒性成分同时又是其主要的有效成分，如乌头类药材中的乌头碱、次乌头碱，马钱子中的士的宁等。这类药材质量控制应严格规定毒性成分的含量范围。《中国药典》规定川乌药材中含乌头碱（$C_{34}H_{47}NO_{11}$）、次乌头碱（$C_{33}H_{45}NO_{10}$）和新乌头碱（$C_{33}H_{45}NO_{11}$）的总量为 0.050% ~ 0.17%。马钱子药材中士的宁（$C_{21}H_{22}N_2O_2$）含量应为 1.20% ~ 2.20%。

（四）其他毒性成分

　　中药材中有些药材有一定"毒性"，原国家卫生部颁布了"28 种毒性中药材品种目录"：砒石（红砒、白砒）、砒霜、水银、生马钱子、生川乌、生草乌、生白附子、生附子、生半夏、生南星、生巴豆、斑蝥、红娘虫、青娘虫、生甘遂、生狼毒、生藤黄、生千金子、闹羊花、生天仙子、雪上一支蒿、红升丹、白降丹、蟾酥、洋金花、红粉、轻粉、雄黄。《中国药典》一部亦收载有"毒性"药材 70 余种，其中"大毒" 10 种（植物药 8 种、动物药 1 种、矿物药 1 种）、"有毒" 38 种（植物药 29 种、动物药 5 种、矿物药 4 种）、"小毒" 25 种（植物药 23 种、动物药 2 种）。这些"有毒"药材中的毒性成分，除了上面三种情况，还有就是中药材中含有其他的对人体有害的成分，根据具体成分性质的不同，制定不同的检测方法和限度。如 2020 年版《中国药典》采用高效液相色谱法测定银杏叶提取物，规定总银杏酸不得过 10mg/kg。

第四节　中药化学成分含量测定

中药之所以有效在于其发挥药效的主要化学成分群，大多数中药的有效性可以通过对中药中与疗效相关联的化学成分的定性、定量来评价。但中药化学成分复杂，一种中药含有多种化学成分，各成分之间具有相互协同作用或拮抗作用；同时，不同药材可能含有相同的化学成分。另外，中药的化学成分数目众多，一味中药就是一个复方，中药的疗效差异不仅反映在化学成分的种类上，有时还反映在化学成分的量和各成分之间的相对比例的差异上。因此，中药的作用机理复杂，目前很多中药的化学成分与疗效的相关性还不十分明确，在质量评价中涉及的化学成分可能是有效成分（能代表中药材某一功效的化学成分），也可能是活性成分（具有一定生物活性的化学成分），或特征性成分（在一定范围内能够代表该药材的化学成分），或指标性成分（在一定范围内作为指标对该药材进行定性定量控制的化学成分）。单一成分含量无法全面反映中药产品质量，多指标含量测定评价中药的质量已成为众多专家学者的共识。现在采取的对策，一是某一类成分的含量测定，如挥发油、总皂苷、总黄酮、总生物碱、浸出物等测定；二是某一个或多个化学成分的含量测定。

一、挥发油含量测定

很多中药含有挥发性成分，这类成分又是发挥临床疗效的有效部位，可以测定总挥发油的含量评价其质量。利用药材中所含挥发性成分能同水蒸气同时蒸馏出来的性质，在挥发油测定器中进行测定。2020 年版《中国药典》四部，挥发油测定方法分甲法和乙法，甲法适用于测定相对密度在 1.0 以下的挥发油，乙法适用于测定相对密度在 1.0 以上的挥发油。如八角茴香中挥发油的总量不得少于 4.0%（mL/g）。具体仪器装置及方法详见 2020 年版《中国药典》四部。

二、浸出物测定

为了更全面的控制中药的质量，一般可根据该中药已知化学成分的类别，结合用药习惯、中药质地等，选用适宜溶剂为溶媒，测定中药中可溶性物质的含量，用以控制中药的质量。通常选用水、一定浓度的醇（乙醇或甲醇等）、乙醚或石油醚作溶剂，或根据已知成分的溶解性质选用合适的溶剂。2020 年版《中国药典》收载的有水溶性浸出物的测定、醇溶性浸出物的测定和醚溶性浸出物的测定如 2020 年版《中国药典》规定降香的乙醇浸出物不得少于 8.0%；黄芪的水溶性浸出物不得少于 17.0%。

三、化学成分的含量测定

有效成分或指标性成分清楚的，可进行针对性定量；有效成分尚不清楚但有效成分化学类群清楚的，可对总成分如总黄酮、总生物碱、总蒽醌等进行含量测定。中药中化学成分的含量测定方法有多种，如重量法、酸碱滴定法、光谱法、色谱法等，其中光谱法、色谱法是目前常用的方法。每种方法的原理详见"第五章第三节"。高效液相色谱法具有分离效能高、分析速度快、重现性好、准确度和灵敏度高等优点，应用范围较广。随着仪器的普及和蒸发光散射检测器、示差检测器、荧光检测器、质谱检测器等的推广应用，本法已成为中药含量测定的首选和主流方法。

例 1. 紫外 – 可见分光光度法测定川贝母中总生物碱含量

川贝母百合科植物川贝母 *Fritillaria cirrhosa* D.Don、暗紫贝母 *Fritillaria unibracteata* Hsiao et K.C.Hsia、甘肃贝母 *Fritillaria przewalskii* Maxim.、梭砂贝母 *Fritillaria delavayi* Franch.、太白贝母 *Fritillaria taipaiensis* P.Y.Li 或瓦布贝母 *Fritillaria unibracteata* Hsiao et K.C.Hsia var. *wabuensis*（S.Y.Tang et S.C.Yue）Z.D.Liu,S.Wang et S.C.Chen 的干燥鳞茎。主要含川贝碱（fritimine）、西贝素（sipeimine）、贝母辛碱（peimissine）、西贝母碱（imperialine）等生物碱类成分，是其有效成分。性微寒，味苦、甘；归肺、心经。清热润肺，化痰止咳，散结消痈。《中国药典》采用紫外 – 可见分光光度法测定川贝母中总生物碱含量。

对照品溶液的制备：取西贝母碱对照品适量，精密称定，加三氯甲烷制成每 1mL 含 0.2mg 的溶液，即得。

标准曲线的制备：精密量取对照品溶液 0.1mL、0.2mL、0.4mL、0.6mL、1.0mL，置 25mL 具塞试管中，分别补加三氯甲烷至 10.0mL，精密加水 5mL、再精密加 0.05% 溴甲酚绿缓冲液（取溴甲酚绿 0.05g，用 0.2mol/L 氢氧化钠溶液 6mL 使溶解，加磷酸二氢钾 1g，加水使溶解并稀释至 100mL，即得）2mL，密塞，剧烈振摇 1 分钟，转移至分液漏斗中，放置 30 分钟。取三氯甲烷液，用干燥滤纸滤过，取续滤液，以相应的试剂为空白，在 415nm 的波长处测定吸光度，以吸光度为纵坐标，浓度为横坐标，绘制标准曲线。

测定法：取本品粉末（过三号筛）约 2g，精密称定，置具塞锥形瓶中，加浓氨试液 3mL，浸润 1 小时，加三氯甲烷 – 甲醇（4:1）混合溶液 40mL，置 80℃水浴加热回流 2 小时，放冷，滤过，滤液置 50mL 量瓶中，用适量三氯甲烷 – 甲醇（4:1）混合溶液洗涤药渣 2～3 次，洗液并入同一量瓶中，加三氯甲烷 – 甲醇（4:1）混合溶液至刻度，摇匀。精密量取 2～5mL，置 25mL 具塞试管中，水浴上蒸干，精密加入三氯甲烷 10mL 使溶解，照标准曲线的制备项下的方法，自"精密加水 5mL"起，依法测定吸光度，从标准曲线上读出供试品溶液中西贝母碱的重量（mg），计算，即得。

本品按干燥品计算，含总生物碱以西贝母碱（$C_{27}H_{43}NO_3$）计，不得少于 0.050%。

例 2. 薄层色谱扫描法测定牛黄中胆酸的含量

牛黄来源于牛科动物牛 *Bos taurus domesticus* Gmelin 的干燥胆结石，习称"天然牛黄"。主含胆色素、胆固醇（cholesterol）、类胡萝卜素以及多种氨基酸，其中胆色素主要有胆红素（bilirubin）及其钙盐、胆汁酸类。性凉，味甘；归心、肝经；能清心，豁痰，开窍，凉肝，息风，解毒。《中国药典》采用薄层扫描法测定胆酸的含量，采用高效液相色谱法测定含胆红素的含量。

胆酸的含量测定：取本品细粉约 0.2g，精密称定，置具塞锥形瓶中，精密加入甲醇

50mL，密塞，称定重量，超声处理 30 分钟，放冷，再称定重量，用甲醇补足减失的重量，摇匀，滤过。精密量取续滤液 25mL，蒸干，残渣加 20% 氢氧化钠溶液 10mL，加热回流 2 小时，冷却，加稀盐酸 19mL，调节 pH 值至酸性，用乙酸乙酯提取 4 次（25mL，25mL，20mL，20mL），乙酸乙酯液均用同一铺有少量无水硫酸钠的脱脂棉滤过，滤液合并，回收溶剂至干，残渣加甲醇溶解，转移至 10mL 量瓶中，加甲醇至刻度，摇匀，作为供试品溶液。另取胆酸对照品适量，精密称定，加甲醇制成每 1mL 含 0.48mg 的溶液，作为对照品溶液。精密吸取供试品溶 2μL、对照品溶液 1μL 与 3μL，分别交叉点于同一硅胶 G 薄层板上，以异辛烷 – 乙酸丁酯 – 冰醋酸 – 甲酸（8∶4∶2∶1）为展开剂，展至 14 ~ 17cm，取出，晾干，喷以 30% 硫酸乙醇溶液，在 105°C 加热至斑点显色清晰，取出，在薄层板上覆盖同样大小的玻璃板，周围用胶布固定，扫描，波长：λ_S=380nm，λ_R=650nm，测量供试品吸光度积分值与对照品吸光度积分值，计算，即得。

按干燥品计算，含胆酸（$C_{24}H_{40}O_5$）不得少于 4.0%。

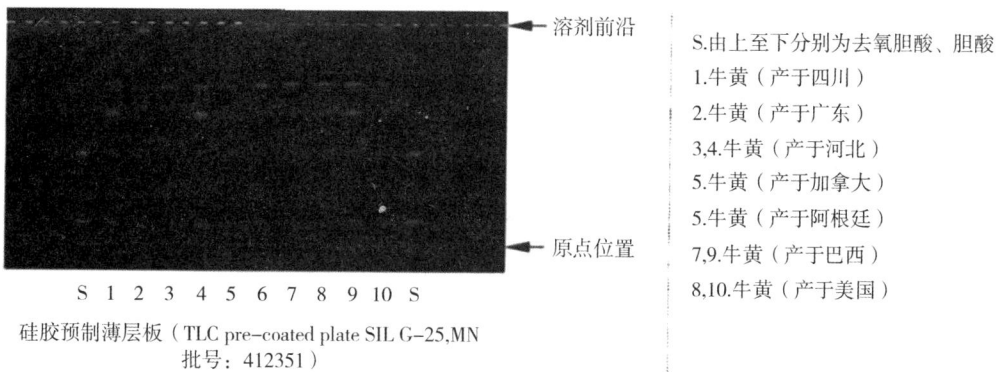

S. 由上至下分别为去氧胆酸、胆酸
1. 牛黄（产于四川）
2. 牛黄（产于广东）
3,4. 牛黄（产于河北）
5. 牛黄（产于加拿大）
5. 牛黄（产于阿根廷）
7,9. 牛黄（产于巴西）
8,10. 牛黄（产于美国）

硅胶预制薄层板（TLC pre–coated plate SIL G–25,MN
批号：412351）

图 6–1　牛黄薄层色谱图

例 3. 高效液相色谱法测定金银花药材中绿原酸及酚酸类成分的含量

金银花来源于忍冬科植物忍冬 Lonicera japonica Thunb. 的干燥花蕾或带初开的花。含有黄酮类成分，主要有木樨草素（luteolin）及木樨草苷（luteoloside）、忍冬苷（lonicnrin）、金丝桃苷（hyperin）；酚酸类成分，主要有绿原酸（chlorogenic acid）、3,5-二 –O- 咖啡酰基奎宁酸和 4,5- 二 –O- 咖啡酰基奎宁酸等。并含有皂苷及挥发油等。性寒，味甘；归肺、心、胃经。清热解毒，疏散风热。现已证明金银花的抗菌有效成分以绿原酸、3,5- 二 –O- 咖啡酰基奎宁酸和 4,5- 二 –O- 咖啡酰基奎宁酸为主。《中国药典》采用高效液相色谱法测定绿原酸、3,5- 二 –O- 咖啡酰基奎宁酸和 4,5- 二 –O- 咖啡酰基奎宁酸的含量。

色谱条件与系统适用性试验：以十八烷基硅烷键合硅胶为填充剂；以乙腈为流动相 A，0.1% 磷酸溶液为流动相 B，按下表中的规定进行梯度洗脱；柱温不高于 25℃；流速为每分钟 0.7mL，检测波长为 327nm。理论板数按绿原酸峰计算应不低于 10000。

时间（分钟）	流动相 A（%）	流动相 B（%）
0 ~ 8	14 → 19	86 → 81
8 ~ 14	19	81
14 ~ 34	19 → 31	81 → 69
34 ~ 35	31 → 90	69 → 10
35 ~ 40	90	10

对照品溶液的制备：取绿原酸对照品、3,5- 二 –O– 咖啡酰基奎宁酸对照品和 4,5- 二 –O– 咖啡酰基奎宁酸对照品适量，精密称定，置棕色量瓶中，加 75% 甲醇制成每 1mL 含 0.28mg、0.15mg、44μg 的溶液，即得。

供试品溶液的制备：取本品粉末（过四号筛）约 0.5g，精密称定，置具塞锥形瓶中，精密加入 75% 甲醇 50mL，称定重量，超声处理（功率 500W，频率 40kHz）30 分钟，放冷，再称定重量，用 75% 甲醇补足减失的重量，摇匀，滤过，取续滤液，即得。

测定法：分别精密吸取对照品溶液与供试品溶液各 2μL，注入液相色谱仪，测定，即得。

本品按干燥品计算，含绿原酸（$C_{16}H_{18}O_9$）不得少于 1.5%，含酚酸类以绿原酸（$C_{16}H_{18}O_9$）、3,5- 二 –O– 咖啡酰基奎宁酸（$C_{25}H_{24}O_{12}$）和 4,5- 二 –O– 咖啡酰基奎宁酸（$C_{25}H_{24}O_{12}$）的总量计，不得少于 3.8%。

例 4.“一测多评技术”高效液相色谱法测定味连药材中小檗碱、表小檗碱、黄连碱和巴马汀的含量

味连来源于毛茛科植物黄连 *Coptis chinensis* Franch. 的干燥根茎。含多种异喹啉类生物碱，如小檗碱（berberine）、黄连碱（coptisine）、甲基黄连碱（worenine）、巴马汀（palmatine）、药根碱（jateorrhizine）、木兰花碱（magnoflorine）、表小檗碱（epiberberine）、唐松草碱（thalifoline）等。此外，还含黄柏酮（obacunone）和黄柏内酯（obaculactone）等化合物。性寒，味苦；归心、脾、胃、肝、胆、大肠经。清热燥湿，泻火解毒。生物碱是其主要有效部位，《中国药典》采用“一测多评技术”利用高效液相色谱法测定味连药材中小檗碱、表小檗碱、黄连碱和巴马汀的含量。

色谱条件与系统适用性试验：以十八烷基硅烷键合硅胶为填充剂；以乙腈 –0.05mol/L 磷酸二氢钾溶液（50∶50）（每 100mL 中加十二烷基硫酸钠 0.4g，再以磷酸调节 pH 值为 4.0）为流动相；检测波长为 345nm。理论板数按盐酸小檗碱峰计算应不低于 5000。

对照品溶液的制备：取盐酸小檗碱对照品适量，精密称定，加甲醇制成每 1mL 含 90.5μg 的溶液，即得。

供试品溶液的制备：取本品粉末（过二号筛）约 0.2g，精密称定，置具塞锥形瓶中，精密加入甲醇 – 盐酸（100∶1）的混合溶液 50mL，密塞，称定重量，超声处理（功率 250W，频率 40kHz）30 分钟，放冷，再称定重量，用甲醇补足减失的重量，摇匀，滤过，精密量取续滤液 2mL，置 10mL 量瓶中，加甲醇至刻度，摇匀，滤过，取续滤液，即得。

测定法：分别精密吸取对照品溶液与供试品溶液各 10μL，注入液相色谱仪，测定，以盐酸小檗碱对照品的峰面积为对照，分别计算小檗碱、表小檗碱、黄连碱和巴马汀的含量，用待测成分色谱峰与盐酸小檗碱色谱峰的相对保留时间确定，表小檗碱、黄连碱、巴马汀、小檗碱的峰位相对保留时间为：0.71、0.78、0.91、1.00，其相对保留时间应在规定值的 ±5% 范围之内，即得。

本品按干燥品计算，以盐酸小檗碱（$C_{20}H_{18}ClNO_4$）计，含小檗碱（$C_{20}H_{17}NO_4$）不得少于 5.5%，表小檗碱（$C_{20}H_{17}NO_4$）不得少于 0.80%，黄连碱（$C_{19}H_{13}NO_4$）不得少于 1.6%，巴马汀（$C_{21}H_{21}NO_4$）不得少于 1.5%。

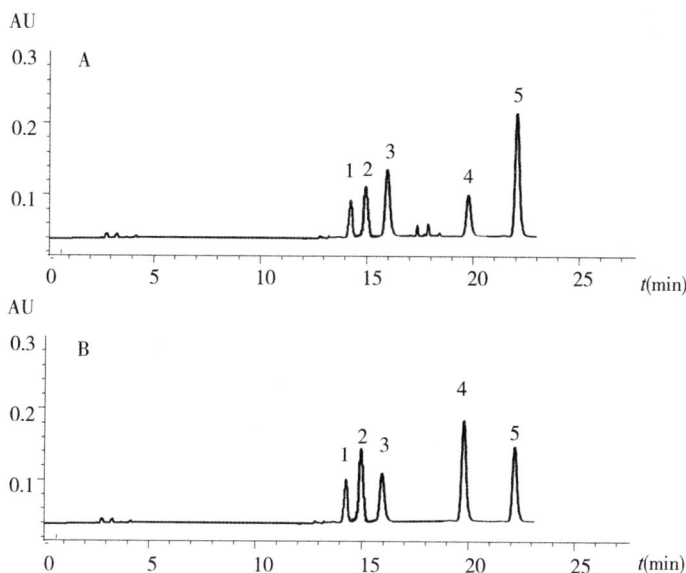

图 6-2 HPLC 法测定味连药材中小檗碱、表小檗碱、黄连碱和巴马汀的含量
A. 黄连药材样品；B. 对照品
1. 药根碱；2. 表小檗碱；3. 黄连碱；4. 巴马汀；5. 小檗碱

近年来，采用多指标成分同时测定，用于全面控制药材的质量已经是含量测定发展的趋势。"一测多评技术"又称"一标多测法"，指在一个高效液相色谱条件下，用一个对照品同时测定多个化学成分的含量。这种方法需要检测、换算出对照品与待测定成分的换算校正因子，提高了含量测定的效率，减少了应用对照品的数量，降低了检测成本。比如杜仲叶，测定了京尼平苷酸、绿原酸、车叶草苷和芦丁四个成分，用于控制杜仲叶的质量（图 6-3）。但"一测多评技术"也有缺点和不足，除了几个化学成分在高效液相色谱中有较好的分离度外，各个成分之间的比例也一定要求，如果各个成分之间的含量差距太大，测定误差也会增大。因此建立"一标多测法"要做好方法学的考察。

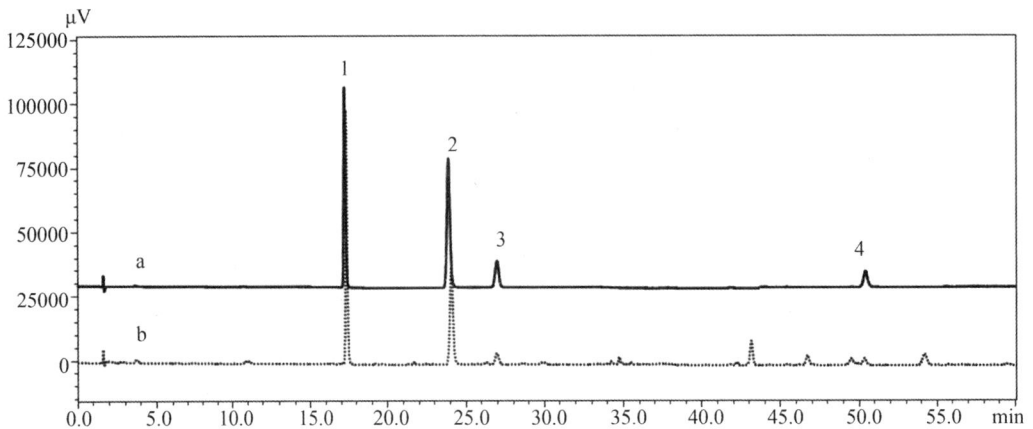

图 6-3 杜仲叶 HPLC 色谱图
a. 混合对照品溶液色谱图；b. 为样品溶液色谱图
1. 京尼平苷酸；2. 绿原酸；3. 车叶草苷；4. 芦丁

例 5. 气相色谱法测定艾叶药材中桉油精的含量

艾叶来源于菊科植物艾 *Artemisia argyi* Lévl. et Vant. 的干燥叶。含有挥发油，是其主要有效部位，挥发油中成分为水芹烯、杜松烯、桉油精、樟脑、龙脑、松油烯 -4- 醇、α - 松油醇、芳樟醇、蒿醇等多种。性温，味辛、苦；有小毒。归肝、脾、肾经。温经止血，散寒止痛；外用祛湿止痒。《中国药典》采用气相色谱法测定桉油精的含量。

色谱条件与系统适用性试验：以甲基硅橡胶（SE-30）为固定相，涂布浓度为10%；柱温为 110° C。理论板数按桉油精峰计算应不低于 1000。

对照品溶液的制备：取桉油精对照品适量，精密称定，加正己烷制成每 1mL 含0.15mg 的溶液，即得。

供试品溶液的制备：取本品粉末（过三号筛）约 2.5g，精密称定，置具塞锥形瓶中，精密加入正己烷 25mL，称定重量，加热回流 1 小时，放冷，再称定重量，用正己烷补足减失的重量，摇匀，滤过，取续滤液，即得。

测定法：分别精密吸取对照品溶液与供试品溶液各 2μL，注入气相色谱仪，测定，即得。

本品按干燥品计算，含桉油精（$C_{10}H_8O$）不得少于 0.050%。

气相色谱法对含挥发性成分的中药应用较广，精密度高，分离效果比薄层色谱好，但所得数据只有保留时间，多数情况下是在高温下进行，若成分不气化，就不能进行分析，故应用范围受到限制。虽可通过衍生化法或应用特殊色谱柱分析不易挥发的成分，但远不如高效液相色谱方便、准确。

例 6. 液质联用色技术测定川楝子药材川楝素的含量

川楝子来源于楝科植物川楝 *Melia toosendan* Sieb. et Zucc. 的干燥成熟果实。主要成分为四环三萜类化合物，有川楝素（toosendanin, chunliansu）、异川楝素（isotoosendanin, isochunliansu）等；其次为紫罗兰酮型的倍半萜的糖苷类化合物，有川楝紫罗兰酮苷 A （melia-ionoside A）、川楝紫罗兰酮苷 B（melia-ionoside B）等。现证明四环三萜类化合物川楝素、异川楝素为其有效成分，同时有一定毒性。性寒，味苦，有小毒；归肝、小肠、膀胱经。疏肝泄热，行气止痛，杀虫。《中国药典》采用液相色谱 – 质谱联用技术对川楝子药材中川楝素的含量进行测定，并规定了川楝素的含量限度。

色谱、质谱条件与系统适用性试验：以十八烷基硅烷键合硅胶为填充剂；以乙腈 –0.01% 甲酸溶液（31∶69）为流动相；采用单级四极杆质谱检测器，电喷雾离子化（ESI）负离子模式下选择质荷比（m/z）573 离子进行检测。理论板数按川楝素峰计算应不低于 8000。

对照品溶液的制备：取川楝素对照品适量，精密称定，加甲醇制成每 1mL 含 2mg 的溶液，即得。

供试品溶液的制备：取本品中粉约 0.25g，精密称定，置具塞锥形瓶中，精密加入甲醇 50mL，称定重量，加热回流 1 小时，放冷，再称定重量，用甲醇补足减失的重量，摇匀，滤过，取续滤液，即得。

测定法：分别精密吸取对照品溶液 2μL 与供试品溶液 1 ~ 2μL，注入液相色谱 – 质谱联用仪，测定，以川楝素两个峰面积之和计算，即得。

本品按干燥品计算，含川楝素（$C_{30}H_{38}O_{11}$）应为 0.060% ~ 0.20%。

液质联用技术（Liquid Chromatography Coupled with Mass Spectrometry）是液相色谱串联质谱技术，具有选择性强、灵敏度高、分离能力好等优点，该技术不仅能够准确定量，而且适合复杂体系的成分分析，弥补了高效液相色谱法定量灵敏度不足的问题，更适合于微量或痕量成分的定量分析。

四、中药化学成分指纹图谱

中药指纹图谱是借鉴了法医学指纹鉴定的概念。"指纹鉴定"概念最初来源于 19 世纪末 20 世纪初的犯罪学和法医学。人的指纹有拱形、环形和螺形 3 种基本模式，这是人体指纹的共性，但是每个人的指纹在微小的细节特征上是不同的，通过这些差异，可以鉴别每个人的指纹特点。中药指纹图谱是指某种（或某产地）中药材、中药饮片或中成药中所共有的、具有特征性的某类或数类成分的色谱、光谱、DNA 分子的图谱。其指纹图谱涉及范围广泛，不单纯是化学成分的指纹图谱，尚包括 DNA 分子的指纹图谱，本章重点讲述化学成分的指纹图谱。

中药化学成分指纹图谱是指中药经过适当处理后，采用一定的分析方法和手段，得到的能够标示其特征的共有峰图谱，用以评价中药质量和品种鉴定。通过指纹图谱的特征性，能有效鉴别样品的真伪或产地；通过指纹图谱主要特征峰的面积或比例的制定，能有效控制图谱中每个峰（化学成分）的含量，从多个成分评价中药的质量。中药化学成分指纹图谱能客观地揭示和反映中药内在质量的整体性和特征性，用以评价中药的真实性、有效性、稳定性和一致性。

国家药品监督管理局在 2000 年颁布了《中药注射剂指纹图谱研究的技术要求》（暂行），2002 年又颁布了《中药注射剂指纹图谱实验研究技术指南》和两个"计算机辅助中药指纹图谱相似度计算软件"。详细规定了原料药材、半成品、成品的供试品收集与制备及制订指纹图谱的各项技术要求：

供试品的收集：化学成分稳定的中药材是制定合格的中药指纹图谱的物质基础，这在制定中药材的指纹图谱中极为重要。《中药注射剂指纹图谱研究的技术要求》中规定应收集不少于10批供试品，且动、植物药材均应固定品种、药用部位、产地、采收期、产地加工和炮制方法，矿物药应固定产地和炮制、加工方法，这些是制定合格指纹图谱的先决条件。

参照物和供试品的制备：指纹图谱必须设立参照物，应根据供试品中所含成分的性质，选择适宜的对照品作为参照物，如果没有适宜的对照品，可选择适宜的内标物作为参照物。对于复方制剂尽量选用君药的活性成分或指标性成分，并应尽量选择易得的对照品作为参照物。而采用内标物作为参照物，由于指纹图谱色谱峰的复杂性，较难选择合适的内标物插入图谱中。参照物既可以作为相对保留时间计算，又可以作为相对峰面积，同时又能初步了解指纹图谱中各色谱峰成分的性质。

供试品的制备：应根据中药中所含化学成分的理化性质和检测方法的需要，选择适宜的方法进行制备。供试品的制备应进行适当的纯化，以便得到分离度较好的指纹图谱，但纯化方法应力求最大限度地保留供试品中的化学成分。对于中药制剂仅提取其中某类或数类成分的中药，除按化学成分的性质提取各类成分制定指纹图谱外，还需按制剂制备工艺制备供试品，制定指纹图谱，用以分析中药材与其制剂指纹图谱的相关性。

检测方法：适宜的检测方法是制定合格指纹图谱的重要环节，应根据供试品的特点和所含化学成分的理化性质，选择相应的检测方法，说明该检测方法的依据和原理，并附该检测方法的方法学考察资料（包括稳定性、精密度和重现性等）和相关图谱。挥发性成分采用气相色谱检测较易达到要求；非挥发性成分采用高效液相色谱检测较易达到要求；对于一些成分简单、在薄层色谱上分离度较好的供试品，则可采用薄层扫描法。以色谱方法制定指纹图谱所采用的色谱柱、薄层板、试剂、测定条件等必须固定，并要求色谱指纹图谱必须有良好的专属性、重现性和可行性。而光谱方法由于提供信息较少，或同类化合物其取代基的变化难以在光谱中体现出来，因此较少采用。

指纹图谱的技术参数：一般应以10批次以上供试品的检测结果所给出的相关参数为依据建立标准指纹图谱。采用高效液相色谱法和气相色谱法测定指纹图谱时，其指纹图谱的记录时间一般为1小时，但一般应提供为1～2小时的图谱，确定1小时以后没有主要峰出现；采用薄层扫描法制定指纹图谱，必须提供从原点至溶剂前沿的图谱。制定标准指纹图谱时，必须根据参照物的保留时间，计算指纹峰的相对保留时间，采用相对保留时间标定指纹峰。在标定共有峰时，应选择10批次以上供试品中都出现的色谱峰作为共有峰。共有指纹峰相对面积是以参照物峰面积作为1，计算各共有指纹峰面积与参照物指纹峰面积的比值，各共有指纹峰的相对峰面积必须相对固定。峰面积不能太小，若峰面积太小，如果仪器的检测灵敏度发生变化，有可能使该峰丢失。非共有峰的标定，应根据10批次供试品检测结果，标定不能在每批供试品中都出现的色谱峰作为非共有峰，非共有峰的总面积不得大于总峰面积的10%。

待检测中药供试品图谱中各共有峰面积的比值与标准指纹图谱各共有峰面积的比值比较，单峰面积占总峰面积大于或等于 20% 的共有峰，其差值不得大于 ±20%；单峰面积占总峰面积大于或等于 10%，而小于 20% 的共有峰，其差值不得大于 ±25%；单峰面积占总峰面积小于 10% 的共有峰，峰面积比值不作要求，但必须标定相对保留时间。未达基线分离的共有峰，应计算该组峰的总峰面积作为峰面积，同时标定该组各峰的相对保留时间。中药材供试品的图谱与标准指纹图谱比较，非共有峰总面积不得大于总峰面积的 10%。

也可以利用"计算机辅助中药指纹图谱相似度计算软件"，如国家药典委员会"中药色谱指纹图谱相似度评价系统 2004A 版"，对 10 批次以上供试品的指纹图谱进行处理，建立模式指纹图谱，作为标准指纹图谱。然后，把供检测中药样品的指纹图谱与标准指纹图谱进行相似度比较，以确定样品的真实性和质量的优劣。

例 1. 山橿药材的化学成分指纹图谱

山橿来源于樟科植物山橿 *Lindera reflexa* Hemsl. 的根。主要产于河南大别山区、桐柏山，华中、华南等地也有分布。具有行气止痛、健脾消积、活血消肿等功效，为中成药"胃疼宁片"的主要原料。

（1）山橿挥发油气相色谱指纹图谱

色谱条件：色谱柱：AgilentHP-5 气相毛细管柱（320μm×0.25μm，30.0m）；检测器：氢焰离子化检测器（FID）；检测器温度：240℃；空气流量：300mL/min；氢气流量：30mL/min；载气：氮气；载气流速：1.0mL/min；分流比：5：1；进样量：1μL。程序升温条件：65℃保持 3min；再以 3℃/min，65℃→85℃；1℃/min，85℃→90℃；3℃/min，90℃→99℃；0.2℃/min，99℃→100℃；5.0℃/min，100℃→200℃，200℃保持 3min。

参照物溶液的制备：精密称取桉油精对照品 20.0mg，置于 2mL 容量瓶中，用无水乙醇溶解并定容至刻度，摇匀，即得 10.0mg/mL 对照品溶液，即得。

供试品溶液制备：精密称山橿药材经水蒸气蒸馏提取的挥发油 0.1mL，置于 50mL 容量瓶中，加无水乙醇定容，即得。

测定法：分别精密吸取参照物溶液与供试品溶液各 2μL，注入气相色谱仪，测定，即得。

供试品指纹图谱中应呈现 14 个峰，与参照物峰相应的峰为 S 峰，计算各峰与 S 峰的相对保留时间和相对峰面积，相对保留时间应在规定值的 ±10% 之内，相对保留峰面积应在规定值的 ±20% 之内。相对保留时间和相对峰面积规定值为：峰 1（0.70，0.032）、峰 2（0.74，0.020）、峰 3（0.99，0.045）、峰 4[S（1.00，1.000）]、峰 5（1.10，0.014）、峰 6（1.28，0.030）、峰 7（1.50，0.102）、峰 8（1.66，0.165）、峰 9（1.73，0.415）、峰 10（2.11，0.327）、峰 11（2.29，0.055）、峰 12（2.57，0.054）、峰 13（2.70，0.028）、峰 14（3.20，0.644），且供试品指纹图谱与对照指纹图谱相似度不低于 0.9。

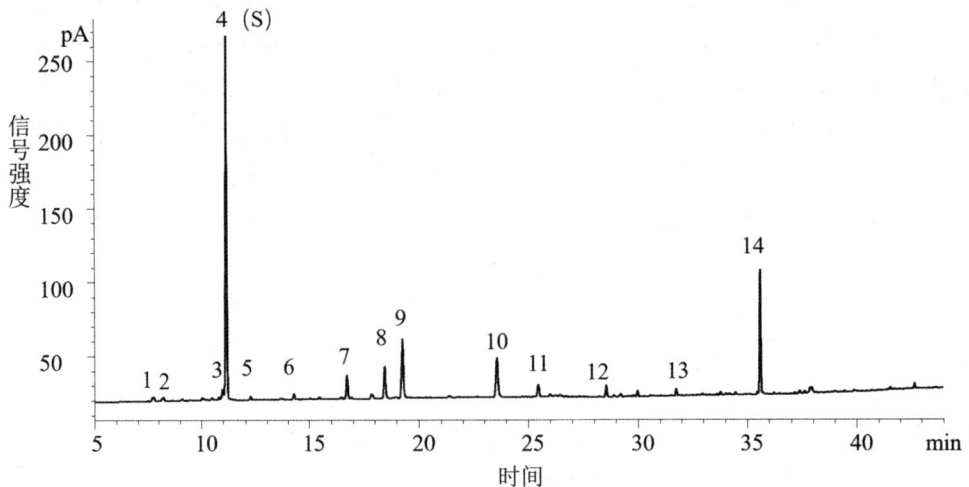

图 6-4　山楂挥发油的 GC 对照指纹图谱 [峰 4（S）为桉油精]

（2）山楂药材的 HPLC 指纹图谱

色谱条件：色谱柱：Waters Symmetry C18（4.6mm×250mm，5μm），检测波长：297nm，柱温：30℃，流速：1.0mL/min，进样量：10μL，流动相条件按下表条件，梯度洗脱。

时间（分钟）	流动相（甲醇：水）
0 ~ 15	25：75 ~ 70：30
15 ~ 50	70：30 ~ 100：0
50 ~ 65	100：0
65 ~ 90（平衡色谱柱）	100：0 ~ 25：75

参照物溶液的制备：取经干燥的球松素标准品，精密称取 10.00mg，置于 10mL 容量瓶中，甲醇溶解定容至刻度，摇匀，得浓度为 1.00mg/mL 的对照品溶液。

供试品溶液的制备：取山楂药材粉末（过 24 目药典筛），精密称定 1g，加醋酸乙酯 50mL，超声提取 30 分钟，滤过，滤液水浴蒸干，残渣加甲醇溶解，定容至 10mL，即得。

测定法：分别精密吸取参照物溶液与供试品溶液各 10μL，注入液相色谱仪，测定，即得。

供试品指纹图谱中应呈现 12 个峰，与参照物峰相应的峰为 S 峰，计算各峰与 S 峰的相对保留时间和相对峰面积，相对保留时间应在规定值的 ±10% 之内，相对峰面积应在规定值的 ±15% 之内。相对保留时间和相对峰面积规定值为：峰 1（0.46，0.220）、峰 2（0.68，2.220）、峰 3（0.76，0.249）、峰 4（0.88，0.479）、峰 5[S（1.00，1.000）]、峰 6（1.24，0.161）、峰 7（1.38，0.596）、峰 8（1.42，1.598）、峰 9（1.55，0.172）、峰 10（1.78，0.100）、峰 11（1.91，0.144）、峰 12（2.00，0.161）。

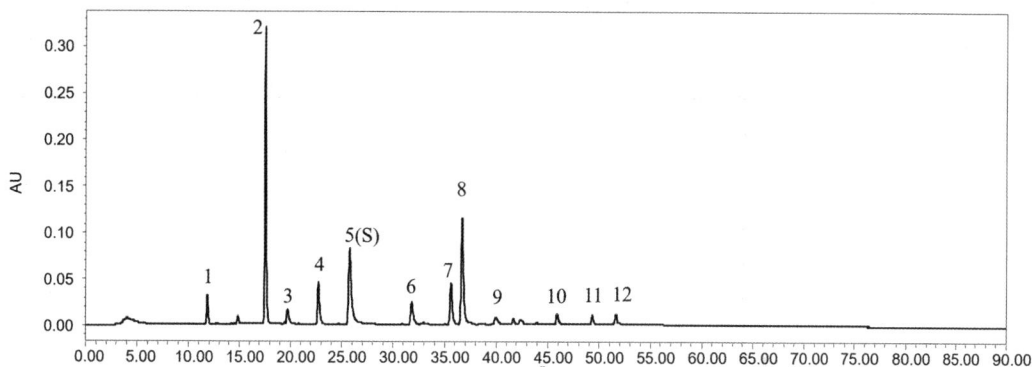

图 6-5 山楂药材的 HPLC 指纹图谱

指纹图谱中以 5 号峰（球松素）为参照峰，共获得了 12 个指纹峰，其中 1、2、3、4、5、6、8 号峰分别为银松素 -3,5- 二 -O-β-D- 葡萄糖苷、银松素、乔松素、银松素甲醚、球松素、4- 羟基 -3-[（1R,6R）-1- 对葡萄烯基]-6-（4- 苯基 -2- 乙酰氧基 - 丁基）2H- 吡喃 -2 酮、3,5- 二羟基 -2-（1- 对葡萄烯基）- 反式 - 二苯乙烯，且供试品指纹图谱与对照指纹图谱相似度不低于 0.9。

例 2. 金银花药材的化学成分特征图谱

金银花来源于忍冬科植物忍冬 *Lonicera japonica* Thunb. 的干燥花蕾或带初开的花。目前，金银花在全国多地有栽培，质量参差不齐。同时，忍冬科植物忍冬属（Lonicera）有 20 余种植物，特别是作山银花药材的几种植物的花蕾，经常混做金银花应用，市场上金银花药材品种混乱现象严重。为了鉴别和评价金银花药材，《中国药典》采用高效液相色谱法建立了金银花药材化学成分特征图谱。

色谱条件与系统适用性试验：除检测波长为 240nm 外，其他同"金银花药材酚酸类含量测定"项下。

参照物溶液的制备：取绿原酸对照品适量，精密称定，加甲醇制成每 1mL 含 0.40mg 的溶液，即得。

供试品溶液的制备：同"金银花药材酚酸类含量测定"项下。

测定法：分别精密吸取参照物溶液与供试品溶液各 2μL，注入液相色谱仪，测定，即得。

供试品特征图谱中应呈现 7 个特征峰，与参照物峰相应的峰为 S 峰，计算各特征峰与 S 峰的相对保留时间，应在规定值的 ±10% 之内，相对保留时间规定值为：0.91（峰 1）、1.00[峰 2（S）]、1.17（峰 3）、1.38（峰 4）、2.43（峰 5）、2.81（峰 6）、2.93（峰 7）。

受中药材化学成分的复杂性、产地、加工方法、生长年限等复杂因素的影响，各成分含量差异较大，使得指纹图谱技术在中药鉴定领域的使用中受到一定的限制，又提出特征图谱的概念。中药化学成分特征指纹图谱是采用一定的分析方法和手段，得到的能够标示其各组分群体特征的共有峰的图谱，它一般只规定特征峰的个数和各特征峰的相对保留时间，对每个峰的面积不做规定。中药特征图谱技术可以克服中药指纹图谱批与批之间重现性差的弊端，近年来在中药的真伪鉴定方面彰显了优势。中药特征图谱可用来鉴别中药材的真伪，评价中药材质量的均一性和稳定性。

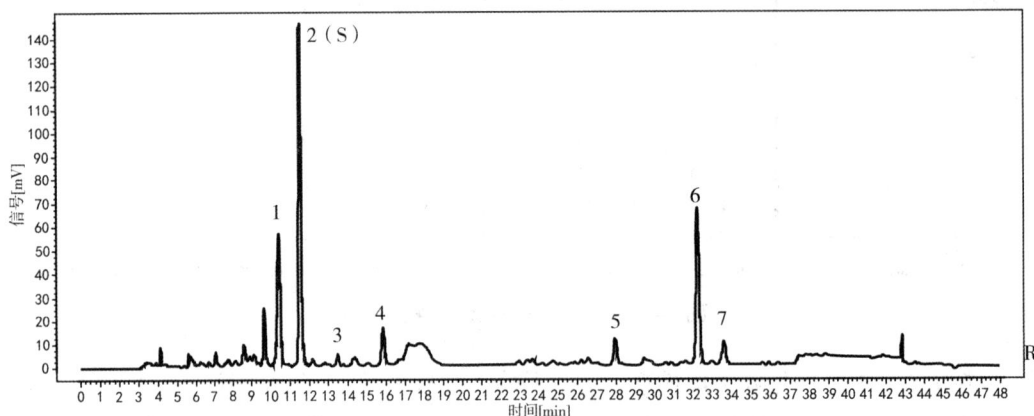

图 6-6　金银花对照特征图谱

7 个特征峰峰 2（S）：绿原酸；峰 3：当药苷；峰 4：断氧化马钱子苷；峰 5：（Z）– 二聚断马钱苷烯醛；峰 6：3,5- 双咖啡酰奎宁酸；峰 7：4,5- 二 –O- 咖啡酰奎宁酸

第五节　生物效价评价法

生物效价评价法是利用药物对于生物整体、离体器官、细胞、酶或分子等所起的作用，以测定药物的效价或作用强度的一种方法。它是以药理学为基础的。对于结构复杂、理化方法不能测定其含量、理化测定不能反映其临床生物活性的中药，可通生物效价鉴定药材质量。生物效应是评价中药药有效性的一个非常重要的指标。但是由于中药的作用不是单一的，而是复合的；中医临床通常复方用药，在不同处方里的同一个中药发挥的作用不同。如何将这些复合作用进行生物效应评价是一个需要不断探索和解决的问题，国家药典会员会发布了《中药生物活性测定指导原则》，中药的有效性最终还是落实到中药的生物效应，所以生物效应评价是今后中药药效物质基础研究、化学组成与生物效应相关性研究不可缺少的手段。

生物效价测定法通常采用标准品和样品对照的方法来确定样品的效价单位。所谓标准品就是选定一批与样品成分相同的药物并规定其中一定量作为一个效价单位，然后把样品和标准品在同一条件下进行比较试验，得出样品的作用与标准品多少单位的作用相同即含有多少单位。例如洋地黄标准品每克含 10 个效价单位，用鸽子实验致死量为 90.5mg/kg，如样品洋地黄致死量为 100mg/kg，两者相比，标准品的强度是样品的 1.1 倍，即样品每克含 9.05 个效价单位。2020 年版《中国药典》通过测定水蛭抗凝血酶活性评价水蛭药材的质量。其原理是水蛭药材中主要成分水蛭素可与凝血酶以 1：1 比例结合，可以用抗凝血酶活力单位来表示水蛭的活性。水蛭药材提取液中加入纤维蛋白原溶液，再滴加凝血酶溶液至凝固，记录消耗凝血酶溶液的体积，计算药材提取液中所含抗凝血酶活力单位。1 个抗凝血酶活力单位等于中和 1 个国际单位凝血酶的量。每 1g

含抗凝血酶活性，水蛭应不低于 16.0u；蚂蟥、柳叶蚂蟥应不低于 3.0u。

第六节　中药质量标准的制定

一、中药质量标准的主要内容

按照《中国药典》要求，每味药材一般的记载格式和规定项目有：

1. 名称　名称包括中文名、汉语拼音、中药拉丁名。

2. 基原　原植（动）物科名、植（动）物中文名、拉丁学名、药用部位、采收季节、产地加工。

3. 性状　形状、大小、表面颜色、质地、断面特征、气、味等。

4. 鉴别　显微鉴别：包括组织、粉末、显微化学反应等；理化鉴别：包括一般理化鉴别、光谱鉴别、色谱鉴别等。

5. 检查　杂质、水分、灰分（总灰分、酸不溶性灰分）；重金属及有害元素、农药残留、黄曲霉毒素、二氧化硫残留等。

6. 浸出物　水溶性浸出物，或醇溶性浸出物，或醚溶性浸出物等。

7. 含量测定　包括有效成分，或指标性成分等的含量测定方法及含量限度（幅度）。

8. 指纹图谱　化学成分指纹图谱或化学成分特征图谱。

9. 炮制　炮制品的净制、切制、炮炙等方法。

10. 性味与归经　气、味，有无毒性，归经。

11. 功能与主治　用中医辨证施治理论概括功效与临床应用。

12. 用法与用量　用法一般指水煎内服，用量指成人一日常用剂量；外用须注明用法。

13. 注意　主要禁忌和副作用。

14. 贮藏　对药材贮藏和保管的基本要求。

注：中药制剂的记载格式和规定项目有：名称（中文名和汉语拼音）、处方、制法、性状、鉴别、检查、浸出物测定（视情况而定）、含量测定、功能与主治、用法与用量、注意、规格、贮藏等。《中国药典》对于保证药品的真实性、质量和正确使用，具有法定依据。

二、中药质量标准起草说明

1. 来源　通过本草考证、用药历史，及现代用药情况，主要说明所用药材的基原的准确性。内容包括原植（动）物的科名、植（动）物的中文名、拉丁学名、药用部位、采收季节和产地加工等。矿物药包括该矿物的类、族、矿石名或岩石名、主要成分及产地加工。

原植（动）物需经有关单位鉴定，确定原植（动）物的科名、中文名及拉丁学名，矿物的中文名及拉丁名。药用部位是指植（动、矿）物经产地加工后药用的某一部分或全部。采收季节和产地加工是指保证药材质量的最佳采收季节和产地加工方法。

2. 名称　主要通过考证药材名称的历史沿革及调查现代用药情况，确保临床用药名称的准确性。

药材的命名应明确、简短、科学，不用容易误解和混同的名称。命名不应与已有的药品名称重复。

3. 性状特征　收集10批以上的药材，进行性状特征表述。所收集的药材应该覆盖药材的主要产区。

主要对药材的外形、颜色、表面特征、质地、断面及气味等进行描述，除必须鲜用的按鲜品描述外，一般以完整的干燥药材为主；易破碎的药材还须描述破碎部分。描述要抓住主要特征，文字要简练，术语需规范，描述应确切。中药药性状特征描述详见第五章有关内容。有关性状特征的书写格式参照现版《中国药典》的类似药材进行。

4. 化学成分　参考最新的文献，了解药材所含化学成分的全貌，并给出可能的有效成分；说明选择含量测定的化学成分指标的依据。

5. 鉴别

（1）显微鉴别　给出至少10批药材的显微鉴别结果，说明确定鉴别特征的依据。并附显微特征照片，或墨线图。

（2）一般理化鉴别　包括呈色反应、沉淀反应、荧光反应等，属功能团的鉴别反应，凡有相同功能团的成分均可能呈阳性反应，因此专属性不强，一般情况下，不宜作为质量标准中最终鉴别项目。

（3）光谱鉴别　在中药鉴别时，由于多数药材的提取物在 270 ~ 280nm 均可能有最大吸收，因而不能构成某一药材的鉴别特征，或特征性不强。所以在一般情况下，光谱直接用于鉴别的不多。如在特定的情况下，在与类似品或掺伪品对比研究的基础上，能构成鉴别特征的，也可应用。

（4）色谱鉴别　是利用薄层色谱（TLC）、气相色谱（GC）或高效液相色谱（HPLC）等对中药进行真伪鉴定。具体方法参见第五章相关内容。色谱鉴别应设对照品或对照药材。TLC 法可以在一块层析板上容纳多个样品及出现多个信息（斑点、色泽、R_f 值等），只要一些特征斑点（甚至是未知成分）具有再现性，就可以作为确认依据。同时因 TLC 不需特殊的仪器，操作简便，加之近年来高效吸附剂、商品化的预制板、摄像装置的应用，极大地提高了分离效果、检出灵敏度、准确性和重现性，使 TLC 法已成为目前应用最多的中药理化鉴别方法。GC 法适用于含挥发性成分药材的鉴别，一般结合含量测定进行。HPLC 法较少用于鉴别，若含量测定采用了 HPLC 法或其他方法无法鉴别时，可同时用于鉴别。

详细描述色谱条件的确定依据、对照品的选择依据；注明实验室的温度和湿度等实验条件。记录不少于 10 批药材的实验结果，并提供照片。

6. 检查　主要包括杂质、水分、灰分（总灰分、酸不溶性灰分）；重金属及有害元素、农药残留、黄曲霉毒素、二氧化硫残留等的检查。其他检查项目，根据药材具体情况而定，如：酸败度检查、色度检查等。还有一些特殊情况：①为保证中药质量，有的药材需规定药用部位的比例。例如穿心莲中穿心莲叶不得少于35%。②灰分有总灰分及酸不溶性灰分，对测定中药品质颇为重要。根据中药的具体情况，可规定其中一项或二项。易夹杂泥沙药材或对难以加工处理和炮制也不易除去泥沙的药材，应规定总灰分。同一中药来源不同，其总灰分含量也会相差悬殊，因此需多产地（或多购进地）的产品进行测定后，再订出总灰分限度。不易夹杂泥沙或未经涂抹而产品加工比较光洁的药材，可不规定总灰分检查。生理灰分高、差异大的中药，可规定酸不溶性灰分。③有的药材是由于寄生于有毒植物而产生有害物质，亦须加以检查，如寄生于夹竹桃树上的桑寄生即有明显的强心苷反应，具毒性，故应检查强心苷，以控制有毒夹竹桃寄生的混入；如寄生于马桑上，应检查有毒成分印度防己毒素，以控制马桑寄生的混入。

提供不少于10批次药材的测定结果。根据测定结果给出药材的含量限度。

7. 浸出物测定 某些中药确实无法建立含量测定项，并且证明浸出物的指标能明显区别中药的质量优劣的，可以进行浸出物测定。测定其浸出物时，须具有针对性并具有控制质量的意义。结合用药习惯、中药质地及已知化学成分类别等，选定适宜的溶剂测定其浸出物。选择溶剂时，也可与 [鉴别] 项相结合，即采用鉴别中提取成分的溶剂。一般要用不同溶剂测试，例如某药材含水溶性及脂溶性有效成分，可用水、甲醇或乙醚作溶剂测定浸出物量，经试验比较，标准正文中可收载较为适宜的浸出物，并提供选择所用溶剂的依据。要有多产地样品实测数据来制定限量指标（以干燥品计）。测定不少于10批次药材，根据测定结果给出药材的浸出物含量限度。

8. 含量测定 中药含有多种成分，现在普遍认为中药的临床疗效是多种成分协同作用的结果，因此，以中医理论为指导，结合现代科学研究选择具生理活性的主要化学成分，作为有效或指标性成分，建立含量测定项目评价中药的内在质量，是现阶段衡量其商品质量是否达到要求及产品是否稳定较理想而有效的手段。

（1）项目选定原则 有效成分清楚的可进行针对性定量；大类成分清楚的，可对总成分如总黄酮、总生物碱、总皂苷进行测定；含挥发油成分的，可测挥发油含量。

（2）含量测定方法 含量测定方法很多，常用的有经典分析方法（容量法、重量法）、光谱法（如紫外 – 可见分光光度法）、色谱法（如 GC 法、HPLC 法、TLCS 法）等（部分内容详见第五章有关内容），现代用得较多的是 HPLC 法，挥发性成分多用 GC 法。

（3）含量测定的方法学验证 定量分析方法进行方法学验证的目的是证明采用的含量测定方法适合于相应分析要求，在进行定量分析方法学研究或起草药品质量标准时，分析方法需经验证。

方法学验证的内容主要有：线性、范围、准确度、精密度（包括重复性和重现性）、检测限、定量限和耐用性等。具体内容参考2020年版《中国药典》四部"药品质量标准分析方法验证指导原则"。

（4）含量限（幅）度的制定 测定10批次以上药材，根据测定结果给出药材的含量规定。在保证药物成分对临床安全和疗效稳定的情况下，含量测定也可用限度表示。有效成分或指标性成分不得少于多少是中药含量限度规定的方式。如《中国药典》

（2005 年版）规定黄芩中含黄芩苷不得少于 9.0%。毒性成分一般规定不得过多少，如银杏叶提取物中总银杏酸不得过 10mg/kg。如果指标成分既是有效成分又是毒性成分必须规定幅度，如《中国药典》（2005 年版）规定马钱子中含士的宁为 1.20% ~ 2.20%

（5）含量测定项正文的书写　内容包括中药的粉碎程度、预处理、供试液制备、测定方法及含量限（幅）度的规定。先写预处理及测定方法，最后另起一行写含量限（幅）度规定。规定中提到的成分用中文名，其后加括号写明分子式。具体书写格式因测定方法不同而异，可参考《中国药典》（2020 年版）的相关方法。

9. 指纹图谱 / 特征图谱　建立中药指纹图谱的目的是为了全面反映中药所含内在化学成分的种类和相对含量，进而反映中药的整体质量。指纹图谱也是国际公认的控制天然产物质量的有效方法。中药指纹图谱必须同时具有系统性、特征性和重现性。

系统性是指指纹图谱反映的化学成分应包括有效组分群中的主要成分，或指标成分的全部。如大黄的有效成分为蒽醌类化合物，则其指纹谱应尽可能多地反映蒽醌类成分。

特征性是指指纹图谱中反映的化学成分信息（具体表现为保留时间或位移值）是具有高度选择性的，这些信息的综合结果能特征地区分中药的真伪与优劣。

重现性指在规定的方法和条件下，不同的操作者和不同的实验室所建立的指纹图谱的误差应在允许的范围之内。

中药指纹图谱的研究和制订有其具体的内容和技术要求。简述如下：

（1）名称　汉语拼音按中药命名原则制定。

（2）来源　包括原植、动物的科名、中文名、拉丁名。

（3）供试品的制备　应根据中药中所含化学成分的理化性质和检测方法的需要，选择适宜的方法进行制备。制备方法必须确保该中药的主要化学成分在指纹图谱中的体现。应说明选用制备方法的依据。如供试品需要提取、纯化，应考察提取溶剂、提取方法、纯化方法等，提取、纯化方法应力求最大限度地保留供试品中的化学成分；如供试品需要粉碎检测，应考察粉碎方法、粒度等。

（4）参照物的制备　应说明参照物的选择和试验样品制备的依据。应根据供试品中所含成分的性质，选择适宜的对照品或内标物作为参照物。参照物的制备应根据检测方法的需要，选择适宜的方法进行，并说明制备理由。

（5）检测方法　根据供试品的特点和所含化学成分的理化性质选择相应的检测方法。应说明选择检测方法的依据和该检测方法的原理，确定该检测方法的方法学考察资料和相关图谱（包括稳定性、精密度和重现性）。对于含成分类型较多的中药药，如一种检测方法或一张图谱不能反映该生药的固有特性，可以考虑采用多种检测方法或一种检测方法的多种测定条件，建立多张指纹图谱。建立指纹图谱所采用的色谱柱、薄层板等必须固定厂家和型号、规格，试剂、测定条件等也必须相应固定。采用光谱法建立指纹图谱，其相应的检测条件也必须固定。①稳定性试验主要考察供试品的稳定性。取同一供试品，分别在不同时间检测，考察色谱峰的相对保留时间、峰面积比值的一致性，确定检测时间。②精密度试验主要考察仪器的精密度。取同一供试品，连续进样 5 次以上，考察色谱峰的相对保留时间、峰面积比值的一致性。采用高效液相色谱和气相色谱制定指纹图谱，在指纹图谱中规定共有峰面积比值的各色谱峰，其峰面积比值的相对标准偏差 RSD 不得大于 3%，其他方法不得大于 5%。采用光谱方法检测的供试品，参照色谱方法进行相应考察，相对标准偏差 RSD 不得大于 3%。③重现性试验主要考察实验方法的重现性。取同一批号的供试品 5 份以上，按照供试品的制备和检测方法制备供试品并进行检测，考察色谱峰的相对保留时间、峰面积比值的一致性。采用高效液相色谱和气相色谱制定指纹图谱，在指纹图谱中规定共有峰面积比值的各色谱峰，其峰面积比值的相对标准偏差 RSD 不得大于 3%，其他方法不得大于 5%。采用光谱方法检测的供试品，参照色谱方法进行相应考察，相对标准偏差 RSD 不得大于 3%。

（6）指纹图谱及技术参数　指纹图谱的建立应根据 10 批次以上供试品的检测结果所给出的相关参数来制定。具体参考"本章第六节"内容。

10. 贮藏（稳定性试验）　中药的贮藏条件是根据对其进行稳定性试验而确定的。中药稳定性试验包括初步稳定性试验和稳定性试验两种。

（1）初步稳定性试验　中药在临床试验用包装或销售包装条件下，于室温下进行考核，除当月考核一次外，要求每月考核一次，不得少于三个月（也可于 37～40℃和相对湿度 75% 保存，每月考核一次，连续三个月），测定各项质量指标（定性和定量），要求稳定。

（2）稳定性试验　将中药在市售包装条件下，置室温中，继初步稳定性考核后，即放置 3 个月再考核一次，然后每半年一次。测定各项质量指标（定性和定量），根据测定数据确定在此包装条件下的有效期。

中药的稳定性试验至少应对三批以上的样品进行考察。若用新的包装材料，应注意观察直接与中药接触的包装材料对中药稳定性的影响。

各　论

第七章　　根及根茎类中药 ▷▷▷▷

第一节　概　述

根（radix）及根茎（rhizoma）是植物的两种不同器官，具有不同的外形和内部构造。由于多数中药同时具有根和根茎两部分，两者又互有联系，因此，将根及根茎类中药并入一章叙述。

一、根类中药的鉴别

（一）性状鉴别

根类中药包括以根或以根为主带有部分根茎入药的药材。根无节和节间之分，一般无芽和叶。

根的形状通常为圆柱形、长圆锥形或纺锤形等。双子叶植物根一般为直根系，主根发达，侧根较小，主根常为圆柱形，如甘草、防风、牛膝等；有的肥大肉质，呈圆锥形，如桔梗、白芷等；有的双子叶植物的根膨大成块根，呈纺锤形，如何首乌；少数双子叶植物的主根不发达，为须根系，多数细长的须根簇生于根茎上，如威灵仙、龙胆等。单子叶植物根一般为须根系，须根的前部或中部常膨大成块根，呈纺锤形，如麦冬、郁金等。

根的表面常有纹理，横纹或纵纹，有的可见皮孔，双子叶植物根外表常有栓皮，较粗糙。单子叶植物根外表无木栓层，有的具较薄的栓化组织。根的顶端有时带有根茎或茎基，根茎俗称"芦头"，上有茎痕，俗称"芦碗"，如人参等。

根的质地和断面常因品种而异，有的质重坚实，有的体轻松泡；折断面呈粉性或呈纤维性、角质状等。观察根的横断面，首先应注意区分双子叶植物根和单子叶植物根。一般说来，双子叶植物根有一圈形成层的环纹，环内的木质部范围较环外的皮部大，中央无髓部，自中心向外有放射状纹理，木部尤为明显；单子叶植物根有一圈内皮层的环纹，皮部宽广，中柱一般较皮部为小，中央有髓部，自中心向外无放射状纹理。其次，应注意根的断面组织中有无分泌物散布，如伞形科植物当归、白芷等含有黄棕色油点。并应注意少数双子叶植物根断面的异型构造，如何首乌的云锦花纹、商陆的罗盘纹等。

（二）显微鉴别

1. 根横切面的显微鉴定　在显微镜下观察根的横切面组织构造，可区分双子叶植物根和单子叶植物根。

（1）双子叶植物根　一般均具次生构造。最外层大多为周皮，由木栓层、木栓形成层及栓内层组成。木栓形成层通常发生于中柱外方部位，形成周皮后原有的表皮及皮层细胞均已死亡脱落；栓内层通常为数列薄壁细胞，排列较疏松。有的栓内层比较发达，又名"次生皮层"；少数根类中药的次生构造不发达，无周皮而有表皮，如龙胆、威灵仙等；或表皮死亡脱落后，外皮层细胞的细胞壁增厚并栓化，行保护作用，称为"后生表皮"，如细辛；或由皮层的外部细胞木栓化起保护作用，称为"后生皮层"，如川乌。这些根的内皮层均较明显。

双子叶植物根的次生构造，维管束一般为无限外韧型，由初生韧皮部、次生韧皮部、形成层、次生木质部和初生木质部组成。初生韧皮部遭受挤压而被破坏，细胞大多颓废；次生韧皮部包括筛管、伴胞、韧皮薄壁细胞、韧皮纤维等，并有韧皮射线；形成层连续成环，或束间形成层不明显；次生木质部占根的大部分，有导管、管胞、木薄壁细胞或木纤维，木射线较明显；初生木质部位于中央，分为几束，呈星角状，其束的数目随植物种类不同而不同，有鉴定参考意义。一般双子叶植物的束较少，为二至六束，又称二至六原型，如牛膝为两束，称二原型。双子叶植物根一般无髓，少数次生构造不发达的根的初生木质部未分化到中心，中央为薄壁组织区域，形成明显的髓部，如龙胆、川乌等。

双子叶植物根除上述正常构造外，还可形成异常构造，主要有下列几种类型：

①多环性同心环维管束：如牛膝、商陆等。其根在正常次生生长发育到一定阶段时，次生维管柱的外围又形成多轮同心环状排列的异常维管组织，最初由中柱外方部位韧皮薄壁细胞分裂产生薄壁组织，从中发生新的形成层环，并形成第一轮同心环维管束，以后随着外方薄壁细胞继续分裂，又相继形成第二轮、第三轮等同心环维管束，如此构成多环性同心环维管束的异常构造。

②附加维管柱：在维管柱外围的薄壁组织中能产生新的附加维管柱，形成异常构造，如何首乌。在正常次生构造的发育过程中，韧皮部外侧由中柱鞘衍生的薄壁组织细胞分裂，形成一圈异常形成层，形成异常的外韧型维管束，有单独的和复合的。

③内涵韧皮部：又称木间韧皮部，就是在次生木质部中包埋有次生韧皮部。这种异常构造是形成层活动不规则的结果，形成层不仅向外也可向内产生韧皮部。如茄科植物

华山参等。

④木间木栓：在次生木质部内形成木栓带，称为木间木栓或内涵周皮。木间木栓通常由次生木质部的薄壁组织细胞栓化形成。如黄芩的老根中央可见木栓环。有的根中的木间木栓环包围一部分韧皮部和木质部，把维管柱分隔成几个束，如甘松根。

（2）单子叶植物根　一般均具初生构造。最外层通常为一列表皮细胞，无木栓层，有的细胞分化为根毛，细胞外壁一般无角质层。少数根的表皮细胞分裂为多层细胞，细胞壁木栓化，形成根被，如百部、麦冬等。单子叶植物根的皮层宽厚，占根的大部分，皮层通常可分为外皮层、皮层薄壁组织和内皮层。外皮层为一层排列紧密整齐的细胞；皮层薄壁细胞排列疏松；内皮层为一层细胞，排列紧密整齐，有的可见凯氏带，有的可见凯氏点，有的内皮层细胞壁全部增厚木化，少数不增厚的内皮层细胞称"通道细胞"，如麦冬，有的内皮层细胞只有外切向壁不增厚，其余壁均增厚，横切面观时，其增厚部分呈马蹄形。

中柱直径较小，最外为中柱鞘，维管束为辐射型，韧皮部与木质部相间排列，呈辐射状，无形成层。髓部通常明显。

根类中药的横切面显微鉴别，首先应根据维管束的类型、有无形成层等，区分为双子叶或单子叶植物根。其次应注意根中有无分泌组织存在，如油室、树脂道、乳管等；有无草酸钙或碳酸钙结晶，如簇晶、方晶、砂晶、针晶等；有的根含有多量淀粉粒，如甘葛藤；还应注意厚壁组织，如石细胞、韧皮纤维或木纤维等。

2. 根粉末的显微鉴定　粉末鉴定时，以具有鉴别特征的细胞内含物、厚壁组织、分泌组织为重点，其次是表皮、下皮、根被或木栓组织、内皮层、导管及管胞。细胞内含物粉末中多随处散在，也有的存在于薄壁细胞中，有淀粉粒、菊糖、草酸钙结晶（少数碳酸钙结晶）、硅质块等。厚壁组织有纤维（韧皮纤维、纤维管胞、晶纤维、嵌晶纤维、分隔纤维等）、石细胞等。分泌组织有分泌细胞、分泌腔（室）、分泌管（道）或乳汁管。

二、根茎类中药的鉴别

（一）性状鉴别

根茎类中药系指以地下茎或带有少许根部的地下茎入药的药材，根茎类中药包括根状茎、块茎、球茎及鳞茎等，是一类地下茎的变态。

药材中以根状茎多见，根状茎类中药的形状多呈结节状圆柱形，常具分枝，或不规则团块状或拳形团块。表面节和节间明显，单子叶植物尤为明显，节上常有退化的鳞片状或膜质状小叶或叶痕，有顶芽和腋芽或芽痕；根茎上面或顶端常残存茎基或茎痕，侧面和下面有细长的不定根或根痕。根状茎的形态和节间长短随植物种类而异，如苍术、白术、川芎、石菖蒲、黄精等的形态和节间长短各异。蕨类植物的根茎常有鳞片或密生棕黄色鳞毛。根茎的形状不一，有圆柱形、纺锤形或不规则块状等。

块茎呈不规则块状或类球形，肉质肥大。表面有短的节间，节上具芽及退化的鳞片状叶或已脱落，如半夏、天麻等。

球茎呈球形或扁球形，肉质肥大。表面具明显的节和缩短的节间，节上有较大的膜质鳞叶，顶芽发达，叶芽常生于球茎的上半部，基部具不定根，如荸荠。

鳞茎呈球形或扁球形，地下茎缩短呈扁平圆盘状，称鳞茎盘，上面有肉质肥厚的鳞叶和顶芽，基部有不定根或不定根痕，如川贝母、百合等。有的兰科植物茎的下部膨大，称假鳞茎。

根茎类中药的横断面，应注意区分双子叶植物根茎和单子叶植物根茎。一般说来，双子叶植物根茎横断面中央有明显的髓部，可见形成层环，木部有明显的放射状纹理。单子叶植物根茎通常可见内皮层环纹，无形成层环，皮层及中柱均有维管束点状散布，髓部不明显。

其次，应注意根茎断面组织中有无分泌物散布，如油点等。注意少数双子叶植物根茎横断面有异常构造，如大黄的星点。

（二）显微鉴别

1. 根茎横切面的显微鉴定 根茎的横切面在显微镜下观察组织构造，可以区分双子叶植物根茎、单子叶植物根茎和蕨类植物根茎。

（1）双子叶植物根茎 一般均具次生构造，与地上茎相似。外表常有木栓层，少数有表皮或鳞叶。如木栓形成层发生在皮层外方，则初生皮层仍然存在，如黄连等；有些根茎仅有栓内层细胞构成次生皮层。皮层中有根迹维管束或叶迹维管束斜向通过，皮层内侧有时具纤维或石细胞，内皮层多不明显。维管束为外韧形，成环状排列，束间为髓射线。中柱外方部位有的具厚壁组织，如初生韧皮纤维和石细胞群（或称中柱鞘纤维），常排成不连续的环。中央有髓部。

双子叶植物根茎除上述正常构造外，还可形成异常构造，常见的有下列几种类型：

①髓维管束：是指位于根茎髓部的维管束，如大黄的髓部有许多星点状的异型维管束，其韧皮部和木质部的位置与外部正常维管束倒置，即韧皮部在内侧，木质部在外侧。

②内生韧皮部：位于木质部里端的韧皮部，有的与木质部里端密切接触，构成正常的双韧型维管束；有的在髓部的周围形成各个分离的韧皮部束。内生韧皮部存在的位置和形成均与内涵韧皮部不同，如茄科、葫芦科植物等。

③木间木栓：在次生木质部内也形成木栓环带，如甘松根茎中的木间木栓环包围一部分韧皮部和木质部，把维管柱分隔成数个束。

（2）单子叶植物根茎 一般均具初生构造。外表通常为一列表皮细胞，少数根茎皮层外部细胞木栓化，形成后生皮层，代替表皮起保护作用，如藜芦等。有的皮层外侧靠近表皮的细胞形成木栓组织，如生姜。内皮层大多明显，皮层与维管柱之间有明显的分界，皮层宽广，常有叶迹维管束散在。中柱中有多数维管束散布，维管束大多为有限外韧型，也有周木型。髓部不明显。

鳞茎的肉质鳞叶横切面构造与单子叶植物的叶大体相似，表皮一般有气孔而无毛茸。

（3）蕨类植物根茎　外表通常为一列表皮，表皮下面有下皮层，为数列厚壁细胞，内部为薄壁细胞组成的基本组织。一般具网状中柱，因根茎叶隙的纵向延伸和互相重叠，将维管系统分割成束，横切面观可见断续环状排列的周韧型维管束，每一维管束外围有内皮层，网状中柱的一个维管束又称分体中柱。分体中柱的形状、数目和排列方式是鉴定品种的重要依据。在环列的分体中柱的外方，有叶迹维管束，如绵马贯众等。有的根茎具双韧管状中柱。木质部排成环圈，其内外两侧均有韧皮部及内皮层环，中央有髓部，如狗脊。蕨类植物根茎的木质部一般无导管而有管胞，管胞大多为梯纹。在基本组织的细胞间隙中，有的具间隙腺毛，如绵马贯众。

根茎类中药的横切面显微鉴别，首先应根据维管束类型和排列形式，决定其为蕨类植物根茎，还是双子叶植物或单子叶植物的根茎。根茎中常有分泌组织存在，如川芎、苍术等有油室；石菖蒲、干姜等有油细胞。单子叶植物根茎中常有黏液细胞，其中常含草酸钙针晶或针晶束，如半夏、白及等。厚壁组织也常存在，是重要的鉴别特征之一，如苍术的木栓层中有石细胞带，黄连（味连）的皮层及中柱外侧（中柱鞘）均有石细胞。多数根茎类中药含有淀粉粒，有的含有菊糖而无淀粉粒，如苍术等。

2. 根茎粉末的显微鉴定　根茎类药材粉末的观察，与根类相似。注意鳞茎、块茎、球茎常含较大的淀粉粒，其形状、大小、脐点、层纹以及复粒、半复粒、多脐点单粒（如贝母类）等特征是鉴别的重要依据。有的含有菊糖而无淀粉粒，如苍术等。鳞茎的鳞叶表皮常可查见气孔。

第二节　常用根及根茎类中药的鉴定

细辛 Asari Radix et Rhizoma

[**来源**] 为马兜铃科植物北细辛 *Asarum heterotropoides* Fr. Schmidt var. *mandshuricum*（Maxim.）Kitag.、汉城细辛 *A. sieboldii* Miq. var. *seoulense* Nakai 或华细辛 *A. sieboldii* Miq. 的干燥根和根茎。前二种习称"辽细辛"。

[**采制**] 夏季果熟期或初秋采挖，除净地上部分和泥沙，阴干。

[**产地**] 北细辛产于辽宁、吉林、黑龙江，产量大，多为栽培品；汉城细辛亦产于辽宁、吉林、黑龙江，产量小；华细辛主产于陕西、湖北等省，产量小。

[**性状**] 北细辛　常卷曲成团。根茎横生呈不规则圆柱状，具短分枝，长 1～10cm，直径 0.2～0.4cm；表面灰棕色，粗糙，有环形的节，节间长 0.2～0.3cm，分枝顶端有碗状的茎痕。根细长，密生节上，长 10～20cm，直径 0.1cm；表面灰黄色，平滑或具纵皱纹；有须根和须根痕；质脆，易折断，断面平坦，黄白色或白色。气辛香，味辛辣、麻舌。

汉城细辛　根茎直径 0.1～0.5cm，节间长 0.1～1cm。

华细辛　根茎长 5～20cm，直径 0.1～0.2cm，节间长 0.2～1cm。气味较弱。

[显微特征]

根横切面 ①表皮细胞1列，部分残存。②皮层宽，有众多油细胞散在，内含油滴；外皮层细胞1列，类长方形，木栓化并微木化。③内皮层明显，可见凯氏点。④中柱鞘细胞1~2层，次生组织不发达，初生木质部二原型至四原型。⑤韧皮部束中央可见1~3个明显较其周围韧皮部细胞大的薄壁细胞，但其长径显著小于最大导管直径，或者韧皮部中无明显的大型薄壁细胞。薄壁细胞含淀粉粒。

粉末 淡黄灰色。①表面观根外皮层细胞类长方形或类多角形，垂周壁细波状弯曲。②油细胞类圆形，壁薄木栓化，胞腔内常可见绿黄色油状物。③根茎表皮细胞类长方形或类长多角形，垂周壁连珠状加厚，平周壁隐约可见与细胞长轴平行的角质纹理，表皮中可见油细胞。④石细胞（根茎）呈类方形、类长方形等。⑤导管主为网纹、梯纹。

[化学成分] 主要含挥发油，其含量为2.0%~4.5%，油中主要成分为甲基丁香酚、细辛醚、榄香脂素、黄樟醚。另含去甲乌药碱、l-细辛脂素、l-芝麻脂素及辛味物质派立托胺和N-异丁基十四碳四烯酰胺等。此外，经高效液相色谱检测发现，在其根及根茎中尚有马兜铃酸I（aristolochic acid I）或马兜铃内酰胺I（aristololactam I）的存在。

[理化鉴别] 取粉末加甲醇，超声，滤过，滤液蒸干，残渣加甲醇作为供试品溶液，另取细辛对照药材同法制成对照药材溶液。再取细辛脂素对照品，加甲醇作为对照品溶液。采用硅胶G薄层板，以石油醚（60~90℃）-乙酸乙酯（3:1）为展开剂，展开，取出，晾干，喷以1%香草醛硫酸溶液，热风吹至斑点显色清晰。供试品色谱中，在与对照药材色谱和对照品色谱相应的位置上，显相同颜色的斑点。

[品质评价]

1.经验鉴别 以根灰黄、气辛香、味辛辣而麻舌者为佳。

2.检查 水分：不得过10.0%。总灰分：不得过12.0%。酸不溶性灰分：不得过5.0%。马兜铃酸I（$C_{17}H_{11}NO_7$）限量：不得过0.001%。

3.浸出物测定 醇溶性浸出物（热浸法，用乙醇作溶剂）不得少于9.0%。

4.含量测定 照挥发油测定法测定，本品含挥发油不得少于2.0%（mL/g）。用高效液相色谱法测定，本品按干燥品计算，含细辛脂素（$C_{20}H_{18}O_6$）不得少于0.050%。

[功效] 性温，味辛。归心、肺、肾经。能解表散寒，祛风止痛，通窍，温肺化饮。用于风寒感冒，头痛，牙痛，鼻塞流涕，鼻鼽，鼻渊，风湿痹痛，痰饮喘咳。用量1~3g。散剂每次服0.5~1g。外用适量。不宜与藜芦同用。

大黄 Rhei Radix et Rhizoma

[来源] 为蓼科植物掌叶大黄 *Rheum palmatum* L.、唐古特大黄 *R. tanguticum* Maxim. ex Balf. 或药用大黄 *R. officinale* Baill. 的干燥根及根茎。

[采制] 秋末茎叶枯萎或次春发芽前采挖，除去细根，刮去外皮，切成瓣或段，干燥。

[产地] 掌叶大黄和唐古特大黄主产于甘肃、青海、西藏、四川等地，二者商品均

称"北大黄"。药用大黄主产于四川、贵州、云南等地，商品称"南大黄"。

[性状] 呈类圆柱形、圆锥形、卵圆形或不规则块状，长 3 ~ 17cm，直径 3 ~ 10cm。除尽外皮者表面黄棕色至红棕色，有的可见类白色网状纹理及星点（异型维管束）散在，残留的外皮棕褐色，多具绳孔及粗皱纹。质坚实，有的中心稍松软，断面淡红棕色或黄棕色，显颗粒性；根茎髓部宽广，有星点环列或散在；根木部发达，具放射状纹理，形成层环明显，无星点。气清香，味苦而微涩，嚼之粘牙，有沙粒感。（见附录彩图 7–1）

[显微特征]

根茎横切面 根木栓层和栓内层大多已除去：①韧皮射线 3 ~ 4 列细胞，内含棕色物。韧皮部中有时可见大型黏液腔，形成层环明显。②木质部导管径向稀疏排列，非木化。③髓部宽广，散有多数星点（异型维管束），星点直径 1 ~ 4mm（以形成层为准）在根茎上端星点呈环状排列。④星点为外木式维管束，形成层类圆形，射线呈星状射出，含深棕色物，可见黏液腔。星点的木质部中可见蛇盘形导管，形似蛇盘状。⑤薄壁细胞中含众多淀粉粒及大型草酸钙簇晶（直径多在 100μm 以上）。

根茎粉末 黄棕色。①草酸钙簇晶众多，直径 20 ~ 160（~ 190）μm，棱角大多短钝。②导管主为具缘纹孔、网纹导管，直径达 140μm，非木化或微木化。③淀粉粒甚多，直径 3 ~ 45μm，脐点常呈星状、十字状。（见附录彩图 7–2）

根横切面 3 种大黄根中均无髓，无星点，其余构造与根茎相类似。

[化学成分] 主要含蒽醌类衍生物，包括蒽醌、蒽酚、蒽酮及其苷类等。蒽醌类：总蒽醌含量为 2% ~ 6%，包括芦荟大黄素、大黄酚、大黄素、大黄素甲醚、大黄酸等游离蒽醌类成分以及它们的单、双葡萄糖苷等结合蒽醌类成分。蒽酚和蒽酮类：大黄二蒽酮 A、B、C，掌叶二蒽酮 A、B、C，以及它们的苷类如番泻苷 A（含量 0.6% ~ 2.3%）、B、C、D、E、F，大黄酸苷 A、B、C、D 等。其他尚含芪类（二苯乙烯类）、鞣质类（含量 3% ~ 5%）等，但不含土大黄苷（rhaponticin）。

[理化鉴别]

1. 取本品粉末少量，进行微量升华，可见菱状针晶或羽状结晶。

2. 取本品粉末 0.1g，加甲醇 20mL，浸泡 1 小时，滤过，取滤液 5mL，蒸干，残渣加水 10mL 使溶解，再加盐酸 1mL，加热回流 30 分钟，立即冷却，用乙醚分 2 次振摇提取，每次 20mL，合并乙醚液，蒸干，残渣加三氯甲烷 1mL 使溶解，作为供试品溶液。另取大黄对照药材 0.1g，同法制成对照药材溶液。再取大黄酸对照品，加甲醇制成每 1mL 含 1mg 的溶液，作为对照品溶液。采用以羧甲基纤维素钠为黏合剂的硅胶 H 薄层板，以石油醚（30 ~ 60℃）– 甲酸乙酯 – 甲酸（15:5:1）的上层溶液为展开剂，展开，取出，晾干，置紫外光灯（365nm）下检视。供试品色谱中，在与对照药材色谱相应的位置上，显相同的五个橙黄色荧光主斑点；在与对照品色谱相应的位置上，显相同的橙黄色荧光斑点，置氨蒸气中熏后，斑点变为红色。

3. 取本品粉末 0.2g，加入 10% 硫酸 10mL 与三氯甲烷 10mL，回流 15 分钟，放冷，分取三氯甲烷层，加氢氧化钠试液 5mL，振摇，碱液层显红色。

[**品质评价**]

1. 经验鉴别　以外表黄棕色、锦纹及星点明显、体重、质坚实、气清香、味苦而微涩、嚼之发黏者为佳。

2. 检查　水分：不得过 15.0%。总灰分：不得过 10.0%。

土大黄苷：取粉末加甲醇，超声，滤过作为供试品溶液。取土大黄苷对照品，加甲醇作为对照品溶液。采用聚酰胺薄膜，以甲苯 – 甲酸乙酯 – 丙酮 – 甲醇 – 甲酸（30：5：5：20：0.1）为展开剂，展开，取出，晾干，置紫外灯（365nm）下检视，供试品色谱中，在与对照品色谱相应的位置上，不得显相同的亮蓝色斑点。

3. 浸出物测定　水溶性浸出物（热浸法，用水作溶剂）不得少于 25.0%。

4. 含量测定　用高效液相色谱法测定，本品按干燥品计算，含总蒽醌以芦荟大黄素（$C_{15}H_{10}O_5$）、大黄酸（$C_{15}H_8O_6$）、大黄素（$C_{15}H_{10}O_5$）、大黄酚（$C_{15}H_{10}O_4$）和大黄素甲醚（$C_{16}H_{12}O_5$）的总量计，不得少于 1.5%；本品按干燥品计算，含游离蒽醌以芦荟大黄素（$C_{15}H_{10}O_5$）、大黄酸（$C_{15}H_8O_6$）、大黄素（$C_{15}H_{10}O_5$）、大黄酚（$C_{15}H_{10}O_4$）和大黄素甲醚（$C_{16}H_{12}O_5$）的总量计，不得少于 0.20%。

[**功效**]　性寒，味苦。归脾、胃、大肠、肝、心包经。能泻下攻积，清热泻火，凉血解毒，逐瘀通经，利湿退黄。用于实热积滞便秘，血热吐衄，目赤咽肿，痈肿疔疮，肠痈腹痛，瘀血经闭，产后瘀阻，跌打损伤，湿热痢疾，黄疸尿赤，淋证，水肿；外治烧烫伤。酒大黄善清上焦血分热毒，用于目赤咽肿、齿龈肿痛。熟大黄泻下力缓、泻火解毒，用于火毒疮疡。大黄炭凉血化瘀止血，用于血热有瘀出血症。用量 3 ~ 15g；用于泻下不宜久煎。外用适量，研末敷于患处。孕妇慎服。

[**附注**] 同属一些植物在部分地区或民间称山大黄、土大黄等而作药用，有时与上述 3 种正品大黄混淆。主要有藏边大黄 *Rheum emodi* Wall.、河套大黄 *R. hotaoense* C.Y. Cheng et C.T. Kao、华北大黄 *R. franzenbachii* Münt. 及天山大黄 *R. wittrochii* Lundstr.。商品中根的比例很大，香气弱，含有游离的和结合的蒽醌类成分，但不含或仅含痕量的大黄酸和番泻苷。由于均含有土大黄苷（rhaponticin）类成分，故其断面在紫外灯下显亮蓝紫色荧光而易与正品大黄（浓棕色荧光）区别。另外，除了藏边大黄根茎中可见个别星点，数目极少且其直径远大于正品大黄，达 6 ~ 8mm（以形成层为准）外，上述其他植物无星点。土大黄的泻下作用很弱，通常外用为收敛止血药，或作兽药和工业染料。

何首乌 Polygoni Multiflori Radix

[**来源**] 为蓼科植物何首乌 *Polygonum multiflorum* Thunb. 的干燥块根。

[**采制**] 秋、冬二季叶枯萎时采挖，削去两端，洗净，个大的切成块，干燥。

[**产地**] 主产于河南、湖北、广西、广东等省区。此外，湖南、山西、浙江等省亦产。

[**性状**] 呈团块状或不规则纺锤形，长 6 ~ 15cm，直径 4 ~ 12cm。表面红棕色或红褐色，皱缩不平，有浅沟，并有横长皮孔样突起和细根痕。体重，质坚实，不易折断，断面浅黄棕色或浅红棕色，显粉性，皮部有 4 ~ 11 个类圆形异型维管束环列，形成云锦状花纹，中央木部较大，有的呈木心。气微，味微苦而甘涩。（见附录彩图 7-3）

[显微特征]

横切面　①木栓层为数层细胞，充满棕色物。②韧皮部较宽广，散有异型维管束（复合维管束）4 ~ 11 个，为外韧型，导管稀少。③中央的维管柱形成层成环，木质部导管较少，周围有管胞和少数木纤维，根中心导管较多，射线宽。④薄壁细胞含草酸钙簇晶，并含淀粉粒。

粉末　棕色。①草酸钙簇晶较多，直径 10 ~ 80（~ 160）μm，有的簇晶与较大的类方形结晶合生。②淀粉粒众多，单粒类球形，直径 4 ~ 50μm，脐点星状、点状或三叉状；复粒由 2 ~ 9 分粒组成。③木纤维多成束，细长，直径 17 ~ 34μm。有斜纹孔或相交成人字形。④导管主要为具缘纹孔导管，具缘纹孔细密。另有棕色细胞、木栓细胞、棕色块等。（见附录彩图 7-4）

[化学成分] 主要含有卵磷脂、蒽醌类、芪类、鞣质等。卵磷脂：其含量约 3.7%。蒽醌衍生物：其含量约 1.1%，主要为大黄酚、大黄素、大黄酸、大黄素甲醚、大黄素 -8-O-β-D- 葡萄糖苷（该成分具有益智活性）等。芪类成分：其含量 0.14% ~ 6.85%，如 2,3,5,4′- 四羟基二苯乙烯 2-O-β-D- 葡萄糖苷（含量约 1.2%，该成分具有抗衰老、降血脂、心血管活性、免疫调节及保肝活性）。鞣质类：包含儿茶素、表儿茶素、3-O- 没食子酰儿茶素、3-O- 没食子酰表儿茶素、3-O- 没食子酰原矢车菊素 B -1 及 3,3′- 双 -O- 没食子酰原矢车菊素等。

[理化鉴别]

1. 取本品粉末 0.1g，加 10% 氢氧化钠溶液 10mL，煮沸 3 分钟，冷后滤过。取滤液，加盐酸使成酸性，再加等量乙醚，振摇，醚层应显黄色。分取醚液 4mL，加氨试液 2mL，振摇，氨液层显红色（蒽醌类化合物反应）。

2. 取本品粉末 0.2g，加乙醇 5mL，温浸 3 分钟，时加振摇，趁热滤过，放冷。取滤液 2 滴，置蒸发皿中蒸干，趁热加三氯化锑的三氯甲烷饱和溶液 1 滴，显紫红色。

3. 取本品粉末 0.25g，加乙醇 50mL，加热回流 1 小时，滤过，滤液浓缩至 3mL，作为供试品溶液。另取何首乌对照药材 0.25g，同法制成对照药材溶液。采用以羧甲基纤维素钠为黏合剂的硅胶 H 薄层板，使成条状，以三氯甲烷 – 甲醇（7∶3）为展开剂，展至约 3.5cm，取出，晾干，再以三氯甲烷 – 甲醇（20∶1）为展开剂，展至约 7cm，取出，晾干，置紫外光灯（365nm）下检视。供试品色谱中，在与对照药材色谱相应的位置上，显相同颜色的荧光斑点。

[品质评价]

1. 经验鉴别　以个大、质坚实而重、红褐色、断面显云锦状花纹、粉性足者为佳。

2. 检查　水分：不得过 10.0%。总灰分：不得过 5.0%。

3. 含量测定　用高效液相色谱测定，本品按干燥品计算，含 2,3,5,4′- 四羟基二苯乙烯 -2-O-β-D- 葡萄糖苷（$C_{20}H_{22}O_9$）不得少于 1.0%。本品按干燥品计算，含结合蒽醌以大黄素（$C_{15}H_{10}O_5$）和大黄素甲醚（$C_{16}H_{12}O_5$）的总量计，不得少于 0.10%。

[功效] 性微温，味苦、甘、涩。归心、肝、肾经。能解毒，消痈，截疟，润肠通便。用于疮痈，瘰疬，风疹瘙痒，久疟体虚，肠燥便秘。用量 3 ~ 6g。

牛膝 Achyranthis Bidentatae Radix

[**来源**] 为苋科植物牛膝 *Achyranthes bidentata* Bl. 的干燥根。

[**采制**] 冬季茎叶枯萎时采挖，除去地上茎、须根及泥沙，捆成小把，晒至干皱后，将顶端切齐，晒干。

[**产地**] 主产于河南武陟、沁阳等地。河北、内蒙古、山西、山东、江苏、辽宁等地亦产，为栽培品。

[**性状**] 呈细长圆柱形，挺直或稍弯曲，长 15 ~ 70cm，直径 0.4 ~ 1cm。表面灰黄色或淡棕色，有微扭曲的细纵皱纹、排列稀疏的侧根痕和横长皮孔样的突起。质硬脆，易折断、受潮后变软，断面平坦，淡棕色，略呈角质样而油润，中心维管束木质部较大，黄白色，其外周散有多数黄白色点状维管束，断续排列成 2 ~ 4 轮。气微，味微甜而稍苦涩。(见附录彩图 7-5)

[**显微特征**]

横切面 ①木栓层为数列扁平细胞，切向延伸。②栓内层较窄。③异型维管束外韧型，断续排列成 2 ~ 4 轮，最外轮的维管束较小，有的仅 1 至数个导管，束间形成层几连接成环，向内维管束较大；④木质部主要由导管及小的木纤维组成，根中心木质部集成 2 ~ 3 群。⑤薄壁细胞含有草酸钙砂晶。

粉末 土黄色。①薄壁细胞含草酸钙砂晶。②木薄壁细胞长方形，微木化，有的具单纹孔或网纹增厚。③木纤维较长，壁微木化，胞腔大，具斜形单纹孔。④导管网纹、单纹孔或具缘纹孔。⑤可见木栓细胞类长方形，淡黄色。(见附录彩图 7-6)

[**化学成分**] 主要含有皂苷类、甾酮类等。皂苷类：水解生成齐墩果酸。甾酮类：包含羟基促脱皮甾酮、牛膝甾酮、β - 谷甾醇、豆甾烯醇，红苋甾醇等。其他尚含具有免疫活性的肽多糖 ABAB 以及活性寡糖 ABS；钠、镁、钙、铁、锌、锰含量丰富，钾的含量高；尚含 β - 香树脂醇，琥珀酸等。

[**理化鉴别**]

1. 取本品粉末 4g，加 80% 甲醇 50mL，加热回流 3 小时，滤过，滤液蒸干，残渣加水 15mL，微热使溶解，加在 D101 型大孔吸附树脂柱（内径为 1.5cm，柱高为 15cm）上，用水 100mL 洗脱，弃去水液，再用 20% 乙醇 100mL 洗脱，弃去洗脱液，继用 80% 乙醇 100mL 洗脱，收集洗脱液，蒸干，残渣加 80% 甲醇 1mL 使溶解，作为供试品溶液。另取牛膝对照药材 4g，同法制成对照药材溶液。再取 β - 蜕皮甾酮对照品、人参皂苷 Ro 对照品，加甲醇分别制成每 1mL 含 1mg 的溶液，作为对照品溶液。采用硅胶 G 薄层板，以三氯甲烷 - 甲醇 - 水 - 甲酸（7 : 3 : 0.5 : 0.05）为展开剂，展开，取出，晾干，喷以 5% 香草醛硫酸溶液，在 105℃加热至斑点显色清晰。供试品色谱中，在与对照药材色谱和对照品色谱相应的位置上，显相同颜色的斑点。

2. 取药材断面，置紫外光灯下观察，显黄色荧光；滴加 1% NH_4OH 后，显淡黄绿色荧光。

[品质评价]

1. 经验鉴别　以根长、肉肥、皮细、黄白色者为佳。

2. 检查　水分：不得过 15.0%。总灰分：不得过 9.0%。二氧化硫残留量：按照二氧化硫残留量测定法测定，不得过 400mg/kg。

3. 浸出物测定　醇溶性浸出物（热浸法，用水饱和正丁醇作溶剂）不得少于 6.5%。

4. 含量测定　用高效液相色谱法进行测定，本品按干燥品计算，含 β – 蜕皮甾酮（$C_{27}H_{44}O_7$）不得少于 0.030%。

[功效] 性平，味苦、甘、酸。归肝、肾经。能逐瘀通经，补肝肾，强筋骨，利尿通淋，引血下行。用于经闭，痛经，腰膝酸痛，筋骨无力，淋证，水肿，头痛，眩晕，牙痛，口疮吐血，衄血。用量 5 ~ 12g。孕妇慎用。

[附注]

1. 在少数地区尚用同属植物柳叶牛膝 *Achyranthes longifolia* Mak. 的根作土牛膝用。植株高 1 ~ 2m。叶片呈披针形或狭披针形，下面常呈紫红色。根较粗短，新鲜时断面带紫红色，别名"红牛膝"。产于湖南、湖北、江西、四川等地。根含皂苷，如齐墩果酸、齐墩果酸联结葡萄糖醛酸的酯、脱皮甾酮及熊果酸等，药理试验表明，总皂苷对雌性小鼠有中期引产和抗生育作用。

2. 土牛膝为同属植物粗毛牛膝 *Achyranthes aspera* L. 的根。其主根较短，分枝较多。主产于福建、广东、广西、四川、贵州、江西等地。广东以其全草入药。

川牛膝 Cyathulae Radix

[来源] 为苋科植物川牛膝 *Cyathula officinalis* Kuan 的干燥根。

[采制] 秋、冬二季采挖，除去芦头、须根及泥沙，烘或晒至半干，堆放回润，再烘干或晒干。

[产地] 主产于四川、云南、贵州等地。野生或栽培。

[性状] 呈近圆柱形，微扭曲，向下略细或有少数分枝，长 30 ~ 60cm，直径 0.5 ~ 3cm。表面黄棕色或灰褐色，具纵皱纹、支根痕和多数横长的皮孔样突起。质韧，不易折断，断面浅黄色或棕黄色，维管束点状，排列成数轮同心环。气微，味甜。

[显微特征]

横切面　①木栓细胞数列。栓内层窄。②中柱大，三生维管束外韧型，断续排列成 4 ~ 11 轮，内侧维管束的束内形成层可见。③木质部导管多单个，常径向排列，木化。④木纤维较发达，有的切向延伸或断续连接成环。⑤中央次生构造维管系统常分成 2 ~ 9 股，有的根中心可见导管稀疏分布。⑥薄壁细胞含草酸钙砂晶、方晶。

粉末　棕色。①草酸钙砂晶、方晶散在，或充塞于薄壁细胞中。②具缘纹孔导管直径 10 ~ 80μm，纹孔圆形或横向延长呈长圆形，互列，排列紧密，有的导管分子末端呈梭形。③纤维长条形，弯曲，末端渐尖，直径 8 ~ 25μm，壁厚 3 ~ 5μm，纹孔呈单斜纹孔或人字形，也可见具缘纹孔，纹孔口交叉成十字形，孔沟明显，疏密不一。

[化学成分] 主要含甾醇类化合物，包括杯苋甾酮、异杯苋甾酮、5- 表杯苋甾酮、羟基杯苋甾酮、苋菜甾酮 A 和 B、头花杯苋甾酮、后甾酮、羟基促脱甾酮及前杯苋甾

酮等。

[理化鉴别]

1. 取粉末加甲醇加热回流，滤过，浓缩后加于中性氧化铝柱（100～200目，2g，内径为1cm）上，用甲醇–乙酸乙酯（1:1）40mL洗脱，收集洗脱液，蒸干，残渣加甲醇溶解，作为供试品溶液。另取川牛膝对照药材，同法制成对照药材溶液。再取杯苋甾酮对照品，加甲醇作为对照品溶液。采用硅胶G薄层板，以三氯甲烷–甲醇（10:1）为展开剂，展开，取出，晾干，喷以10%硫酸乙醇溶液，在105℃加热至斑点显色清晰，置紫外光灯（365nm）下检视。供试品色谱中，在与对照药材色谱和对照品色谱相应的位置上，显相同颜色的荧光斑点。

2. 根的断面置紫外光灯下观察，显淡蓝色荧光。

3. 取粉末，滴加冰醋酸及浓硫酸，显紫红色。

[品质评价]

1. 经验鉴别 以根粗壮、分枝少、无芦头、质柔韧、断面黄色、纤维少者为佳。

2. 检查 水分：不得过16.0%。总灰分：不得过8.0%。

3. 浸出物测定 水溶性浸出物（冷浸法，用水作溶剂）不得少于65.0%。

4. 含量测定 用高效液相色谱法测定，本品按干燥品计算，含杯苋甾酮（$C_{29}H_{44}O_8$）不得少于0.030%。

[功效]性平，味甘、微苦。归肝、肾经。能逐瘀通经，通利关节，利尿通淋。用于经闭癥瘕，胞衣不下，跌仆损伤，风湿痹痛，足痿筋挛，尿血血淋。用量5～10g。孕妇慎用。

[附注]同属植物麻牛膝 *Cyathula capitata*（Wall.）Moq. 的根在四川金沙江一带及云南、贵州等地也称川牛膝入药。过去曾将这个品种误定为川牛膝。其植物形态与川牛膝相似，常在采收中相混。但本品花球干后呈暗褐色，退化雄蕊先端深裂或近流苏状。药材较粗短，外皮灰褐色或棕红色，折断面纤维性较强。味甘、后苦麻刺舌。

附子 Aconiti Lateralis Radix Praeparata

[来源] 为毛茛科植物乌头 *Aconitum carmichaelii* Debx. 的子根的加工品。

[采制] 6月下旬至8月上旬采挖，除去母根、须根及泥沙，习称"泥附子"，加工成下列规格。

选择个大、均匀的泥附子，洗净，浸入胆巴的水溶液中过夜，再加食盐，继续浸泡，每日取出晒晾，并逐渐延长晒晾时间，直至附子表面出现大量结晶盐粒（盐霜）、体质变硬为止，习称"盐附子"。

取泥附子，按大小分别洗净，浸入胆巴的水溶液中数日，连同浸液煮至透心，捞出，水漂，纵切成厚约0.5cm的片，再用水浸漂，用调色液使附片染成浓茶色，取出，蒸至出现油面、光泽后，烘至半干，再晒干或继续烘干，习称"黑顺片"。

选择大小均匀的泥附子，洗净，浸入胆巴的水溶液中数日，连同浸液煮至透心，捞出，剥去外皮，纵切成厚约0.3cm的片，用水浸漂，取出，蒸透，晒干，习称"白附片"。

[**产地**] 主产于四川、陕西。栽培于平地肥沃的砂质土壤。

[**性状**] 盐附子 呈圆锥形，长 4 ~ 7cm，直径 3 ~ 5cm。表面灰黑色，被盐霜，顶端有凹陷的芽痕，周围有瘤状突起的支根或支根痕。体重，横切面灰褐色，可见充满盐霜的小空隙和多角形形成层环纹，环纹内侧导管束排列不整齐。气微，味咸而麻，刺舌。（见附录彩图 7-7）

黑顺片 为纵切片，上宽下窄，长 1.7 ~ 5cm，宽 0.9 ~ 3cm，厚 0.2 ~ 0.5cm。外皮黑褐色，切面暗黄色，油润具光泽，半透明状，并有纵向导管束。质硬而脆，断面角质样。气微，味淡。

白附片 无外皮，黄白色，半透明，厚约 0.3cm。

[**显微特征**]

横切面 ①后生皮层为棕色木栓化细胞。②皮层薄壁组织偶见石细胞，单个散在或数个成群，类长方形、方形或长椭圆形，胞腔较大。③内皮层不甚明显。④韧皮部散有筛管群；内侧偶见纤维束。⑤形成层类多角形。其内外侧偶有 1 至数个异型维管束。⑥木质部导管多列，呈径向或略呈"V"形排列。⑦髓部明显。⑧薄壁细胞充满淀粉粒。

粉末 灰黄色。①淀粉粒单粒球形、长圆形或肾形，直径 3 ~ 22μm；复粒由 2 ~ 15 分粒组成。②石细胞近无色或淡黄绿色，呈类长方形、类方形、多角形或一边斜尖，直径 49 ~ 117μm，长 113 ~ 280μm，壁厚 4 ~ 13μm，壁厚者层纹明显，纹孔较稀疏。③后生皮层细胞棕色，有的壁呈瘤状增厚突入细胞腔。④导管淡黄色，主为具缘纹孔，直径 29 ~ 70μm，末端平截或短尖，穿孔位于端壁或侧壁，有的导管分子粗短拐曲或纵横连接。

[**化学成分**] 主含有多种生物碱类。

二萜生物碱：双酯型二萜类生物碱的毒性强烈，如乌头碱、新乌头碱（中乌头碱）、次乌头碱、杰斯乌头碱、异翠雀碱、去氧乌头碱、丽江乌头碱、粗茎乌头碱甲等。在其分子结构中，C_8 为乙酰基，C_{14} 为芳酰基（苯甲酰基、茴香酰基或肉桂酰基），是乌头中的主要毒性成分。

川乌、附子在加工炮制或加水长时间煮沸过程中，双酯型二萜生物碱水解，首先脱 C_8 位的乙酰基，生成单酯型二萜生物碱，如苯甲酰乌头碱、苯甲酰新乌头碱、苯甲酰次乌头碱等。这类成分的毒性显著降低，仅为双酯型二萜生物碱的 1/1000 ~ 1/100。单酯型二萜生物碱可进一步水解，脱去 C_{14} 位的芳酰基团，生成相应的醇胺型二萜生物碱，如乌头胺、新乌头胺和次乌头胺，几乎无毒性，不会引起心律失常。因此炮制品的附子、川乌及草乌的毒性均较其生品为小。盐附子的毒性则较蒸煮过的黑顺片、白附片为大。

水溶性生物碱：消旋去甲乌药碱、去甲猪毛菜碱、尿嘧啶、棍掌碱等。其他如黄酮类（甘草苷，甘草黄素，异甘草素）、三萜皂苷（介拉素）、附子苷、附子多糖等。

[**理化鉴别**]

1. 取本品粉末 2g，加氨试液 3mL 润湿，加乙醚 25mL，超声处理 30 分钟，滤过，滤液挥干，残渣加二氯甲烷 0.5mL 使溶解，作为供试品溶液。另取苯甲酰新乌头原碱对照品、苯甲酰乌头原碱对照品、苯甲酰次乌头原碱对照品，加异丙醇－二氯甲烷（1:1）混合溶液制成每 1mL 各含 1mg 的混合溶液，作为对照品溶液（单酯型生物碱）。再取新乌头碱对照品、次乌头碱对照品、乌头碱对照品，加异丙醇－二氯甲烷（1:1）混合溶液制成每 1mL 各含 1mg 的混合溶液，作为对照品溶液（双酯型生物碱）。采用硅胶 G 薄层板，以正己烷－乙酸乙酯－甲醇（6.4:3.6:1）为展开剂，置氨蒸气饱和 20 分钟的展开缸内，展开，取出，晾干，喷以稀碘化铋钾试液。供试品色谱中，盐附子在与新乌头碱对照品、次乌头碱对照品和乌头碱对照品色谱相应的位置上，显相同颜色的斑点；黑顺片或白附片在与苯甲酰新乌头原碱对照品、苯甲酰乌头原碱对照品、苯甲酰次乌头原碱对照品色谱相应的位置上，显相同颜色的斑点。

2. 取黑顺片或白附片粗粉 4g，加乙醚 30mL 与氨试液 5mL，振摇 20 分钟，滤过。滤液置分液漏斗中，加硫酸液（0.25mol/L）20mL，振摇提取，分取酸液，照分光光度法测定，在 231nm 与 274nm 的波长处有最大吸收。

[品质评价]

1. 经验鉴别　盐附子以个大、坚实、灰黑色、表面起盐霜者为佳。黑顺片以片大、厚薄均匀、表面油润光泽者为佳。白附片以片大、色白、半透明者为佳。

2. 检查　水分：不得过 15.0%。双酯型生物碱：按照高效液相色谱法进行限度检查，本品含双酯型生物碱以新乌头碱（$C_{33}H_{45}NO_{11}$）、次乌头碱（$C_{33}H_{45}NO_{10}$）和乌头碱（$C_{34}H_{47}NO_{11}$）的总量计，不得过 0.020%。

3. 含量测定　用高效液相色谱法进行含量测定，本品按干燥品计算，含苯甲酰新乌头原碱（$C_{31}H_{43}NO_{10}$）、苯甲酰乌头原碱（$C_{32}H_{45}NO_{10}$）和苯甲酰次乌头原碱（$C_{31}H_{43}NO_{9}$）的总量，不得少于 0.010%。

[功效] 性大热，味辛、甘。有毒。归心、肾、脾经。能回阳救逆，补火助阳，散寒止痛。用于亡阳虚脱，肢冷脉微，心阳不足，胸痹心痛，虚寒吐泻，脘腹冷痛，肾阳虚衰，阳痿宫冷，阴寒水肿，阳虚外感，寒湿痹痛。用量 3 ~ 15g。先煎，久煎。孕妇慎用；不宜与半夏、瓜蒌、瓜蒌子、瓜蒌皮、天花粉、川贝母、浙贝母、平贝母、伊贝母、湖北贝母、白蔹、白及同用。

[附注]

川乌 Aconiti Radix　为毛茛科植物乌头 *Aconitum carmichaelii* Debx. 的干燥母根。6 月下旬至 8 月上旬采挖，除去子根、须根及泥沙，晒干。呈不规则的圆锥形，稍弯曲，顶端常有残茎，中部多向一侧膨大，长 2 ~ 7.5cm，直径 1.2 ~ 2.5cm。表面棕褐色或灰棕色，皱缩，有小瘤状侧根及子根脱离后的痕迹。质坚实，断面类白色或浅灰黄色，形成层环纹呈多角形。气微，味辛辣、麻舌。用高效液相色谱法，含乌头碱、次乌头碱和新乌头碱的总量应为 0.050% ~ 0.17%。辛、苦，热；有大毒。归心、肝、肾、脾经。祛风除湿，温经止痛。用于风寒湿痹，关节疼痛，心腹冷痛，寒疝作痛及麻醉止痛。一般炮制后用。生品内服宜慎。孕妇禁用；使用注意事项同附子。

草乌 Aconiti Kusnezoffii Radix　为毛茛科植物北乌头 *Aconitum kusnezoffii* Reichb. 的干燥块根。秋季茎叶枯萎时采挖，除去须根和泥沙，干燥。呈不规则长圆锥形，略弯曲，长 2 ~ 7cm，直径

0.6 ~ 1.8cm。顶端常有残茎和少数不定根残基，有的顶端一侧有一枯萎的芽，一侧有一圆形或扁圆形不定根残基。表面灰褐色或黑棕褐色，皱缩，有纵皱纹、点状须根痕及数个瘤状侧根。质硬，断面灰白色或暗灰色，有裂隙，形成层环纹多角形或类圆形，髓部较大或中空。气微，味辛辣、麻舌。含乌头碱、次乌头碱和新乌头碱的总量应为 0.15% ~ 0.75%。性味归经及用法用量同川乌。

草乌叶 Aconiti Kusnezoffii Follum 为毛茛科植物北乌头 *Aconitum kusnezoffii* Reichb. 的干燥叶。夏季叶茂盛花未开时采收，除去杂质，干燥。多皱缩卷曲、破碎。完整叶片展平后呈卵圆形，3 全裂，长 5 ~ 12cm，宽 10 ~ 17cm；灰绿色或黄绿色；中间裂片菱形，渐尖，近羽状深裂；侧裂片 2 深裂；小裂片披针形或卵状披针形。上表面微被柔毛，下表面无毛；叶柄长 2 ~ 6cm。质脆。气微，味微咸辛。叶表面观上表皮细胞垂周壁微波状弯曲，外平周壁有的可见稀疏角质纹理；非腺毛单细胞，多呈镰刀状弯曲，长约至 468μm，直径 44μm，壁具疣状突起。下表皮细胞垂周壁深波状弯曲；气孔较多，不定式，副卫细胞 3 ~ 5 个。辛、涩、平；有小毒。清热，解毒，止痛。用于热病发热，泄泻腹痛，头痛，牙痛。用量 1 ~ 1.2g，多入丸散用。孕妇慎用。

猫爪草 Ranunculi Ternati Radix

[来源] 为毛茛科植物小毛茛 *Ranunculus ternatus* Thunb. 的干燥块根。

[采制] 春季采挖，除去须根和泥沙，晒干。

[产地] 生于田边、路旁、洼地及山坡草丛中。主产于河南，江苏、浙江、湖北等地亦产。

[性状] 由数个至数十个纺锤形的块根簇生，形似猫爪，长 3 ~ 10mm，直径 2 ~ 3mm，顶端有黄褐色残茎或茎痕。表面黄褐色或灰黄色，久存色泽变深，微有纵皱纹，并有点状须根痕和残留须根。质坚实，断面类白色或黄白色，空心或实心，粉性。气微，味微甘。

[显微特征]

横切面 ①表皮细胞切向延长，黄棕色，有的分化为表皮毛，微木化。②皮层为 20 ~ 30 列细胞组成，壁稍厚，有纹孔；内皮层明显。③中柱小；木质部、韧皮部各 2 ~ 3 束，间隔排列。④薄壁细胞充满淀粉粒。

[化学成分] 主要含有黄酮类、挥发油、有机酸、甾醇类等。黄酮类：如粗贝壳杉黄酮 –4′– 甲醚、槲双黄酮、罗汉松双黄酮 A；生物碱类，如猫爪草苷 C 和 D。挥发油：如丁二酸二异丁酯、二十烷酸、丙三醇、柠檬油精等。有机酸 / 甾醇类：如棕榈酸乙酯、肉豆蔻酸十八醇酯、β – 谷甾醇、豆甾醇、对羟基苯甲酸甲酯、琥珀酸乙酯等。其他还含天冬氨酸和谷氨酸等丰富的氨基酸以及多种常量和微量元素。

[理化鉴别] 取粉末加稀乙醇，超声处理，滤过，取滤液作为供试品溶液。另取猫爪草对照药材同法制成对照药材溶液。采用硅胶 G 薄层板，以正丁醇 – 无水乙醇 – 冰醋酸 – 水（8：2：2：3）为展开剂，展开，取出，晾干，喷以茚三酮试液，热风吹至斑点显色清晰。供试品色谱中，在与对照药材色谱相应的位置上，显相同颜色的主斑点。

[品质评价]

1. 经验鉴别 以身干、色黄褐、体饱满、质坚实者为佳。

2. 检查 水分：不得过 13.0%。总灰分：不得过 8.0%。酸不溶性灰分：不得过 4.0%。

3. 浸出物测定 醇溶性浸出物（热浸法，用稀乙醇作溶剂）不得少于 30.0%。

[功效] 性温，味甘、辛。归肝、肺经。能化痰散结，解毒消肿。用于瘰疬痰核，疔疮肿毒，蛇虫咬伤。用量 15 ~ 30g，单味药可用至 120g。

白芍 Paeoniae Radix Alba

[来源] 为毛茛科植物芍药 *Paeonia lactiflora* Pall. 的干燥根。

[采制] 夏、秋二季采挖，洗净，除去头尾和细根，置沸水中煮后除去外皮或去皮后再煮，晒干。

[产地] 白芍多为栽培品，主产于浙江（杭白芍）、安徽（亳白芍）、四川（川白芍）；在河南、山东、陕西、贵州、湖南等地亦有栽培。

[性状] 呈圆柱形，平直或稍弯曲，两端平截，长 5 ~ 18cm，直径 1 ~ 2.5cm。表面类白色或淡棕红色，光洁或有纵皱纹及细根痕，偶有残存的棕褐色外皮。质坚实，不易折断，断面较平坦，类白色或微带棕红色，形成层环明显，射线放射状。气微，味微苦、酸。（见附录彩图 7-8）

[显微特征]

横切面 ①木栓层偶有残存，6 ~ 10 层木栓细胞；皮层窄。②韧皮部筛管群于近形成层处较明显。③形成层呈微波状环。④木质部宽广，约占根半径的 3/4，导管于近形成层处成群或被木纤维间隔而径向散在；木射线较宽；中央初生木质部不明显。⑤薄壁细胞中含糊化的淀粉粒团块，有的含草酸钙簇晶。

粉末 黄白色。①糊化淀粉粒团块甚多。②草酸钙簇晶直径 11 ~ 35μm，存在于薄壁细胞中，常排列成行，或一个细胞中含数个簇晶。③具缘纹孔导管和网纹导管直径 20 ~ 65μm。④纤维长梭形，直径 15 ~ 40μm，壁厚，微木化，具大的圆形纹孔。（见附录彩图 7-9）

[化学成分] 主要含有单萜、三萜及其苷类。单萜类及其苷：主含芍药苷（含量 1.6% ~ 5.7%），并含少量羟基芍药苷、苯甲酰芍药苷、苯甲酰羟基芍药苷、芍药内酯苷、丹皮酚原苷、丹皮酚苷、芍药苷元酮等。三萜类及其苷：齐墩果酸、白桦脂酸、常春藤皂苷元等。其他含苯甲酸（1%）、没食子酸、儿茶素、牡丹酚、1,2,3,4,6-五没食子酰葡萄糖、β-谷甾醇、胡萝卜苷、氨基酸、蛋白质、脂肪酸等多种类型的成分。

[理化鉴别]

1. 取本品粉末 0.5g，加乙醇 10mL，振摇 5 分钟，滤过，滤液蒸干，残渣加乙醇 1mL 使溶解，作为供试品溶液。另取芍药苷对照品，加乙醇制成每 1mL 含 1mg 的溶液，作为对照品溶液。采用硅胶 G 薄层板，以三氯甲烷 – 乙酸乙酯 – 甲醇 – 甲酸（40：5：10：0.2）为展开剂，展开，取出，晾干，喷以 5% 香草醛硫酸溶液，加热至斑点显色清晰。供试品色谱中，在与对照品色谱相应的位置上，显相同的蓝紫色斑点。

2. 取本品粉末 2g，加稀硫酸 10mL，混匀加热蒸馏；取馏液 2mL，加乙醚 2mL 萃取；取醚层，置试管中，水浴蒸除乙醚，继续缓缓加热，试管壁上有结晶性的升华物（苯甲酸）。

3. 于药材的横切面上加三氯化铁试液，显蓝色，以形成层及木薄壁细胞部分较为显著（鞣质）。

[品质评价]

1. 经验鉴别　以根粗、坚实、粉性足、无白心或裂隙者为佳。

2. 检查　水分：不得过 14.0%。总灰分：不得过 4.0%。重金属：按照铅、镉、砷、汞、铜测定法测定，铅不得过 5mg/kg、镉不得过 1mg/kg、砷不得过 2mg/kg、汞不得过 0.2mg/kg、铜不得过 20mg/kg。二氧化硫残留量：按照二氧化硫残留量测定法测定，不得过 400mg/kg。

3. 浸出物测定　水溶性浸出物（热浸法，用水作溶剂）不得少于 22.0%。

4. 含量测定　用高效液相色谱法进行含量测定，本品按干燥品计算，含芍药苷（$C_{23}H_{28}O_{11}$）不得少于 1.6%。

[功效]性微寒，味苦、酸。归肝、脾经。能养血调经，敛阴止汗，柔肝止痛，平抑肝阳。用于血虚萎黄，月经不调，自汗，盗汗，胁痛，腹痛，四肢挛痛，头痛眩晕。用量 6 ~ 15g。不宜与藜芦同用。

黄连 Coptidis Rhizoma

[来源]为毛茛科植物黄连 *Coptis chinensis* Franch.、三角叶黄连 *C. deltoidea* C. Y. Cheng et Hsiao 或云连 *C. teeta* Wall. 的干燥根茎。以上三种分别习称"味连""雅连""云连"。

[采制]秋季采挖，除去须根和泥沙，干燥，撞去残留须根。

[产地]味连为栽培品，主产于重庆东北部、四川东部及西部，湖北西部；海拔1000 ~ 1900m。雅连多为栽培品，产于四川峨眉、洪雅一带，海拔较味连高。云连野生或栽培，产于云南西北部，产量少。

[性状]味连　多集聚成簇，常弯曲，形如鸡爪，单枝根茎长 3 ~ 6cm，直径0.3 ~ 0.8cm。表面灰黄色或黄褐色，粗糙，有不规则结节状隆起、须根及须根残基，有的节间表面平滑如茎秆，习称"过桥"。上部多残留褐色鳞叶，顶端常留有残余的茎或叶柄。质硬，断面不整齐，皮部橙红色或暗棕色，木部鲜黄色或橙黄色，呈放射状排列，髓部有的中空。气微，味极苦。（见附录彩图 7-10）

雅连　多为单枝，略呈圆柱形，微弯曲，长 4 ~ 8cm，直径 0.5 ~ 1cm。"过桥"较长。顶端有少许残茎。

云连　弯曲呈钩状，多为单枝，较细小。

[显微特征]

横切面　味连：①木栓层为数列细胞，其外有表皮，常脱落。②皮层较宽，石细胞单个或成群散在。③中柱鞘纤维成束或伴有少数石细胞，均显黄色。④维管束外韧型，环列。⑤木质部黄色，均木化，木纤维较发达。⑥髓部均为薄壁细胞，无石细胞。

雅连：髓部有石细胞。

云连：皮层、中柱鞘及髓部均无石细胞。

粉末 味连：棕黄色，味极苦。①石细胞鲜黄色，类圆形、类方形、类多角形或稍延长。②韧皮纤维成束，鲜黄色，纺锤形或长梭形，壁较厚，可见裂缝状、点状纹孔。③木纤维成束，鲜黄色，壁具裂隙状纹孔。④鳞叶表皮细胞绿黄色或黄棕色，略呈长方形，壁微波状弯曲。⑤导管多为孔纹导管，少数为具缘纹孔、螺纹、网纹导管。此外，可见长圆形、肾形、类球形或卵形淀粉粒，木薄壁细胞和细小草酸钙方晶等。（见附录彩图7-11）

雅连：与味连相似，但石细胞较味连多。

云连：无石细胞，无韧皮纤维。

[化学成分] 含多种异喹啉类生物碱，如小檗碱（含量5%～8%）、黄连碱，甲基黄连碱、巴马汀、药根碱、木兰花碱、表小檗碱、唐松草碱等。此外，还从味连中分离得到黄柏酮和黄柏内酯等化合物。

[理化鉴别]

1. 取黄连粉末1g，加甲醇10mL，置水浴上加热至沸腾，放冷，滤过。①取滤液5滴，加稀盐酸1mL与漂白粉少量，显樱桃红色。②取滤液5滴，加5%没食子酸乙醇溶液2～3滴，置水浴上蒸干，趁热加硫酸数滴，显深绿色（检查小檗碱）。

2. 取本品粉末或切片，加稀盐酸或30%硝酸1滴，片刻后镜检，可见黄色针状结晶簇；加热结晶显红色并消失（检查小檗碱的盐酸盐或硝酸盐）。

3. 取本品粉末0.25g，加甲醇25mL，超声处理30分钟，滤过，取滤液作为供试品溶液。另取黄连对照药材0.25g，同法制成对照药材溶液。再取盐酸小檗碱对照品，加甲醇制成每1mL含0.5mg的溶液，作为对照品溶液。采用高效硅胶G薄层板，以环己烷－乙酸乙酯－异丙醇－甲醇－水－三乙胺（3:3.5:1:1.5:0.5:1）为展开剂，置用浓氨试液预饱和20分钟的展开缸内，展开，取出，晾干，置紫外光灯（365nm）下检视。供试品色谱中，在与对照药材色谱相应的位置上，显4个以上相同颜色的荧光斑点；对照品色谱相应的位置上，显相同颜色的荧光斑点。

[品质评价]

1.经验鉴别 均以粗壮、坚实、断面红黄色者为佳。

2.检查 水分：不得超过14.0%。 总灰分：不得超过5.0%。

3.浸出物测定 醇溶性浸出物（热浸法，用稀乙醇作溶剂）不得少于15.0%。

4.含量测定 用高效液相色谱法进行含量测定，本品按干燥品计算，以盐酸小檗碱（一标多测法，校正因子为1），味连含小檗碱、表小檗碱、黄连碱和巴马汀分别不得少于5.5%、0.80%、1.6%和1.5%；雅连含小檗碱不得少于4.5%；云连含小檗碱不得少于7.0%。

[功效] 性寒，味苦。归心、脾、胃、肝、胆、大肠经。能清热燥湿，泻火解毒。用于湿热痞满，呕吐吞酸，泻痢，黄疸，高热神昏，心火亢盛，心烦不寐，心悸不宁，血热吐衄，目赤，牙痛，消渴，痈肿疔疮；外治湿疹，湿疮，耳道流脓。用量2～5g。

外用适量。

[附注]《日本药局方》规定汉方药所用"黄连"（オウレン）可来源于日本黄连 *Coptis japonica* Makino、华黄连、三角叶黄连或云南黄连 4 种植物的干燥根茎。

甘草 Glycyrrhizae Radix et Rhizoma

[来源] 为豆科植物甘草 *Glycyrrhiza uralensis* Fisch.（俗称乌拉尔甘草）、胀果甘草 *G. inflata* Bat. 或光果甘草 *G. glabra* L. 的干燥根及根茎。

[采制] 春秋两季均可采挖，以春季产者为佳，趁鲜切去茎基、幼芽、支根和须根，再切成长段后晒干。

[产地] 甘草主产于内蒙古、新疆、甘肃等地，以内蒙古伊盟的杭旗一带、巴盟的磴口及甘肃、宁夏的阿拉善旗一带所产品质最优。此外，东北、河北及山西等地亦产。光果甘草和胀果甘草主产于新疆和甘肃省区。

[性状] 甘草　根呈圆柱形，不分枝，长 25 ~ 100cm，直径 0.6 ~ 3.5cm。外皮松紧不等，红棕色、暗棕色或灰褐色，有明显的皱纹、沟纹及稀疏的细根痕，皮孔横长，两端切面中间稍下陷。质坚实而重，断面纤维性，黄白色，有粉性，具有明显的形成层环纹及放射状纹理，有裂隙。根茎与根形状相似，但其表面有芽痕，横切面中央有髓。气微，味甜而特殊。（见附录彩图 7-12）

胀果甘草　根粗壮木质性强，有的有分枝，表面灰棕色或灰褐色，粗糙。质坚硬，木纤维多，粉性差。

光果甘草　外皮大多灰棕色，不甚粗糙，皮孔细小而不明显。

[显微特征]

根横切面　①木栓层为数列红棕色细胞。②韧皮部及木质部中均有纤维束，其周围薄壁细胞中常含有草酸钙方晶，形成晶鞘纤维，偶有少数分泌细胞内含红棕色树脂状物质。③束间形成层不明显。④木质部导管形大，常单个或 2 ~ 3 个成群。⑤射线明显，常弯曲，有裂隙。⑥薄壁细胞含淀粉粒，少数细胞含棕色块状物。

粉末　淡棕黄色。①纤维成束，直径 8 ~ 14μm，壁厚。②晶鞘纤维较多易观察，草酸钙方晶大至 30μm。③具缘纹孔导管较大，稀有网纹导管。④淀粉粒众多，多为单粒，卵圆形或椭圆形，脐点点状。木栓细胞多角形、红棕色。可见形状不一的棕色块状物。（见附录彩图 7-13）

[化学成分] 甘草根及根茎主要含有三萜类化合物和黄酮类化合物。三萜类：甘草甜素，主要系甘草酸的钾、钙盐，是甘草的甜味成分。甘草酸水解后产生二分子葡萄糖醛酸和一分子 18β- 甘草次酸以及甘草次酸甲酯、甘草内酯、24- 羟基甘草次酸、乌尔内酯（uralenolide）等。黄酮类：包括甘草苷、甘草苷元、异甘草苷、异甘草苷元、新甘草苷、新异甘草苷、芒柄花素、甘草利酮、5-O- 甲基甘草西定、甘草立定等。此外，还含有生物碱类化合物如 5,6,7,8- 四氢 -2,4- 二甲基喹啉、5,6,7,8- 四氢 -4- 甲基喹啉以及中性多糖、挥发性成分等。光果甘草主要成分与甘草相似，另外还含有异甘草次酸、去氧甘草次酸Ⅰ、去氧甘草次酸Ⅱ以及黄酮化合物光果甘草苷、异光果甘草苷、

光果甘草苷元、异光果甘草苷元、甘草查耳酮等。胀果甘草主要成分与甘草相似，另含有甘草查耳酮、β-谷甾醇、11-脱氢甘草次酸等。

[理化鉴别]取本品粉末1g，加乙醚40mL，加热回流1小时，滤过，弃去醚液，药渣加甲醇30mL，加热回流1小时，滤过，滤液蒸干，残渣加水40mL使溶解，用正丁醇提取3次，每次20mL，合并正丁醇液，用水洗涤3次，弃去水液，正丁醇液蒸干，残渣加甲醇5mL使溶解，作为供试品溶液。另取甘草对照药材1g，同法制成对照药材溶液。再取甘草酸单铵盐对照品，加甲醇制成每1mL含2mg的溶液，作为对照品溶液。采用1%氢氧化钠溶液制备的硅胶G薄层板，以乙酸乙酯-甲酸-冰醋酸-水（15:1:1:2）为展开剂，展开，取出，晾干，喷以10%硫酸乙醇溶液，在105℃加热至斑点显色清晰，置紫外光灯（365nm）下检视。供试品色谱中，在与对照药材色谱相应的位置上，显相同颜色的荧光斑点；在与对照品色谱相应的位置上，显相同的橙黄色荧光斑点。

[品质评价]

1. 经验鉴别 以外皮细紧、色红棕、质坚实、具粉性、断面略显纤维性、中心黄白色、有明显放射状纹理及形成层环、气微味甜者为佳。

2. 检查 水分：不得过12.0%。总灰分：不得过7.0%。酸不溶性灰分：不得过2.0%。

有害物质检查：①重金属及有害元素：照铅、镉、砷、汞、铜测定法，铅不得过5mg/kg；镉不得过1mg/kg；砷不得过2mg/kg；汞不得过0.2mg/kg；铜不得过20mg/kg。②有机磷农药残留量：照农药残留量测定法，五氯硝基苯不得过0.1mg/kg。

3. 含量测定 用高效液相色谱法测定，本品按干燥品计算，含甘草苷（$C_{21}H_{22}O_9$）不得少于0.50%，甘草酸（$C_{42}H_{62}O_{16}$）不得少于2.0%。

[功效]性平，味甘。归心、肺、脾、胃经。能补脾益气，清热解毒，祛痰止咳，缓急止痛，调和诸药。用于脾胃虚弱，倦怠乏力，心悸气短，咳嗽痰多，脘腹、四肢挛急疼痛，痈肿疮毒，缓解药物毒性、烈性。用量2～10g。不宜与甘遂、大戟、芫花、海藻同用。

[附注]国产甘草尚有黄甘草 *Glycyrrhiza korshiskyi* G. Hrig、粗毛甘草 *G. aspera* Pall. 和云南甘草 *G. yunnanensis* Cheng f.et L.K.Tai，含有云南甘草苷元A、B、C、E、F、G，云南甘草次苷D，马其顿酸和 β-谷甾醇等。

黄芪 Astragali Radix

[来源]为豆科植物膜荚黄芪 *Astragalus membranaceus*（Fisch.）Bge.、蒙古黄芪 *A. membranaceus*（Fisch.）Bge. var. *mongholicus*（Bge.）Hsiao 的干燥根。

[采制]春秋二季采挖，以秋季采者为佳，挖出后除去须根和茎苗，干燥。

[产地]蒙古黄芪主产于山西、内蒙古、吉林、河北等地。膜荚黄芪主产于黑龙江、内蒙古、山西等地。

[性状] 呈圆柱形，极少有分枝，上粗下细，长 30 ~ 90cm，直径 1 ~ 3.5cm。表面灰黄色或淡棕褐色，有纵皱纹及横向皮孔。质硬略韧，不易折断，断面纤维性，并显粉性，横切面皮部约占半径的 1/3，呈黄白色，木质部淡黄色，有菊花心，显放状纹理及裂隙。气微，味微甜。嚼之略有豆腥气。（见附录彩图 7-14）

[显微特征] ①木栓层为 6 ~ 20 列木栓细胞组成，细胞多长方形，栓内层为 3 ~ 5 列厚角细胞，切向延长，无细胞间隙。②韧皮部纤维束与筛管群交替排列，韧皮射线外侧弯曲，有裂隙，形成层由 4 ~ 6 层细胞组成呈环状。③木质部有木纤维束，木射线明显，射线中有时可见单个或 2 ~ 4 个成群的石细胞，木质部导管单个散在或 2 ~ 3 个相聚。④薄壁细胞含有淀粉粒。

蒙古黄芪粉末　米黄色。①纤维成束较多，直径 8 ~ 30μm，壁极厚，非木化，纤维断端常纵裂成帚状。②导管主要为具缘纹孔导管，另有较细的网纹导管。③淀粉粒单粒呈类圆形、椭圆形或类肾形，复粒由 2 ~ 4 粒组成。④木栓细胞微黄绿色，呈类多角形或类方形，垂周壁薄，有的呈细波状弯曲。石细胞少见，圆形、长圆形或不规则形，壁较厚。（见附录彩图 7-15）

[化学成分] 黄芪根主要含有黄酮类、皂苷类、多糖类等成分。黄酮类：包括异鼠李素、羟基异黄酮、异黄烷、芒柄花黄素、毛蕊异黄酮等。皂苷类：包括黄芪皂苷、异黄芪皂苷、乙酰黄芪皂苷、大豆皂苷、胡萝卜苷、膜荚黄芪甙Ⅰ、膜荚黄芪甙Ⅱ、新三萜黄芪苷、紫云英苷等，是黄芪中重要的有效成分。多糖类：包括黄芪多糖Ⅰ、Ⅱ、Ⅲ，葡萄糖 AG-1、AG-2，蔗糖等。此外，还含有香豆素、苦味素、甜菜碱、胆碱、亚麻酸、β-谷甾醇以及多种氨基酸、微量元素及微量叶酸等成分。

[理化鉴别]

1. 取本品粉末 1g，加 4% 浓氨试液的 80% 甲醇溶液，加热回流，补足重量，取 25mL 蒸干，加 80% 甲醇溶解作为供试品溶液。另取黄芪甲苷对照品，加甲醇制成每 1mL 含 1mg 的溶液，作为对照品溶液。采用硅胶 G 薄层板，以三氯甲烷-甲醇-水（13：7：2）的下层溶液为展开剂，展开，取出，晾干，喷以 10% 硫酸乙醇溶液，在 105℃ 加热至斑点显色清晰。供试品色谱中，在与对照品色谱相应的位置上，日光下显相同的棕褐色斑点；紫外光灯（365nm）下显相同的橙黄色荧光斑点。

2. 取本品粉末 2g，加乙醇 30mL，加热回流 20 分钟，滤过，滤液蒸干，残渣加 0.3% 氢氧化钠溶液 15mL 使溶解，滤过，滤液用稀盐酸调节 pH 值至 5 ~ 6，用乙酸乙酯 15mL 振摇提取，分取乙酸乙酯液，用铺有适量无水硫酸钠的滤纸滤过，滤液蒸干。残渣加乙酸乙酯 1mL 使溶解，作为供试品溶液。另取黄芪对照药材 2g，同法制成对照药材溶液。采用硅胶 G 薄层板，以三氯甲烷-甲醇（10：1）为展开剂，展开，取出，晾干，置氨蒸气中熏后，置紫外光灯（365nm）下检视。供试品色谱中，在与对照药材色谱相应的位置上，显相同颜色的荧光主斑点。

[品质评价]

1. 经验鉴别　以上端较粗、质硬而韧、断面纤维性强、皮部黄白色、木部淡黄色、有放射状纹理、味微甜、嚼之微有豆腥味者为佳。

2. 检查 水分：不得过 10.0%。总灰分：不得过 5.0%。

有害物质检查：①重金属及有害元素：照铅、镉、砷、汞、铜测定法，铅不得过 5mg/kg；镉不得过 1mg/kg；砷不得过 2mg/kg；汞不得过 0.2mg/kg；铜不得过 20mg/kg。②有机磷农药残留量：五氯硝基苯不得过 0.1mg/kg。

3. 浸出物测定 水溶性浸出物（冷浸法，用水作溶剂）不得少于 17.0%。

4. 含量测定 用高效液相色谱法测定，本品按干燥品计算，含黄芪甲苷（$C_{41}H_{68}O_{14}$）不得少于 0.080%，含毛蕊异黄酮葡萄糖苷（$C_{22}H_{22}O_{10}$）不得少于 0.020%。

[功效] 性温，味甘。归肺、脾经。能补气升阳，固表止汗，利水消肿，生津养血，行滞通痹，托毒排脓，敛疮生肌。用于气虚乏力，食少便溏，中气下陷，久泻脱肛，便血崩漏，表虚自汗，气虚水肿，内热消渴，血虚萎黄，半身不遂，痹痛麻木，痈疽难溃，久溃不敛。用量 9 ~ 30g。

[附注] 目前商品中发现豆科植物蓝花棘豆根、扁茎黄芪根、紫花苜蓿根及锦葵科植物圆叶锦葵根冒充黄芪作药用，应注意鉴别。蓝花棘豆 *Oxytropis caerulea*（Pall.）DC. 根上半截短，圆柱形，下半截分枝较多，栓皮易剥落，表面灰黄色，质轻而极绵韧，不易折断，断面无粉性，气无，味微苦。紫花苜蓿 *Medicago sativa* L. 根呈圆柱形，长 10 ~ 15cm，直径 0.4 ~ 1.2cm，分枝较多，表面灰棕色，质坚而脆，断面刺状，气微弱，微有刺激性，味微苦。圆叶锦葵 *Malva rotundifolia* L. 根呈圆柱形，长 13 ~ 20cm，直径 0.5 ~ 1.5cm，表面灰棕黄色，质坚脆易折断，气微味甜，嚼之有黏液，无豆腥气。

人参 Ginseng Radix et Rhizoma

（附：红参）

[来源] 为五加科植物人参 *Panax ginseng* C.A.Mey. 的干燥根和根茎。

[采制] 多于秋季采挖，洗净经晒干或烘干。栽培的俗称"园参"；播种在山林野生状态下自然生长的称"林下山参"，习称"籽海"。园参鲜时进行加工，其加工品主要有三大类。①生晒参类：取洗净的鲜参，除去支根，晒干，叫"生晒参"；鲜参不除去支根晒干的叫"全须生晒参"。②红参类：将鲜参刷洗干净，除去不定根（艼）和支根，蒸 3 小时左右，取出晒干或烘干。③白参（糖参）：将鲜参刷洗干净，置沸水中浸烫 3 ~ 7 分钟，用特制的针沿参体平行与垂直方向刺小孔，再浸入浓糖水中 2 ~ 3 次，每次 10 ~ 12 小时，取出晒干。山参只加工成生晒参和白参。

[产地] 主产于辽宁东部、吉林东半部和黑龙江东部，河北、山西、山东有引种。俄罗斯、朝鲜和日本也多栽培。

[性状] 山参 主根短粗，常与根茎等长或更短，多具 2 个主要支根，形似人体，上端有细而深的螺旋纹。表面黄白色，皮紧，细腻，光润。根茎细长，上部扭曲，芦碗密生；下部呈圆柱形较光滑，无芦碗。须根稀疏而长，柔韧不易折断，有明显的疣状突起（习称珍珠点），断面白色，气微香，味甜微苦，嚼之有清香味。（见附录彩图 7-16）

园参 主根身长，呈圆柱形或纺锤形，长 3 ~ 15cm，直径 1 ~ 2cm。上部残存的根状茎习称"芦"，多弯曲，其上为数不多的碗形凹窝（茎痕）习称"芦碗"，从芦头上旁生较细的不定根，习称"艼"，支根 2 ~ 6 条，习称"腿"，腿上生有多而乱的须根，其上有疣状突起，习称"珍珠点"。表面灰黄色，有明显断续疏浅的横皱纹。质较硬断面黄白色，有放射状裂隙。形成层环呈黄色。气微香，味微苦、甘。

园参因加工方法不同又分为红参、白参（精参）、生晒参三大类。

红参　略呈圆柱形，主根长 3 ~ 10cm。顶端有短小的根茎（芦头），下部有 2 ~ 3 个支根，表面棕红色或黄棕色，角质性，半透明，有少数纵皱纹，肩部有不太明显的断续的横纹，有时微带黄色（俗称黄马褂）。质坚实，断面平坦，角质。有特殊的香气，味微苦、甘。

以质坚实、棕红色、无抽皱沟纹破疤，半透明者质量为佳。

白参（糖参）　呈圆柱形或纺锤形，主根长 3 ~ 15cm。具有较粗大的芦头，芦碗较少。表面淡黄白色，上端有较多断续的环纹，全体可见加工时针刺的点状针痕。下部有支根及多数须根。质较硬，易断，断面白色，有菊花纹。气微香，味较甜而微苦。

以体充实、条粗、完整、淡黄白色、不返糖、无破疤者为佳。

生晒参　呈圆柱形或纺锤形，长 3 ~ 15cm，直径 1 ~ 2cm。表面灰黄色，上部或全体有疏浅断续的粗纹及明显的纵皱，下部有侧根 2 ~ 3 条。根茎长 1 ~ 4cm，直径 0.3 ~ 1.5cm，有稀疏的凹窝状茎痕，质较硬，断面淡黄白色，显粉性，有一明显的棕色环纹，皮部有黄棕色的点纹放射状裂隙。气微香，味微苦、甘。全须生晒参为不经修剪而选出具芦、艼、支根及须根完整的参，其他特征与上同。

[显微特征]

横切面　①木栓层为数列细胞。②栓内层窄。③韧皮部外侧有裂隙，内侧薄壁细胞排列较紧密，有树脂道散在，内含黄色分泌物。④形成层成环。⑤木质部射线宽广，导管单个散在或数个相聚，断续排列成放射状，导管旁偶有非木化的纤维。⑥薄壁细胞含草酸钙簇晶。

粉末　淡黄白色。①树脂道碎片易见，含黄色块状分泌物。②草酸钙簇晶直径 20 ~ 68μm，棱角锐尖。③木栓细胞表面观类方形或多角形，壁细波状弯曲。④网纹导管和梯纹导管直径 10 ~ 56μm。⑤淀粉粒甚多，单粒类球形、半圆形或不规则多角形，直径 4 ~ 20μm，脐点点状或裂缝状；复粒由 2 ~ 6 分粒组成。（见附录彩图 7-17）

[化学成分]含有皂苷、挥发油和多糖等多种类型的成分。皂苷类：人参皂苷均为三萜皂苷，目前已分离出 32 种单体成分，人参皂苷主要存在于皮部，故参须含量较主根高。红参总皂苷含量最高：强心作用最强，但抗疲劳、耐高温、耐低温及对吞噬细胞作用最差，因此药理作用的强弱更主要是取决于某一皂苷。挥发油类：主要为 β- 榄香烯、人参炔醇、多炔环氧物人参醇等。多糖类：人参多糖已分离出 7 种以上，含 38.7% 水溶性多糖，7.8% ~ 10% 碱溶性多糖，20% 人参果胶（由半乳糖、阿拉伯糖、鼠李糖等组成）。人参多糖能提高免疫功能。此外，还含有氨基酸，维生素 A、B 族和维生素 C 等，微量元素 20 多种，以磷、硫、钾、铝、镁较多，还含麦芽醇。

[理化鉴别]

1. 取本品粉末 1g，加水 10mL，浸泡过夜，放于 60℃水浴中温浸 10 分钟，滤过，取滤液 2mL，置带塞试管中，用力振摇 1 分钟，产生泡沫放置 10 分钟不消失。

2. 取 3 项提取液各 1mL，分置二支试管中，一管加入 2mL 的 5% 氢氧化钠溶液，另一管加入 2mL 的 5% 盐酸溶液，将两管塞紧，用力振摇 1 分钟，碱液管的泡沫比酸液管高达数倍。

3. 取本品粉末 0.5g，加 95% 乙醇 5mL，振摇 5 分钟，过滤，取滤液少许，置蒸发皿中蒸干，加氯仿 2mL 溶解残渣，将溶液倒入干燥试管内，沿管壁缓缓加入浓硫酸 2mL，两液交界处有红紫色环。

4. 取本品粉末 1g，加三氯甲烷 40mL，加热回流 1 小时，弃去三氯甲烷液，药渣挥干溶剂，加水 0.5mL 搅拌湿润，加水饱和正丁醇 10mL，超声处理 30 分钟，吸取上清液加 3 倍量氨试液，摇匀，放置分层，取上层液蒸干，残渣加甲醇 1mL 使溶解，作为供试品溶液。另取人参对照药材 1g，同法制成对照药材溶液。再取人参皂苷 Rb$_1$ 对照品、人参皂苷 Re 对照品、人参皂苷 Rf 对照品及人参皂苷 Rg$_1$ 对照品，加甲醇制成每 1mL 各含 2mg 的混合溶液，作为对照品溶液。采用硅胶 G 薄层板，以三氯甲烷 – 乙酸乙酯 – 甲醇 – 水（15:40:22:10）10℃以下放置的下层溶液为展开剂，展开，取出，晾干，喷以 10% 硫酸乙醇溶液，在 105℃加热至斑点显色清晰，分别置日光和紫外光灯（365nm）下检视。供试品色谱中，在与对照药材色谱和对照品色谱相应位置上，分别显相同颜色的斑点或荧光斑点。

[品质评价]

1. 经验鉴别　以主根呈纺锤形或圆柱形，质硬，断面淡黄白色，显粉性，形成层环纹棕黄色，香气特异，味微苦、甘者为佳。

2. 检查　水分：不得过 12.0%。总灰分：不得过 5.0%。

有害物质检查：①重金属及有害元素：照铅、镉、砷、汞、铜测定法，铅不得过 5mg/kg；镉不得过 1mg/kg；砷不得过 2mg/kg；汞不得过 0.2mg/kg；铜不得过 20mg/kg。②其他有机氯类农药残留量：照气相色谱测定法，总五氯硝基苯不得过 0.1mg/kg；六氯苯不得过 0.1mg/kg；七氯（七氯、环氧七氯之和）不得过 0.05mg/kg；氯丹（顺式氯丹、反式氯丹、氧化氯丹之和）不得过 0.1mg/kg。

3. 浸出物测定　水溶性浸出物（冷浸法，用水作溶剂）不得少于 61.28%。

4. 含量测定　用高效液相色谱法测定，本品按干燥品计算，含人参皂苷 Rg$_1$（C$_{42}$H$_{72}$O$_{14}$）和人参皂苷 Re（C$_{48}$H$_{82}$O$_{18}$）的总量不得少于 0.30%，人参皂苷 Rb$_1$（C$_{54}$H$_{92}$O$_{23}$）不得少于 0.20%。

[功效] 性微温，味甘、微苦。归脾、肺、心、肾经。能大补元气，复脉固脱，补脾益肺，生津养血，安神益智。用于体虚欲脱，肢冷脉微，脾虚食少，肺虚喘咳，津伤口渴，内热消渴，气血亏虚，久病虚羸，惊悸失眠，阳痿宫冷。用量 3～9g。不宜与藜芦、五灵脂同用。

[附]

红参 为五加科植物人参 *Panax ginseng* C. A. Mey. 的栽培品经蒸制后的干燥根和根茎。主根呈纺锤形、圆柱形或扁方柱形，长 3～10cm，直径 1～2cm。表面半透明，红棕色，偶有不透明的暗黄褐色斑块，具纵沟、皱纹及细根痕；上部有时具断续的不明显环纹；下部有 2～3 条扭曲交叉的支根，并带弯曲的须根或仅具须根残迹。根茎（芦头）长 1～2cm，上有数个凹窝状茎痕（芦碗），有的带有 1～2 条完整或折断的不定根（芋）。质硬而脆，断面平坦，角质样。气微香而特异，味甘、微苦。水分不得过 12.0%。红参片性温，味甘、微苦。能大补元气，复脉固脱，益气摄血。用于体虚欲脱，肢冷脉微，气不摄血，崩漏下血。用量 3～9g。不宜与藜芦、五灵脂同用。

西洋参 Panacis Quinquefolii Radix

[来源] 为五加科植物西洋参 *Panax quinquefolium* L. 的干燥根。

[采制] 均系栽培品，秋季采挖，洗净，晒干或低温干燥。

[产地] 主产于美国北部及加拿大，我国有引种。

[性状] 呈纺锤形、圆柱形或圆锥形，长 3～12cm，直径 0.8～2cm。表面浅黄褐色或黄白色，可见横向环纹和线形皮孔状突起，并有细密浅纵皱纹和须根痕。主根中下部有一至数条侧根，多已折断。有的上端有根茎（芦头），环节明显，茎痕（芦碗）圆形或半圆形，具不定根（芋）或已折断。体重，质坚实，不易折断，断面平坦，浅黄白色，略显粉性，皮部可见黄棕色点状树脂道，形成层环纹棕黄色，木部略呈放射状纹理。气微而特异，味微苦、甘。

[显微特征]

横切面 ①木栓层为数列细胞。②栓内层窄。③韧皮部外侧有裂隙，内侧薄壁细胞排列较紧密，有树脂道散在，内含黄色分泌物。④形成层成环。⑤木质部射线宽广，导管单个散在或数个相聚，断续排列成放射状，导管旁偶有非木化的纤维。⑥薄壁细胞含草酸钙簇晶。

粉末 淡黄白色。①树脂道碎片易见，含黄色块状分泌物。②草酸钙簇晶直径 20～68μm，棱角锐尖。③木栓细胞表面观尖方形或多角形，壁细波状弯曲。④网纹导管和梯纹导管直径 10～56μm。⑤淀粉粒较多，单粒类球形、半圆形或不规则多角形，直径 4～20μm，脐点点状或裂缝状；复粒由 2～6 分粒组成。

[化学成分] 人参皂苷、人参多糖、氨基酸、多种微量元素和无机盐。

[理化鉴别] 取本品粉末加甲醇，加热回流，滤过，滤液蒸干，残渣加水使溶解，用水饱和正丁醇振摇提取两次，合并正丁醇提取液，用水洗涤 2 次，分取正丁醇液，蒸干，残渣加甲醇使溶解，作为供试品溶液。另取西洋参对照药材同法制成对照药材溶液。再取拟人参皂苷 F_{11} 以及人参皂苷 Rb_1、Re、Rg_1 对照品，加甲醇作为对照品溶液。采用硅胶 G 薄层板，以氯仿 – 醋酸乙酯 – 甲醇 – 水（15：40：22：10）5～10℃放置 12 小时的下层溶液为展开剂，展开，取出，晾干，喷以 10% 硫酸乙醇溶液，在 105℃加热至斑点显色清晰，分别置日光及紫外光灯（365nm）下检视。供试品色谱中，在与对照药材色谱及对照品色谱相应的位置上，分别显相同颜色的斑点或荧光斑点。

[**品质评价**]

1. 经验鉴别　以体重，质坚实，断面平坦，浅黄白色，味微苦、甘者为佳。

2. 检查　水分：不得过 13.0%。总灰分：不得过 5.0%。

人参：取西洋参 1g，加甲醇，放置，滤过，滤液蒸干，残渣加甲醇作为供试品溶液。取人参对照药材 1g，同法制备对照药材溶液。采用硅胶 G 薄层板，以三氯甲烷 – 甲醇 – 水（13∶7∶2）5 ～ 10℃放置 12 小时的下层溶液为展开剂，展开，取出，喷以 10% 硫酸乙醇溶液，晾干，置紫外光灯（365nm）下检视。供试品色谱中，在与对照药材色谱和对照品色谱相应的位置上，不得显与对照药材一致的斑点。

有害物质检查：①重金属及有害元素：照铅、镉、砷、汞、铜测定法，铅不得过 5mg/kg；镉不得过 1mg/kg；砷不得过 2mg/kg；汞不得过 0.2mg/kg；铜不得过 20mg/kg。②有机磷农药残留量：按照气象色谱法，五氯硝基苯不得过 0.1mg/kg；六氯苯不得过 0.1mg/kg；七氯（七氯、环氧七氯之和）不得过 0.05mg/kg；氯丹（顺式氯丹、反式氯丹、氧化氯丹之和）不得过 0.1mg/kg。

3. 浸出物测定　醇溶性浸出物（热浸法，用 70% 乙醇作溶剂）不得少于 30.0%。

4. 含量测定　用高效液相色谱法测定，本品按干燥品计算，含人参皂苷 Rg_1（$C_{42}H_{72}O_{14}$）、人参皂苷 Re（$C_{48}H_{82}O_{18}$）和人参皂苷 Rb_1（$C_{54}H_{92}O_{23}$）的总量不得少于 2.0%。

[**功效**]　性凉，味甘、微苦。归心、肺、肾经。能补气养阴，清热生津。用于气虚阴亏，虚热烦倦，咳喘痰血，内热消渴，口燥咽干。用量 3 ～ 6g。另煎兑服。不宜与藜芦同用。

三七 Notoginseng Radix et Rhizoma

[**来源**]　为五加科植物三七 *Pannx notoginseng*（Burk.）F.H. Chen 的干燥根和根茎。

[**采制**]　秋季花开前采挖，洗净，分开主根、支根及根茎，干燥。支根习称"筋条"，根茎习称"剪口"。

[**产地**]　主产于广西田阳、靖西、百色及云南文山等地。多系栽培。

[**性状**]　主根呈类圆锥形或圆柱形，长 1 ～ 6cm，直径 1 ～ 4cm。表面灰褐色或灰黄色，有断续的纵皱纹和支根痕。顶端有茎痕，周围有瘤状突起。体重，质坚实，断面灰绿色、黄绿色或灰白色，木部微呈放射状排列。气微，味苦回甜。筋条呈圆柱形或圆锥形，长 2 ～ 6cm，上端直径约 0.8cm，下端直径约 0.3cm。剪口呈不规则的皱缩块状或条状，表面有数个明显的茎痕及环纹，断面中心灰绿色或白色，边缘深绿色或灰色。（见附录彩图 7-18）

[**显微特征**]

　　粉末　灰黄色。①淀粉粒甚多，单粒圆形、半圆形或圆多角形，直径 4 ～ 30μm；复粒由 2 ～ 10 余分粒组成。②树脂道碎片含黄色分泌物。③梯纹导管、网纹导管及螺纹导管直径 15 ～ 55μm。④草酸钙簇晶少见，直径 50 ～ 80μm。

[**化学成分**]含总皂苷 8% ～ 12%，主要为人参皂苷 Rb_1、Rg_1、Rg_2，并含少量 Ra、

Rb_2、Rd、Re、Rc，含量低于人参，不含人参皂苷 Ro；总皂苷水解后主要得人参三醇，其次为人参二醇。另含三七皂苷 R_1、R_2、R_4、R_5、R_6、Fa、Fc、Fe 等以及三七素、三七黄酮B、槲皮素、挥发油等。

[**理化鉴别**] 取本品粉末加水，搅匀，再加以水饱和的正丁醇，振摇，放置，离心，取上清液，加3倍量以正丁醇饱和的水，摇匀，放置使分层（必要时离心），取正丁醇层，蒸干，残渣加甲醇作为供试品溶液。另取人参皂苷 Rb_1 对照品、人参皂苷 Re 对照品、人参皂苷 Rg_1 对照品及三七皂苷 R_1 对照品，加甲醇作为对照品溶液。采用硅胶 G 薄层板，以三氯甲烷 – 乙酸乙酯 – 甲醇 – 水（15∶40∶22∶10）10℃以下放置的下层溶液为展开剂，展开，取出，晾干，喷以硫酸溶液（1 → 10），在105℃加热至斑点显色清晰。供试品色谱中，在与对照品色谱相应的位置上，显相同颜色的斑点；置紫外光灯（365nm）下检视，显相同的荧光斑点。

[**品质评价**]

1. 经验鉴别　以体重，质坚实，断面灰绿色、黄绿色或灰白色，味苦回甜者为佳。

2. 检查　水分：不得过14.0%。总灰分：不得过6.0%。酸不溶性灰分：不得过3.0%。

有害物质检查：重金属及有害元素，照铅、镉、砷、汞、铜测定法，铅不得过5mg/kg；镉不得过1mg/kg；砷不得过2mg/kg；汞不得过0.2mg/kg；铜不得过20mg/kg。

3. 浸出物测定　醇溶性浸出物（热浸法，用甲醇作溶剂）不得少于16.0%。

4. 含量测定　用高效液相色谱法测定，本品按干燥品计算，含人参皂苷 Rg_1（$C_{42}H_{72}O_{14}$）、人参皂苷 Rb_1（$C_{54}H_{92}O_{23}$）及三七皂苷 R（$C_{47}H_{80}O_{18}$）的总量不得少于5.0%。

[**功效**] 性温，味甘、微苦。归肝、胃经。能散瘀止血，消肿定痛。用于咯血，吐血，便血，崩漏，外伤出血，胸腹刺痛，跌仆肿痛。用量 3 ~ 9g；研粉吞服，一次 1 ~ 3g。外用适量。孕妇慎服。

当归 Angelicae Sinensis Radix

[**来源**] 为伞形科植物当归 *Angelica sinensis*（Oliv.）Diels 的干燥根。

[**采制**] 秋末采挖，除去须根和泥沙，待水分稍蒸发后，捆成小把，上棚，用烟火慢慢熏干。

[**产地**] 主产于甘肃省的岷县、武都和文县等地及云南、陕西、四川、湖北等地。其中岷县产量最大，习称"岷归"或"前山当归"，品质最佳，为道地药材。

[**性状**] 略呈圆柱形，下部有支根 3 ~ 5 条或更多，长 15 ~ 25cm。表面浅棕色至棕褐色，具纵皱纹和横长皮孔样突起。根头（归头）直径 1.5 ~ 4cm，具环纹，上端圆钝，或具数个明显突出的根茎痕，有紫色或黄绿色的茎和叶鞘的残基；主根（归身）表面凹凸不平；支根（归尾）直径 0.3 ~ 1cm，上粗下细，多扭曲，有少数须根痕。质柔韧，断面黄白色或淡黄棕色，皮部厚，有裂隙和多数棕色点状分泌腔，木部色较淡，形成层环黄棕色。有浓郁的香气，味甘、辛、微苦。

[显微特征]

横切面 ①木栓层为数列细胞。②栓内层窄，有少数油室。③韧皮部宽广，多裂隙，油室和油管类圆形，直径 25～160μm，外侧较大，向内渐小，周围分泌细胞 6～9 个，形成层成环。④木质部射线宽 3～5 列细胞。⑤导管单个散在或 2～3 个相聚，呈放射状排列。⑥薄壁细胞含淀粉粒。

粉末 淡黄棕色。①纺锤形韧皮薄壁细胞，直径 18～34μm，壁较一般薄壁细胞略厚，非木化，表面有极微细的斜向交错的纹理；有时可见 1 至数个菲薄而略弯曲的横隔。②油室及油管碎片时可察见，直径不一，小者直径仅 25μm，含有挥发油滴。③导管主为梯纹及网纹，直径 13～48～80μm；也有具缘纹孔导管及细小的螺纹导管。有时，导管旁伴有较小的管胞；并有纺锤形木薄壁细胞，具有菲薄的横隔，表面偶可见斜向纹理。④木栓细胞淡黄色，表面观呈多角形，大小不一，壁薄；断面观极为扁平。⑤淀粉粒单粒呈类球形、半球形、肾形或多角形，直径 3～8～16μm，脐点呈点状、人字状或三叉状；复粒少数，大多由 2～4 分粒复合而成。（见附录彩图 7-19）

[化学成分] 含挥发油，油中主要含藁本内酯、正丁烯酰酞内酯等。尚含阿魏酸、蔗糖、烟酸、尿嘧啶等。

[理化鉴别]

1. 取本品粉末 0.5g，加乙醚 20mL，超声处理 10 分钟，滤过，滤液蒸干，残渣加乙醇 1mL 使溶解，作为供试品溶液。另取当归对照药材 0.5g，同法制成对照药材溶液。采用硅胶 G 薄层板，以正己烷 – 乙酸乙酯（4:1）为展开剂，展开，取出，晾干，置紫外光灯（365nm）下检视。供试品色谱中，在与对照药材色谱相应的位置上，显相同颜色的荧光斑点。

2. 取本品粉末 3g，加 1% 碳酸氢钠溶液 50mL，超声处理 10 分钟，离心，取上清液用稀盐酸调节 pH 值至 2～3，用乙醚振摇提取 2 次，每次 20mL，合并乙醚液，挥干，残渣加甲醇 1mL 使溶解，作为供试品溶液。另取阿魏酸对照品、藁本内酯对照品，加甲醇制成每 1mL 各含 1mg 的溶液，作为对照品溶液。采用硅胶 G 薄层板，以环己烷 – 二氯甲烷 – 乙酸乙酯 – 甲酸（4:1:1:0.1）为展开剂，展开，取出，晾干，置紫外光灯（365nm）下检视。供试品色谱中，在与对照品色谱相应的位置上，显相同颜色的荧光斑点。

[品质评价]

1. 经验鉴别 以主根（归身）表面凹凸不平；支根（归尾）上粗下细，质柔韧，断面黄白色或淡黄棕色，有浓郁的香气，味甘、辛、微苦者为佳。

2. 检查 水分：不得过 15.0%。总灰分：不得过 7.0%。酸不溶性灰分：不得过 2.0%。

3. 浸出物测定 醇溶性浸出物（热浸法，用 70% 乙醇作溶剂）不得少于 45.0%。

4. 含量测定 ①挥发油：用挥发油测定法测定，本品含挥发油不得少于 0.4%（mL/g）。②阿魏酸：用高效液相色谱法测定，本品按干燥品计算，含阿魏酸（$C_{10}H_{10}O_4$）不得少于 0.050%。

[功效]性温，味甘、辛。归肝、心、脾经。能补血活血，调经止痛，润肠通便。用于血虚萎黄，眩晕心悸，月经不调，经闭痛经，虚寒腹痛，风湿腹痛，跌仆损伤，痈疽疮疡，肠燥便秘。酒当归活血通经；用于经闭痛经，风湿痹痛，跌仆损伤。用量6～12g。

柴胡 Bupleuri Radix

[来源]为伞形科植物柴胡 *Bupleurum chinense* DC. 或狭叶柴胡 *B. scorzonerifolium* Willd. 的干燥根。按性状不同，分别习称"北柴胡"和"南柴胡"。

[采制]春、秋二季采挖，除去茎叶和泥沙，干燥。

[产地]北柴胡主产于河北、河南、辽宁等地。南柴胡主产于湖北、四川、安徽、辽宁、黑龙江、吉林等地。南柴胡产四川者又称"川柴胡"。

[性状]北柴胡　呈圆柱形或长圆锥形，长6～15cm，直径0.3～0.8cm。根头膨大，顶端残留3～15个茎基或短纤维状叶基，下部分枝。表面黑褐色或浅棕色，具纵皱纹、支根痕及皮孔。质硬而韧，不易折断，断面显纤维性，皮部浅棕色，木部黄白色。气微香，味微苦。（见附录彩图7-20）

南柴胡　根较细，圆锥形，顶端有多数细毛状枯叶纤维，下部多不分枝或稍分枝。表面红棕色或黑棕色，靠近根头处多具细密环纹。质稍软，易折断，断面略平坦，不显纤维性。具败油气。

[显微特征]

北柴胡根横切面　①木栓层为数列细胞，其下为7～8层栓内层细胞。②皮层散有油室及裂隙。③韧皮部散有油室，射线宽，筛管不明显。④形成层成环。⑤木质部导管稀疏而分散，在其中间部位有一束木纤维排列成断续的环状，纤维多角形，壁厚，木化。

北柴胡粉末　灰棕色。①木纤维较多，成束或散在，无色或淡黄色。呈长梭形，末端渐尖，直径8～17μm，壁厚2～6μm，木化，层纹不明显，初生壁碎裂成短须状，绞孔稀疏，孔沟隐约可见。②油管多碎断，管道中含黄棕色或绿黄色条状分泌物，直径8～25μm。③导管主为网纹、双螺纹导管，偶见网状具缘纹孔导管，直径7～43μm。④木栓细胞黄棕色，多数层重叠，表面观呈类多角形，壁稍厚，有的微弯曲。⑤茎髓薄壁细胞长圆形、类长方形或长条形，直径14～46μm，长23～168μm，壁稍厚，纹孔大小不一，孔沟明显。⑥茎表皮细胞淡黄棕色。表面观呈长方形或类多角形，直径11～26μm，长21～77μm，垂周壁略呈连珠状增厚。表皮可见气孔，类圆形下陷，直径18～21μm，不定式。（见附录彩图7-21）

南柴胡与北柴胡主要区别：①木栓层由6～10层的木栓细胞排列成整齐的帽顶状。②皮层油室较多而大。③木质部导管多径向排列，木纤维少而散列，多位于木质部外侧。

[化学成分]柴胡根含皂苷、挥发油、植物甾醇、香豆素、脂肪酸等。皂苷类：包括柴胡皂苷Ⅰa、Ⅰb、Ⅱ，乙酰柴胡皂苷等。甾醇类：包括α-菠菜甾醇（约占70%）、

豆甾醇等。挥发油：有 30 多种，如 α- 甲基环戊酮、柠檬烯、月桂烯、（＋）- 香芹酮、反式葛缕醇、长叶薄荷酮、桃金娘烯醇等。脂肪酸类：包括棕榈酸、硬脂酸、油酸、亚麻仁酸、木蜡酸等。香豆素类：包括异补骨内脂、侧金盏花醇、白芷花素等。

[理化鉴别]

1. 色谱鉴别。北柴胡：取本品粉末 0.5g，加甲醇 20mL，超声处理 10 分钟，滤过，滤液浓缩至 5mL，作为供试品溶液。另取北柴胡对照药材 0.5g，同法制成对照药材溶液。再取柴胡皂苷 a 对照品、柴胡皂苷 d 对照品，加甲醇制成每 1mL 各含 0.5mg 的混合溶液，作为对照品溶液。采用硅胶 G 薄层板，以乙酸乙酯 – 乙醇 – 水（8：2：1）为展开剂，展开，取出，晾干，喷以 2% 对二甲氨基苯甲醛的 40% 硫酸溶液，在 60℃加热至斑点显色清晰，分别置日光和紫外光灯（365nm）下检视。供试品色谱中，在与对照药材色谱和对照品色谱相应的位置上，显相同颜色的斑点或荧光斑点。

2. 光谱鉴别。取南柴胡、北柴胡及大叶柴胡粉末各 0.2g，分别加乙醇 20mL，放置 12 小时，滤过，滤液用乙醇稀释，制成每 1mL 约含 4mg 药材的溶液，测定紫外吸收光谱。南柴胡在 270nm 波长附近有肩峰；北柴胡在（280±2）nm 波长处有最大吸收；大叶柴胡在（336±2）nm、（315±2）nm、（295±2）nm、（279±2）nm 及（269±2）nm 波长处有最大吸收。

[品质评价]

1. 经验鉴别 以根头膨大、质硬而韧、断面显纤维性、气微香、味微苦者为佳。

2. 检查 水分：不得过 10.0%。总灰分：不得过 8.0%。酸不溶性灰分：不得过 3.0%。

3. 浸出物测定 醇溶性浸出物（热浸法，用乙醇作溶剂）不得少于 11.0%。

4. 含量测定 用高效液相色谱法测定，本品按干燥品计算，含柴胡皂苷 a（$C_{42}H_{68}O_{13}$）和柴胡皂苷 d（$C_{42}H_{68}O_{13}$）的总量不得少于 0.30%。

[功效] 性微寒，味辛、苦。归肝、胆、肺经。能疏散退热，疏肝解郁，升举阳气。用于感冒发热，寒热往来，胸胁胀痛，月经不调，子宫脱垂，脱肛。用量 3 ~ 10g。

[附注]

1. 我国柴胡属植物共 36 种，17 变种，7 变型，而作为药用的有 22 种，5 变种，1 变型。近来又发现多枝柴胡、韭叶柴胡、泸西柴胡等 3 个新种。在国内流通市场上，除正品外，还有 10 余种植物，如竹叶柴胡 *Bupleurum marginatum* Wall. ex DC.，窄竹叶柴胡 *B. marginatum* Wall. ex DC. var. *stenophyllum*（Wolff）Shan et Y. Li）（药材名藏柴胡），锥叶柴胡 *B. bicaule* Helm，黑柴胡 *B. smithii* Wolff，小叶黑柴胡 *B. smithii* Wolff var. *parvifolium* Shan et Y. Li，兴安柴胡 *B. sibiricum* Vest，银州柴胡 *B. yinchowense* Shan et Y. Li，秦岭柴胡 *B. longicaule* var. *giraldii* Wolff，雾灵柴胡 *B. sibiricum* var. *jeholense*（Nakai）Chu，长白柴胡 *B. komarovianum* Lincz，大叶柴胡 *B. longiradiatum* Turcz. 等，常作为混伪品。

2. 大叶柴胡含有毒成分水芹毒素（Denanthotox.）。其主要特点为根茎发达，节明显粗壮，茎基 1 ~ 3 个，断面具髓，特异浓厚香气。主根不明显。

3. 关于商品名称：柴胡又称北柴胡、硬柴胡、黑柴胡；狭叶柴胡又称南柴胡、红柴胡、软柴胡。

防己 Stephaniae Tetrandrae Radix

[**来源**] 为防己科植物粉防己 *Stephania tetrandra* S. Moore 的干燥根。

[**采制**] 秋季采挖，洗净，除去粗皮，晒至半干，切段，个大者再纵切，干燥。

[**产地**] 主产于浙江、安徽、江西、湖北、湖南等地。

[**性状**] 呈不规则圆柱形、半圆柱形或块状，多弯曲，长 5 ~ 10cm，直径 1 ~ 5cm。表面淡灰黄色，在弯曲处常有深陷横沟而成结节状的瘤块样。体重，质坚实，断面平坦，灰白色，富粉性，有排列较稀疏的放射状纹理。气微，微苦。

[**显微特征**]

横切面 ①木栓细胞有时可见，黄棕色。皮层散有石细胞，2 ~ 3 个成群或单个散在，常切向排列，石细胞呈类方形或多角形，壁稍厚，胞腔明显。②韧皮部较宽，筛管群束状。③形成层成环。④木质部占根的大部分，导管稀疏成群，径向排列成放射状，导管旁伴有木纤维，射线宽。⑤薄壁细胞中充满淀粉粒，并含细小草酸钙方晶及柱晶。

粉末 类白色或黄白色。①淀粉粒单粒类圆形，直径 5 ~ 26μm，脐点点状、裂缝状或三叉状，层纹不明显。②石细胞类圆形、类方形或长椭圆形，长 26 ~ 103μm，直径 21 ~ 59μm，壁稍厚，纹孔及孔沟明显，有的可见层纹。③纤维细长梭形，长 340μm，直径 9 ~ 17μm，壁厚 2 ~ 5μm，有单斜纹孔或交叉成十字型。④具缘纹孔及网纹导管直径 34 ~ 236μm。⑤木薄壁细胞长方形或长梭形，壁不均匀连珠状增厚，纹孔较大。⑥另有少数草酸钙小结晶及木栓组织。

[**化学成分**] 含多种异喹啉类生物碱，主要有粉防己碱、防己诺林碱、轮环藤酚碱、小檗胺等。

[**理化鉴别**] 取本品粉末加乙醇，加热回流，放冷，滤过，滤液蒸干，残渣加乙醇作为供试品溶液。另取粉防己碱对照品、防己诺林碱对照品，加三氯甲烷作为对照品溶液。采用硅胶 G 薄层板，以三氯甲烷 – 丙酮 – 甲醇 –5% 浓氨试液（6：1：1：0.1）为展开剂，展开，取出，晾干，喷以稀碘化铋钾试液。供试品色谱中，在与对照品色谱相应的位置上，显相同颜色的斑点。

[**品质评价**]

1.经验鉴别 以体重、质坚实、断面平坦、富粉性、有放射状纹理、气微、味苦者为佳。

2.检查 水分：不得过 12.0%。总灰分：不得过 4.0%。

3.浸出物测定 醇溶性浸出物（热浸法，用甲醇作溶剂）不得少于 5.0 %。

4.含量测定 用高效液相色谱法测定，本品按干燥品计算，含粉防己碱（$C_{38}H_{42}N_2O_6$）和防己诺林碱（$C_{37}H_{40}N_2O_6$）的总量不得少于 1.6%。

[**功效**] 性寒，味苦。归膀胱、肺经。能祛风止痛，利水消肿。用于风湿痹痛，水肿脚气，小便不利，湿疹疮毒。用量 5 ~ 10g。

延胡索 Corydalis Rhizoma

[来源] 为罂粟科植物延胡索 *Corydalis yanhusuo* W. T. Wang 的干燥块茎。

[采制] 夏初茎叶枯萎时采挖，除去须根，洗净，置沸水中煮至内部中心有小白点为度，取出，晒干。

[产地] 主产于浙江东阳、磐安，湖北、湖南、江苏等省亦产。

[性状] 呈不规则的扁球形，直径 0.5 ~ 1.5cm。表面黄色或黄褐色，有不规则网状皱纹。顶端有略凹陷的茎痕，底部常有疙瘩状突起。质硬而脆，断面黄色，角质样，有蜡样光泽。气微，味苦。

[显微特征]

横切面 ①皮层细胞 10 余层，淡黄色，扁平，最外侧的 2 ~ 3 层细胞常为厚壁性的下皮细胞，壁木化，具细密纹孔。②茎痕处的厚壁组织散布少数石细胞。③韧皮部宽广，筛管与管状分泌细胞伴生，成环状散列。④木质部常分成 4 ~ 7 小束，疏列成环状。中央有较宽广的髓。

粉末 绿黄色。①糊化淀粉粒团块淡黄色或近无色。②下皮厚壁细胞绿黄色，细胞多角形、类方形或长条形，壁稍弯曲，木化，有的成连珠状增厚，纹孔细密。③螺纹导管直径 16 ~ 32μm。

[化学成分] 含 20 多种异喹啉类生物碱。主要有延胡索甲素、乙素、丙素、丁素、戊素、己素、庚素等。另有黄连碱、去氢延胡索甲素、d-海罂粟碱、非洲防己碱、紫堇单酚碱、去氢紫堇单酚碱、元胡球茎碱等。

[理化鉴别] 取本品粉末加甲醇超声处理，滤过，滤液蒸干，残渣加水加浓氨试液调至碱性，用乙醚振摇，合并乙醚液，蒸干，残渣加甲醇作为供试品溶液。另取延胡索对照药材同法制成对照药材溶液。再取延胡索乙素对照品，加甲醇作为对照品溶液。采用 1% 氢氧化钠溶液制备的硅胶 G 薄层板，以甲苯 – 丙酮（9：2）为展开剂，展开，取出，晾干，置碘缸中约 3 分钟后取出，挥尽板吸附的碘后，置紫外光灯（365nm）下检视。供试品色谱中，在与对照药材色谱和对照品色谱相应的位置上，显相同颜色的荧光斑点。

[品质评价]

1. 经验鉴别 以顶端有凹陷的茎痕，底部疙瘩状突起，质硬而脆，断面黄色，角质样，有蜡样光泽，气微、味苦者为佳。

2. 检查 水分：不得过 15.0%。总灰分：不得过 4.0%。黄曲霉毒素：本品每 1000g 含黄曲霉毒素 B_1 不得过 5μg，黄曲霉毒素 G_2、黄曲霉毒素 G_1、黄曲霉毒素 B_2 和黄曲霉毒素 B_1 总量不得过 10μg。

3. 浸出物测定 醇溶性浸出物（热浸法，用稀乙醇作溶剂）不得少于 13.0%。

4. 含量测定 用高效液相色谱法测定，本品按干燥品计算，含延胡索乙素（$C_{21}H_{25}NO_4$）不得少于 0.050 %。

[功效] 性温，味辛、苦。归肝、脾经。能活血，行气，止痛。用于胸胁、脘腹

疼痛，胸痹心痛，经闭痛经，产后瘀阻，跌仆肿痛。用量 3 ~ 10g；研末吞服，一次 1.5 ~ 3g。

板蓝根 Isatidis Radix

[来源] 为十字花科植物菘蓝 *Isatis indigotica* Fort. 的干燥根。

[采制] 秋季采挖，除去泥沙，晒干。

[产地] 各地有栽培。主产于河北、北京、黑龙江、河南、江苏、甘肃，多自产自销。

[性状] 呈圆柱形，稍扭曲，长 10 ~ 20cm，直径 0.5 ~ 1cm。表面淡灰黄色或淡棕黄色，有纵皱纹、横长皮孔样突起及支根痕。根头略膨大，可见暗绿色或暗棕色轮状排列的叶柄残基和密集的疣状突起。体实，质略软，断面皮部黄白色，木部黄色。气微，味微甜后苦涩。

[显微特征]

横切面　①木栓层为数列细胞。②栓内层狭。③韧皮部宽广，射线明显。④形成层成环。⑤木质部导管黄色，类圆形，直径约至 80μm；有木纤维束。⑥薄壁细胞含淀粉粒。

[化学成分] 含靛蓝、靛玉红、芥子苷、吲哚醇的苷、靛玉红吲哚苷、2- 羟基 -3- 丁烯基硫氰酸酯、表古碱、腺苷、多种氨基酸等。

[理化鉴别]

1. 取本品粉末加稀乙醇，超声处理，滤过，滤液蒸干，残渣加稀乙醇作为供试品溶液。另取板蓝根对照药材同法制成对照药材溶液。再取精氨酸对照品，加稀乙醇作为对照品溶液。采用硅胶 G 薄层板，以正丁醇 – 冰醋酸 – 水（19：5：5）为展开剂，展开，取出，热风吹干，喷以茚三酮试液，在 105℃加热至斑点显色清晰。供试品色谱中，在与对照药材色谱和对照品色谱相应的位置上，显相同颜色的斑点。

2. 取本品粉末加 80% 甲醇，超声，滤过，滤液蒸干，残渣加甲醇作为供试品溶液。另取板蓝根对照药材同法制成对照药材溶液。再取（*R,S*）– 告依春对照品，加甲醇作为对照品的溶液。采用硅胶 GF$_{254}$ 薄层板，以石油醚（60 ~ 90℃）– 乙酸乙酯（1：1）为展开剂，展开，取出，晾干，置紫外光灯（254nm）下检视。供试品色谱中，在与对照药材色谱和对照品色谱相应的位置上，显相同颜色的斑点。

[品质评价]

1. 经验鉴别　以体实，质略软，断面皮部黄白色，木部黄色，味微甜后苦涩者为佳。

2. 检查　水分：不得过 15.0%。总灰分：不得过 9.0%。酸不溶性灰分：不得过 2.0%。

3. 浸出物测定　醇溶性浸出物（热浸法，用 45% 乙醇作溶剂）不得少于 25.0%。

4. 含量测定　用高效液相色谱法测定，本品按干燥品计算，含（*R,S*）– 告依春（C$_5$H$_7$NOS）不得少于 0.020%。

[功效] 性寒，味苦。归心、胃经。能清热解毒，凉血利咽。用于温疫时毒，发热咽痛，温毒发斑，痄腮，烂喉丹痧，大头瘟疫，丹毒，痈肿。用量 9 ~ 15g。

葛根 Puerariae Lobatae Radix

（附：粉葛）

[来源] 为豆科植物野葛 *Pueraria lobata*（Willd.）Ohwi 的干燥根。

[采制] 秋、冬二季采挖，趁鲜切成厚片或小块，干燥。

[产地] 主产于湖南、河南、浙江等省。

[性状] 药材多呈圆柱形，饮片为斜切、纵切或横切的片块，长 5 ~ 35cm，直径 4 ~ 14cm，厚 0.5 ~ 1cm；表面黄白色或淡棕色，有时可见残存淡棕色外皮。切面粗糙，纤维性强；横切片可见由纤维及导管所形成的同心性环层；质轻而松；气微，味淡。

[显微特征]

粉末 淡棕色。①淀粉粒单粒球形，直径 3 ~ 37μm，脐点点状、裂缝状或星状；复粒由 2 ~ 10 分粒组成。②纤维多成束，壁厚，木化，周围细胞大多含草酸钙方晶，形成晶纤维，含晶细胞壁木化增厚。③石细胞少见，类圆形或多角形，直径 38 ~ 70μm。④具缘纹孔导管较大，具缘纹孔六角形或椭圆形，排列极为紧密。

[化学成分] 含黄酮类化合物，主要有大豆苷元、大豆苷、葛根素、大豆苷元 –4′, 7– 二葡萄糖苷、7– 木糖苷葛根素、4′,6″ – 二乙酰基葛根素等。

[理化鉴别] 取本品粉末加甲醇，放置滤过，滤液蒸干，残渣加甲醇作为供试品溶液。另取葛根对照药材同法制成对照药材溶液。再取葛根素对照品，加甲醇作为对照品溶液。采用硅胶 G 薄层板，使成条状，以三氯甲烷 – 甲醇 – 水（7∶2.5∶0.25）为展开剂，展开，取出，晾干，置紫外光灯（365nm）下检视。供试品色谱中，在与对照药材色谱和对照品色谱相应的位置上，显相同颜色的荧光条斑。

[品质评价]

1. 经验鉴别 以外皮淡棕色至棕色，有纵皱纹，切面黄白色至淡黄棕色，纹理明显，质韧，纤维性强，味微甜者为佳。

2. 检查 水分：不得过 14.0%。总灰分：不得过 7.0%。重金属及有害元素：铅不得过 5mg/kg；镉不得过 1mg/kg；砷不得过 2mg/kg；汞不得过 0.2mg/kg；铜不得过 20mg/kg。

3. 浸出物测定 醇溶性浸出物（热浸法，用稀乙醇作溶剂）不得少于 24.0%。

4. 含量测定 用高效液相色谱法测定，本品按干燥品计算，含葛根素（$C_{21}H_{20}O_9$）不得少于 2.4%。

[功效] 性凉，味甘、辛。归脾、胃、肺经。能解肌退热，生津止渴，透疹，升阳止泻，通经活络，解酒毒。用于外感发热头痛，项背强痛，口渴，消渴，麻疹不透，热痢，泄泻，眩晕头痛，中风偏瘫，胸痹心痛，酒毒伤中。用量 10 ~ 15g。

[附]

粉葛 Puerariae Thomsonii Radix 为同属植物甘葛藤 *Pueraria thomsonii* Benth. 的干燥根。横切

面可见由纤维形成的浅棕色同心性环纹，纵切面可见由纤维形成的数条纵纹。气微，味微甘。粉末黄白色，纤维多成束，周围细胞大多含草酸钙方晶，形成晶纤维；具缘纹孔导管较大，纹孔排列极为紧密。

白芷 Angelicae Dahuricae Radix

[来源]　为伞形科植物白芷 *Angelica dahurica*（Fisch. ex Hoffm.）Benth. et Hook. f. 或杭白芷 *A.dahurica*（Fisch. ex Hoffm.）Benth. et Hook. f. var. *formosana*（Boiss.）Shan et Yuan 的干燥根。

[采制]　夏、秋间叶黄时采挖，除去须根和泥沙，晒干或低温干燥。

[产地]　主产于河南、河北、浙江、福建、四川等省。

[性状]　呈长圆锥形，长 10 ~ 25cm，直径 1.5 ~ 2.5cm。表面灰棕色或黄棕色，根头部钝四棱形或近圆形，具纵皱纹、支根痕及皮孔样的横向突起，有的排列成四纵行。顶端有凹陷的茎痕。质坚实，断面白色或灰白色，粉性，形成层环棕色，近方形或近圆形，皮部散有多数棕色油点。气芳香，味辛、微苦。（见附录彩图 7-22）

[显微特征]

粉末　黄白色。①淀粉粒甚多，单粒圆球形、多角形、椭圆形或盔帽形，直径 3 ~ 25μm，脐点点状、裂缝状、十字状、三叉状、星状或人字状；复粒多由 2 ~ 12 分粒组成。②网纹导管、螺纹导管直径 10 ~ 85μm。③木栓细胞多角形或类长方形，淡黄棕色。④油管多已破碎，含淡黄棕色分泌物。

[化学成分]　主含挥发油、呋喃香豆素。白芷含比克白芷内酯、脱水比克白芷内酯、欧前胡素、异欧前胡素、氧化前胡内酯、珊瑚菜素等 10 余种香豆素类化合物。杭白芷还含佛手柑内酯。

[理化鉴别]　取本品粉末加乙醚，浸泡，振摇，滤过，滤液挥干，残渣加乙酸乙酯作为供试品溶液。另取白芷对照药材同法制成对照药材溶液。再取欧前胡素对照品、异欧前胡素对照品，加乙酸乙酯作为对照品溶液。采用硅胶 G 薄层板，以石油醚（30 ~ 60℃）– 乙醚（3:2）为展开剂，在 25℃以下展开，取出，晾干，置紫外光灯（365nm）下检视。供试品色谱中，在与对照药材色谱和对照品色谱相应的位置上，显相同颜色的荧光斑点。

[品质评价]

1.经验鉴别　以长圆锥形，质坚实，断面白色，粉性，形成层环棕色，气芳香者为佳。

2.检查　水分：不得过 14.0%。总灰分：不得过 6.0%。重金属及有害元素：照铅、镉、砷、汞、铜测定法，铅不得过 5mg/kg；镉不得过 1mg/kg；砷不得过 2mg/kg；汞不得过 0.2mg/kg；铜不得过 20mg/kg。

3.浸出物测定　醇溶性浸出物（热浸法，用稀乙醇作溶剂）不得少于 15.0%。

4.含量测定　用高效液相色谱法测定，本品按干燥品计算，含欧前胡素（$C_{16}H_{14}O_4$）不得少于 0.080%。

[**功效**]性温，味辛。归胃、大肠、肺经。能解表散寒，祛风止痛，宣通鼻窍，燥湿止带，消肿排脓。用于感冒头痛，眉棱骨痛，鼻塞流涕，鼻衄，鼻渊，牙痛，带下，疮疡肿痛。用量 3 ~ 10g。

川芎 Chuanxiong Rhizoma

[**来源**]为伞形科植物川芎 *Ligusticum chuanxiong* Hort. 的干燥根茎。

[**采制**]夏季当茎上的节盘显著突出，并略有紫色时采挖，除去泥沙，晒后烘干，再去须根。

[**产地**]主产于四川、江西、湖北、陕西等省。

[**性状**]为不规则结节状拳形团块，直径 2 ~ 7cm。表面灰褐色或褐色，粗糙皱缩，有多数平行隆起的轮节，顶端有凹陷的类圆形茎痕，下侧及轮节上有多数小瘤状根痕。质坚实，不易折断，断面黄白色或灰黄色，散有黄棕色的油室，形成层环呈波状。气浓香，味苦、辛，稍有麻舌感，微回甜。

[**显微特征**]

横切面 ①木栓层为 10 余列细胞。②皮层狭窄，散有根迹维管束，其形成层明显。③韧皮部宽广，形成层环波状或不规则多角形。④木质部导管多角形或类圆形，大多单列或排成"V"形，偶有木纤维束。⑤髓部较大。⑥薄壁组织中散有多数油室，类圆形、椭圆形或形状不规则，淡黄棕色，靠近形成层的油室小，向外渐大；薄壁细胞中富含淀粉粒，有的薄壁细胞中含草酸钙晶体，呈类圆形团块或类簇晶状。

粉末 淡黄棕色或灰棕色。①淀粉粒较多，单粒椭圆形、长圆形、类圆形、卵圆形或肾形，直径 5 ~ 16μm，长约 21μm，脐点点状、长缝状或人字状；偶见复粒，由 2 ~ 4 分粒组成。②草酸钙晶体存在于薄壁细胞中，呈类圆形团块或类簇晶状，直径 10 ~ 25μm。③木栓细胞深黄棕色，表面观呈多角形，微波状弯曲。④油室多已破碎，偶可见油室碎片，分泌细胞壁薄，含有较多的油滴。⑤导管主为螺纹导管，亦有网纹导管及梯纹导管，直径 14 ~ 50μm。

[**化学成分**]含挥发油、生物碱、酚酸类成分。挥发油，含量 1%，鉴定出 40 余种成分，主要为苯肽类化合物。此外还含有酸性多糖。

[**理化鉴别**]取本品粉末加乙醚加热回流，滤过，滤液挥干，残渣加乙酸乙酯作为供试品溶液。另取川芎对照药材同法制成对照药材溶液。再取欧当归内酯 A 对照品，加乙酸乙酯作为对照品溶液。采用硅胶 GF$_{254}$ 薄层板，以正己烷 – 乙酸乙酯（3∶1）为展开剂，展开，取出，晾干，置紫外光灯（254nm）下检视。供试品色谱中，在与对照药材色谱和对照品色谱相应的位置上，显相同颜色的斑点。

[**品质评价**]

1. 经验鉴别 以不规则结节状拳形团块，质坚实，断面黄白色，有黄棕色的层环呈波状，气浓香，味苦、辛，麻舌，微回甜者为佳。

2. 检查 水分：不得过 12.0%。总灰分：不得过 6.0%。酸不溶性灰分：不得过 2.0%。

3. 浸出物测定　醇溶性浸出物（热浸法，用乙醇作溶剂）不得少于 12.0%。

4. 含量测定　用高效液相色谱法测定，本品按干燥品计算，含阿魏酸（$C_{10}H_{10}O_4$）不得少于 0.10%。

[功效] 性温，味辛。归肝、胆、心包经。能活血行气，祛风止痛。用于胸痹心痛，胸胁刺痛，月经不调，经闭痛经，头痛，风湿痹痛。用量 3 ~ 10g。

防风 Saposhnikoviae Radix

[来源] 为伞形科植物防风 *Saposhnikovia divaricata*（Turcz.）Schischk. 的干燥根。

[采制] 春、秋二季采挖未抽花茎植株的根，除去须根和泥沙，晒干。

[产地] 产于黑龙江、吉林、辽宁、内蒙古、河北、宁夏、甘肃、陕西、山西、山东等省区。

[性状] 呈长圆锥形或长圆柱形，下部渐细，有的略弯曲，长 15 ~ 30cm，直径 0.5 ~ 2cm。表面灰棕色或棕褐色，粗糙，有纵皱纹、多数横长皮孔样突起及点状的细根痕。根头部有明显密集的环纹，有的环纹上残存棕褐色毛状叶基。体轻，质松，易折断，断面不平坦，皮部棕黄色至棕色，有裂隙，木部黄色。气特异，味微甘。

[显微特征]

横切面　①木栓层为 5 ~ 30 列细胞。栓内层窄，有较大的椭圆形油管。②韧皮部较宽，有多数类圆形油管，周围分泌细胞 4 ~ 8 个，管内可见金黄色分泌物；射线多弯曲，外侧常成裂隙。③形成层明显。④木质部导管甚多，呈放射状排列。⑤根头处有髓，薄壁组织中偶见石细胞。

粉末　淡棕色。①油管直径 17 ~ 60μm，充满金黄色分泌物。②叶基维管束常伴有纤维束，网纹导管直径 14 ~ 85μm。③石细胞少见，黄绿色，长圆形或类长方形，壁较厚。

[化学成分] 含有挥发油、色原酮类、香豆素类、酸性多糖、甘露醇等。

[理化鉴别] 取本品粉末加丙酮，超声，滤过，滤液蒸干，残渣加乙醇作为供试品溶液。另取防风对照药材同法制成对照药材溶液。再取升麻素苷对照品、5-O-甲基维斯阿米醇苷对照品，加乙醇作为对照品溶液。采用硅胶 GF_{254} 薄层板，以三氯甲烷 - 甲醇（4∶1）为展开剂，展开，取出，晾干，置紫外光灯（254nm）下检视。供试品色谱中，在与对照药材色谱和对照品色谱相应的位置上，显相同颜色的斑点。

[品质评价]

1. 经验鉴别　以体轻、质松、断面不平坦、皮部棕黄色、木部黄色、气特异、味甘者为佳。

2. 检查　水分：不得过 10.0%。总灰分：不得过 6.50%。酸不溶性灰分：不得过 1.5%。

3. 浸出物测定　醇溶性浸出物（热浸法，用乙醇作溶剂）不得少于 13.0%。

4. 含量测定　用高效液相色谱法测定，本品按干燥品计算，含升麻素苷（$C_{22}H_{28}O_{11}$）和 5-O- 甲基维斯阿米醇苷（$C_{22}H_{28}O_{10}$）的总量不得少于 0.24%。

[功效] 性微温，味辛、甘。归膀胱、肝、脾经。能祛风解表，胜湿止痛，止痉。用于感冒头痛，风湿痹痛，风疹瘙痒，破伤风。用量 5 ~ 10g。

龙胆 Gentianae Radix et Rhizoma

[来源] 为龙胆科植物条叶龙胆 *Gentiana manshurica* Kitag.、龙胆 *G. scabra* Bge.、三花龙胆 *G. triflora* Pall. 或坚龙胆 *Gewhawa rigescens* Franch. 的干燥根和根茎。前三种习称"龙胆"，后一种习称"坚龙胆"。

[采制] 春、秋均可采收，以秋季采收质量为佳。采挖后，除去茎叶，洗净，晒干。

[产地] 龙胆主产于黑龙江、辽宁、吉林、江苏等地。坚龙胆主产于云南、贵州、四川等地。

[性状] 龙胆　根茎呈不规则的块状，长 1 ~ 3cm，直径 0.3 ~ 1cm；表面暗灰棕色或深棕色，上端有茎痕或残留茎基，周围和下端着生多数细长的根。根圆柱形，略扭曲，长 10 ~ 20cm，直径 0.2 ~ 0.5cm；表面淡黄色或黄棕色，上部多有显著的横皱纹，下部较细，有纵皱纹及支根痕。质脆，易折断，断面略平坦，皮部黄白色或淡黄棕色，木部色较浅，呈点状环列。气微，味甚苦。（见附录彩图 7-23）

坚龙胆　表面无横皱纹，外皮膜质，易脱落，木部黄白色，易与皮部分离。

[显微特征]

横切面　龙胆：①表皮细胞有时残存，外壁较厚。②皮层窄；外皮层细胞类方形，壁稍厚，木栓化；内皮层细胞切向延长，每一细胞由纵向壁分隔成数个类方形小细胞。③韧皮部宽广，有裂隙。④形成层不甚明显。⑤木质部导管 3 ~ 10 个群束。⑥髓部明显。⑦薄壁细胞含细小草酸钙针晶。

坚龙胆：内皮层以外组织多已脱落。木质部导管发达，均匀密布。无髓部。

粉末　淡黄棕色。龙胆：①外皮层细胞表面观类纺锤形，每一细胞由横壁分隔成数个扁方形的小细胞。②内皮层细胞表面观类长方形，甚大，平周壁显纤细的横向纹理，每一细胞由纵隔壁分隔成数个栅状小细胞，纵隔壁大多连珠状增厚。③薄壁细胞含细小草酸钙针晶。④网纹导管及梯纹导管直径约至 45μm。（见附录彩图 7-24）

坚龙胆：①无外皮层细胞。②内皮层细胞类方形或类长方形，平周壁的横向纹理较粗而密，有的粗达 3μm，每一细胞分隔成多数栅状小细胞，隔壁稍增厚或呈连珠状。

[化学成分] 含裂环烯醚萜苷类苦味成分：龙胆苦苷，当药苦苷，当药苷，苦龙胆酯苷，苦当药酯苷。

[理化鉴别] 取本品粉末约 0.5g，精密称定，精密加入甲醇 20mL，称定重量，加热回流 15 分钟，放冷，再称定重量，用甲醇补足减失的重量，摇匀，滤过，滤液备用，作为供试品溶液。另取龙胆苦苷对照品，加甲醇制成每 1mL 含 1mg 的溶液，作为对照品溶液。采用硅胶 GF$_{254}$ 薄层板，以乙酸乙酯 – 甲醇 – 水（10：2：1）为展开剂，展开，取出，晾干，置紫外光灯（254nm）下检视。供试品色谱中，在与对照品色谱相应的位置上，显相同颜色的斑点。

[品质评价]

1. 经验鉴别　以条粗长、色黄或黄棕者为佳。

2. 检查　水分：不得过 9.0%。总灰分：不得过 7.0%。酸不溶性灰分：不得过 3.0%。

3. 浸出物测定　水溶性浸出物（热浸法，用水作溶剂）不得少于 36.0%。

4. 含量测定　用高效液相色谱法测定，本品按干燥品计算，龙胆含龙胆苦苷（$C_{16}H_{20}O_9$）不得少于 3.0%，坚龙胆含龙胆苦苷（$C_{16}H_{20}O_9$）不得少于 1.5%。

[功效]性寒，味苦。归肝、胆经。能清热燥湿，泻肝胆火。用于湿热黄疸，阴肿阴痒，带下，湿疹瘙痒，肝火目赤，耳鸣耳聋，胁痛口苦，强中，惊风抽搐。用量 3 ~ 6g。

丹参 Salviae Miltiorrhizae Radix et Rhizoma

[来源]为唇形科植物丹参 *Salvia miltiorrhiza* Bge. 的干燥根及根茎。

[采制]春、秋二季采挖，除去泥沙，干燥。

[产地]主产于安徽、山西、河北、四川、江苏等地。

[性状]根茎短粗，顶端有时残留茎基。根数条，长圆柱形，略弯曲，有的分枝并具须状细根，长 10 ~ 20cm，直径 0.3 ~ 1cm。表面棕红色或暗棕红色，粗糙，具纵皱纹。老根外皮疏松，多显紫棕色，常呈鳞片状剥落。质硬而脆，断面疏松，有裂隙或略平整而致密，皮部棕红色，木部灰黄色或紫褐色，导管束黄白色，呈放射状排列。气微，味微苦涩。栽培品较粗壮，直径 0.5 ~ 1.5cm。表面红棕色，具纵皱纹，外皮紧贴不易剥落。质坚实，断面较平整，略呈角质样。（见附录彩图 7-25）

[显微特征]

根横切面　①木栓层为数层细胞，大多含橙色或淡紫棕色物，有时可见落皮层。②韧皮部宽广，筛管群明显；形成层环列；木质部射线宽，导管束作 2 ~ 3 歧状径向排列，导管近中心少，向外渐多，单个或 2 ~ 12 个径向或切向相接，常与薄壁组织相间排列形成层状；木纤维发达，与导管常伴存。少数根的皮层与韧皮部可见石细胞散在。

粉末　红棕色。①石细胞多单个散在，类圆形、类方形、类梭形或不规则形，长至 257μm，直径 20 ~ 65μm，有的细胞内含棕色物。②网纹与具缘纹孔导管，直径 10 ~ 50μm，网纹导管分子长梭形，末端长尖或斜尖，壁不均匀增厚，网孔狭细，穿孔多位于侧壁。③韧皮纤维梭形，长 60 ~ 170μm，直径 7 ~ 27μm，壁厚 3 ~ 12μm，孔沟明显，有的可见层纹与纹孔。④木纤维多成束，长梭形，末端长尖，直径 18 ~ 25μm，壁厚 2 ~ 4μm，纹孔斜缝状，孔沟稀疏。⑤木栓细胞黄棕色，表面观类方形或多角形，壁稍厚，弯曲或平直，含红棕色色素（水合氯醛透化，色素则溶解）。（见附录彩图 7-26）

[化学成分]含结晶性菲醌类化合物和酚酸类化合物。结晶性菲醌类化合物：丹参酮Ⅰ、丹参酮ⅡA、丹参酮ⅡB、异丹参酮Ⅰ、异丹参酮ⅡA、隐丹参酮、异隐丹参酮、甲基丹参酮、羟基丹参酮等。酚酸类化合物：丹参素、丹参素乙、丹参素丙、丹酚酸A、

丹酚酸 B 等。

[理化鉴别] 取本品粉末 1g，加乙醇 5mL，超声处理 15 分钟，离心，取上清液作为供试品溶液。另取丹参对照药材 1g，同法制成对照药材溶液。再取丹参酮 Ⅱ$_A$ 对照品、丹酚酸 B 对照品，加乙醇制成每 1mL 分别含 0.5mg 和 1.5mg 的混合溶液，作为对照品溶液。采用硅胶 G 薄层板，使成条状，以三氯甲烷 – 甲苯 – 乙酸乙酯 – 甲醇 – 甲酸（6：4：8：1：4）为展开剂，展开，展至约 4cm，取出，晾干，再以石油醚（60 ~ 90℃）– 乙酸乙酯（4：1）为展开剂，展开，展至约 8cm，取出，晾干，分别在日光及紫外光灯（365nm）下检视。供试品色谱中，在与对照药材色谱和对照品色谱相应的位置上，显相同颜色的斑点或荧光斑点。

[品质评价]

1. 经验鉴别 以条粗壮、色紫红者为佳。

2. 检查 水分：不得过 13.0%。总灰分：不得过 10.0%。酸不溶性灰分：不得过 3.0%。重金属及有害元素：铅不得过 5mg/kg；镉不得过 1mg/kg；砷不得过 2mg/kg；汞不得过 0.2mg/kg；铜不得过 20mg/kg。

3. 浸出物测定 水溶性浸出物（冷浸法，用水作溶剂）不得少于 35.0%。醇溶性浸出物（热浸法测定，用乙醇作溶剂）不得少于 15.0%。

4. 含量测定 用高效液相色谱法测定，本品按干燥品计算，含丹参酮 Ⅱ$_A$（$C_{19}H_{18}O_3$）、隐丹参酮（$C_{19}H_{20}O_3$）和丹参酮 Ⅰ（$C_{18}H_{12}O_3$）的总量不得少于 0.25%，含丹酚酸 B（$C_{36}H_{30}O_{16}$）不得少于 3.0%。

[功效] 性微寒，味苦。归心、肝经。能活血祛瘀，通经止痛，清心除烦，凉血消痈。用于胸痹心痛，脘腹胁痛，癥瘕积聚，热痹疼痛，心烦不眠，月经不调，痛经经闭，疮疡肿痛。用量 10 ~ 15g。不宜与藜芦同用。

[附注] 下列同属植物的根，在少数地区亦作丹参应用：①南丹参 *Salvia bowleyana* Dunn，主产于湖南、江西、浙江、福建等省，与丹参混用。根呈圆柱形，长 5 ~ 8cm，直径 0.5cm。表面灰红色。质较坚硬，易折断，断面不平坦。气弱，味微苦。根横切面，木质部束较少，7 ~ 9 个。②甘西鼠尾 *Salvia przewalskii* Maxim. 主产于甘肃、青海、四川、云南等省，药材名甘肃丹参。根呈圆锥形，长 10 ~ 20cm，直径 1 ~ 4cm。表面暗紫红色，根头部常由 1 至数个根茎丛生。根部呈辫子状或扭曲状，外皮常有部分脱落而显红褐色。质松而脆，易折断，断面不平坦，可见浅黄色维管束。气弱，味微苦。根横切面：维管束稍偏于一侧。木质部导管 3 ~ 4 行切向排列，木纤维位于导管周围。③三叶鼠尾 *S. trijuga* Diels，主产于云南、四川、西藏。根茎短，下生数条圆形的根，砖红色。④白花丹参 *S. miltiorrhiza* Bge. var. *alba* C. Y. Wu et H. W. Li，主产于山东。根茎短，下生树根。根长圆柱形，直径 0.1 ~ 0.7cm，有的有分枝，须根多。其外表、纹理、颜色、断面、气味同丹参。

黄芩 Scutellariae Radix

[来源] 为唇形科植物黄芩 *Scutellaria baicalensis* Georgi 的干燥根。

[采制] 春、秋二季采挖，除去须根和泥沙，晒后撞去粗皮，晒干。

[产地] 主产于黑龙江、吉林、辽宁、河北、河南、山东、四川、云南、山西、陕

西、甘肃、内蒙古等地。

[**性状**] 呈圆锥形，扭曲，长 8 ~ 25cm，直径 1 ~ 3cm。表面棕黄色或深黄色，有稀疏的疣状细根痕，上部较粗糙，有扭曲的纵皱或不规则的网纹，下部有顺纹和细皱。质硬而脆，易折断，断面黄色，中间红棕色；老根中心枯朽状或中空，呈暗棕色或棕黑色。气微，味苦。（见附录彩图 7-27）

[**显微特征**]

粉末　黄色。①韧皮纤维单个散在或数个成束，梭形，长 60 ~ 250μm，直径 9 ~ 33μm，壁厚，孔沟细。②石细胞类圆形、类方形或长方形，壁较厚或甚厚。③木栓细胞棕黄色，多角形。④网纹导管多见，直径 24 ~ 72μm。⑤木纤维多碎断，直径约 12μm，有稀疏斜纹孔。⑥淀粉粒甚多，单粒类球形，直径 2 ~ 10μm，脐点明显，复粒由 2 ~ 3 分粒组成。

[**化学成分**] 含多种黄酮类衍生物，主要有黄芩苷元、黄芩苷、汉黄芩素、汉黄芩苷和黄芩新素等，还含苯甲酸、β–谷甾醇等。

[**理化鉴别**] 取本品粉末 1g，加乙酸乙酯–甲醇（3∶1）的混合溶液 30mL，加热回流 30 分钟，放冷，滤过，滤液蒸干，残渣加甲醇 5mL 使溶解，取上清液作为供试品溶液。另取黄芩对照药材 1g，同法制成对照药材溶液。再取黄芩苷对照品、黄芩素对照品、汉黄芩素对照品，加甲醇分别制成每 1mL 含 1mg、0.5mg、0.5mg 的溶液，作为对照品溶液。采用聚酰胺薄膜，以甲苯–乙酸乙酯–甲醇–甲酸（10∶3∶1∶2）为展开剂，预饱和 30 分钟，展开，取出，晾干，置紫外光灯（365nm）下检视。供试品色谱中，在与对照药材色谱相应的位置上，显相同颜色的斑点；在与对照品色谱相应的位置上，显三个相同的暗色斑点。

[**品质评价**]

1. 经验鉴别　以条长、质坚实、色黄者为佳。

2. 检查　水分：不得过 12.0%。总灰分：不得超过 6.0%。

3. 浸出物测定　醇溶性浸出物（热浸法，用稀乙醇作溶剂）不得少于 40.0%。

4. 含量测定　用高效液相色谱法测定，药材按干燥品计算，含黄芩苷（$C_{21}H_{18}O_{11}$）不得少于 9.0%。

[**功效**] 性寒，味苦。归肺、胆、脾、大肠、小肠经。能清热燥湿，泻火解毒，止血，安胎。用于湿温、暑湿、胸闷呕恶，湿热痞满，泻痢，黄疸，肺热咳嗽，高热烦渴，血热吐衄，痈肿疮毒，胎动不安。用量 3 ~ 10g。

玄参 Scrophulariae Radix

[**来源**] 为玄参科植物玄参 *Scrophularia ningpoensis* Hemsl. 的干燥根。

[**采制**] 冬季茎叶枯萎时采挖，除去根茎、幼芽、须根及泥沙，晒或烘至半干，堆放 3 ~ 6 天，反复数次至干燥。

[**产地**] 主产于浙江、四川、湖北。此外，贵州、湖南、江西等地亦产。

[**性状**] 呈类圆柱形，中间略粗或上粗下细，有的微弯曲，长 6 ~ 20cm，直径

1 ～ 3cm。表面灰黄色或灰褐色，有不规则的纵沟、横长皮孔样突起和稀疏的横裂纹和须根痕。质坚实，不易折断，断面黑色，微有光泽。气特异似焦糖，味甘、微苦。

[显微特征]

横切面 ①皮层较宽，石细胞单个散在或 2 ～ 5 个成群，多角形、类圆形或类方形，壁较厚，层纹明显。②韧皮射线多裂隙。形成层成环。③木质部射线宽广，亦多裂隙；导管少数，类多角形，直径约至 113μm，伴有木纤维。④薄壁细胞含核状物。

[化学成分] 含环烯醚萜苷类成分哈巴苷、哈巴俄苷和 8-（邻甲基 - 对 - 香豆酰）-哈巴俄苷。此外，含微量生物碱、糖类、甾醇、氨基酸、微量挥发油、胡萝卜素等。

[理化鉴别] 取本品粉末加甲醇浸泡，超声，滤过，滤液蒸干，残渣加水使溶解，用水饱和的正丁醇振摇提取合并正丁醇液，蒸干，残渣加甲醇作为供试品溶液。另取玄参对照药材同法制成对照药材溶液。再取哈巴俄苷对照品，加甲醇作为对照品溶液。采用硅胶 G 薄层板，以三氯甲烷 - 甲醇 - 水（12：4：1）的下层溶液为展开剂，置用展开剂预饱和 15 分钟的展开缸内，展开，取出，晾干，喷以 5% 香草醛硫酸溶液，热风吹至斑点显色清晰。供试品色谱中，在与对照药材色谱和对照品色谱相应的位置上，显相同颜色的斑点。

[品质评价]

1. 经验鉴别 以条粗壮、坚实，断面乌黑色者为佳。

2. 检查 水分：不得过 16.0%。总灰分：不得过 5.0%。酸不溶性灰分：不得过 2.0%。

3. 浸出物测定 水溶性浸出物（热浸法，用水作溶剂）不得少于 60.0%。

4. 含量测定 用高效液相色谱法测定，本品按干燥品计算，含哈巴苷（$C_{15}H_{24}O_{10}$）和哈巴俄苷（$C_{24}H_{30}O_{11}$）的总量不得少于 0.45%。

[功效] 性微寒，味甘、苦、咸。归肺、肾经。能清热凉血，滋阴降火，解毒散结。用于热入营血，温毒发斑，热病伤阴，舌绛烦渴，津伤便秘，骨蒸劳嗽，目赤，咽痛，白喉，瘰疬，痈肿疮毒。用量 9 ～ 15g。不宜与藜芦同用。

地黄 Rehmanniae Radix

[来源] 为玄参科植物地黄 *Rehmannia glutinosa* Libosch. 的新鲜或干燥块根。

[采制] 秋季采挖，除去芦头、须根及泥沙，鲜用；或将地黄缓缓烘焙至约八成干。前者习称"鲜地黄"，后者习称"生地黄"。

[产地] 主产于河南、内蒙古、河北、陕西、湖北、四川、山西等地。

[性状] 鲜地黄 呈纺锤形或条状，长 8 ～ 24cm，直径 2 ～ 9cm。外皮薄，表面浅红黄色，具弯曲的纵皱纹、芽痕、横长皮孔样突起及不规则疤痕。肉质，易断，断面皮部淡黄白色，可见橘红色油点，木部黄白色，导管呈放射状排列。气微，味微甜、微苦。

生地黄 多呈不规则的团块状或长圆形，中间膨大，两端稍细，有的细小，长条状，稍扁而扭曲，长 6 ～ 12cm，直径 2 ～ 6cm。表面棕黑色或棕灰色，极皱缩，具不规则的横曲纹。体重，质较软而韧，不易折断，断面棕黄色至棕黑色或乌黑色，有光泽，具黏性。气微，味微甜。（见附录彩图 7-28）

[显微鉴别]

横切面　木栓细胞数列。栓内层薄壁细胞排列疏松；散有较多分泌细胞，含橙黄色油滴；偶有石细胞。韧皮部较宽，分泌细胞较少。形成层成环。木质部射线宽广；导管稀疏，排列成放射状。

生地黄粉末　深棕色。木栓细胞淡棕色。薄壁细胞类圆形，内含类圆形核状物。分泌细胞形状与一般薄壁细胞相似，内含橙黄色或橙红色油滴状物。具缘纹孔导管和网纹导管直径约至 92μm。

[化学成分] 含苷类、糖类及氨基酸等多种类型的成分。环烯醚萜苷类：梓醇，二氢梓醇，益母草苷，桃叶珊瑚苷，地黄苷 A、B、C、D 等。糖类：多糖、蔗糖、棉子糖、毛蕊花糖、水苏糖、甘露三糖等。氨基酸：赖氨酸、组氨酸、精氨酸、天冬氨酸、谷氨酸等。

[理化鉴别]

1. 取本品粉末加甲醇，加热，放冷，滤过，滤液浓缩至 5mL，作为供试品溶液。另取梓醇对照品，加甲醇为对照品溶液。采用硅胶 G 薄层板，以三氯甲烷 – 甲醇 – 水（14∶6∶1）为展开剂，展开，取出，晾干，喷以茴香醛试液，在 105℃加热至斑点显色清晰。供试品色谱中，在与对照品色谱相应的位置上，显相同颜色的斑点。

2. 取本品粉末加 80% 甲醇，超声，滤过，滤液蒸干，残渣加水 5mL 溶解，用水饱和的正丁醇振摇提取，合并正丁醇液，蒸干，残渣加甲醇 2mL 使溶解，作为供试品溶液。另取毛蕊花糖苷对照品，加甲醇作为对照品溶液。采用硅胶 G 薄层板，以乙酸乙酯 – 甲醇 – 甲酸（16∶0.5∶2）为展开剂，展开，取出，晾干，用 0.1% 的 2,2- 二苯基 –1– 苦肼基无水乙醇溶液浸板，晾干。供试品色谱中，在与对照品色谱相应的位置上，显相同颜色的斑点。

[品质评价]

1. 经验鉴别　以个大体重、质柔软油润、断面乌黑、味甜者为佳。

2. 检查　水分：不得过 15.0%。总灰分：不得过 8.0 %。酸不溶性灰分：不得过 3.0%。

3. 浸出物测定　水溶性浸出物（冷浸法，用水作溶剂）不得少于 65.0%。

4. 含量测定　用高效液相色谱法测定，本品按干燥品计算，含梓醇（$C_{15}H_{22}O_{10}$）不得少于 0.20%，含地黄苷 D（$C_{27}H_{42}O_{20}$）不得少于 0.10%。

[功效] 鲜地黄，性寒，味甘、苦；归心、肝、肾经；能清热生津，凉血，止血；用于热病伤阴，舌绛烦渴，温毒发斑，吐血，衄血，咽喉肿痛；用量 12 ~ 30g。生地黄，性寒，味甘；归心、肝、肾经；能清热凉血，养阴生津；用于热入营血，温毒发斑，吐血衄血，热病伤阴，舌绛烦渴，津伤便秘，阴虚发热，骨蒸劳热，内热消渴；用量 10 ~ 15g。

巴戟天 Morindae Officinalis Radix

[来源] 为茜草科植物巴戟天 *Morinda officinalis* How 的干燥根。

[采制] 全年均可采挖，洗净，除去须根，晒至六七成干，轻轻捶扁，晒干。

[产地] 主产广东、广西等地。

[性状] 干燥的根呈弯曲扁圆柱形或圆柱形，长度不等，直径 0.5 ~ 2cm。表面灰黄色。有粗而不深的纵皱纹及深陷的横纹，甚至皮部断裂而露出木部，形成长 1 ~ 3cm 的节，形如鸡肠，故土名"鸡肠风"。折断面不平，横切面多裂纹；皮部呈鲜明的淡紫色，木部黄棕色，皮部宽度为木部的两倍。气微，味甜而略涩。

[显微特征]

横切面 ①木栓层为数列细胞。②皮层外侧石细胞单个或数个成群，断续排列成环；薄壁细胞含有草酸钙针晶束，切向排列。③韧皮部宽广，内侧薄壁细胞含草酸钙针晶束，轴向排列。④形成层明显。⑤木质部导管单个散在或 2 ~ 3 个相聚，呈放射状排列，直径至 105μm；木纤维较发达；木射线宽 1 ~ 3 列细胞；偶见非木化的木薄壁细胞群。

粉末 淡紫色或紫褐色。①石细胞淡黄色，类圆形、类方形、类长方形、长条形或不规则形，有的一端尖，直径 21 ~ 96μm，壁厚至 39μm，有的层纹明显，纹孔及孔沟明显，有的石细胞形大，壁稍厚。②草酸钙针晶多成束存在于薄壁细胞中，针晶长至 184μm。具缘纹孔导管淡黄色，直径至 105μm，具缘纹孔细密。③纤维管胞长梭形，具缘纹孔较大，纹孔口斜缝状或相交成人字形、十字形。

[化学成分] 主含蒽醌类和环烯醚萜类化合物。蒽醌类化合物：甲基异茜草素、甲基异茜草素 –1– 甲醚、大黄素甲醚、2– 羟基羟甲基蒽醌等。环烯醚萜类化合物：水晶兰苷，四乙酰车叶草苷等。

[理化鉴别] 取本品粉末加乙醇，加热回流，放冷，滤过，滤液浓缩作为供试品溶液。另取巴戟天对照药材同法制成对照药材溶液。采用硅胶 GF_{254} 薄层板，以甲苯 – 乙酸乙酯 – 甲酸（8 : 2 : 0.1）为展开剂，展开，取出，晾干，置紫外光灯（254nm）下检视。供试品色谱中，在与对照药材色谱相应的位置上，显相同颜色的斑点。

[品质评价]

1. 经验鉴别 以条大、肥壮、连珠状、肉厚、色紫者为佳。

2. 检查 水分：不得过 15.0%。总灰分：不得过 6.0%。

3. 浸出物测定 水溶性浸出物（冷浸法，用水作溶剂）不得少于 50.0%。

4. 含量测定 用高效液相色谱法测定，本品按干燥品计算，含耐斯糖（$C_{24}H_{42}O_{21}$）不得少于 2.0%。

[功效] 性微温，味甘、辛。归肾、肝经。能补肾阳，强筋骨，祛风湿。用于阳痿遗精，宫冷不孕，月经不调，少腹冷痛，风湿痹痛，筋骨痿软。用量 3 ~ 10g。

天花粉 Trichosanthis Radix

[来源] 为葫芦科植物栝楼 *Trichosanthes kirilowii* Maxim. 或双边栝楼 *T. rosthornii*

Harms 的干燥根。

[采制] 秋、冬二季采挖，洗净，除去外皮，切段或纵剖成瓣，干燥。

[产地] 药材全国大部分地区有产。主产于河南、广西、山东、江苏、贵州、安徽等地。

[性状] 呈不规则圆柱形、纺锤形或瓣块状，长 8 ~ 16cm，直径 1.5 ~ 5.5cm。表面黄白色或淡棕黄色，有纵皱纹、细根痕及略凹陷的横长皮孔，有的有黄棕色外皮残留。质坚实，断面白色或淡黄色，富粉性，横切面可见黄色木质部，略呈放射状排列，纵切面可见黄色条纹状木质部。气微，味微苦。

[显微特征]

横切面　①木栓层为 14 ~ 20 列木栓细胞，黄色。②皮层有 1 ~ 4 列石细胞断续排列成环，石细胞长方形、椭圆形或多角形，长至 180μm，直径至 140μm。③韧皮部较窄。形成层不明显。④木质部宽广，导管 3 ~ 5（~ 10）个成群，或单个散在，直径至 360μm，次生木质部束常排列为 1 次二歧状，有的木质部导管附近常有木间韧皮部。⑤本品薄壁细胞含淀粉粒。

粉末　类白色。①淀粉粒甚多，单粒类球形、半圆形或盔帽形，直径 6 ~ 48μm，脐点点状、短缝状或人字状，层纹隐约可见；复粒由 2 ~ 14 分粒组成，常由一个大的分粒与几个小分粒复合。②具缘纹孔导管大，多破碎，有的具缘纹孔呈六角形或方形，排列紧密。③石细胞黄绿色，长方形、椭圆形、类方形、多角形或纺锤形，直径 27 ~ 72μm，壁较厚，纹孔细密。

[化学成分] 主要含有蛋白质、多糖、皂苷、氨基酸等成分。

[理化鉴别] 取本品粉末加稀乙醇，超声，滤过，取滤液作为供试品溶液。另取天花粉对照药材同法制成对照药材溶液。再取瓜氨酸对照品，加稀乙醇作为对照品溶液。采用硅胶 G 薄层板，以正丁醇 – 无水乙醇 – 冰醋酸 – 水（8∶2∶2∶3）为展开剂，展开，取出，晾干，喷以茚三酮试液，在 105℃加热至斑点显色清晰。供试品色谱中，在与对照药材色谱和对照品色谱相应的位置上，显相同颜色的斑点。

[品质评价]

1. 经验鉴别　以色白、质坚实、粉性足者为佳。

2. 检查　水分：不得过 15.0%。总灰分：不得过 5.0%。二氧化硫残留量：不得过 400mg/kg。

3. 浸出物测定　水溶性浸出物（冷浸法，用水作溶剂）不得少于 15.0%。

[功效] 性微寒，味甘、微苦。归肺、胃经。能清热泻火，生津止渴，消肿排脓。用于热病烦渴，肺热燥咳，内热消渴，疮疡肿毒。用量 10 ~ 15g。孕妇慎用，不宜与川乌、制川乌、草乌、制草乌、附子同用。

桔梗 Platycodonis Radix

[来源] 本品为桔梗科植物桔梗 *Platycodon grandiflorum*（Jacq.）A.DC. 的干燥根。

[采制] 春、秋二季采挖，洗净，除去须根，趁鲜剥去外皮或不去外皮，干燥。

[产地] 我国大部分地区均有分布。主产于安徽、河南、湖北、辽宁、吉林、河北、内蒙古等地。

[性状] 呈圆柱形或略呈纺锤形，下部渐细，有的有分枝，略扭曲，长 7 ~ 20cm，直径 0.7 ~ 2cm。表面淡黄白色至黄色，不去外皮者表面黄棕色至灰棕色，具纵扭皱沟，并有横长的皮孔样斑痕及支根痕，上部有横纹。有的顶端有较短的根茎或不明显，其上有数个半月形茎痕。质脆，断面不平坦，形成层环棕色，皮部黄白色，有裂隙，木部淡黄色。气微，味微甜后苦。

[显微特征]

横切面　①木栓层有时残存；木栓细胞偶含草酸钙小方晶。②皮层窄。③韧皮部宽广，外侧有时有裂隙；外侧韧皮射线渐弯曲；筛管群与乳管群伴生，作径向散列，乳管壁略厚，内含黄棕色颗粒状物。④形成层成环。⑤木质部导管单个散在或数个相聚，放射状排列；木射线较宽。⑥薄壁细胞含菊糖。

粉末　黄白色。①菊糖众多，用冷水合氯醛液装置，薄壁细胞中的菊糖团块呈扇形。②乳汁管为有节联结乳汁管，直径 14 ~ 25μm，内含浅黄色油滴及颗粒状物。③梯纹、网纹及具缘纹孔导管直径 16 ~ 72μm。④木薄壁细胞纵面观长方形，末端壁微波状弯曲。未去净外皮的可见木栓细胞，淡棕色，有的含细小草酸钙结晶。

[化学成分] 主含皂苷类成分，如远志酸、桔梗皂苷元等。又含菠菜甾醇、α-菠菜甾醇-β-D-葡萄糖苷、Δ^7-豆甾烯醇、白桦脂醇，并含菊糖、桔梗聚糖。还含三萜烯类物质：桔梗酸 A、B、C 等。

[理化鉴别] 取本品粉末加 7% 硫酸乙醇-水（1:3）混合溶液，加热回流，放冷，用三氯甲烷振摇提取，合并三氯甲烷液，加水洗涤，弃去洗液，氯甲烷液用无水硫酸钠脱水，滤过，滤液蒸干，残渣加甲醇作为供试品溶液。另取桔梗对照药材同法制成对照药材溶液。采用硅胶 G 薄层板，以三氯甲烷-乙醚（2:1）为展开剂，展开，取出，晾干，喷以 10% 硫酸乙醇溶液，在 105℃加热至斑点显色清晰。供试品色谱中，在与对照药材色谱相应的位置上，显相同颜色的斑点。

[品质评价]

1. 经验鉴别　以根肥大、色白、质坚实、味苦者为佳。

2. 检查　水分：不得过 15.0%。总灰分：不得过 6.0%。

3. 浸出物测定　水溶性浸出物（热浸法，用乙醇作溶剂）不得少于 17.0%。

4. 含量测定　用高效液相色谱法测定，本品按干燥品计算，含桔梗皂苷 D（$C_{57}H_{92}O_{28}$）不得少于 0.10%。

[功效] 性平，味苦、辛。归肺经。能宣肺，利咽，祛痰，排脓等。用于咳嗽痰多，胸闷不畅，咽痛音哑，肺痈吐脓。用量 3 ~ 10g。

党参 Codonopsis Radix

[来源] 为桔梗科植物党参 Codonopsis pilosula(Franch.)Nannf.、素花党参（西党参）C. pilosula Nannf. var. modesta（Nannf.）L.T.Shen 或川党参 C. tangshen Oliv. 的干燥根。

[采制] 秋季采挖，洗净，晒干。

[产地] 主产于东北及河北、河南、山西、陕西、甘肃、内蒙古、青海等地。

[性状] 党参　呈长圆柱形，稍弯曲，长 10 ~ 35cm，直径 0.4 ~ 2cm。表面灰黄色、黄棕色至灰棕色，根头部有多数疣状突起的茎痕及芽，每个茎痕的顶端呈凹下的圆点状；根头下有致密的环状横纹，向下渐稀疏，有的达全长的一半，栽培品环状横纹少或无；全体有纵皱纹和散在的横长皮孔样突起，支根断落处常有黑褐色胶状物。质稍柔软或稍硬而略带韧性，断面稍平坦，有裂隙或放射状纹理，皮部淡棕黄色至黄棕色，木部淡黄色至黄色。有特殊香气，味微甜。（见附录彩图 7-29）

素花党参（西党参） 长 10 ~ 35cm，直径 0.5 ~ 2.5cm。表面黄白色至灰黄色，根头下致密的横纹常达全长的一半以上。断面裂隙较多，皮部灰白色至淡棕色。

川党参 长 10 ~ 45cm，直径 0.5 ~ 2cm。表面灰黄色至黄棕色，有明显不规则的纵沟。质较软而结实，断面裂隙较少，皮部黄白色。

[显微特征]

横切面 ①木栓细胞数列至 10 数列，外侧有石细胞，单个或成群。②皮层窄。③韧皮部宽广，外侧常现裂隙，散有淡黄色乳管群，并常与筛管群交互排列。④形成层成环。⑤木质部导管单个散在或数个相聚，呈放射状排列。⑥薄壁细胞含菊糖。（见附录彩图 7-30）

[化学成分] 党参根含皂苷、微量生物碱、蔗糖、葡萄糖、菊糖、淀粉、黏液及树脂等。川党参根含挥发油、黄芩素葡萄糖苷、微量生物碱、多糖、菊糖、皂苷等。

[理化鉴别] 取本品粉末 1g，加稀乙醇 20mL，超声处理 20 分钟，滤过，滤液蒸干，残渣加酸性稀乙醇（用稀盐酸调节 pH 值至 2 ~ 3）1mL 使溶解，作为供试品溶液。另取明党参对照药材 1g，同法制成对照药材溶液。采用硅胶 G 薄层板，以正丁醇 - 冰醋酸 - 水（19:5:5）为展开剂，二次展开，第一次展至 5cm，第二次展至 10cm，取出，热风吹干，喷以茚三酮试液，加热至斑点显色清晰。供试品色谱中，在与对照药材色谱相应的位置上，显相同颜色的斑点。

[品质评价]

1. 经验鉴别　以条粗壮、质柔润、气味浓、嚼之无渣者为佳。

2. 检查　水分：不得过 16.0%。总灰分：不得过 5.0%。二氧化硫残留量：不得过 400mg/kg。

3. 浸出物测定　醇溶性浸出物（热浸法测定，用 45.0% 乙醇作溶剂）不得少于 55.0%。

[功效] 性平，味甘。归脾、肺经。能健脾益肺，养血生津。用于脾肺气虚，食少倦怠，咳嗽虚喘，气血不足，面色萎黄，心悸气短，津伤口渴，内热消渴。用量 9 ~ 30g。不宜于藜芦同用。

木香 Aucklandiae Radix

（附：土木香）

[来源] 为菊科植物木香 *Aucklandia lappa* Decne. 的干燥根。

[采制] 秋、冬二季采挖，除去泥沙和须根，切段，大的再纵剖成瓣，干燥后撞去粗皮。

[产地] 主产于云南、四川。

[性状] 呈圆柱形或半圆柱形，长 5 ~ 10cm，直径 0.5 ~ 5cm。表面黄棕色至灰褐色，有明显的皱纹、纵沟及侧根痕。质坚，不易折断，断面灰褐色至暗褐色，周边灰黄色或浅棕黄色，形成层环棕色，有放射状纹理及散在的褐色点状油室。气香特异，味微苦。

[显微特征]

横切面 ①木栓层为 2 ~ 6 列木栓细胞，有时可见残存的落皮层。②韧皮部宽广，筛管群明显；韧皮纤维成束，稀疏散在或排成 1 ~ 3 环列。③形成层成环。④木质部导管单列径向排列；木纤维存在于近形成层处及中心导管旁；初生木质部四原型。⑤韧皮部、木质部中均有类圆形或椭圆形油室散在。⑥薄壁细胞中含菊糖。

粉末 黄绿色。①菊糖多见，表面现放射状纹理。②木纤维多成束，长梭形，直径 16 ~ 24μm，纹孔口横裂缝状、十字状或人字状。③网纹导管多见，也有具缘纹孔导管，直径 30 ~ 90μm。④油室碎片有时可见，内含黄色或棕色分泌物。

[化学成分] 含挥发油，油中主要成分为木香内酯、二氢木香内酯、风毛菊内酯、木香烃内酯、去氢木香内酯、二氢木香烃内酯等。

[理化鉴别] 取本品粉末加甲醇，超声，滤过，取滤液作为供试品溶液。另取去氢木香内酯对照品、木香烃内酯对照品，加甲醇作为对照品溶液。采用硅胶 G 薄层板，以环己烷 – 甲酸乙酯 – 甲酸（15∶5∶1）的上层溶液为展开剂，展开，取出，晾干，喷以 1% 香草醛硫酸溶液，加热至斑点显色清晰。供试品色谱中，在与对照品色谱相应的位置上，显相同颜色的斑点。

[品质评价]

1. 经验鉴别 以质坚实，香气浓，油性大者为佳。

2. 检查 总灰分：不得过 4.0%。

3. 含量测定 用高效液相色谱法测定，本品按干燥品计算，含木香烃内酯（$C_{15}H_{20}O_2$）和去氢木香内酯（$C_{15}H_{18}O_2$）的总量不得少于 1.8%。

[功效] 性温，味辛、苦。归脾、胃、大肠、三焦、胆经。能行气止痛，健脾消食。用于胸胁、脘腹胀痛，泻痢后重，食积不消，不思饮食。煨木香实肠止泻，用于泄泻腹痛。用量 3 ~ 6g。

[附]

土木香 Inulae Radix 为菊科植物土木香 *Inula helenium* L. 的干燥根。主产于河北，中国东北、华北及西北各省也有栽培。呈圆锥形，略弯曲，长 5 ~ 20cm。表面黄棕色或暗棕色，有纵皱纹及须根痕。根头粗大，顶端有凹陷的茎痕及叶鞘残基，周围有圆柱形支根。质坚硬，不易折断，断面略平坦，黄白色至浅灰黄色，有凹点状油室。气微香，味苦、辛。功效同木香。

白术 Atractylodis Macrocephalae Rhizoma

[来源] 为菊科植物白术 *Atractylodes macrocephala* Koidz. 的干燥根茎。

[采制] 冬季下部叶枯黄、上部叶变脆时采挖，除去泥沙，烘干或晒干，再除去须根。

[产地] 主产于江苏、浙江、福建、江西、安徽、四川、湖北及湖南等地。

[性状] 为不规则的肥厚团块，长 3 ~ 13cm，直径 1.5 ~ 7cm。表面灰黄色或灰棕色，有瘤状突起及断续的纵皱和沟纹，并有须根痕，顶端有残留茎基和芽痕。质坚硬不易折断，断面不平坦，黄白色至淡棕色，有棕黄色的点状油室散在；烘干者断面角质样，色较深或有裂隙。气清香，味甘、微辛，嚼之略带黏性。

[显微特征]

粉末　淡黄棕色。①草酸钙针晶细小，长 10 ~ 32μm，存在于薄壁细胞中，少数针晶直径至 4μm。②纤维黄色，大多成束，长梭形，直径约至 40μm，壁甚厚，木化，孔沟明显。③石细胞淡黄色，类圆形、多角形、长方形或少数纺锤形，直径 37 ~ 64μm。④薄壁细胞含菊糖，表面显放射状纹理。⑤导管分子短小，为网纹导管及具缘纹孔导管，直径至 48μm。

[化学成分] 主要含挥发油、白术内酯、白术多糖、苷类、氨基酸等成分。

[理化鉴别] 取本品粉末加正己烷，超声，滤过，取滤液作为供试品溶液。另取白术对照药材同法制成对照药材溶液。采用硅胶 G 薄层板，以石油醚（60 ~ 90℃）– 乙酸乙酯（50∶1）为展开剂，展开，取出，晾干，喷以 5% 香草醛硫酸溶液，加热至斑点显色清晰。供试品色谱中，在与对照药材色谱相应的位置上，显相同颜色的斑点，并应显有一桃红色主斑点（苍术酮）。

[品质评价]

1. 经验鉴别　以个大，质坚实，断面黄白色，香气浓者为佳。

2. 检查　水分：不得过 15.0%。总灰分：不得过 5.0%。二氧化硫残留量：不得过 400mg/kg。

3. 浸出物测定　醇溶性浸出物（热浸法测定，用 60.0% 乙醇作溶剂）不得少于 35.0%。

4. 色度　照色度颜色检查法试验，与黄色 9 号标准比色液比较，不得更深。

[功效] 性温，味苦、甘。归脾、胃经。能健脾益气，燥湿利水，止汗，安胎。用于脾虚食少，腹胀泄泻，痰饮眩悸，水肿，自汗，胎动不安。用量 6 ~ 12g。

苍术 Atractylodis Rhizoma

[来源] 为菊科植物茅苍术 *Atractylodes lancea*（Thunb.）DC. 或北苍术 *A. chinensis*（DC.）Koidz. 的干燥根茎。

[采制] 春、秋二季采挖，除去泥沙，晒干，撞去须根。

[产地] 主产于吉林、辽宁、湖北、江苏、河南、陕西、内蒙古等地。

[性状] **茅苍术** 呈不规则连珠状或结节状圆柱形，略弯曲，偶有分枝，长 3 ~ 10cm，直径 1 ~ 2cm。表面灰棕色，有皱纹、横曲纹及残留须根，顶端具茎痕或残留茎基。质坚实，断面黄白色或灰白色，散有多数橙黄色或棕红色油室，暴露稍久，可析出白色细针状结晶。气香特异，味微甘、辛、苦。（见附录彩图 7-31）

北苍术 呈疙瘩块状或结节状圆柱形，长 4 ~ 9cm，直径 1 ~ 4cm。表面黑棕色，除去外皮者黄棕色。质较疏松，断面散有黄棕色油室。香气较淡，味辛、苦。

[显微特征]

横切面 茅苍术：①木栓层 10 ~ 40 列木栓细胞，其间夹有断续切向排列的石细胞带 1 ~ 2 条。②皮层薄壁组织宽广，散有大型油室，长径 260 ~ 945μm，短径 210 ~ 650μm。③外韧型维管束环列。④形成层成环。⑤木质部的木纤维束与导管群相同间排列。⑥髓部较大。⑦射线与髓部散有油室。

粉末 棕色。①草酸钙针晶细小，长 5 ~ 30μm，不规则地充塞于薄壁细胞中。②纤维大多成束，长梭形，直径约至 40μm，壁甚厚，木化。③石细胞甚多，有时与木栓细胞连结，多角形、类圆形或类长方形，直径 20 ~ 80μm，壁极厚。④菊糖多见，表面呈放射状纹理。（见附录彩图 7-32）

[化学成分] 茅苍术含挥发油 5% ~ 9%；油中主要成分为茅术醇、β-桉油醇、苍术素及苍术酮等。北苍术含挥发油 3% ~ 5%，油中主要成分为茅术醇、β-桉油醇、苍术素及苍术酮等。

[理化鉴别] 取本品粉末 0.8g，加甲醇 10mL，超声处理 15 分钟，滤过，取滤液作为供试品溶液。另取苍术对照药材 0.8g，同法制成对照药材溶液。再取苍术素对照品，加甲醇制成每 1mL 含 0.2mg 的溶液，作为对照品溶液。采用硅胶 G 薄层板，以石油醚（60 ~ 90℃）-丙酮（9∶2）为展开剂，展开，取出，晾干，喷以 10% 硫酸乙醇溶液，加热至斑点显色清晰。供试品色谱中，在与对照药材色谱和对照品色谱相应的位置上，显相同颜色的斑点。

[品质评价]

1.经验鉴别 以个大，质坚实，断面朱砂点多，香气浓者为佳。

2.检查 水分：不得过 13.0%。总灰分：不得过 7.0%。

3.含量测定 用高效液相色谱法测定，本品按干燥品计算，含苍术素（$C_{13}H_{10}O$）不得少于 0.30%。

[功效] 性温，味辛、苦。归脾、胃、肝经。能燥湿健脾，祛风散寒，明目。用于湿阻中焦，脘腹胀满，泄泻，水肿，脚气痿躄，风湿痹痛，风寒感冒，夜盲，眼目昏涩。用量 3 ~ 9g。

泽泻 Alismatis Rhizoma

[来源] 为泽泻科植物东方泽泻 *Alisma orientale*（Sam.）Juzep. 或泽泻 *A. plantago-*

aquatica Linn. 泽泻的干燥块茎。

[采制] 冬季茎叶开始枯萎时采挖，洗净，干燥，除去须根和粗皮。

[产地] 主产于福建、江西、四川等地。多为栽培。

[性状] 呈类球形、椭圆形或卵圆形，长 2 ~ 7cm，直径 2 ~ 6cm。表面淡黄色至淡黄棕色，有不规则的横向环状浅沟纹和多数细小突起的须根痕，底部有的有瘤状芽痕。质坚实，断面黄白色，粉性，有多数细孔。气微，味微苦。

[显微特征]

横切面 ①外皮大多已除去，有残留的皮层通气组织，细胞间隙甚大，内侧可见 1 列内皮层细胞，壁增厚，木化，有纹孔。②中柱通气组织中散有周木型维管束和淡黄色的油室。③薄壁细胞含有淀粉粒。

粉末 淡黄棕色。①淀粉粒甚多，单粒长卵形、球形或椭圆形，直径 3 ~ 14μm，脐点人字块、短缝状或三叉状；复粒由 2 ~ 3 分粒组成。②薄壁细胞多角形，具多数椭圆形纹孔，集成纹孔群。③内皮层细胞垂周壁弯曲，较厚，木化，有稀疏细孔沟。④油室大多破碎，完整者类圆形，直径 54 ~ 110μm，分泌细胞中有时可见油滴。

[化学成分] 含多种四环三萜酮醇类衍生物，包括泽泻醇 A、B、C 及泽泻醇 A 单乙酸酯，泽泻醇 B 单乙酸酯，泽泻醇 C 单乙酸酯，表泽泻醇（epialisol）A，泽泻薁醇，泽泻薁醇氧化物，16β - 甲氧基泽泻醇 B 单乙酸酯，16β - 羟基泽泻醇 B 单乙酸酯等。还含胆碱，糖和钾、钙、镁等元素。

[理化鉴别] 取本品粉末加乙酸乙酯，超声，滤过，滤液加于氧化铝柱（200 ~ 300 目，5g，内径为 1cm，干法装柱）上，用乙酸乙酯洗脱，收集洗脱液，蒸干，残渣加乙酸乙酯作为供试品溶液。另取 23- 乙酰泽泻醇 B 对照品，加乙酸乙酯作为对照品溶液。采用硅胶 H 薄层板，以环己烷 - 乙酸乙酯（1：1）为展开剂，展开，取出，晾干，喷以5% 硅钨酸乙醇溶液，在 105℃加热至斑点显色清晰。供试品色谱中，在与对照品色谱相应的位置上，显相同颜色的斑点。

[品质评价]

1. 经验鉴别 以个大、色黄白、光滑、粉性足者为佳。

2. 检查 水分：不得过 14.0%。总灰分：不得过 5.0%。

3. 浸出物测定 醇溶性浸出物（热浸法测定，用乙醇作溶剂）不得少于 10.0%。

4. 含量测定 用高效液相色谱法测定，本品按干燥品计算，含 23- 乙酰泽泻醇 B（$C_{32}H_{50}O_5$）和乙酰泽醇 L（$C_{32}H_{48}O_6$）的总量不得少于 0.10%。

[功效] 性寒，味甘、淡。归肾、膀胱经。能利水渗湿，泄热，化浊降脂。用于小便不利，水肿胀满，泄泻尿少，痰饮眩晕，热淋涩痛，高脂血症。用量 6 ~ 10g。

天南星 Arisaematis Rhizoma

[来源] 为天南星科植物天南星 *Arisaema erubescens*（Wall.）Schott.、异叶天南星 *A. heterophyllum* Bl. 或东北天南星 *A. amurense* Maxim. 的干燥块茎。

[采制] 秋、冬二季茎叶枯萎时采挖，拣去杂质，洗净灰屑，除去须根及外皮，

晒干。

[**产地**] 天南星与异叶天南星主产于全国大部分地区；东北天南星主产于东北及内蒙古、河北等省区。

[**性状**] 呈扁圆形块状。直径 1.5 ~ 6.5cm，高 1 ~ 2cm。类白色或淡棕色，皱缩或较光滑，茎基处有凹入痕迹，周围有麻点状须根痕。有的块茎周边有小扁球状侧芽，质坚硬，不易破碎，断面不平坦，色白，粉性。微有辛气，味辣而麻。

[**显微特征**]

粉末 类白色。①淀粉粒以单粒为主，圆球形或长圆形，直径 2 ~ 17μm，脐点点状、裂缝状，大粒层纹隐约可见；复粒少数，由 2 ~ 12 分粒组成。②草酸钙针晶散在或成束存在于黏液细胞中，长 63 ~ 131μm。③草酸钙方晶多见于导管旁的薄壁细胞中，直径 3 ~ 201μm。

[**化学成分**] 含芹菜素、没食子酸和多种氨基酸。

[**理化鉴别**] 取本品粉末加 60% 乙醇，超声，滤过，滤液置水浴上挥尽乙醇，加于 AB-8 型大孔吸附树脂柱（内径为 1cm，柱高为 10cm）上，以水洗脱，弃去水液，再用 30% 乙醇洗脱，收集洗脱液，蒸干，残渣加乙醇作为供试品溶液。另取天南星对照药材同法制成对照药材溶液。采用硅胶 G 薄层板，以乙醇 – 吡啶 – 浓氨试液 – 水（8∶3∶3∶2）为展开剂，展开，取出，晾干，喷以 5% 氢氧化钾甲醇溶液，分别置日光和紫外光灯（365nm）下检视。供试品色谱中，在与对照药材色谱相应的位置上，显相同颜色的斑点。

[**品质评价**]

1. 经验鉴别 以个大、色白、粉性足者为佳。

2. 检查 水分：不得过 15.0%。总灰分：不得过 5.0%。

3. 浸出物测定 醇溶性浸出物（热浸法测定，用稀乙醇作溶剂）不得少于 9.0%。

4. 含量测定 用紫外 – 可见分光光度法测定，本品按干燥品计算，含总黄酮以芹菜素（$C_{15}H_{10}O_5$）计，不得少于 0.050%。

[**功效**] 性温，味苦、辛。归肺、肝、脾经。能祛风止痉，化痰散结。用于中风痰壅，口眼㖞斜，半身不遂，手足麻痹，风痰眩晕，癫痫，惊风，破伤风，咳嗽多痰，痈肿、瘰疬，跌打麻痹，毒蛇咬伤。外用生品适量，研末以醋或酒调敷患处。孕妇慎用，生品内服宜慎。

半夏 Pinelliae Rhizoma

（附：水半夏）

[**来源**] 为天南星科植物半夏 *Pinellia ternata*（Thunb.）Breit. 的干燥块茎。

[**采制**] 夏、秋二季采挖，洗净，除去外皮及须根，晒干。

[**产地**] 主产于四川、湖北、贵州、河南等地。

[**性状**] 呈类球形，有的稍偏斜，直径 0.7 ~ 1.6cm。表面白色或浅黄色，顶端有凹

陷的茎痕，周围密布麻点状根痕；下面钝圆，较光滑。质坚实，断面洁白，富粉性。无臭，味辛辣、麻舌而刺喉。（见附录彩图 7-33）

[显微特征]

粉末 类白色。①淀粉粒甚多，单粒类圆形、半圆形或圆多角形，直径 2 ~ 20μm，脐点裂缝状、人字状或星状；复粒由 2 ~ 6 分粒组成。②草酸钙针晶束存在于椭圆形黏液细胞中，或随处散在，针晶长 20 ~ 144μm。③螺纹导管直径 10 ~ 24μm。（见附录彩图 7-34）

[化学成分] 含 β-谷甾醇-β-D-葡萄糖苷、琥珀酸、黑尿酸以及天门冬氨酸、谷氨酸、精氨酸、亮氨酸等多种氨基酸和多种微量元素。另含烟碱、胆碱、棕榈酸、没食子酸、油酸、微量挥发油、原儿茶醛等。

[理化鉴别]

1. 取本品粉末 1g，加甲醇 10mL，加热回流 30 分钟，滤过，滤液挥至 0.5mL，作为供试品溶液。另取精氨酸对照品、丙氨酸对照品、缬氨酸对照品、亮氨酸对照品，加 70% 甲醇制成每 1mL 各含 1mg 的混合溶液，作为对照品溶液。采用硅胶 G 薄层板，以正丁醇-冰醋酸-水（8:3:1）为展开剂，展开，取出，晾干，喷以茚三酮试液，在 105℃加热至斑点显色清晰。供试品色谱中，在与对照品色谱相应的位置上，显相同颜色的斑点。

2. 取本品粉末 1g，加乙醇 10mL，加热回流 1 小时，滤过，滤液浓缩至 0.5mL，作为供试品溶液。另取半夏对照药材 1g，同法制成对照药材溶液。采用硅胶 G 薄层板，以石油醚（60 ~ 90℃）-乙酸乙酯-丙酮-甲酸（30:6:4:0.5）为展开剂，展开，取出，晾干，喷以 10% 硫酸乙醇溶液，在 105℃加热至斑点显色清晰。供试品色谱中，在与对照药材色谱相应的位置上，显相同颜色的斑点。

[品质评价]

1. 经验鉴别 以色白、质坚实、粉性足者为佳。

2. 检查 水分：不得过 13.0%。总灰分：不得过 4.0%。

3. 浸出物测定 水溶性浸出物（冷浸法，用水作溶剂）不得少于 7.5%。

[功效] 性温，味辛。归脾、胃、肺经。能燥湿化痰，降逆止呕，消痞散结。用于痰多咳喘，痰饮眩悸，风痰眩晕，痰厥头痛，呕吐反胃，胸脘痞闷，梅核气；生用外治痈肿痰咳。姜半夏多用于降逆止呕。内服一般炮制后使用，用量 3 ~ 9g。外用适量，磨汁涂或研末以酒调敷患处。不宜与川乌、制川乌、草乌、制草乌、附子同用；生品内服宜慎。

[附]

水半夏 为同科植物鞭檐犁头尖 Typhonium flagelliforme（Lodd.）Blume 的块茎。在广西、广东、福建等省区使用。块茎呈椭圆形、圆锥形或半圆形，高 0.8 ~ 3cm，直径 0.5 ~ 1.5cm。表面类白色或淡黄色，不平滑，有多数隐约可见的点状根痕，上端类圆形，有凸起的芽痕，下端略尖。质坚实，断面白色，粉性。气微，味辛辣，麻舌而刺喉。本品与半夏不同，不可代半夏使用。

河北、河南、山西、江苏、四川等省的个别地区以掌叶半夏 Pinellia pedatisecta Schott 的小形块茎作半夏使用。

石菖蒲 Acori Tatarinowii Rhizoma

[来源] 为天南星科植物石菖蒲 *Acrorus tatarinowii* Schott 的干燥根茎。

[采制] 秋、冬二季采挖，除去须根和泥沙，晒干。

[产地] 主产于四川、浙江、江西、江苏等地。

[性状] 呈扁圆柱形，多弯曲，常有分枝，长 3 ~ 20cm，直径 0.3 ~ 1cm。表面棕褐色或灰棕色，粗糙，有疏密不匀的环节，节间长 0.2 ~ 0.8cm，具细纵纹，一面残留须根或圆点状根痕；叶痕呈三角形，左右交互排列，有的其上有毛鳞状的叶基残余。质硬，断面纤维性，类白色或微红色，内皮层环明显，可见多数维管束小点及棕色油细胞。气芳香，味苦、微辛。

[显微特征]

横切面 ①表皮细胞外壁增厚，棕色，有的含红棕色物。②皮层宽广，散有纤维束和叶迹维管束；叶迹维管束外韧型，维管束鞘纤维成环，木化；内皮层明显。③中柱维管束周木型及外韧型，维管束鞘纤维较少。④纤维束和维管束鞘纤维周围细胞中含草酸钙方晶，形成晶纤维。⑤薄壁组织中散有类圆形油细胞；并含淀粉粒。

粉末 灰棕色。①淀粉粒单粒球形、椭圆形或长卵形，直径 2 ~ 9μm；复粒由 2 ~ 20（或更多）分粒组成。②纤维束周围细胞中含草酸钙方晶，形成晶纤维。③草酸钙方晶呈多面形、类多角形、双锥形，直径 4 ~ 16μm。④分泌细胞呈类圆形或长圆形，胞腔内充满黄绿色、橙红色或红色分泌物。（见附录彩图 7–35）

[化学成分] 主含挥发油。挥发油中主要成分为细辛醚及黄樟油素、α－细辛脑、β－细辛脑、欧细辛脑、菖蒲二烯、柏木烯、α－雪松醇、桂皮醛、α-雪松烯、土青木香酮、石菖醚、菖蒲碱甲、菖蒲碱乙、丁香酚等成分。

[理化鉴别] 取本品粉末 0.2g，加石油醚（60 ~ 90℃）20mL，加热回流 1 小时，滤过，滤液蒸干，残渣加石油醚（60 ~ 90℃）1mL 使溶解，作为供试品溶液。另取石菖蒲对照药材 0.2g，同法制成对照药材溶液。采用硅胶 G 薄层板，以石油醚（60 ~ 90℃）-乙酸乙酯（4:1）为展开剂，展开，取出，晾干，放置约 1 小时，置紫外光灯（365nm）下检视。供试品色谱中，在与对照药材色谱相应的位置上，显相同颜色的荧光斑点；再以碘蒸气熏至斑点显色清晰，供试品色谱中，在与对照药材色谱相应的位置上，显相同颜色的斑点。

[品质评价]

1. 经验鉴别 以条粗、断面色类白、香气浓者为佳。

2. 检查 水分：不得过 13.0%。总灰分：不得过 10.0%。

3. 浸出物测定 醇溶性浸出物（热浸法测定，用稀乙醇作溶剂）不得少于 12.0%。

4. 含量测定 用挥发油测定法测定，本品挥发油含量不得少于 1.0%（mL/g）。

[功效] 性温，味辛、苦。归心、胃经。能开窍豁痰，醒神益智，化湿开胃。用于神昏癫痫，健忘失眠，耳鸣耳聋，脘痞不饥，噤口下痢。用量 3 ~ 10g。

百部 Stemonae Radix

[来源] 为百部科植物直立百部 *Stemona sessilifolia*（Miq.）Miq.、蔓生百部 *S. japonica*（Bl.）Miq. 或对叶百部 *S. tuberosa* Lour. 的干燥块根。

[采制] 春、秋两季采挖，除去须根，或在沸水中烫制无白心，取出，晒干。

[产地] 直立百部和蔓生百部均主产于安徽、江苏、浙江、湖北等省。对叶百部主产于湖北、广东、福建、四川等省。

[性状] 直立百部　呈纺锤形，上端较细长，皱缩弯曲，长 5～12cm，直径 0.5～1cm。表面黄白色或淡棕黄色，有不规则深纵沟，间或有横皱纹。质脆，易折断，断面平坦，角质样，淡黄棕色或黄白色，皮部较宽，中柱扁缩。气微，味甘、苦。

蔓生百部　两端稍狭细，表面多不规则皱褶及横皱纹。

对叶百部　呈长纺锤形或长条形，长 8～24cm，直径 0.8～2cm。表面浅黄棕色至灰棕色，具浅纵皱纹或不规则纵槽。质坚实，断面黄白色至暗棕色，中柱较大，髓部类白色。

[显微特征]

横切面　直立百部：①根被为 3～4 列细胞，壁木栓化及木化，具致密的细条纹。②皮层较宽。中柱韧皮部束与木质部束各 19～27 个，间隔排列，韧皮部束内侧有少数非木化纤维；木质部束导管 2～5 个，并有木纤维和管胞，导管类多角形，径向直径约至 48μm，偶有导管深入至髓部。③髓部散有少数细小纤维。

蔓生百部：①根被为 3～6 列细胞。②韧皮部纤维木化。③导管径向直径约至 184μm，通常深入至髓部，与外侧导管束作 2～3 轮排列。

对叶百部：①根被为 3 列细胞，细胞壁无细条纹，其最内层细胞的内壁特厚。②皮层外侧散有纤维，类方形，壁微木化。③中柱韧皮部束与木质部束各 32～40 个。④木质部束导管圆多角形，直径至 107μm，其内侧与木纤维和微木化的薄壁细胞连接成环层。

[化学成分] 直立百部根含百部碱、原百部碱、对叶百部碱、百部定碱、异百部定碱、霍多林碱、直立百部碱。蔓生百部根含百部碱、百部定碱、异百部定碱、原百部碱、蔓生百部碱、异蔓生百部碱。

[理化鉴别] 取本品粉末 70% 乙醇加热回流，滤过，滤液蒸去乙醇，残渣加浓氨试液调节 pH 值至 10～11，再加三氯甲烷振摇提取，分取三氯甲烷层，蒸干，残渣加 1% 盐酸溶液溶解，滤过。滤液分为两份：一份中滴加碘化铋钾试液，生成橙红色沉淀；另一份中滴加硅钨酸试液，生成乳白色沉淀。

[品质评价]

1. 经验鉴别　以根粗壮、质坚实、色黄白者为佳。

2. 浸出物测定　水溶性浸出物（热浸法，用水作溶剂）不得少于 50.0%。

[功效] 性微温，味甘、苦。归肺经。能润肺下气止咳，杀虫。用于新久咳嗽，肺痨咳嗽，百日咳；外用于头虱，体虱，蛲虫病，阴痒。蜜百部润肺止咳，用于阴虚劳

嗽。用量 3 ~ 9g。外用适量，水煎或酒浸。

川贝母 Fritillariae Cirrhosae Bulbus

（附：湖北贝母、伊贝母、平贝母、安徽贝母）

[来源] 为百合科植物川贝母 *Fritillaria cirrhosa* D.Don、暗紫贝母 *F. unibracteata* Hsiao et K.C.Hsia、甘肃贝母 *F. przewalskii* Maxim.、梭砂贝母 *F. delavayi* Franch.、太白贝母 *F. taipaiensis* P.Y.Li 或瓦布贝母 *F. unibracteata* Hsiao et K.C.Hsia var. *wabuensis*（S.Y.Tang et S.C.Yue）Z.D.Liu，S.Wang et S.C.Chen 的干燥鳞茎。按药材性状不同分别习称"松贝""青贝""炉贝"及"栽培品"。

[采制] 夏、秋二季或积雪融化时采挖，除去须根、粗皮及泥沙，晒干或低温干燥。

[产地] 暗紫贝母主于四川、青海。梭砂贝母主产于青海、四川、云南、西藏等地。甘肃贝母主产于甘肃、青海、四川。

[性状] 松贝 呈类圆锥形或近球形，高 0.3 ~ 0.8cm，直径 0.3 ~ 0.9cm。表面类白色。外层鳞叶 2 瓣，大小悬殊，大瓣紧抱小瓣，未抱部分呈新月形，习称"怀中抱月"；顶部闭合，内有类圆柱形、顶端稍尖的心芽和小鳞叶 1 ~ 2 枚；先端钝圆或稍尖，底部平，微凹入，中心有 1 灰褐色的鳞茎盘，偶有残存须根。质硬而脆，断面白色，富粉性。气微，味微苦。（见附录彩图 7-36）

青贝 呈类扁球形，高 0.4 ~ 1.4cm，直径 0.4 ~ 1.6cm。外层鳞叶 2 瓣，大小相近，相对抱合，顶部开裂，内有心芽和小鳞叶 2 ~ 3 枚及细圆柱形的残茎。

炉贝 呈长圆锥形，高 0.7 ~ 2.5cm，直径 0.5 ~ 2.5cm。表面类白色或浅棕黄色，有的具棕色斑点。外层鳞叶 2 瓣，大小相近，顶部开裂而略尖，基部稍尖或较钝。

栽培品 呈类扁球形或短圆柱形，高 0.5 ~ 2cm，直径 1 ~ 2.5cm。表面类白色或浅棕黄色，稍粗糙，有的具浅黄色斑点。外层鳞叶 2 瓣，大小相近，顶部多开裂而较平。

[显微特征]

粉末 类白色。松贝、青贝及栽培品：①淀粉粒甚多，广卵形、长圆形或不规则圆形，有的边缘不平整或略作分枝状，直径 5 ~ 64μm，脐点短缝状、点状、人字状或马蹄状，层纹隐约可见。②表皮细胞类长方形，垂周壁微波状弯曲，偶见不定式气孔，圆形或扁圆形。③螺纹导管直径 5 ~ 26μm。

炉贝：①淀粉粒广卵形、贝壳形、肾形或椭圆形，直径约至 60μm，脐点人字状、星状或点状，层纹明显。②螺纹及网纹导管直径可达 64μm。（见附录彩图 7-37）

[化学成分] 主含甾体类生物碱。暗紫贝母含松贝辛、松贝甲素等。川贝母含川贝碱、西贝碱等。梭砂贝母含梭砂贝母碱、梭砂贝母酮碱、川贝酮碱、西贝素、川贝碱等。甘肃贝母含岷贝碱、川贝酮碱、梭砂贝母酮碱、西贝素等。太白贝母和瓦布贝母均含生物碱类成分。其中瓦布贝母含鄂贝乙素、异浙贝甲素和西贝素氮氧化物等。

[理化鉴别] 取本品粉末 10g，加浓氨试液 10mL，密塞，浸泡 1 小时，加二氯甲烷

40mL，超声处理 1 小时，滤过，滤液蒸干，残渣加甲醇 0.5mL 使溶解，作为供试品溶液。另取贝母素乙对照品，加甲醇制成每 1mL 含 1mg 的溶液，作为对照品溶液。采用硅胶 G 薄层板，以乙酸乙酯 – 甲醇 – 浓氨试液 – 水（18∶2∶1∶0.1）为展开剂，展开，取出，晾干，依次喷以稀碘化铋钾试液和亚硝酸钠乙醇试液。供试品色谱中，在与对照品色谱相应的位置上，显相同颜色的斑点。

PCR–RFLP 反应：供试品凝胶电泳图谱中，与对照药材凝胶电泳图谱对应的位置上，在 100 ~ 250bp 应有两条 DNA 条带，空白对照无条带。

[品质评价]

1. 经验鉴别　以质坚实、粉性足、色白者为佳。

2. 检查　水分：不得过 15.0%。总灰分：不得过 5.0%。

3. 浸出物测定　醇溶性浸出物（热浸法测定，用稀乙醇作溶剂）不得少于 9.0%。

4. 含量测定　用紫外 – 可见分光光度法测定，本品按干燥品计算，含总生物碱以西贝母碱（$C_{27}H_{43}NO_3$）计，不得少于 0.05%。

[功效] 性微寒，味苦、甘。归肺、心经。能清热润肺，化痰止咳，散结消肿。主肺虚，久咳，虚劳咳嗽，燥热咳嗽，肺痈，瘰疬，痈肿，乳痈。用量 3 ~ 10g。研后冲服，一次 1 ~ 2g。不宜与川乌、制川乌、草乌、制草乌、附子同用。

[附] 据报道约有 38 种贝母属植物的鳞茎做贝母入药，常见的有如下几种：

湖北贝母 Fritillariae Hupehensis Bulbus　为百合科植物湖北贝母 *Fritillaria hupehensis* Hsiao et K.C. Hsiao 的干燥鳞茎。呈扁圆球形，高 0.8 ~ 2.2cm，直径 0.8 ~ 3.5cm，表面类白色至淡棕色。外层鳞叶 2 瓣，肥厚，略呈肾形，大小相等，或大小悬殊，大瓣紧抱小瓣，顶端闭合或开裂。内有鳞叶 2 ~ 6 枚及干缩的残茎。基部凹陷呈窝状，残留有淡棕色表皮及少数须根。质脆，断面类白色，富粉性。气微，味苦。本品含有浙贝甲素、浙贝乙素、湖北贝母甲素、湖北贝母甲素苷、湖贝苷、湖贝乙素等。按照高效液相色谱法，含贝母素乙不得少于 0.16%。功效及使用注意事项与川贝母相似。

伊贝母 Rritillariae Pallidiflorae Bulbus　为百合科植物新疆贝母 *Fritillaria walujewii* Regel 或伊犁贝母 *Fritillaria pallidiflora* Schrenk 的干燥鳞茎。5 ~ 7 月间采挖，除去泥沙，晒干，再去须根和外皮。新疆贝母呈扁球形，高 0.5 ~ 1.5cm。表面类白色，光滑。外层鳞叶 2 瓣，月牙形，肥厚，大小相近而紧靠。顶端平展而开裂，基部圆钝，内有较大的鳞片和残茎、心芽各 1 枚。质硬而脆，断面白色，富粉性。气微，味微苦。伊犁贝母呈圆锥形，较大。表面稍粗糙，淡黄白色。外层鳞叶两瓣，心脏形，肥大，一片较大或近等大，抱合。顶端稍尖，少有开裂，基部微凹陷。按照高效液相色谱法，含西贝母碱苷和西贝母碱的总量不得少于 0.070%。功效及使用注意事项与川贝母相似。

平贝母 Rritillariae ussuriensis Bulbus　为百合科植物平贝母 *Fritillaria ussuriensis* Maxim. 的干燥鳞茎。春季采挖，除去外皮、须根及泥沙，晒干或低温干燥。呈扁球形，高 0.5 ~ 1cm，直径 0.6 ~ 2cm。表面黄白色至浅棕色，外层鳞叶 2 瓣，肥厚，大小相近或一片稍大抱合，顶端略平或微凹入，常稍开裂；中央鳞片小。质坚实而脆，断面粉性。气微，味苦。按照高效液相色谱法，含总生物碱以贝母素乙计，不得少于 0.050%。功效及使用注意事项与川贝母相似。

安徽贝母 Fritillariae anhuiensis Bulbus　为百合科植物安徽贝母 *Fritillaria anhuiensis* S.C.Chen et S.F.Yin 的干燥鳞茎。药材多为分离的单瓣鳞叶，呈类方形，一端略宽厚，长 1.5 ~ 2cm，表面类白色。

从安徽贝母中分得浙贝乙素、异浙贝甲素、贝母辛及皖贝甲素等。

云南和四川有一种"土贝母"，又称"草贝母"，有误当贝母服用造成中毒死亡的事例。为同科植物益辟坚（丽江山慈姑）*Iphigenia indica* Kunth.et Benth. 的球茎。球茎短圆锥形，高 1 ~ 1.5cm，直径 0.7 ~ 2cm，顶端渐尖，基部常呈脐状凹入或平截。表面黄白或黄棕色，光滑。一侧有自基部伸至顶端的纵沟。质坚硬，断面角质或略带粉质，类白色或黄白色。味苦而微麻。球茎中含秋水仙碱。

浙贝母 Fritillariae Thunbergii Bulbus

（附：东贝母）

[来源] 为百合科植物浙贝母 *Fritillaria thunbergii* Miq. 的干燥鳞茎。

[采制] 初夏植株枯萎时采挖，洗净。大小分开，大者除去芯芽，习称"大贝"；小者不去芯芽，习称"珠贝"。分别撞擦，除去外皮，拌以煅过的贝壳粉，吸去擦出的浆汁，干燥；或取鳞茎，大小分开，洗净，除去芯芽，趁鲜切成厚片，洗净，干燥，习称"浙贝片"。

[产地] 主产于浙江、江苏、安徽、湖南等地。多为栽培。

[性状] **大贝** 为鳞茎外层的单瓣鳞叶，略呈新月形，高 1 ~ 2cm，直径 2 ~ 3.5cm。外表面类白色至淡黄色，内表面白色或淡棕色，被有白色粉末。质硬而脆，易折断，断面白色至黄白色，富粉性。气微，味微苦。

珠贝 为完整的鳞茎，呈扁圆形，高 1 ~ 1.5cm，直径 1 ~ 2.5cm。表面类白色至黄棕色，有不规则的皱纹；或表面类白色至淡黄色，光滑或被有白色粉末，略带角质性或粉性。外层鳞叶 2 瓣，肥厚，略似肾形，互相抱合，内有小鳞叶 2 ~ 3 枚及干缩的残茎。

浙贝片 为鳞茎外层的单瓣鳞叶切成的片。椭圆形或类圆形，大小不一，长 1.5 ~ 3.5cm，宽 1 ~ 2cm，厚 0.2 ~ 0.4cm，边缘表面淡黄色，切面微鼓起，灰白色；或平坦，粉白色。质脆，易折断，断面粉白色，富粉性。

[显微特征]

粉末 淡黄白色。①淀粉粒甚多，单粒卵形、广卵形或椭圆形，直径 6 ~ 56μm，脐点点状、裂缝状、人字状或马蹄状，位于较小端，层纹大多明显；偶见半复粒及复粒，复粒由 2 分粒组成。②表皮细胞类多角形或长方形，垂周壁连珠状增厚；有时可见气孔，副卫细胞 4 ~ 5 个。③草酸钙结晶细小，多呈颗粒状，有的呈棱形、方形或细杆状。④导管多为螺纹，直径至 18μm。（见附录彩图 7-38）

[化学成分] 含甾醇类生物碱，主要为浙贝母碱（即贝母素甲）、去氢浙贝母碱（即贝母素乙）以及微量的贝母新碱、贝母芬碱、贝母替定碱，又含贝母碱苷。

[理化鉴别] 取本品粉末 5g，加浓氨试液 2mL 与三氯甲烷 20mL，放置过夜，滤过，取滤液 8mL，蒸干，残渣加三氯甲烷 1mL 使溶解，作为供试品溶液。另取贝母素甲对照品、贝母素乙对照品，加三氯甲烷制成每 1mL 各含 2mg 的混合溶液，作为对照品溶液。采用硅胶 G 薄层板，以乙酸乙酯 - 甲醇 - 浓氨试液（17:2:1）为展开剂，展开，

取出，晾干，喷以稀碘化铋钾试液。供试品色谱中，在与对照品色谱相应的位置上，显相同颜色的斑点。

[品质评价]

1. 经验鉴别　以鳞叶肥厚、质坚实、粉性足、断面色白者为佳。

2. 检查　水分：不得过 18.0%。总灰分：不得过 6.0%。

3. 浸出物测定　醇溶性浸出物（热浸法测定，用稀乙醇作溶剂）不得少于 8.0%。

4. 含量测定　用高效液相色谱法测定，本品按干燥品计算，含贝母素甲（$C_{27}H_{45}NO_3$）和贝母素乙（$C_{27}H_{43}NO_3$）的总量不得少于 0.080%。

[功效]　性寒，味苦。归肺、心经。能清热化痰，散结解毒。用于治疗风热咳嗽，肺痈喉痹，瘰疬，疮疡肿毒。用量 5 ~ 10g。不宜与川乌、制川乌、草乌、制草乌、附子同用。

[附]　据浙江卫生实验院测定，浙贝母全株都含有生物碱，其结果是：鳞茎外皮（0.81%）、花蕾（0.60%）为最高，其次为鳞茎盘、幼芽，最低为商品大贝（0.12%）。

浙贝母花亦有止咳化痰作用。制剂有贝母花流浸膏及浸膏片。

东贝母　为百合科植物东贝母 *Fritillaria thunbergii* var. *chekiangensis* Hsiao et K.C.Hsia 的干燥鳞茎，在浙江东阳一带栽培，其在浙江亦作浙贝母用。东贝母植株较小，叶以对生为主。鳞茎亦较小，略呈"梯形"或"倒卵圆形"，顶端钝圆，微裂。质坚实，气微，味苦。其主要镇咳成分浙贝甲素、浙贝乙素含量高于浙贝。

重楼 Paridis Rhizoma

[来源]　为百合科植物云南重楼 *Paris polyphylla* Smith var. *yunnanensis*（Franch.）Hand. –Mazz. 或七叶一枝花 *P. polyphylla* Smith var. *chinensis*（Franch.）Hara 的干燥根茎。

[采制]　秋季采挖，除去须根，洗净，晒干。

[产地]　黄河以南大部分省区有产，主产于云南、四川、贵州、甘肃、湖南、湖北、广西、江西等省区。

[性状]　呈结节状扁圆柱形，略弯曲，长 5 ~ 12cm，直径 1.0 ~ 4.5cm。表面黄棕色或灰棕色，外皮脱落处呈白色；密具层状突起的粗环纹，一面结节明显，结节上具椭圆形凹陷茎痕，另一面有疏生的须根或疣状须根痕。顶端具鳞叶和茎的残基。质坚实，断面平坦，白色至浅棕色，粉性或角质。气微，味微苦、麻。

[显微特征]

粉末　白色。①淀粉粒甚多，类圆形、长椭圆形或肾形，直径 3 ~ 18μm。②草酸钙针晶成束或散在，长 80 ~ 250μm。③梯纹导管及网纹导管直径 10 ~ 25μm。

[化学成分]　主含甾体皂苷类、黄酮苷类以及糖类、挥发油、氨基酸、微量元素等。甾体皂苷类：重楼皂苷Ⅰ、重楼皂苷Ⅱ、重楼皂苷Ⅵ、重楼皂苷Ⅶ、薯蓣皂苷、C_{22}– 羟基 – 原薯蓣皂苷等。黄酮苷类：山奈酚 –3–O– β –D– 吡喃葡萄糖基（1→6）- β –D– 吡喃葡萄苷、7–O– α –L– 吡喃鼠李糖基 – 山奈酚 –3–O– β –D– 吡喃葡萄糖基（1→6）- β –D– 葡萄糖苷等。

[**理化鉴别**]取粉末加乙醇，加热回流，滤过，滤液作为供试品溶液。另取重楼对照药材同法制成对照药材溶液。采用硅胶 G 薄层板，以三氯甲烷 – 甲醇 – 水（15∶5∶1）的下层溶液为展开剂，展开，取出，晾干，喷以 10% 硫酸乙醇溶液，在 105℃加热至斑点显色清晰，分别置日光和紫外光灯（365nm）下检视。供试品色谱中，在与对照药材色谱和对照品色谱相应的位置上，显相同颜色的斑点或荧光斑点。

[**品质评价**]　·

1. 经验鉴别　以个粗大、质坚实、粉性者为佳。

2. 检查　水分：不得过 12.0%。总灰分：不得过 6.0%。酸不溶性灰分：不得过 3.0%。

3. 含量测定　用高效液相色谱法测定，本品按干燥品计算，含重楼皂苷 I（$C_{44}H_{70}O_{16}$）、重楼皂苷 II（$C_{51}H_{82}O_{20}$）和重楼皂苷 VII（$C_{51}H_{82}O_{21}$）的总量不得少于 0.60%。

[**功效**]性微寒，味苦。归肝经。能清热解毒，消肿止痛，凉肝定惊。用于疔疮痈肿，咽喉肿痛，蛇虫咬伤，跌仆伤痛，惊风抽搐。用量 3 ~ 9g。外用适量，研末调敷。

麦冬 Ophiopogonis Radix

（附：山麦冬）

[**来源**]为百合科植物麦冬 *Ophiopogon japonicus*（L.f）Ker-Gawl. 的干燥块根。

[**采制**]浙江于栽培后第三年立夏时采挖，称"杭麦冬"；四川于栽培第二年清明后采挖，称"川麦冬"。麦冬挖起后，剪下块根，洗净泥土，暴晒 3 ~ 4 天，堆通风处，使其反潮，蒸发水汽，约 3 日，摊开再晒，如此反复 2 ~ 3 次。晒干后，除净须根杂质即可。

[**产地**]产于浙江、四川。此外，江苏、贵州、云南、广西、安徽、湖北、湖南等地亦产。

[**性状**]干燥块根呈纺锤形，两头钝尖，中部肥满，微弯曲，长 1.5 ~ 3cm，中部直径 3 ~ 6mm。表面黄白色，半透明，有不规则的纵皱纹。未干透时，质较柔韧，干后质坚硬。折断面黄白色，角质状。横断面中央有细小的木质部。气微香，味甘、微苦。（见附录彩图 7-39）

[**显微特征**]

横切面　①表皮细胞 1 列或脱落，根被为 3 ~ 5 列木化细胞。②皮层宽广，散有含草酸钙针晶束的黏液细胞，有的针晶直径至 10μm；内皮层细胞壁均匀增厚，木化，有通道细胞，外侧为 1 列石细胞，其内壁及侧壁增厚，纹孔细密。③中柱较小，韧皮部束 16 ~ 22 个，木质部由导管、管胞、木纤维以及内侧的木化细胞连结成环层。④髓小，薄壁细胞类圆形。

粉末　白色或黄白色。①根毛如有存在，形态弯曲，长约 150μm，宽约 30μm。②根被细胞多角形，壁木化，有壁孔。③皮层薄壁细胞类圆形，黏液细胞中含草酸钙针晶束，针晶长 25 ~ 50μm。④石细胞呈长方形，常成群存在，细胞壁木化，壁孔细密，有的一边薄壁性，孔沟极明显。⑤内皮层细胞呈长方形或长条形，壁厚，木化，纹孔点状，较稀疏。⑥木纤维细长，细胞壁木化，壁孔呈稀疏点状，孔沟明显。⑦导管及管胞多单纹孔及网纹，少数为具缘纹孔，直径 14 ~ 24μm，常与木纤维相连。（见附录彩图 7-40）

[化学成分] 含多种皂苷：麦冬皂苷 A、B、C、D 等，其中以苷 A 的含量最高，苷 B 含量次之，苷 C 及苷 D 含量均很低。黄酮类化合物：麦冬黄酮 A、B，甲基麦冬黄酮 A、B，二氢麦冬黄酮 A、B，甲基二氢麦冬黄酮等。此外，尚含有挥发油，还含植物甾醇及 71% 的单糖类和寡糖类成分等。

[理化鉴别] 取本品 2g，剪碎，加三氯甲烷 – 甲醇（7 : 3）混合溶液 20mL，浸泡 3 小时，超声处理 30 分钟，放冷，滤过，滤液蒸干，残渣加三氯甲烷 0.5mL 使溶解，作为供试品溶液。另取麦冬对照药材 2g，同法制成对照药材溶液。采用硅胶 GF_{254} 层板，以甲苯 – 甲醇 – 冰醋酸（80 : 5 : 0.1）为展开剂，展开，取出，晾干，置紫外光灯（254mn）下检视。供试品色谱中，在与对照药材色谱相应的位置上，显相同颜色的斑点。

[品质评价]

1. 经验鉴别 以个粗长、质坚实、断面角质样者为佳。

2. 检查 水分：不得过 18.0%。总灰分：不得过 5.0%。

3. 浸出物测定 水溶性浸出物（热浸法，用水作溶剂）不得少于 60.0%。

4. 含量测定 用紫外 – 可见分光光度法测定，本品按干燥品计算，含麦冬总皂苷以鲁斯可皂苷元（$C_{27}H_{42}O_4$）计不得少于 0.12%。

[功效] 性微寒，味甘、微苦。归心、肺、胃经。能滋阴润肺，益胃生津，清心除烦。用于肺燥干咳，肺痈，阴虚劳嗽，津伤口渴，消渴，心烦失眠，咽喉疼痛，肠燥便秘，血热吐衄。用量 6 ~ 12g。

[附]

山麦冬 Liriopes Radix 为百合科植物湖北麦冬 *Liriope spicata*（Thunb.）Lour.var. *prolifera* Y.T.Ma 或短葶山麦冬 *Liriope muscari*（Decne）Baily 的干燥块根。湖北麦冬横切面可见韧皮部束 7 ~ 15 个，短葶山麦冬韧皮部束 16 ~ 20 个。两者的药材薄片，置紫外光灯（365nm）下观察，呈浅蓝色荧光。

山药 Dioscoreae Rhizoma

[来源] 为薯蓣科植物薯蓣 *Dioscotea opposita* Thunb. 的干燥根茎。

[采制] 冬季茎叶枯萎后采挖，切去根头，洗净，除去外皮和须根，趁鲜切厚片，干燥，称为"山药片"；或除去外皮和须根，干燥，习称"毛山药"；选择肥大顺直的干燥山药，置清水中，浸至无干心，闷透，切齐两端，用木板搓成圆柱状，晒干，打光，习称"光山药"。

[产地] 主产于河南省焦作市温县及武陟县，为道地产区。湖南、江西等省区亦产。均为栽培品。

[性状] **毛山药** 略呈圆柱形，弯曲而稍扁，长 15 ~ 30cm，直径 1.5 ~ 6cm。表面黄白色或淡黄色，有纵沟、纵皱纹及须根痕，偶有浅棕色外皮残留。体重，质坚实，不

易折断，断面白色，粉性。无臭，味淡、微酸，嚼之发黏。

光山药 呈圆柱形，两端平齐，长 9 ~ 18cm，直径 1.5 ~ 3cm。表面光滑，白色或黄白色。（见附录彩图 7-41）

山药片 为不规则的厚片，皱缩不平，切面白色或黄白色，质坚脆，粉性。气微，味淡、微酸。

[显微特征]

粉末 类白色。①淀粉粒单粒扁卵形、类圆形、三角状卵形或矩圆形，直径 8 ~ 35μm，脐点点状、人字状、十字状或短缝状，可见层纹；复粒稀少，由 2 ~ 3 分粒组成。②草酸钙针晶束存在于黏液细胞中，长约至 240μm，针晶粗 2 ~ 5μm。③具缘纹孔、网纹、螺纹及环纹导管直径 12 ~ 48μm。（见附录彩图 7-42）

[化学成分] 含淀粉，薯蓣皂苷元，多巴胺，盐酸山药碱，多酚氧化酶，尿囊素，止杈素Ⅱ。又含糖蛋白，水解得 16 种氨基酸。

[理化鉴别] 取本品粗粉 5g，加水煮沸，滤过，滤液供试验用。

1. 取滤液 1mL，加 5% 氢氧化钠液 2 滴，再加稀硫酸铜液 2 滴，呈蓝紫色。（检查蛋白质）。

2. 取滤液 1mL，加费林试液 1mL，水浴加热，产生红色沉淀。（检查还原糖类）。

3. 取滤液滴于滤纸上，滴加 1% 茚三酮丙酮液 2 滴，加热后立即显紫色（另以空白试剂对照为负反应）。（检查氨基酸）

4. 取药材粉末或切片少许，加浓硝酸 1mL，呈鲜黄色。（检查蛋白质）

5. 取本品粉末 4g，加乙醇 30mL，超声提取 30 分钟，滤过，滤液蒸干，残渣加 1mL 乙醇使溶解，作为供试品溶液。另取山药对照药材 4g，同法制成对照药材溶液。采用硅胶 G 薄层板，以乙酸乙酯 – 甲醇 – 浓氨试液（9:1:0.5）为展开剂，展开，取出，晾干，喷以 10% 硫酸乙醇溶液，在 105℃加热至斑点显色清晰，置紫外灯（365nm）下检视。供试品色谱中，在与对照药材色谱相应的位置上，显相同颜色的斑点。

[品质评价]

1. 经验鉴别 以质坚实、粉性足、色白者为佳。

2. 检查 水分：毛山药和光山药不得过 16.0%，山药片不得过 12.0%。总灰分：毛山药和光山药不得过 4.0%，山药片不得过 5.0%。二氧化硫残留量：毛山药和光山药不得过 400mg/kg，山药片不得过 10mg/kg。

3. 浸出物测定 水溶性浸出物（冷浸法，用水作溶剂），毛山药和光山药不得少于 7.0%，山药片不得少于 10.0%。

[功效] 性平，味甘。归脾、肺、肾经。能补脾养胃，生津益肺，补肾涩精。用于脾虚食少，久泻不止，肺虚喘咳，肾虚遗精，带下，尿频，虚热消渴。麸炒山药补脾健胃，用于脾虚食少，泄泻便溏，白带过多。用量 15 ~ 30g。

干姜 Zingiberis Rhizoma

[来源] 为姜科植物姜 *Zingiber officinale* Rosc. 的干燥根茎。

[采制] 冬季采挖，除去须根及泥沙，晒干或低温干燥。趁鲜切片晒干或低温干燥者称为"干姜片"。

[产地] 我国中部、东南部至西南部各省广为栽培。

[性状] 干姜 呈扁平块状，具指状分枝，长 3～7cm，厚 1～2cm。表面灰黄色或浅灰棕色，粗糙，具纵皱纹及明显的环节。分枝处常有鳞叶残存，分枝顶端有茎痕或芽。质坚实，断面黄白色或灰白色，粉性或颗粒性，内皮层环纹明显，维管束及黄色油点散在。气香、特异，味辛辣。

干姜片 为不规则纵切或斜切片，具指状分枝，长 1～6cm，宽 1～2cm，厚 0.2～0.4cm。外皮灰黄色或浅黄棕色，粗糙，具纵皱纹及明显的环节，切面灰黄色或灰白色，略显粉性，可见较多的纵向纤维，有的呈毛状。质坚实，断面纤维性。气香、特异，味辛辣。

[显微特征]

横切面 ①木栓层为多列扁平木栓细胞。②皮层散列多数叶迹维管束；内皮层明显，可见凯氏带。③中柱占根茎的大部分，散列多数外韧型维管束，近中柱鞘处维管束形小，排列较紧密，木质部内侧或周围有非木化的纤维束。④薄壁组织中散有油细胞。薄壁细胞含淀粉粒。

粉末 淡黄棕色。①淀粉粒众多，长卵圆形、三角状卵形、椭圆形、类圆形或不规则形，直径 5～40μm，脐点点状，位于较小端，也有呈裂缝状者，层纹有的明显。②油细胞及树脂细胞散于薄壁组织中，内含淡黄色油滴或暗红棕色物质。③纤维成束或散离，先端钝尖，少数分叉，有的一边呈波状或锯齿状，直径 15～40μm，壁稍厚，非木化，具斜细纹孔，常可见菲薄的横隔。④梯纹导管、螺纹导管及网纹导管多见，少数为环纹导管，直径 15～70μm。⑤导管或纤维旁有时可见内含暗红棕色物的管状细胞，直径 12～20μm。

[化学成分] 主含挥发性成分：α-姜烯、牻牛儿醛、牻牛儿醇、β-甜没药烯、橙花醇、1,8 桉叶素、α-松油醇、龙脑、β-水芹烯等；辛辣成分：4-姜辣醇、6-姜辣醇、6-姜辣三酮、6-姜辣烯酮等。其他化学成分：β-谷甾醇、棕榈酸、胡萝卜苷、环丁二酸酐，少量多糖、氨基酸、黄酮类等。

[理化鉴别] 取粉末乙酸乙酯超声处理作为供试品溶液。干姜对照药材、6-姜辣素对照品对照。采用用硅胶 G 薄层板，以石油醚（60～90℃）-三氯甲烷-乙酸乙酯（2:1:1）为展开剂，香草醛硫酸试液显色。供试品色谱中，在与对照药材色谱和对照品色谱相应的位置上，显相同颜色的斑点。

[品质评价]

1. 经验鉴别 以个头饱满坚实、质地坚硬、气香郁、味辛辣者为佳。

2. 检查 水分：不得过 19.0%。总灰分：不得过 6.0%。

3. 浸出物测定 水溶性浸出物（冷浸法，用水作溶剂）不得少于 22.0%。

4. 含量测定 用挥发油测定法测定，本品含挥发油不得少于 0.8%（mL/g）；用高效液相色谱法，本品按干燥品计算，含 6-姜辣素（$C_{17}H_{26}O_4$）不得少于 0.60%。

[功效] 性热，味辛。归脾、胃、肾、心、肺经。能回阳通脉，燥湿消痰。用于脘腹冷痛，呕吐泄泻，肢冷脉微，痰饮喘咳。用量 3 ~ 10g。

莪术 Curcumae Rhizoma

[来源] 为姜科植物蓬莪术 Curcuma phaeocaulis Val.、广西莪术 C. kwangsiensi S. G. Lee et C. F. Liang 或温郁金 C. wenyujin Y. H. Chen et C. Ling 的干燥根茎。后者习称"温莪术"。

[采制] 冬季茎叶枯萎后采挖，洗净，蒸或煮至透心，晒干或低温干燥后除去须根。

[产地] 蓬莪术主产于四川、福建、广东等地；温莪术主产于浙江、四川、台湾、江西等地；广西莪术主产于广西。

[性状] 蓬莪术　呈卵圆形、长卵形、圆锥形或长纺锤形，顶端多钝尖，基部钝圆，长 2 ~ 8cm，直径 1.5 ~ 4cm。表面灰黄色至灰棕色，上部环节突起，有圆形微凹的须根痕或残留的须根，有的两侧各有 1 列下陷的芽痕和类圆形的侧生根茎痕，有的可见刀削痕。体重，质坚实，断面灰褐色至蓝褐色，蜡样，常附有灰棕色粉末，皮层与中柱易分离，内皮层环纹棕褐色。气微香，味微苦而辛。

广西莪术　环节稍突起，断面黄棕色至棕色，常附有淡黄色粉末，内皮层环纹黄白色。

温莪术　断面黄棕色至棕褐色，常附有淡黄色至黄棕色粉末。气香或微香。

[显微特征]

横切面　①木栓细胞数列，有时已除去。②皮层散有叶迹维管束；内皮层明显。③中柱较宽，维管束外韧型，散在，沿中柱鞘部位的维管束较小，排列较密。④薄壁细胞充满糊化的淀粉粒团块，薄壁组织中有含金黄色油状物的细胞散在。

[化学成分] 主含挥发油，油中含的成分有莪术呋喃酮、表莪术呋喃酮、莪术呋喃烃、莪术双酮、莪术醇、樟脑、龙脑等。

[理化鉴别] 取本品粉末石油醚（30 ~ 60℃）超声处理作为供试品溶液。吉马酮对照品对照。用硅胶 G 薄层板，以石油醚（30 ~ 60℃）– 丙酮 – 乙酸乙酯（94：5：1）为展开剂，1% 香草醛硫酸溶液显色。供试品色谱中，在与对照品色谱相应的位置上，显相同颜色的斑点。

[品质评价]

1. 经验鉴别　以个大、质坚实者为佳。

2. 检查　吸光度：取本品加三氯甲烷超声处理或浸泡处理，滤液，照紫外 – 可见分光光度法测定，在 242nm 波长处有最大吸收，吸光度不得低于 0.45。水分：不得过 14.0%。总灰分：不得过 7.0%。酸不溶性灰分：不得过 2.0%。

3. 浸出物测定　醇溶性浸出物（热浸法测定，用稀乙醇作溶剂）不得少于 7.0%。

4. 含量测定　用挥发油测定法测定，本品含挥发油不得少于 1.5%（mL/g）。

[功效] 性温，味辛、苦。归肝、脾经。能行气破血，消积止痛。用于癥瘕痞块，瘀血经闭，胸痹心痛，食积胀痛。用量 6 ~ 9g。

姜黄 Curcumae Longae Rhizoma

[来源] 为姜科植物姜黄 *Curcuma longa* L. 的干燥根茎。

[采制] 冬季茎叶枯萎时采挖，洗净，煮或蒸至透心，晒干，除去须根。

[产地] 主产于江西、福建、台湾、广东、广西、四川、云南等地。

[性状] 呈不规则卵圆形、圆柱形或纺锤形，常弯曲，有的具短叉状分枝，长 2 ~ 5cm，直径 1 ~ 3cm。表面深黄色，粗糙，有皱缩纹理和明显环节，并有圆形分枝痕及须根痕。质坚实，不易折断，断面棕黄色至金黄色，角质样，有蜡样光泽，内皮层环纹明显，维管束呈点状散在。气香特异，味苦、辛。

[显微特征]

横切面 ①表皮细胞为 1 列，细胞扁平，壁薄。②皮层宽广，有叶迹维管束；外侧近表皮处有 6 ~ 8 列木栓细胞，扁平，壁薄，排列较整齐；内皮层细胞凯氏点明显。③中柱鞘为 1 ~ 2 列薄壁细胞；维管束有限外韧型，散列，近中柱鞘处较多，向内渐减少。④薄壁细胞含油滴、淀粉粒及红棕色色素。

[化学成分] 主含姜黄素类化合物，倍半萜类化合物，挥发油等。姜黄素类化合物：姜黄素，双去甲氧基姜黄素，去甲氧基姜黄素，二氢姜黄素。倍半萜类化合物：姜黄新酮，姜黄酮醇 A、B，大牻牛儿酮 –13 醛等。挥发油（4.2%）：姜黄酮，姜黄烯，大牻牛儿酮等。

[理化鉴别] 取粉末加无水乙醇，振摇，滤过，滤液蒸干，残渣加无水乙醇作为供试品溶液。另取姜黄对照药材同法制成对照药材溶液。再取姜黄素对照品，加无水乙醇作为对照品溶液。采用硅胶 G 薄层板，以三氯甲烷 – 甲醇 – 甲酸（96∶4∶0.7）为展开剂，展开，取出，晾干，分别置日光和紫外光灯（365nm）下检视。供试品色谱中，在与对照药材色谱和对照品色谱相应的位置上，分别显相同颜色的斑点或荧光斑点。

[品质评价]

1. 经验鉴别 以个大、饱满、质坚实者为佳。

2. 检查 水分：不得过 16.0%。总灰分：不得过 7.0%。

3. 浸出物测定 醇溶性浸出物（热浸法测定，用稀乙醇作溶剂）不得少于 12.0%。

4. 含量测定 用挥发油测定法测定，药材含挥发油不得少于 7.0%（mL/g）。用高效液相色谱法测定，本品按干燥品计算，含姜黄素（$C_{21}H_{20}O_6$）不得少于 1.0%。

[功效] 性温，味辛、苦。归脾、肝经。能破血行气，通经止痛。用于胸胁刺痛，胸痹心痛，痛经经闭，癥瘕，风湿痹痛，跌仆肿痛。用量 3 ~ 10g。外用适量。

郁金 Curcumae Radix

[来源] 为姜科植物温郁金 *Curcuma wenyujin* Y.H. Chen et C.Ling、姜黄 *C. longa* L.、广西莪术 *C. kwangsiensis* S.G.Lee et C.F.Liang 或蓬莪术 *C. phaeocaulis* Val. 的干燥块根。温郁金和姜黄分别习称"温郁金"和"黄丝郁金"，其余按性状不同习称"桂郁金"或"绿丝郁金"。

[采制] 冬季茎叶枯萎后采挖，除去泥沙和细根，蒸或煮至透心，干燥。

[产地] 温郁金主产于浙江南部，姜黄主产于陕西、江西、福建、台湾、福建、广东、海南、广西、四川、云南等省区，广西莪术主产于广西、云南、四川等省区，莪术主产于浙江、江西、福建、台湾、湖南、广东、广西、四川、云南等省区。

[性状] 温郁金　呈长圆形或卵圆形，稍扁，有的微弯曲，两端渐尖，长3.5～7cm，直径1.2～2.5cm。表面灰褐色或灰棕色，具不规则的纵皱纹，纵纹隆起处色较浅。质坚实，断面灰棕色，角质样；内皮层环明显。气微香，味微苦。

黄丝郁金　呈纺锤形，有的一端细长，长2.5～4.5cm，直径1～1.5cm。表面棕灰色或灰黄色，具细皱纹。断面橙黄色，外周棕黄色至棕红色。气芳香，味辛辣。

桂郁金　呈长圆锥形或长圆形，长2～6.5cm，直径1～1.8cm。表面具疏浅纵纹或较粗糙网状皱纹。气微，味微辛苦。

绿丝郁金　呈长椭圆形，较粗壮，长1.5～3.5cm，直径1～1.2cm。气微，味淡。

[显微特征]

横切面　温郁金：①表皮细胞有时残存，外壁稍厚。②根被狭窄，为4～8列细胞，壁薄，略呈波状，排列整齐。③皮层宽约为根直径的1/2，油细胞难察见，内皮层明显。④中柱韧皮部束与木质部束各40～55个，间隔排列；木质部束导管2～4个，并有微木化的纤维，导管多角形，壁薄，直径20～90μm。⑤薄壁细胞中可见糊化淀粉粒。

黄丝郁金：①根被最内层细胞壁增厚。②中柱韧皮部束与木质部束各22～29个，间隔排列；有的木质部导管与纤维连接成环。③油细胞众多。④薄壁组织中随处散有色素细胞。

桂郁金：①根被细胞偶有增厚，根被内方有1～2列厚壁细胞，成环，层纹明显。②中柱韧皮部束与木质部束各42～48个，间隔排列；③导管类圆形，直径可达160μm。

绿丝郁金：①根被细胞无增厚。②中柱外侧的皮层处常有色素细胞。③韧皮部皱缩，木质部束64～72个，导管扁圆形。

[化学成分] 主含倍半萜类成分、单萜类成分、微量元素等。倍半萜类成分主要为桉烷型Ⅰ、吉马烷型Ⅱ、蒈烷型Ⅲ、榄香烷型Ⅳ、没药烷Ⅴ、蛇麻烷型Ⅵ、石竹烷型Ⅶ、愈创木烷型Ⅷ化合物，单萜类成分主要为链状单萜A、单环单萜（主要为对薄荷型B）、双环单萜（蒎烷型C、蒈烷型D、莰烷型E）化合物，微量元素主要为Fe、Mn、Ti等微量元素。

[理化鉴别] 取粉末加无水乙醇，超声，滤过，滤液蒸干，残渣加乙醇作为供试品溶液。另取郁金对照药材同法制成对照药材溶液。采用硅胶G薄层板，以正己烷－乙酸乙酯（17∶3）为展开剂，预饱和30分钟，展开，取出，晾干，喷以10%硫酸乙醇溶液，在105℃加热至斑点显色清晰。置日光和紫外光灯（365nm）下检视。供试品色谱中，在与对照药材色谱相应的位置上，显相同颜色的主斑点或荧光斑点。

[品质评价]

1. 经验鉴别　以个大饱满、质坚实、断面角质样者为佳。

2. 检查 水分：不得过 15.0%。总灰分：不得过 9.0%。

[功效] 性寒，味辛、苦。归肝、心、肺经。能活血止痛，行气解郁，清心凉血，利胆退黄。用于胸胁刺痛，胸痹心痛，经闭痛经，乳房胀痛，热病神昏，癫痫发狂，血热吐衄，黄疸尿赤。用量 3 ~ 10g。不宜与丁香、母丁香同用。

天麻 Gastrodiae Rhizoma

[来源] 为兰科植物天麻 *Gastrodia elata* Blume. 的干燥块茎。

[采制] 春季 4 ~ 5 月间采挖为"春麻"；立冬前 9 ~ 10 月间采挖的为"冬麻"，质量较好。挖起后趁鲜洗去泥土，用清水或白矾水略泡，刮去外皮，水煮或蒸透心，切片，摊开晾干。

[产地] 主产于四川、贵州、云南等地。东北及华北各地亦产。

[性状] 呈椭圆形或长条形，略扁，皱缩而稍弯曲，长 3 ~ 15cm，宽 1.5 ~ 6cm，厚 0.5 ~ 2cm。表面黄白色至淡黄棕色，有纵皱纹及由潜伏芽排列而成的横环纹多轮，有时可见棕褐色菌索。顶端有红棕色至深棕色鹦嘴状的芽或残留茎基；另端有圆脐形疤痕。质坚硬，不易折断，断面较平坦，黄白色至淡棕色，角质样。气微，味甘。（见附录彩图 7-43）

[显微特征]

横切面 ①表皮有残留，下皮由 2 ~ 3 列切向延长的栓化细胞组成。②皮层为 10 数列多角形细胞，有的含草酸钙针晶束。③较老块茎皮层与下皮相接处有 2 ~ 3 列椭圆形厚壁细胞，木化，纹孔明显。④中柱大，散列小型周韧维管束；薄壁细胞亦含草酸钙针晶束。

粉末 黄白色至黄棕色。①厚壁细胞椭圆形或类多角形，直径 70 ~ 180μm，壁厚 3 ~ 8μm，木化，纹孔明显。②草酸钙针晶成束或散在，长 25 ~ 75（93）μm。用醋酸甘油水装片观察含糊化多糖类物的薄壁细胞无色，有的细胞可见长卵形、长椭圆形或类圆形颗粒，遇碘液显棕色或淡棕紫色。③螺纹、网纹及环纹导管直径 8 ~ 30μm。（见附录彩图 7-44）

[化学成分] 含对羟基苯甲醇 -β-D- 葡萄吡喃糖苷，即天麻苷。尚含赤箭苷、对羟苄基甲醚、4-（4′- 羟苄氧基）苄基甲醚、双（4- 羟苄基）醚、对羟基苯甲醛、对羟基苯甲醇（天麻苷元）、派立辛、β- 谷甾醇、柠檬酸及其单甲酯、胡萝卜苷等。

[理化鉴别] 取本品粉末 1g，加甲醇 10mL，超声处理 30 分钟，滤过，滤液浓缩至干，残渣加甲醇 1mL 使溶解，作为供试品溶液。另取天麻对照药材 1g，同法制成对照药材溶液。再取天麻素对照品，加甲醇制成每 1mL 含 1mg 的溶液，作为对照品溶液。采用硅胶 G 薄层板，以二氯甲烷 - 乙酸乙酯 - 甲醇 - 水（2:4:2.5:1）为展开剂，展开，取出，晾干，喷以对羟基苯甲醛溶液，在 120℃加热至斑点显色清晰。供试品色谱中，在与对照药材色谱和对照品色谱相应的位置上，显相同颜色的斑点。

[品质评价]

1. 经验鉴别 以质地坚实沉重、有鹦哥嘴、断面明亮、无空心者为佳。

2. 检查 水分：不得过 15.0%。总灰分：不得过 4.5%。二氧化硫残留量：不得过 400mg/kg。

3. 浸出物测定 醇溶性浸出物（热浸法测定，用稀乙醇作溶剂）不得少于 15.0%。

4. 含量测定 用高效液相色谱法测定，本品按干燥品计算，含天麻素（$C_{13}H_{18}O_7$）和对羟基苯甲醇（$C_7H_8O_2$）的总量不得少于 0.25%。

[功效] 性平，味甘。归肝经。能平肝息风止痉。用于头痛眩晕，肢体麻木，小儿惊风，癫痫抽搐，破伤风。用量 3 ~ 10g。

白及 Bletillae Rhizoma

[来源] 为兰科植物白及 *Bletilla striata*（Thunb.）Reichb.f. 的干燥块茎。

[采制] 夏、秋二季采挖，除去须根，洗净，置沸水中煮或蒸至无白心，晒至半干，除去外皮，晒干。

[产地] 主产于贵州、四川、云南、湖北等地。

[性状] 呈不规则扁圆形，多有 2 ~ 3 个爪状分枝，长 1.5 ~ 6cm，厚 0.5 ~ 3cm。表面灰白色或黄白色，有数圈同心环节和棕色点状须根痕，上面有突起的茎痕，下面有连接另一块茎的痕迹。质坚硬，不易折断，断面类白色，角质样。气微，味苦，嚼之有黏性。

[显微特征]

粉末 淡黄白色。①表皮细胞表面观垂周壁波状弯曲，略增厚，木化，孔沟明显。②草酸钙针晶束存在于大的类圆形黏液细胞中，或随处散在，针晶长 18 ~ 88μm。③纤维成束，直径 11 ~ 30μm，壁木化，具人字形或椭圆形纹孔；含硅质块细胞小，位于纤维周围，排列纵行。④梯纹导管、具缘纹孔导管及螺纹导管，直径 10 ~ 32μm。⑤糊化淀粉粒团块无色。

[化学成分] 新鲜块茎含水分 14.6%、淀粉 30.48%、葡萄糖 1.5%。又含挥发油、黏液质。根含白及甘露聚糖，是由 4 份甘露糖和 1 份葡萄糖组成的葡配甘露聚糖。

[理化鉴别] 取粉末加 70% 甲醇，超声，滤过，滤液蒸干，残渣加水使溶解，用乙醚振摇提取合并乙醚液，挥至1mL，作为供试品溶液。另取白及对照药材同法制成对照药材溶液。采用硅胶 G 薄层板，以环己烷–乙酸乙酯–甲醇（6:5:1）为展开剂，展开，取出，晾干，喷以 10% 硫酸乙醇溶液，在 105℃加热数分钟，放置 30 ~ 60 分钟。供试品色谱中，在与对照药材色谱相应的位置上，显相同颜色的斑点；置紫外光灯（365nm）下检视，显相同的棕红色荧光斑点。

[品质评价]

1. 经验鉴别 以个大、饱满、色白、半透明、质坚实者为佳。

2. 检查 水分：不得过 15.0%。总灰分：不得过 5.0%。二氧化硫残留量：不得过 400mg/kg。

3. 含量测定 用高效液相色谱法测定，本品按干燥品计算，含 1,4-二-［4-（葡萄糖氧）苄基］-2-异丁基苹果酸酯（$C_{34}H_{46}O_{17}$）不得少于 2.0%。

[功效]性微寒，味苦、甘、涩。归肺、肝、胃经。能收敛止血，消肿生肌。用于咳血吐血，外伤出血，疮疡肿毒，皮肤皲裂。用量 6～15g。研末吞服 3～6g，外用适量。不易于川乌、制川乌、草乌、制草乌、附子同用。

表 7-1　常见的根及根茎类药材

药材名	来源	药用部位
狗脊（Cibotii Rhizoma）	蚌壳蕨科植物金毛狗脊 Cibotium barometz（L.）J. Sm.	根茎
绵马贯众（Dryopteridis Crassirhizomatis Rhizoma）	鳞毛蕨科植物粗茎鳞毛蕨 Dryopteris crassirhizoma Nakai	根茎及叶柄残基
紫萁贯众（Osmundae Rhizoma）	紫萁科植物紫萁 Osmunda japonica Thunb.	根茎及叶柄残基
骨碎补（Drynariae Rhizoma）	水龙骨科植物槲蕨 Drynaria fortune（Kunze）J. Sm.	根茎
虎杖（Polygoni Cuspidati Rhizoma et Radix）	蓼科植物虎杖 Polygonum cuspidatum Sieb. et Zucc.	根茎及根
金荞麦（Fagopyri Dibotryis Rhizoma）	蓼科植物金荞麦 Fagopyrum dibotrys（D.Don）Ham	根茎
拳参（Bistort Rhizoma）	蓼科植物拳参 Polygonum bistorta L.	根茎
白前（Cynanchi Stauntonii Rhizoma et Radix）	萝藦科植物柳叶白前 Cynanchum stauntonii（Decne.）Schltr.ex Levl. 或芫花叶白前 C. glaucescens（Decne.）Hand. Mazz.	根及根茎
徐长卿（Cynanchi Paniculati Radix et Rhizoma）	萝藦科植物徐长卿 Cynanchum paniculatum（Bge.）Kitag.	根及根茎
白薇（Cynanchi Atrati Radix et Rhizoma）	萝藦科植物白薇 Cynanchum atratum Bge 或蔓生白薇 C. versicolor Bge.	根及根茎
藕节（Nelumbinis Rhizomatis Nodus）	睡莲科植物莲 Nelumbo nucifera Gaertn.	根茎节部
三颗针（Berberidis Radix）	小檗科植物拟豪猪刺 Berberis soulieana Schneid.、小黄连刺 B. wilsonae Hemsl.、细叶小檗 B. poirelii Schneid. 或匙叶小檗 B. vernae Schneid. 等同属数种植物	根
商陆（Phytolaccae Radix）	商陆科植物商陆 Phytolacca acinosa Roxb. 或垂序商陆 P. americana L.	根
银柴胡（Stellariae Radix）	石竹科植物银柴胡 Stellaria dichotoma L.var. lanceolata Bge.	根
太子参（Pseudostellariae Radix）	石竹科植物孩儿参 Pseudostellaria heterophylla（Miq.）Pax ex Pax et Hoffm.	块根
金铁锁（Psammosilenes Radix）	石竹科植物金铁锁 Psammosilene tunicoides W. C. Wu et C. Y. Wu	根
威灵仙（Clematidis Radix et Rhizoma）	毛茛科植物威灵仙 Clematis chinensis Osbeck、棉团铁线莲 C. hexapetala Pall. 或东北铁线莲 C. manshurica Rupr.	根及根茎
白头翁（Pulsatillae Radix）	毛茛科植物白头翁 Pulsatilla chinensis（Bge.）Regel	根

续表

药材名	来源	药用部位
赤芍（Paeoniae Radix Rubra）	毛茛科植物芍药 *Paeonia lactiflora* Pall. 或川赤芍 *P. veitchii* Lynch	根
升麻（Cimicifugae Rhizoma）	毛茛科植物大三叶升麻 *Cimicifuga heracleifolia* Kom.、兴安升麻 *C. dahurica*（Turcz.）Maxim. 或升麻 *C. foetida* L.	根茎
两头尖（Anemones Raddeanae Rhizoma）	毛茛科植物多被银莲花 *Anemcme raddeana* Regel	根茎
天葵子（Semiaquilegiae Radix）	毛茛科植物天葵 *Semiaquilegia adoxoides*（DC.）Makino	块根
北豆根（Menispermi Rhizoma）	防己科植物蝙蝠葛 *Menispermum dauricum* DC.	根茎
金果榄（Tinosporae Radix）	防己科植物青牛胆 *Tinospora sagittata*（Oliv.）Gagnep. 或金果榄 *T. capillipes* Gagnep.	块根
乌药（Linderae Radix）	樟科植物乌药 *Lindera aggregata*（Sims）Kosterm.	块根
夏天无（Corydalis Decumbentis Rhizoma）	罂粟科植物伏生紫堇 *Corydalis decumbens*（Thunb.）Pers.	块茎
高山辣根菜（Pegaeophyti Radix et Rhizoma）	十字花科植物无莲荠 *Pegaeophyton scapiflorum*（Hook.f.etThoms.）Marq.et Shaw	根及根茎
岩白菜（Bergeniae Rhizoma）	虎耳草科植物岩白菜 *Bergenia purpurascens*（Hook. f. et Thoms.）Engl.	根茎
常山（Dichroae Radix）	虎耳草科植物常山 *Dichroa febrifuga* Lour.	根
麻黄根（Ephedrae Radix et Rhizoma）	麻黄科植物草麻黄 *Ephedra sinica* Stapf 或中麻黄 *E. intermedia* Schrenk et C.A.Mey.	根及根茎
地榆（Sanguisorbae Radix）	蔷薇科植物地榆 *Sanguisorba officinalis* L. 或长叶地榆 *S. officinalis* L.var.*longifolia*（Bert.）Yü et Li	根
苦参（Sophorae Flavescentis Radix）	豆科植物苦参 *Sophora flavescens* Ait.	根
山豆根（Sophorae Tonkinensis Radix et Rhizoma）	豆科植物越南槐 *Sophora tonkinensis* Gagnep.	根及根茎
红芪（Hedysari Radix）	豆科植物多序岩黄芪 *Hedysarum polybotrys* Hand.–Mazz.	根
两面针（Zanthoxyl Radix）	芸香科植物两面针 *Zanthoxylum nitidum*（Roxb.）DC.	根
远志（Polygalae Radix）	远志科植物远志 *Polygala tenuifolia* Willd. 或卵叶远志 *P. sibirica* L.	根
京大戟（Euphorbiae Pekinensis Radix）	大戟科植物大戟 *Euphorbia pekinensis* Rupr.	根
甘遂（Kansui Radix）	大戟科植物甘遂 *Euphorbia kansui* T.N. Liou ex T.P. Wang	块根
狼毒（Euphorbiae Ebracteolatae Radix）	大戟科植物月腺大戟 *Euphorbia ebracteolata* Hayata 或狼毒大戟 *E. fischeriana* Steud.	根
白蔹（Ampelopsis Radix）	葡萄科植物白蔹 *Ampelopsis japonica*（Thunb.）Makino	块根

续表

药材名	来源	药用部位
珠子参（Panacis Majoris Rhizoma）	五加科植物珠子参 *Panax japonicus* C. A. Mey. var. *major*（Burk.）C. Y. Wu et K. M. Feng 或羽叶三七 *P. japonicus* C. A. Mey. var. *bipinnatifidus*（Seem.）C. Y. Wu et K. M. Feng	根茎
竹节参（Panacis Japonici Rhizoma）	五加科植物竹节参 *Panax japonicus* C.A.Mey.	根茎
刺五加（Acanthopanacis Senticosi Radix et Rhizoma Seu Caulis）	五加科植物刺五加 *Acanthopanax senticosus*（Rupr. et Maxim.）Harms	根及根茎或茎
独活（Angelicae Pubescentis Radix）	伞形科植物重齿毛当归 *Angelica pubescens* Maxim. f. *biserrata* Shan et Yuan	根
前胡（Peucedani Radix）	伞形科植物白花前胡 *Peucedanum praeruptorum* Dunn	根
防风（Saposhnikoviae Radix）	伞形科植物防风 *Saposhnikovia divaricata*（Turcz.）Schischk.	根
藁本（Ligustici Rhizoma et Radix）	伞形科植物藁本 *Ligusticum sinense* Oliv. 或辽藁本 *L. jeholense* Nakai et Kitag.	根及根茎
明党参（Changii Radix）	伞形科植物明党参 *Changium smyrnioides* Wolff	根
羌活（Notopterygii Rhizoma et Radix）	伞形科植物羌活 *Notopterygium incisum* Ting ex H. T. Chang 或宽叶羌活 *N. franchetii* H. de Boiss.	根及根茎
北沙参（Glehniae Radix）	伞形科植物珊瑚菜 *Glehnia littoralis* Fr. Schmidt ex Miq.	根
紫花前胡（Peucedani Decursivi Radix）	伞形科植物紫花前胡 *Peucedanum decursivum*（Miq.）Maxim.	根
朱砂根（Ardisiae Crenatae Radix）	紫金牛科植物朱砂根 *Ardisia crenata* Sims	根
秦艽（Gentianae Macrophyllae Radix）	龙胆科植物秦艽 *Gentiana macrophylla* Pall.、麻花秦艽 *G. straminea* Maxim.、粗茎秦艽 *G. crassicaulis* Duthie ex Burk. 或小秦艽 *G. dahurica* Fisch.	根
紫草（Arnebiae Radix）	紫草科植物新疆紫草 *Arnebia euchroma*（Royle）Johnst. 或内蒙紫草 *A. guttata* Bunge	根
胡黄连（PicrorhizaeI Rhizoma）	玄参科植物胡黄连 *Picrorhiza scrophulariiflora* Pennell	根茎
华山参（Physochlainae Radix）	茄科植物漏斗泡囊草 *Physochlaina infundibularis* Kuang	根
茜草（Rubiae Radix et Rhizoma）	茜草科植物茜草 *Rubiacordi folia* L.	根及根茎
红大戟（Knoxiae Radix）	茜草科植物红大戟 *Knoxia valerianoides* Thorel et Pitard	块根
蜘蛛香（Valerianae Jatamansi Rhizoma et Radix）	败酱科植物蜘蛛香 *Valeriana jatamansi* Jones	根及根茎
甘松（Nardostachyos Radix et Rhizoma）	败酱科植物甘松 *Nardostachys jatamansi* DC.	根及根茎

药材名	来源	药用部位
土贝母（Bolbostemmatis Rhizoma）	葫芦科植物土贝母 *Bolbostemma paniculatum*（Maxim.）Franquet	块茎
红景天（Rhodiolae Crenulatae Radix et Rhizoma）	景天科植物大花红景天 *Rhodiola crenulata*（Hook. f. et Thoms.）H. Ohba	根及根茎
南沙参（Adenophorae Radix）	桔梗科植物轮叶沙参 *Adenophora tetraphylla*（Thunb.）Fisch 或沙参 *A. stricta* Miq.	根
南板蓝根（Baphicacanthis Cusiae Rhizoma et Radix）	爵床科植物马蓝 *Baphicacanthus cusia*（Nees）Bremek.	根及根茎
川木香（Vladimiriae Radix）	菊科植物川木香 *Vladimiria souliei*（Franch.）Ling 或灰毛川木香 *V. souliei*（Franch.）Ling var.*cinerea* Ling	根
禹州漏芦（Echinopsis Radix）	菊科植物驴欺口 *Echinops latifolius* Tausch. 或华东蓝刺头 *E. grijisii* Hance	根
漏芦（Rhapontici Radix）	菊科植物祁州漏芦 *Rhaponticum uniflorum*（L.）DC.	根
紫菀（Asteris Radixet Rhizoma）	菊科植物紫菀 *Aster tataricus* L.f.	根及根茎
三棱（Sparganii Rhizoma）	黑三棱科植物黑三棱 *Sparganium stoloniferum* Buch.–Ham.	块茎
白茅根（Imperatae Rhizoma）	禾本科植物白茅 *Imperata cylindrica* Beauv.var.*major*（Nees）C.E.Hubb.	根茎
芦根（Phragmitis Rhizoma）	禾本科植物芦苇 *Phragmites communis* Trin.	根茎
香附（Cyperi Rhizoma）	莎草科植物莎草 *Cyperus rotundus* L.	根茎
白附子（Typhonii Rhizoma）	天南星科植物独角莲 *Typhonium giganteum* Engl.	块茎
藏菖蒲（Acori Calami Rhizoma）	天南星科植物藏菖蒲 *Acorus calamus* L.	根茎
千年健（Homalomenae Rhizoma）	天南星科植物千年健 *Homalomena occulta*（Lour.）Schott	根茎
伊贝母（Fritillariae Pallidiflorae Bulbus）	百合科植物新疆贝母 *Fritillaria walujewii* Regel 或伊犁贝母 *F. pallidiflora* Schrenk	鳞茎
大蒜（Allii Sativi Bulbus）	百合科植物大蒜 *Allium sativum* L.	鳞茎
黄精（Polygonati Rhizoma）	百合科植物滇黄精 *Polygonatum kingianum* Coll. et Hemsl.、黄精 *P. sibiricum* Red. 或多花黄精 *P. cyrtonema* Hua	根茎
土茯苓（Smilacis Glabrae Rhizoma）	百合科植物光叶菝葜 *Smilax glabra* Roxb.	根茎
湖北贝母（Fritillariae Hupehensis Bulbus）	百合科植物湖北贝母 *Fritillaria hupehensis* Hsiao et K.C.Hsia	鳞茎
山麦冬（Liriopes Radix）	百合科植物湖北麦冬 *Liriope spicata*（Thunb.）Lour.var.*prolifera* Y.T.Ma 或短葶山麦冬 *L. muscari*（Decne.）Baily	块根
平贝母（Fritillariae Ussuriensis Bulbus）	百合科植物平贝母 *Fritillaria ussuriensis* Maxim.	鳞茎

续表

药材名	来源	药用部位
天冬（Asparagus Radix）	百合科植物天门冬 *Asparagus cochinchinensis*（Lour.）Merr.	块根
百合（Lilii Bulbus）	百合科植物卷丹 *Lilium lancifolium* Thunb.、百合 *Lilium brownii* F. E. Brown var. *viridulum* Barker 或细叶百合 *Lilium pumilum* DC.	肉质鳞叶
薤白（Allii Macrostemonis Bulbus）	百合科植物小根蒜 *Allium macrostemon* Bge. 或薤 *A. chinensis* G.Don	鳞茎
玉竹（Polygonatiodorati Rhizoma）	百合科植物玉竹 *Polygonatum ordoratum*（Mill.）Druce	根茎
知母（Anemarrhenae Rhizoma）	百合科植物知母 *Anemarrhena asphodeloides* Bunge.	根茎
菝葜（Smilacis Chinae Rhizoma）	百合科植物菝葜 *Smilax china* L.	根茎
仙茅（Curculiginis Rhizoma）	石蒜科植物仙茅 *Curculigo orchioides* Gaertn.	根茎
黄山药（Dioscorea Panthaicae Rhizoma）	薯蓣科植物黄山药 *Dioscorea panthaica* Prain et Burk.	根茎
穿山龙（Dioscoreae Nipponicae Rhizoma）	薯蓣科植物穿龙薯蓣 *Dioscorea nipponica* Makino	根茎
粉草薢（Dioscoreae Hypoglaucae Rhizoma）	薯蓣科植物粉背薯蓣 *Dioscorea hypoglauca* Palibin	根茎
绵草薢（Dioscoreae Spongiosae Rhizoma）	薯蓣科植物绵草薢 *Dioscorea spongiosa* J.Q.Xi, M.Mizuno et W.L.Zhao 或福州薯蓣 *D. futschauensis* Uline ex R.Kunth	根茎
射干（Belamcandae Rhizoma）	鸢尾科植物射干 *Belamcanda chinensis*（L.）DC.	根茎
川射干（Iridis Tectori Rhizoma）	鸢尾科植物鸢尾 *Iris tectorum* Maxim.	根及根茎
高良姜（Alpiniae Officinarum Rhizoma）	姜科植物高良姜 *Alpinia officinarum* Hance	根茎
生姜（Zingiberis Rhizoma Recens）	姜科植物姜 *Zingiber officinale* Rosc.	根茎
山奈（Kaempferiae Rhizoma）	姜科植物山奈 *Kaempferia galanga* L.	根茎
片姜黄（Wenyujin Rhizoma Concisum）	姜科植物温郁金 *Curcuma wenyujin* Y. H. Chen et C. Ling	根茎
续断（Dipsaci Radix）	川续断科植物川续断 *Dipsacus asper* Wall. ex Henry	根

第八章　茎木类中药 ▷▷▷▷

第一节　概　述

茎（caulis）类中药，主要指木本植物的茎，以及少数草本植物的茎。包括木本植物的茎藤，如海风藤、大血藤、鸡血藤等；茎枝（ramulus），如桂枝、桑枝等；茎刺（spina），如皂角刺；茎髓（medulla），如通草、灯心草等；茎的翅状附属物，如鬼箭羽；草本植物的茎，如苏梗。大部分草本植物茎，如石斛等，则列入全草类中药。

木（lignum）类中药，指木本植物茎形成层以内的部分，通称木材。木材又分边材和心材，边材形成较晚，含水分较多，颜色较浅；心材形成较早，位于木质部内方，蓄积了较多的物质，如树脂、树胶、丹宁、油类等，颜色较深，质地较致密。木类中药多采用心材部分，如降香、苏木等，少数用木材部分，如沉香。

一、性状鉴别

一般应注意其形状、大小、粗细、表面、颜色、质地、折断面及气、味。如是带叶的茎枝，其叶则按叶类中药的要求进行观察。

木质藤茎和茎枝多呈圆柱形或扁圆柱形，有的扭曲不直，粗细大小不一。表面大多为棕黄色，少数具特殊颜色。外表粗糙，可见深浅不一的裂纹及皮孔，节膨大，具叶痕及枝痕。质地坚实。断面纤维性或裂片状，木部占大部分，呈放射状排列；有的小孔明显可见，如青风藤；有的可见特殊的环纹，如鸡血藤。气味常可以帮助鉴别，如海风藤味苦，有辛辣感，青风藤味苦而无辛辣感。草质藤茎较细长，多呈圆柱形，有的可见数条纵向的隆起棱线，也有呈类方柱形者。表面多呈浅黄绿色，节和节间、叶痕均较明显。脆，易折断。断面可见明显的髓部，类白色，疏松，有的呈空洞状。

木类中药多呈不规则的块状、厚片状或长条状。表面颜色不一，有的具有棕褐色树脂状条纹或斑块；有的因形成的季节不同而出现年轮。质地和气味常可以帮助鉴别，如沉香质重，具香气；白木香质轻，香气较淡。

二、显微鉴别

（一）茎类中药的组织构造

一般制成横切片、纵切片、解离组织片、粉末制片等，观察其组织特征时应注意以下几部分的特征：

1. 周皮或表皮 木栓细胞的形状、层数、增厚情况，落皮层有无等；幼嫩茎的周皮尚不发达，常可见到表皮组织。

2. 皮层 注意其存在与否及在横切面所占比例，木栓形成层如发生在皮层以内，则初生皮层就不存在，而由栓内层（次生皮层）所代替；木栓形成层如发生在皮层，则初生皮层部分存在，其外方常分化为厚角组织或厚壁组织。注意观察细胞的形态及内含物等。

3. 韧皮部 韧皮薄壁组织和韧皮射线细胞的形态及排列情况以及有无厚壁组织等。

4. 形成层 是否明显，一般都成环状。

5. 木质部 导管、管胞、木纤维、木薄壁细胞、木射线细胞的形态和排列情况。

6. 髓部 大多由薄壁细胞构成，多具明显的细胞间隙，有的细胞可见圆形单纹孔；有的髓周围具厚壁细胞，散在或形成环髓纤维或环髓石细胞。草质茎髓部较发达，木质茎髓部较小。

除注意以上各类组织的排列，各种细胞的分布，细胞内含物如各类结晶体、淀粉粒等特征的有无及形状外，有的需通过解离组织制片，仔细观察各类厚壁组织的细胞形态、细胞壁的厚度和木化程度，有无壁孔、层纹和分隔。

双子叶植物木质茎藤，有的为异常构造，其韧皮部和木质部层状排列成数轮，如鸡血藤；有的髓部具数个维管束，如海风藤；有的具内生韧皮部，如络石藤。

（二）木类中药的组织构造

一般分别制作三个方向的切片：即横切片、径向纵切片、切向纵切片，另外还可配合制作解离组织片和粉末片。观察时应注意下列组织的特征：

1. 导管 导管分子的形状、宽度及长度，导管壁上纹孔的类型。通常木类中药的导管大多为具缘纹孔及网纹导管；导管分子的末梢壁上纹孔的类型呈大的圆形或斜梯形，在解离组织及纵切面上易察见。此外还应注意导管中有无侵填体及侵填体的形状和颜色。

松柏科植物的木材没有导管，而为管胞。管胞不像导管由许多细胞形成长管状，而是两端较狭细，无明显末梢壁（纤维状管胞），即使有斜形末梢壁，也无穿孔而只有纹孔（导管状管胞），且纹孔的膜是完整的。管胞侧壁上的纹孔通常是具缘纹孔。

2. 木纤维 占木材的大部分，纵切面观为狭长的厚壁细胞，长度为宽度的 30～50 倍，组胞腔狭小，壁厚，有斜裂隙状的单纹孔（大多向左倾斜）；少数细胞腔较宽。有些纤维胞腔中具有中隔，称为分隔纤维。横切面观多呈类三角形，具胞腔。

3. 木薄壁细胞 是贮藏养料的生活细胞，有时内含淀粉粒或草酸钙结晶。细胞壁有时增厚或有单纹孔，大多木质化。

4. 木射线 细胞形状与木薄壁细胞相似，但切面上的位置和排列形式则不同，射线细胞的长轴通常是半径向的，和导管及纤维的长轴相垂直。不同的切面，射线表现形式不一，横切面所见射线是从中心向四周发射的辐射状线条，显示射线的宽度和长度。切向切面所见射线的轮廓略呈纺锤形，显示射线的宽度和高度，是射线的横切（其他组成细胞均系纵切）。径向切面所见各组成细胞均是纵切，所见射线是多列长形细胞，从中部向外周横叠显示射线的高度和长度。射线细胞由薄壁细胞组成，细胞壁木化，有的可见壁孔，胞腔内常见淀粉粒或草酸钙结晶。

此外，注意木类中药有时可见到内含韧皮部，如沉香。

第二节　常用茎木类中药的鉴定

木通 Akebiae Caulis

[来源] 为木通科植物木通 *Akebia quinata*（Thunb.）Decne.、三叶木通 *A. trifoliata*（Thunb.）Koidz. 或白木通 *A. trifoliata*（Thunb.）Koidz. var. *australis*（Diels）Rehd. 的干燥藤茎。

[采制] 秋季采收，截取茎部，除去细枝，阴干。

[产地] 木通主产于河南、山东、江苏、安徽等地。三叶木通主产于河北、山西、山东、河南等地。白木通主产于江苏、浙江、江西、广西、四川等地。

[性状] 呈圆柱形，常稍扭曲，长 30 ~ 70cm，直径 0.5 ~ 2cm。表面灰棕色至灰褐色，外皮粗糙而有许多不规则的裂纹或纵沟纹，具突起的皮孔。节部膨大或不明显，具侧枝断痕。体轻，质坚实，不易折断，断面不整齐，皮部较厚，黄棕色，可见淡黄色颗粒状小点，木部黄白色，射线呈放射状排列，髓小或有时中空，黄白色或黄棕色。气微，味微苦而涩。

[显微特征]

横切面　木通　木栓细胞数列，常含有褐色内含物；栓内层细胞含草酸钙小棱晶，含晶细胞壁不规则加厚，弱木化。皮层细胞 6 ~ 10 列，有的也含数个小棱晶。中柱鞘有含晶纤维束与含晶石细胞群交替排列成连续的浅波浪形环带。维管束 16 ~ 26 个。髓部细胞明显。

三叶木通　与木通极相似，主要区别为木栓细胞无褐色内含物。

白木通　主要区别为含晶石细胞群仅存在于射线外侧；维管束 13 个。

粉末　浅棕色或棕色。①含晶石细胞方形或长方形，胞腔内含 1 至数个棱晶。②中柱鞘纤维细长梭形，直径 10 ~ 40μm，胞腔内含密集的小棱晶，周围常可见含晶石细胞。③木纤维长梭形，直径 8 ~ 28μm，壁增厚，具裂隙状单纹孔或小的具缘纹孔。④具缘纹孔导管直径 20 ~ 110（220）μm，纹孔椭圆形、卵圆形或六边形。

[化学成分] 主要含有苯乙醇苷类、三萜及三萜皂苷类、多糖类及氨基酸类等化学成分。苯乙醇苷类：木通苯乙醇苷 B（calceolarioside B）。三萜类：白桦脂醇、齐墩果酸（oleanoic acid）、常春藤皂苷元（hederagenin）、木通酸（quinatic acid）、木通萜酸（akebonoic acid）等。三萜皂苷类：以常春藤皂苷元、去甲常春藤皂苷元（norhederagenin）、齐墩果酸、去甲齐墩果酸（noroleanoic acid）等为苷元的三萜皂苷。

[理化鉴别] 取粉末加 70% 甲醇，超声，滤过，滤液蒸干，残渣加水使溶解，用乙酸乙酯振摇，蒸干，残渣加甲醇作为供试品溶液。另取木通苯乙醇苷 B 对照品，加甲醇作为对照品溶液。采用硅胶 G 薄层板，以三氯甲烷 – 甲醇 – 水（30:10:1）为展开剂，展开，取出，晾干，喷以 2% 香草醛硫酸溶液，在 105℃ 加热至斑点显色清晰。供试品色谱中，在与对照品色谱相应的位置上，显相同颜色的斑点。

[品质评价]

1. 经验鉴别 以无支根，条粗、匀者为佳。

2. 检查 水分：不得过 10.0%。总灰分：不得过 6.5%。

3. 含量测定 用高效液相色谱法测定，本品按干燥品计算，含木通苯乙醇苷 B（$C_{23}H_{24}O_{11}$）不得少于 0.15%。

[功效] 性寒，味苦。归心、小肠、膀胱经。能利尿通淋，清心除烦，通经下乳。用于淋证，水肿，心烦尿赤，口舌生疮，经闭乳少，湿热痹痛。用量 3 ~ 6g。

大血藤 Sargentodoxae Caulis

[来源] 为木通科植物大血藤 *Sargentodoxa cuneata*(Oliv.)Rehd. et Wils. 的干燥藤茎。

[采制] 秋、冬二季采收，除去侧枝，截段，干燥。

[产地] 主产于湖北、河南、四川、江西。江苏、贵州、安徽、浙江等省亦产。

[性状] 呈圆柱形，略弯曲，长 30 ~ 60cm，直径 1 ~ 3cm。表面灰棕色，粗糙，外皮常呈鳞片状剥落，剥落处显暗红棕色，有的可见膨大的节和略凹陷的枝痕或叶痕。质硬，断面皮部红棕色，有数处向内嵌入木部，木部黄白色，有多数细孔状导管，射线呈放射状排列。气微，味微涩。（见附录彩图 8-1）

[显微特征]

横切面 木栓层为多列细胞，含棕红色物。皮层石细胞常数个成群，有的含草酸钙方晶。维管束外韧型。韧皮部分泌细胞常切向排列，与筛管群相间隔；有少数石细胞群散在。束内形成层明显。木质部导管多单个散在，类圆形，直径约至 400μm，周围有木纤维。射线宽广，外侧石细胞较多，有的含数个草酸钙方晶。髓部可见石细胞群。薄壁细胞含棕色或棕红色物。

[化学成分] 含蒽醌、苷类及鞣质。含鞣质约 7.7%。蒽醌：大黄素（emodin），大黄素甲醚（physcion）。苷类：毛柳苷（salidroside），胡萝卜苷（daucosterol），鹅掌楸苷等。尚含 β – 谷甾醇及硬脂酸。

[理化鉴别] 取粗粉加甲醇超声，滤过，滤液蒸干，残渣加 2% 氢氧化钠溶液使溶解，用盐酸调节 pH 值至 2，用乙醚振摇提取液，挥干，残渣加甲醇作为供试品溶液。另取大血藤对照药材同法制成对照药材溶液。采用硅胶 G 薄层板，以三氯甲烷 – 丙酮 – 甲酸（8:1:0.8）为展开剂，展开，取出，晾干，喷以 2% 三氯化铁乙醇溶液，分别置日光和紫外光灯（365nm）下检视。供试品色谱中，在与对照药材色谱相应的位置上，日光下显相同颜色的斑点，紫外光下显相同颜色的荧光斑点。

[品质评价]

1. 经验鉴别 以条匀、茎粗、色棕红者为佳。

2. 检查 水分：不得过 12.0%。总灰分：不得过 4.0%。

3. 浸出物测定 醇溶性浸出物（热浸法，用乙醇作溶剂）不得少于 8.0%。

[功效] 性平，味苦。归大肠、肝经。清热解毒，活血，祛风止痛。用于肠痈腹痛，热毒疮疡，经闭，痛经，跌仆肿痛，风湿痹痛。用量 9～15g。

鸡血藤 Spathlolbi Caulis

[来源] 为豆科植物密花豆 *Spatholobus suberectus* Dunn 的干燥藤茎。

[采制] 秋、冬二季采收，除去枝叶，切片，晒干。

[产地] 主产于广东、广西。福建、云南、贵州等地亦产。

[性状] 呈椭圆形、长矩圆形或不规则的斜切片，厚 0.3～1cm。栓皮灰棕色，有的可见灰白色斑，栓皮脱落处显红棕色。质坚硬。切面木部红棕色或棕色，导管孔多数；韧皮部有树脂状分泌物呈红棕色至黑棕色，与木部相间排列呈数个同心性椭圆形环或偏心性半圆形环；髓部偏向一侧。气微，味涩。（见附录彩图 8-2）

[显微特征]

横切面 ①木栓细胞数列，含棕红色物。皮层较窄，散有石细胞群，胞腔内充满棕红色物；薄壁细胞含草酸钙方晶。②维管束异型，由韧皮部与木质部相间排列成数轮。③韧皮部最外侧为石细胞群与纤维束组成的厚壁细胞层；射线多被挤压。④分泌细胞甚多，充满棕红色物，常数个至 10 多个切向排列成带状。⑤纤维束较多，非木化至微木化，周围细胞含草酸钙方晶，形成晶纤维，含晶细胞壁木化增厚。⑥石细胞群散在。木质部射线有的含棕红色物。⑦导管多单个散在，类圆形，直径约至 400μm。⑧木纤维束亦均形成晶纤维；木薄壁细胞少数含棕红色物。

粉末 棕黄色。①棕红色块散在，形状、大小及颜色深浅不一。②以具缘纹孔导管为主，直径 20～400μm，有的含黄棕色物。③石细胞单个散在或 2～3 个成群，淡黄色，呈长方形、类圆形、类三角形或类方形，直径 14～75μm，层纹明显。④纤维束周围的细胞含草酸钙方晶，形成晶纤维。草酸钙方晶呈类双锥形或不规则形。

[化学成分] 含有黄酮类、拟雌内酯类、香豆素类及蒽醌类等成分，其中黄酮类为主要成分。异黄酮类：主要有芒柄花素（formononetin）、芒柄花苷（ononin）和樱黄素（prunetin）等。查耳酮类：主要有异甘草素（isoliquiritigenin）、甘草查耳酮（licochalcone）A 等。拟雌内酯类：有苜蓿内酯（medicagol）等。香豆素类：白芷内酯（angelicin）等。蒽醌类：有大黄素甲醚等。

[理化鉴别] 取粉末加乙醇，超声，滤过，滤液蒸干，残渣加水使溶解，用乙酸乙酯提取，挥干，残渣加甲醇作为供试品溶液。另取鸡血藤对照药材同法制成对照药材溶液。采用硅胶 GF_{254} 薄层板，以二氯甲烷 – 丙酮 – 甲醇 – 甲酸（8∶1.2∶0.3∶0.5）为展开剂，展开，取出，晾干，置紫外光灯（254nm）下检视。供试品色谱中，在与对照药材色谱相应的位置上，显相同颜色的斑点；喷以 5% 香草醛硫酸溶液，在 105℃加热至

斑点显色清晰。在与对照药材色谱相应的位置上，显相同颜色的斑点。

[品质评价]

1. 经验鉴别　以树脂状分泌物多者为佳。

2. 检查　水分：不得过 13.0%。总灰分：不得过 4.0%。

3. 浸出物测定　醇溶性浸出物（热浸法，用乙醇作溶剂）不得少于 8.0%。

[功效]性温，味苦、甘。归肝、肾经。能活血补血，调经止痛，舒筋活络。用于月经不调，痛经，经闭，风湿痹痛，麻木瘫痪，血虚萎黄。

[附注]商品鸡血藤的来源比较复杂，各地区习惯使用曾有所不同，主要有以下几种：①山鸡血藤（香花崖豆藤）*Millettia dielsiana* Harms ex Diels 的茎藤。主产于中南、西南、华东地区。茎藤表面灰棕色，有多数纵长或横长的皮孔；断面皮部约占半径的 1/4 处有一圈渗出的黑棕色树脂状物，木部黄色，可见细密小孔，髓极小。本品茎、叶含无羁萜（friedeline）及 3β - 无羁萜醇（friedelan-3β - ol），茎尚含鸡血藤醇（milletol）、蒲公英赛酮（taraxerone）及多种甾醇。药理实验表明，本品有抗菌作用及补血作用。②常绿油麻藤（牛马藤）*M. sempervirens* Hemsl. 的茎藤。福建有作鸡血藤用者。呈圆柱形或斜切片，栓皮灰白色，有细密环纹。横切面栓内层有数列含晶细胞，韧皮部呈棕褐色，木质部呈棕色，二者相间排列成 4 ~ 6 个同心环。韧皮部有含棕色物的分泌细胞和晶纤维及石细胞，有的石细胞中含草酸钙棱晶。中心有小髓部。③木通科植物大血藤 *Sargentodoxa cuneata*（Oliv.）Rehd. et Wils. 的藤茎，在东北、西北、中南各省也混作鸡血藤使用。其形态特征见"大血藤"项。④木兰科植物异型南五味子 *Kadsura heteroclita*（Roxb.）Craib 及内南五味子 *K. interior* A.C. Smith 的藤茎，为云南制鸡血藤膏的主要原料之一。以上均非正品。

沉香 Aquilariae Lignum Resinatum

[来源]为瑞香科植物白木香 *Aquilaria sinensis*（Lour.）Gilg 含有树脂的木材。

[采制]全年均可采收，割取含树脂的木材，除去不含树脂的部分，阴干。

[产地]主产于广东、广西、福建等地，台湾地区有栽培。

[性状]呈不规则块、片状或盔帽状，有的为小碎块。表面凹凸不平，有刀痕，偶有孔洞，可见黑褐色树脂与黄白色木部相间的斑纹，孔洞及凹窝表面多呈朽木状。质较坚实，断面刺状。气芳香，味苦。（见附录彩图 8-3）

[显微特征]

横切面　射线宽 1 ~ 2 列细胞，充满棕色树脂。导管圆多角形，直径 42 ~ 128μm，有的含棕色树脂。木纤维多角形，直径 20 ~ 45μm，壁稍厚，木化。木间韧皮部扁长椭圆状或条带状，常与射线相交，细胞壁薄，非木化，内含棕色树脂；其间散有少数纤维，有的薄壁细胞含草酸钙柱晶。

[化学成分]主要含挥发油及树脂，尚含三萜类、黄酮类成分。含挥发油约 0.80%，中含沉香螺萜醇（agarospirol）、白木香酸（agaropiric）、白木香醛（agarospiral），具有镇静作用。苍术醇（hinesol）是沉香螺萜醇的差向异构体，具抗胃溃疡作用。

从受真菌感染的沉香中分离得到沉香四醇（agarotetrol）、沉香萜醇（agarol）、沉香螺萜醇、α - 及 β - 沉香萜呋喃（agarofuran）、去甲基沉香萜呋喃酮（norketoagarofuran）、4-

羟基二氢沉香萜呋喃（4-hydroxydihydroagatofuran）、3,4- 二羟基二氢沉香萜呋喃（3,4-hydroxydihydroagatofuran）及芹子烷（selinane）。从未真菌感染的沉香中尚分离出沉香萜醇，也有芹子烷（selinane）等萜类化合物以及葵烯的异构体。另有呋喃白木香醛（sinenofuranal）、呋喃白木香醇（sinenofuranol）。

[理化鉴别]

1. 微量升华：取醇溶性浸出物，进行微量升华，得黄褐色油状物，香气浓郁；于油状物上加盐酸 1 滴与香草醛少量，再滴加乙醇 1 ~ 2 滴，渐显樱红色，放置后颜色加深。

2. 取粉末加乙醚，超声，滤过，滤液蒸干，残渣加三氯甲烷作为供试品溶液。另取沉香对照药材同法制成对照药材溶液。采用硅胶 G 薄层板，以三氯甲烷 – 乙醚（10:1）为展开剂，展开，取出，晾干，在紫外光灯（365nm）下检视。供试品色谱中，在与对照药材色谱相应的位置上，显相同颜色的荧光斑点。

[品质评价]

1. 经验鉴别　以色黑、质坚硬、油性足、香气浓而持久、能沉水者为佳。

2. 浸出物测定　醇溶性浸出物（热浸法，用乙醇作溶剂）不得少于 10.0%。

3. 含量测定　用高效液相色谱法测定，按干燥品计算，含沉香四醇（$C_{17}H_{18}O_6$）不得少于 0.10%。

[功效] 性微温，味辛、苦。归脾、胃、肾经。行气止痛，温中止呕，纳气平喘。用于胸腹胀闷疼痛，胃寒呕吐呃逆，肾虚气逆喘急。用量 1 ~ 5g，后下。

[附注] 进口沉香主产于印度尼西亚、马来西亚、越南及柬埔寨等国。为瑞香科植物 *Aquilaria agallocha* Roxb. 含有树脂的木材。药材呈不规则棒状、片状。表面黄棕色或灰黑色的细纵纹（含树脂的部分）；有时可见黑棕色树脂斑痕。质坚硬而重，能沉水或半沉水。气较浓，味苦。燃之发浓烟，香气浓烈。醇浸出物 35% ~ 50%。

皂角刺 Gleditslae Spina

（附：大皂角、猪牙皂）

[来源] 为豆科植物皂荚 *Gleditsia sinensis* Lam. 的干燥棘刺。

[采制] 全年均可采收，干燥，或趁鲜切片，干燥。

[产地] 主产于河南、山东、河北等地。

[性状] 主刺和 1 ~ 2 次分枝的棘刺。主刺长圆锥形，长 3 ~ 15cm 或更长，直径 0.3 ~ 1cm；分枝刺长 1 ~ 6cm，刺端锐尖。表面紫棕色或棕褐色。体轻，质坚硬，不易折断。切片厚 0.1 ~ 0.3cm，常带有尖细的刺端；木部黄白色，髓部疏松，淡红棕色；质脆，易折断。气微，味淡。

[显微特征]

横切面　表皮细胞 1 列，外被角质层，有时可见单细胞非腺毛。皮层为 2 ~ 3 列薄壁细胞，细胞中有的含棕红色物。中柱鞘纤维束断续排列成环，纤维束周围的细胞有的含草酸钙方晶，偶见簇晶，纤维束旁常有单个或 2 ~ 3 个相聚的石细胞，壁薄。韧皮部狭窄。形成层成环。木质部连接成环，木射线宽 1 ~ 2 列细胞。髓部宽广，薄壁细胞含少量淀粉粒。

[**化学成分**] 含萜类、甾醇类、黄酮、黄酮苷、酚酸类、皂苷、氨基酸等。萜类：白桦醇、皂荚皂苷 C 等。甾醇类：豆甾醇、β - 谷甾醇。黄酮类：黄颜木素、槲皮素。酚酸类：没食子酸乙酯和咖啡酸。

[**理化鉴别**] 取粉末甲醇声提取，滤液蒸干，残渣加水溶解，乙酸乙酯振摇提取液，蒸干，残渣加甲醇溶解，作为供试品溶液。取皂角刺对照药材同法制成对照药材溶液。采用硅胶 G 薄层板，以二氯甲烷 - 甲醇 - 浓氨试液（9:1:0.2）的下层溶液为展开剂，置紫外光灯（365nm）下检视。在与对照药材色谱相应的位置上，显相同颜色的荧光斑点。

[**品质评价**]

经验鉴别 以无枝梗、色紫棕、切片髓部红棕色松软者为佳。

[**功效**] 性温，味辛。归肝、胃经。能消肿托毒，排脓，杀虫。用于痈疽初起或脓成不溃；外治疥癣麻风。3 ~ 10g。外用适量，醋蒸取汁涂患处。

[**附**]

1. 大皂角 Gleditsiae Sinensis Fructus 为豆科植物皂荚 *Gleditsia sinensis* Lam. 的干燥成熟果实。秋季果实成熟时采摘，晒干。呈扁长的剑鞘状，有的略弯曲，长 15 ~ 40cm，宽 2 ~ 5cm，厚 0.2 ~ 1.5cm。表面棕褐色或紫褐色，被灰色粉霜，擦去后有光泽，种子所在处隆起。基部渐窄而弯曲，有短果柄或果柄痕，两侧有明显的纵棱线。质硬，摇之有声，易折断，断面黄色，纤维性。种子多数，扁椭圆形，黄棕色至棕褐色，光滑。气特异，有刺激性，味辛辣。主含皂苷类成分，刺囊酸，以及鞣质、谷甾醇等。性温，味辛、咸；有小毒。归肺、大肠经。祛痰开窍，散结消肿。用于中风口噤，昏迷不醒，癫痫痰盛，关窍不通，喉痹痰阻，顽痰喘咳，咳痰不爽，大便燥结；外治痈肿。用量 1 ~ 1.5g，多入丸散用。外用适量，研末吹鼻取嚏或研末调敷患处。孕妇及咯血、吐血患者忌服。

2. 猪牙皂 Gleditsiae Fructus Abnormalis 为豆科植物皂荚 *Gleditsia sinensis* Lam. 的干燥不育果实。秋季采收，除去杂质，干燥。呈圆柱形，略扁而弯曲，长 5 ~ 11cm，宽 0.7 ~ 1.5cm。表面紫棕色或紫褐色，被灰白色蜡质粉霜，擦去后有光泽，并有细小的疣状突起和线状或网状的裂纹。顶端有鸟喙状花柱残基，基部具果梗残痕。质硬而脆，易折断，断面棕黄色，中间疏松，有淡绿色或淡棕黄色的丝状物，偶有发育不全的种子。气微，有刺激性，味先甜而后辣。主含皂苷类成分。性温，味辛、咸；有小毒。归肺、大肠经。功效及使用方法与大皂角相似。

表 8-1 常见的茎木类药材

药材名	来源	药用部位
油松节（Pini Lignum Nodi）	松科植物油松 *Pinus tabuliformis* Carr. 或马尾松 *P. massoniana* Lamb.	瘤状节或分枝节
海风藤（Piperis Kadsurae Caulis）	胡椒科植物风藤 *Piper kadsura*（Choisy）Ohwi	藤茎
桑枝（Mori Ramulus）	桑科植物桑 *Morus alba* L.	嫩枝
首乌藤（Polygoni Multiflori Caulis）	蓼科植物何首乌 *Polygonum multiflorum* Thunb.	藤茎

药材名	来源	药用部位
川木通（Clematidis Armandii Caulis）	毛茛科植物小木通 *Clematis armandii* Franch. 或绣球藤 *C. montana* Buch.–Ham.	藤茎
功劳木（Mahoniae Caulis）	小檗科植物阔叶十大功劳 *Mahonia bealei*（Fort.）Carr. 或细叶十大功劳 *M. fortunei*（Lindl.）Fedde	茎
黄藤（Fibraureae Caulis）	防己科植物黄藤 *Fibraurea recisa* Pierre.	藤茎
青风藤（Sinomenii Caulis）	防己科植物青藤 *Sinomenium acutum*（Thunb.）Rehd. et Wils. 和毛青藤 *S. acutum*（Thunb.）Rehd. et Wils. var. *cinereum* Rehd. et Wils.	藤茎
滇鸡血藤（Kadsurae Caulis）	木兰科植物内南五味子 *Kadsura interior* A. C. Smith	藤茎
桂枝（Cinnamomi Ramulus）	樟科植物肉桂 *Cinnamomum cassia* Presl	嫩枝
野木瓜（Stauntoniae Caulis et Folium）	木通科植物野木瓜 *Stauntonia chinensis* DC.	带叶茎枝
桃枝（Persicae Ramulus）	蔷薇科植物桃 *Prunus persica*（L.）Batsch	枝条
苏木（Sappan Lignum）	豆科植物苏木 *Caesalpinia sappan* L.	心材
降香（Dalbergiae Odoriferae Lignum）	豆科植物降香檀 *Dalbergia odorifera* T. Chen	树干和根的干燥心材
桑寄生（Taxilli Herba）	桑寄生科植物桑寄生 *Taxillus chinensis*（DC.）Danser	带叶茎枝
通草（Tetrapanacis Medulla）	五加科植物通脱木 *Tetrapanax papyrifer*（Hook.）K. Koch	茎髓
络石藤（Trachelospermi Caulis et Folium）	夹竹桃科植物络石 *Trachelospermum jasminoides*（Lindl.）Lem.	藤茎
通关藤（Marsdeniae Tenacissimae Caulis）	萝藦科植物通关藤 *Marsdenia tenacissima*（Roxb.）Wight et Arn.	带叶藤茎
丁公藤（Erycibes Caulis）	旋花科植物丁公藤 *Erycibe obtusifolia* Benth. 或光叶丁公藤 *E. schmidtii* Craib	藤茎
紫苏梗（Perillae Caulis）	唇形科植物紫苏 *Perilla frutescens*（L.）Britt.	茎
钩藤（Uncariae Ramulus Cum Uncis）	茜草科植物钩藤 *Uncaria rhynchophylla*（Miq.）Miq.ex Havil.、大叶钩藤 *U. macrophylla* Wall.、毛钩藤 *U. hirsuta* Havil.、华钩藤 *U. sinensis*（Oliv.）Havil. 或无柄果钩藤 *U. sessilifructus* Roxb.	带钩茎枝
忍冬藤（Lonicerae Japonicae Caulis）	忍冬科植物忍冬 *Lonicera japonica* Thunb.	茎枝
棕榈（Trachycarpi Petiolus）	棕榈科植物棕榈 *Trachycarpus fortunei*（Hook，f.）H.Wendl.	叶柄
灯心草（Junci Medulla）	灯心草科植物灯心草 *Juncus effusus* L.	茎髓
小通草（Stachyuri Medulla Helwingiae Medulla）	旌节花科植物喜马山旌节花 *Stachyurus himalaicus* Hook.f.et Thoms.、中国旌节花 *S. chinensis* Franch. 或山茱萸科植物青荚叶 *Helwingia japonica*（Thunb.）Dietr.	茎髓
檀香（Santali Albi Lignum）	檀香科植物檀香 *Santalum album* L.	心材

第九章 皮类中药 ▷▷▷

第一节 概 述

皮（cortex）类中药通常是指来源于被子植物（其中主要是双子叶植物）和裸子植物的茎干、枝和根的形成层以外部分的药材。它由外向内依次为周皮、皮层、初生和次生韧皮部。其中大多为木本植物茎干的皮，少数为根皮或枝皮。

一、性状鉴别

皮类中药因植物来源、取皮部位、采集和加工干燥不同而形成外表形态上的变化特征，在鉴定时，仔细观察，正确运用鉴别术语十分重要。

1. 形状 由粗大老树上剥的皮，大多粗大而厚，呈长条状或板片状；枝皮则呈细条状或卷筒状；根皮多数呈短片状或短小筒状。一般描述术语有：

（1）平坦状 皮片呈板片状，较平整，如杜仲、黄柏。

（2）弯曲状 皮片多向内弯曲，通常为取自枝干或较小茎干的皮，易收缩而成弯曲状。由于弯曲的程度不同又分为：反曲状，如石榴树皮；槽状或半管状，如合欢皮；管状或筒状，如牡丹皮；单卷状，如肉桂；双卷筒状，如厚朴；复卷筒状，如锡兰桂皮。

2. 外表面 多为灰黑色、灰褐色、棕褐色或棕黄色等。有的树干皮外表面常有斑片状的地衣、苔藓等物附生。有的常有片状剥离的落皮层和纵横深浅不同的裂纹，有时亦有各种形状的突起物而使树皮表面显示不同程度的粗糙。多数树皮尚可见到皮孔，通常是横向的，也有纵向延长的，皮孔的边缘略突起，中央略向下凹，皮孔的形状、颜色、分布的密度，常是鉴别皮类中药的特征之一。如合欢皮的皮孔呈红棕色，椭圆形；牡丹皮的皮孔呈灰褐色，横长略凹陷状；杜仲的皮孔呈斜方形。少数有刺毛，如红毛五加皮；或有钉状物，如海桐皮等。部分皮类中药，木栓层已除去或部分除去而较光滑，如桑白皮、黄柏等。

3. 内表面 颜色各不相同，如肉桂呈红棕色，杜仲呈紫褐色，黄柏呈黄色，苦楝皮呈黄白色。有些含油的皮类中药，刻划出现油痕，可根据油痕的情况并结合气味等判断该药材的质量，如肉桂、厚朴等。一般较平滑或具粗细不同的纵向皱纹，有的显网状纹理，如椿皮。

4. 折断面 皮类中药横向折断面的特征和皮各组织的组成和排列方式有密切关系，因此是皮类中药的重要鉴别特征，折断面的性状主要有：

（1）平坦状　组织中富有薄壁细胞而无石细胞群或纤维束的皮，折断面较平坦，无显著突起物，如牡丹皮。

（2）颗粒状　组织中富有石细胞群的皮，折断面常是颗粒状突起，如肉桂。

（3）纤维状　组织中富含纤维的皮，折断面多显细的纤维状物或刺状物突出，如桑白皮、合欢皮。

（4）层状　组织构造中的纤维束和薄壁组织成环带状间隔排列，折断时形成明显的层片状，如苦楝皮、黄柏等。

有些皮的断面外层较平坦或颗粒状，内层显纤维状，说明纤维主要存在于韧皮部，如厚朴。有的皮类中药在折断时有胶质丝状物相连，如杜仲。亦有些皮在折断时有粉尘出现，这些皮的组织较疏松，含有较多的淀粉，如白鲜皮。

5. 气味　各种皮的外形有时很相似，但其气味却完全不同。如香加皮和地骨皮，前者有特殊香气，味苦而有刺激感，后者气味均较微弱。肉桂与桂皮外形亦较相似，但肉桂味甜而微辛，桂皮则味辛辣而凉。

二、显微鉴别

皮类中药的构造一般可分为周皮、皮层、韧皮部来进行观察。首先观察横切面各部分组织界限和宽厚度，然后再进行各部分组织的详细观察和措述，各部位在观察时应注意的特征分述如下：

1. 周皮　包括木栓层、木栓形成层与栓内层三部分。木栓层细胞多整齐地排列成行，细胞呈扁平形，切向延长，壁薄，栓化或木化，黄棕色或含红棕色物质。有的木栓细胞壁均匀地或不均匀地增厚并木化，如杜仲木栓细胞内壁特厚，肉桂的最内一列木栓细胞的外壁特别增厚。木栓层发达的程度随植物的种类不同而有较大的区别。木栓形成层细胞常为扁平的薄壁细胞，在一般的皮类药材中不易区别。栓内层存在于木栓形成层的内侧，径向排列成行，细胞壁不栓化，亦不含红棕色物质，少数含叶绿体而显绿色，又称绿皮层。栓内层较发达时，其内部距木栓形成层较远的细胞形态，多为不规则形，此时常不易与皮层细胞区别。

2. 皮层　细胞大多是薄壁性的，略切向延长，常可见细胞间隙，靠近周皮部分常分化成厚角组织。皮层中常可见到纤维、石细胞和各种分泌组织，如油细胞、乳管、黏液细胞等，常见的细胞内含物有淀粉粒和草酸钙结晶。

3. 韧皮部　包括韧皮部束和射线两部分。韧皮部束外方，为初生韧皮部，其筛管群常呈颓废状而皱缩，最外方常有厚壁组织如纤维束、石细胞群形成环带或断续的环带（过去也称为中柱鞘纤维）。次生韧皮部占大部分，除筛管和伴胞外，常有厚壁组织、分泌组织等，应注意其分布位置、分布特点和细胞特征。有些薄壁细胞内常可见到各种结晶体或淀粉粒。

射线可分为髓射线和韧皮射线两种。髓射线较长，常弯曲状，外侧渐宽成喇叭口状；韧皮射线较短，两者都由薄壁细胞构成，不木化，细胞中常含有淀粉粒和草酸钙结晶。射线的宽度和形状在鉴别时较为重要。

粉末的显微观察在鉴别皮类中药时经常应用，如各种细胞的形状、长度、宽度，细胞壁的性质、厚度、壁孔和壁沟的情况及层纹清楚与否，都是鉴别的重要依据。

第二节 常用皮类中药的鉴定

桑白皮 Mori Cortex

（附：桑枝、桑叶、桑椹）

[来源] 为桑科植物桑 *Morus alba* L. 的干燥根皮。

[采制] 秋末叶落时至次春发芽前采挖根部，刮去黄棕色粗皮，纵向剖开，剥取根皮，晒干。

[产地] 主产于河南、安徽、江苏、浙江、湖南、四川等省。

[性状] 呈扭曲的卷筒状、槽状或板片状，长短宽窄不一，厚 1 ~ 4mm。外表面白色或淡黄白色，较平坦，有的残留橙黄色或棕黄色鳞片状粗皮；内表面黄白色或灰黄色，有细纵纹。体轻，质韧，纤维性强，难折断，易纵向撕裂，撕裂时有粉尘飞扬。气微，味微甘。

[显微特征]

横切面 韧皮部射线宽 2 ~ 6 列细胞；散有乳管；纤维单个散在或成束，非木化或微木化；薄壁细胞含淀粉粒，有的细胞含草酸钙方晶。较老的根皮中，散在夹有石细胞的厚壁细胞群，胞腔大多含方晶。

粉末 淡灰黄色。纤维甚多，多碎断，直径 13 ~ 26μm，壁厚，非木化至微木化。草酸钙方晶直径 11 ~ 32μm。石细胞类圆形、类方形或形状不规则，直径 22 ~ 52μm，壁较厚或极厚，纹孔和孔沟明显，胞腔内有的含方晶。另有含晶厚壁细胞。淀粉粒甚多，单粒类圆形，直径 4 ~ 16μm；复粒由 2 ~ 8 分粒组成。

[化学成分] 含黄酮类衍生物、香豆素类、芳香苯骈呋喃衍生物和多糖类等。黄酮类衍生物：桑皮素 0.15%、桑皮色烯素 0.2%、环桑皮素 0.02% 及环桑皮色烯素 0.016%。香豆素类：5,7- 羟基香豆素（5,7- dihydroxycoumarin）、伞形花内酯、东莨菪素等。芳香苯骈呋喃衍生物：桑皮呋喃。多糖类：黏液素、桑多糖等。

[理化鉴别] 取粉末加饱和碳酸钠溶液，超声，滤过，滤液加稀盐酸调节 pH 值至 1 ~ 2，静置，滤过，滤液用乙酸乙酯振摇提取，合并乙酸乙酯液，蒸干，残渣加甲醇作为供试品溶液。另取桑白皮对照药材同法制成对照药材溶液。采用聚酰胺薄膜，以醋酸为展开剂，展开约 10cm，取出，晾干，置紫外光灯（365nm）下检视。供试品色谱中，在与对照药材色谱相应的位置上，显相同的两个荧光主斑点。

[品质评价]

1. 经验鉴别 以色白、皮厚、柔韧、粉性足者为佳。

2. 检查 水分：不得过 10.0%。

[功效] 性寒，味甘。归肺经。能泻肺平喘，利水消肿。用于肺热喘咳，水肿胀满

尿少，面目肌肤浮肿。用量 6 ～ 12g。

[附]

1. 桑枝 Mori Ramulus 为桑科植物桑 *Morus alba* L. 的干燥嫩枝。春末夏初采收，去叶，晒干，或趁鲜切片，晒干。本品呈长圆柱形，少有分枝，长短不一，直径 0.5 ～ 1.5cm。表面灰黄色或黄褐色，有多数黄褐色点状皮孔及细纵纹，并有灰白色略呈半圆形的叶痕和黄棕色的腋芽。质坚韧，不易折断，断面纤维性。切片厚 0.2 ～ 0.5cm，皮部较薄，木部黄白色，射线放射状，髓部白色或黄白色。气微，味淡。微苦，平。祛风湿，利关节。用于风湿痹病，肩臂、关节酸痛麻木。用量 9 ～ 15g。

2. 桑叶 Mori Foliu 为桑科植物桑 *Morus alba* L. 的干燥叶。初霜后采收，除去杂质，晒干。本品多皱缩、破碎。完整者有柄，叶片展平后呈卵形或宽卵形，长 8 ～ 15cm，宽 7 ～ 13cm。先端渐尖，基部截形、圆形或心形，边缘有锯齿或钝锯齿，有的不规则分裂。上表面黄绿色或浅黄棕色，有的有小疣状突起；下表面颜色稍浅，叶脉突出，小脉网状，脉上被疏毛，脉基具簇毛。质脆。气微，味淡、微苦涩。甘、苦，寒。疏散风热，清肺润燥，清肝明目。用于风热感冒，肺热燥咳，头晕头痛，目赤昏花。用量 5 ～ 10g。

3. 桑椹 Mori Fructus 为桑科植物桑 *Morus alba* L. 的干燥果穗。4 ～ 6 月果实变红时采收，晒干，或略蒸后晒干。本品为聚花果，由多数小瘦果集合而成，呈长圆形，长 1 ～ 2cm，直径 0.5 ～ 0.8cm。黄棕色、棕红色或暗紫色，有短果序梗。小瘦果卵圆形，稍扁，长约 2mm，宽约 1mm，外具肉质花被片 4 枚。气微，味微酸而甜。甘、酸，寒。滋阴补血，生津润燥。用于肝肾阴虚，眩晕耳鸣，心悸失眠，须发早白，津伤口渴，内热消渴，肠燥便秘。用量 9 ～ 15g。

牡丹皮 Moutan Cortex

[**来源**] 为毛茛科植物牡丹 *Paeonia suffruticosa* Andr. 的干燥根皮。

[**采制**] 秋季采挖根部，除去细根和泥沙，剥取根皮，晒干或刮去粗皮，除去木心，晒干。前者习称连丹皮，后者习称刮丹皮。

[**产地**] 主产于安徽、四川、湖南、山东等地。陕西、河南、湖北、甘肃、贵州等地亦产。安徽是牡丹皮的主产区，以铜陵、南陵产的"凤丹"为道地药材；安徽亳州等地亦有大面积栽培。

[**性状**] 连丹皮　呈筒状或半筒状，有纵剖开的裂缝，略向内卷曲或张开，长 5 ～ 20cm，直径 0.5 ～ 1.2cm，厚 0.1 ～ 0.4cm。外表面灰褐色或黄褐色，有多数横长皮孔样突起和细根痕，栓皮脱落处粉红色；内表面淡灰黄色或浅棕色，有明显的细纵纹，常见发亮的结晶。质硬而脆，易折断，断面较平坦，淡粉红色，粉性。气芳香，味微苦而涩。

刮丹皮　外表面有刮刀削痕，外表面红棕色或淡灰黄色，有时可见灰褐色斑点状残存外皮。

[**显微特征**]

横切面　①木栓层由多列细胞组成，壁浅红色。②皮层菲薄，为数列切向延长的薄壁细胞。③韧皮部占大部分。④射线宽 1 ～ 3 列细胞。⑤韧皮部、皮层薄壁细胞以及细胞间隙中含草酸钙簇晶；薄壁细胞和射线细胞中含色素或淀粉粒。

粉末 淡红棕色。①淀粉粒甚多，单粒类圆形或多角形，直径 3 ~ 16μm，脐点点状、裂缝状或飞鸟状；复粒由 2 ~ 6 分粒组成。②草酸钙簇晶直径 9 ~ 45μm，有时含晶细胞连接，簇晶排列成行，或一个细胞含数个簇晶。③连丹皮可见木栓细胞长方形，壁稍厚，浅红色。（见附录彩图 9-1）

[化学成分] 含酚及酚苷类、单萜及其苷类，其他还有三萜、甾醇及其苷类、黄酮、有机酸、香豆素等。酚及酚苷类：是牡丹皮中含量较高的一类化合物，主要是以丹皮酚为母核所衍生的一系列苷类化合物，如丹皮酚。单萜及其苷类化合物：该类化合物主要是芍药苷元及其类似物与葡萄糖缩合而成的单萜苷类，如芍药苷、氧化芍药苷等。

[理化鉴别]

1. 微量升华：①取粉末少量升华物在显微镜下呈长柱型、针状、羽状结晶，于结晶上滴加三滴三氯化铁醇溶液，结晶溶解而显暗紫色。（检查丹皮酚）

2. 取本品粉末 1g，加乙醚 10mL，密塞，振摇 10 分钟，滤过，滤液挥干，残渣加丙酮 2mL 使溶解，作为供试品溶液。另取丹皮酚对照品，加丙酮制成每 1mL 含 2mg 的溶液，作为对照品溶液。采用硅胶 G 薄层板，以环己烷 - 乙酸乙酯 - 冰醋酸（4:1:0.1）为展开剂，展开，取出，晾干，喷以 2% 香草醛硫酸乙醇溶液（1 → 10），在 105℃加热至斑点显色清晰。供试品色谱中，在与对照品色谱相应的位置上，显相同颜色的斑点。

[品质评价]

1. 经验鉴别 以条粗长、皮厚、无木心、断面白色、粉性足、结晶多、香气浓者为佳。

2. 检查 水分：不得过 13.0%。总灰分：不得过 5.0%。

3. 浸出物测定 醇溶性浸出物（热浸法，用乙醇作溶剂）不得少于 15.0%。

4. 含量测定 用高效液相色谱法测定，按干燥品计算，含丹皮酚（$C_9H_{10}O_3$）不得少于 1.2%。

[功效] 性微寒，味苦、辛。归心、肝、肾经。能清热凉血，活血化瘀。用于热入营血，温毒发斑，吐血衄血，夜热早凉，无汗骨蒸，经闭痛经，跌仆伤痛，痈肿疮毒。用量 6 ~ 12g，孕妇慎用。

[附注]商品中曾有四川牡丹 *Paeonia szechuanica* Fang 的根皮，称川丹皮。本品细而薄，0.3 ~ 1.2cm，厚 0.1 ~ 0.2cm，断面浅黄色。薄壁细胞中草酸钙簇晶较密集，大小相差悬殊，直径 10 ~ 30μm。野牡丹 *P. delavayi* Fr. 其变种的根皮，称西昌丹皮。本品较粗，直径 0.8 ~ 1.6cm，厚 0.1 ~ 3cm，栓皮脱落处呈红棕色，内表面浅灰色或浅黄色，气微香。韧皮部外侧可见纤维状石细胞，单或数个相聚。应注意鉴别。

厚朴 Magnoliae Officinalis Cortex

（附：厚朴花）

[来源] 为木兰科植物厚朴 *Magnolia officinalis* Rehd. et Wils. 或凹叶厚朴 *M.*

officinalis Rehd. et Wils. var. *biloba* Rehd. et Wils. 的干燥干皮、根皮及枝皮。

[采制] 4～6月剥取，根皮和枝皮直接阴干；干皮置沸水中微煮后，堆置阴湿处，"发汗"至内表面变紫褐色或棕褐色时，蒸软，取出，卷成筒状，干燥。

[产地] 主产于四川、重庆、湖北等地。四川、湖北等地产量大，质量优，称川朴、紫油厚朴。浙江、福建、江西、云南、广西、广东等地亦产。多为栽培。

[性状] 干皮　呈卷筒状或双卷筒状，长30～35cm，厚0.2～0.7cm，习称"筒朴"；近根部的干皮一端展开如喇叭口，长13～25cm，厚0.3～0.8cm，习称"靴筒朴"。外表面灰棕色或灰褐色，粗糙，有时呈鳞片状，较易剥落，有明显椭圆形皮孔和纵皱纹，刮去粗皮者显黄棕色。内表面紫棕色或深紫褐色，较平滑，具细密纵纹，划之显油痕。质坚硬，不易折断，断面颗粒性，外层灰棕色，内层紫褐色或棕色，有油性，有的可见多数小亮星。气香，味辛辣、微苦。（见附录彩图9-2）

根皮（根朴）　呈单筒状或不规则块片；有的弯曲似鸡肠，习称"鸡肠朴"。质硬，较易折断，断面纤维性。

枝皮（枝朴）　呈单筒状，长10～20cm，厚0.1～0.2cm。质脆，易折断，断面纤维性。

[显微特征]

横切面　木栓层为10余列细胞；有的可见落皮层。皮层外侧有石细胞环带，内侧散有多数油细胞和石细胞群。韧皮部射线宽1～3列细胞；纤维多数个成束；亦有油细胞散在。

粉末　棕色。①木栓细胞壁菲薄而平直，常多层重叠。纤维甚多，直径15～32μm，壁甚厚，有的呈波浪形或一边呈锯齿状，木化，孔沟不明显。②油细胞椭圆形或类圆形，直径50～85μm，含黄棕色油状物。③石细胞类方形、椭圆形、卵圆形或不规则分枝状，直径11～65μm，有时可见层纹。（见附录彩图9-3）

[化学成分] 主要含木脂素类化合物及挥发油，另含生物碱、鞣质、黄酮类等化合物。木脂素类：厚朴酚、异厚朴酚、和厚朴酚等。挥发油：桉叶醇、α-蒎烯、β-蒎烯。

[理化鉴别] 取本品粉末0.5g，加甲醇5mL，密塞，振摇30分钟，滤过，取滤液作为供试品溶液。另取厚朴酚对照品、和厚朴酚对照品，加甲醇制成每1mL各含1mg的混合溶液，作为对照品溶液。采用硅胶G薄层板，以甲苯-甲醇（17:1）为展开剂，展开，取出，晾干，喷以1%香草醛硫酸溶液，在100℃加热至斑点显色清晰。供试品色谱中，在与对照品色谱相应的位置上，显相同颜色的斑点。

[品质评价]

1.经验鉴别　以皮厚、肉细、油性足、内表面紫棕色且有发亮结晶物、香气浓者为佳。

2.检查　水分：不得过15.0%。总灰分：不得过7.0%。酸不溶性灰分：不得过3.0%。

3.含量测定　用高效液相色谱法测定，按干燥品计算，含厚朴酚（$C_{18}H_{18}O_2$）与和厚朴酚（$C_{18}H_{18}O_2$）的总量不得少于 2.0%。

[**功效**] 性温，味苦、辛。归脾、胃、肺、大肠经。能燥湿消痰，下气除满。用于湿滞伤中，脘痞吐泻，食积气滞，腹胀便秘，痰饮喘咳。用量 3 ~ 10g。

[**附**]

厚朴花 Magnoliae Officinalis Flos　为木兰科植物厚朴 *Magnolia officinalis* Rehd. et Wils. 或凹叶厚朴 *M. officinalis* Rehd. et Wils. var. *biloba* Rehd. et Wils. 的干燥花蕾。春季花未开放时采摘，稍蒸后，晒干或低温干燥。呈长圆锥形，长 4 ~ 7cm，基部直径 1.5 ~ 2.5cm。红棕色至棕褐色。花被多为 12 片，肉质，外层的呈长方倒卵形，内层的呈匙形。雄蕊多数，花药条形，淡黄棕色，花丝宽而短。心皮多数，分离，螺旋状排列于圆锥形的花托上。花梗长 0.5 ~ 2cm，密被灰黄色绒毛，偶无毛。质脆，易破碎。气香，味淡。含挥发油、酚酸类、黄酮类、醇类等成分。味苦、微温。芳香化湿，理气宽中。用于脾胃湿阻气滞，胸脘痞闷胀满，纳谷不香。用量 3 ~ 9g。

肉桂 Cinnamomi Cortex

（附：桂枝）

[**来源**] 为樟科植物肉桂 *Cinnamomum cassia* Presl 的干燥树皮。

[**采制**] 多于秋季剥取，阴干。根据采收时间和加工方法不同可以分为官桂、企边桂、板桂及桂碎等。

①官桂（桂通）：剥取栽培 5 ~ 6 年的幼树干皮和粗枝皮、老树枝皮，不经压制，晒 1 ~ 2 天后，自然卷曲成圆筒状，阴干。长约 30cm，直径 2 ~ 3cm。

②企边桂：剥取十余年生的干皮，将两端削成斜面，突出桂心，夹在木制的凸凹板中间，压成两侧向内卷曲的浅槽状，晒干。长约 30cm，宽 6 ~ 10cm。

③板桂：剥取老年桂树的最下部近地面的干皮，在离地 30 厘米处作环状割口，将皮剥离，夹在木制的桂夹内，晒至九成干时取出，纵横堆叠，加压，约 1 个月后即完全干燥，成为扁平板状。

④桂碎：即肉桂加工过程中的碎块。

[**产地**] 主产于广东、广西，福建、云南等地亦产。多为栽培。以广西产量最大。

[**性状**] 呈槽状或卷筒状，长 30 ~ 40cm，宽或直径 3 ~ 10cm，厚 0.2 ~ 0.8cm。外表面灰棕色，稍粗糙，有不规则的细皱纹和横向突起的皮孔，有的可见灰白色的斑纹；内表面红棕色，略平坦，有细纵纹，划之显油痕。质硬而脆，易折断，断面不平坦，外层棕色而较粗糙，内层红棕色而油润，两层间有 1 条黄棕色的线纹。气香浓烈，味甜、辣。（见附录彩图 9-4）

[**显微特征**]

横切面　木栓细胞数列，最内层细胞外壁增厚，木化。皮层散有石细胞和分泌细胞。中柱鞘部位有石细胞群，断续排列成环，外侧伴有纤维束，石细胞通常外壁较薄。韧皮部射线宽 1 ~ 2 列细胞，含细小草酸钙针晶；纤维常 2 ~ 3 个成束；油细胞随处可见。薄壁细胞含淀粉粒。

粉末　红棕色。①石细胞类方形或类圆形，直径 32 ~ 88μm，壁厚，有的一面菲薄。②纤维大多单个散在，长梭形，长 195 ~ 920μm，直径约至 50μm，壁厚，木化，纹孔不明显。③油细胞类圆形或长圆形，直径 45 ~ 108μm。木栓细胞多角形，含红棕色物。④草酸钙针晶细小，散在于射线细胞中。（见附录彩图 9-5）

[**化学成分**] 含挥发油、五环多元醇类二萜、鞣质、黏液质、碳水化合物等。挥发油：为主要成分，含 1% ~ 2%，油中主要为桂皮醛约 85% 及醋酸桂皮酯，桂皮醛是肉桂镇静、镇痛和解热作用的有效成分。尚含少量的苯甲醛、肉桂酸、苯甲酸、水杨酸、香兰素、乙酸苯内酯等。五环多元醇类二萜：桂二萜醇、乙酰桂二萜醇、肉桂苷等。

[**理化鉴别**]

1. 微量升华：取粉末少量，加三氯甲烷，振摇，吸取三氯甲烷液 2 滴于载玻片上，待干，在滴加 10% 的盐酸苯肼液 1 滴，加盖玻片，镜检，可见桂皮醛苯腙的杆状结晶。

2. 取本品粉末 0.5g，加乙醇 10mL，冷浸 20 分钟，时时振摇，滤过，取滤液作为供试品溶液。另取桂皮醛对照品，加乙醇制成每 1mL 含 1μL 的溶液，作为对照品溶液。采用硅胶 G 薄层板，以石油醚（60 ~ 90℃）– 乙酸乙酯（17 : 3）为展开剂，展开，取出，晾干，喷以二硝基苯肼乙醇试液。供试品色谱中，在与对照品色谱相应的位置上，显相同颜色的斑点。

[**品质评价**]

1. 经验鉴别　以不破碎、体重、外皮细、肉厚、油性大、香气浓厚、味甜辣者为佳。

2. 检查　水分：不得过 15.0%。总灰分：不得过 5.0%。

3. 含量测定　用挥发油测定法测定，含挥发油不得少于 1.2%（mL/g）。用高效液相色谱法测定，本品按干燥品计算，含桂皮醛（C_9H_8O）不得少于 1.5%。

[**功效**] 性大热，味辛、甘。归肾、脾、心、肝经。能补火助阳，引火归元，散寒止痛，温通经脉。用于阳痿宫冷，腰膝冷痛，肾虚作喘，虚阳上浮，眩晕目赤，心腹冷痛，虚寒吐泻，寒疝腹痛，痛经经闭。用量 1 ~ 5g。有出血倾向者及孕妇慎用；不宜与赤石脂同用。

[**附**]

桂枝 Cinnamomi Ramulus　为樟科植物肉桂 *Cinnamomum cassia* Presl 的干燥嫩枝。春、夏二季采收，除去叶，晒干，或切片晒干。呈长圆柱形，多分枝，长 30 ~ 75cm，粗端直径 0.3 ~ 1cm。表面红棕色至棕色，有纵棱线、细皱纹及小疙瘩状的叶痕、枝痕和芽痕，皮孔点状。质硬而脆，易折断。切片厚 2 ~ 4mm，切面皮部红棕色，木部黄白色至浅黄棕色，髓部略呈方形。有特异香气，味甜、微辛，皮部味较浓。主含挥发油 0.2% ~ 0.9%，油中主含桂皮醛 70% ~ 80%，以 5 ~ 6 年生的植株含油量高。辛、甘，温。发汗解肌，温通经脉，助阳化气，平冲降气。用于风寒感冒，脘腹冷痛，血寒经闭，关节痹痛，痰饮，水肿，心悸，奔豚。用量 3 ~ 10g。孕妇慎用。

杜仲 Eucommiae Cortex

[**来源**] 杜仲科植物杜仲 *Eucommia ulmoides* Oliv. 的干燥树皮。

[采制] 4 ~ 6 月剥取，刮去粗皮，堆置"发汗"至内皮呈紫褐色，晒干。

[产地] 主产于贵州、四川、河南、陕西、湖南、湖北、云南。江西、甘肃等地亦产。多为栽培。

[性状] 呈板片状或两边稍向内卷，大小不一，厚 3 ~ 7mm。外表面淡棕色或灰褐色，有明显的皱纹或纵裂槽纹，有的树皮较薄，未去粗皮，可见明显的皮孔。内表面暗紫色，光滑。质脆，易折断，断面有细密、银白色、富弹性的胶丝相连，一般可拉至 1cm 以上才断。气微，味稍苦，嚼之有胶状感。

[显微特征]

横切面　①落皮层残存，内侧有数个木栓组织层带，每层为排列整齐、内壁特别增厚且木化的木栓细胞，两层带间为颓废的皮层组织，细胞壁木化。②韧皮部有 5 ~ 7 条石细胞环带，每环有 3 ~ 5 列石细胞并伴有少数纤维。射线 2 ~ 3 列细胞，近栓内层时向一方偏斜。③白色橡胶质（丝状或团块状）随处可见，以韧皮部为多，此橡胶丝存在于乳汁细胞内。

粉末　棕色。①橡胶丝成条或扭曲成团，表面显颗粒性。石细胞甚多，大多成群，类长方形、类圆形、长条形或形状不规则，长约至 180μm，直径 20 ~ 80μm，壁厚，有的胞腔内含橡胶团块。②木栓细胞表面观多角形，直径 15 ~ 40μm，壁不均匀增厚，木化，有细小纹孔；侧面观长方形，壁三面增厚，一面薄，孔沟明显。

[化学成分] 主要含有杜仲胶、木脂素及其苷类，尚含环烯醚萜类、树脂、鞣质、多糖等。杜仲胶（gutta-percha）：为一种硬质橡胶，化学组成与天然橡胶完全相同，即（C_5H_8）$_n$，国际上习称固塔波橡胶。木脂素及其苷类：松脂醇二葡萄糖苷（降压成分）、丁香树脂酚、杜仲素 A、杜仲树脂酚等。环烯醚萜类：桃叶珊瑚苷、杜仲苷、京尼平等。

[理化鉴别] 取本品粉末 1g，加三氯甲烷 10mL，浸渍 2 小时，滤过。滤液挥干，加乙醇 1mL，产生具弹性的胶膜。

[品质评价]

1. 经验鉴别　以皮厚、块大、去净粗皮、内表皮暗紫色、断面丝多者为佳。

2. 浸出物测定　醇溶性浸出物（热浸法，75% 乙醇作溶剂），不得少于 11.0%。

3. 含量测定　用高效液相色谱法测定，含松脂醇二葡萄糖苷（$C_{32}H_{42}O_{16}$）不得少于 0.10%。

[功效] 性温，味甘。归肝、肾经。能补肝肾，强筋骨，安胎。用于肝肾不足，腰膝酸痛，筋骨无力，头晕目眩，妊娠漏血，胎动不安。用量 6 ~ 10g。

黄柏 Phellodendri Chinensis Cortex

（附：关黄柏）

[来源] 为芸香科植物黄皮树 *Phellodendron chinense* Schneid. 的干燥树皮。习称"川黄柏"。

[**采制**] 剥取树皮后，除去粗皮，晒干。

[**产地**] 主产于四川、贵州、陕西、湖北等地。

[**性状**] 呈板片状或浅槽状，长宽不一，厚 1 ~ 6mm。外表面黄褐色或黄棕色，平坦或具纵沟纹，有的可见皮孔痕及残存的灰褐色粗皮；内表面暗黄色或淡棕色，具细密的纵棱纹。体轻，质硬，断面纤维性，呈裂片状分层，深黄色。气微，味极苦，嚼之有黏性。（见附录彩图 9-6）

[**显微特征**]

横切面 ①栓皮未除尽者可见木栓层细胞数列，栓内层为数列长方形或近圆形的细胞。②皮层狭窄。石细胞鲜黄色，成群或单个散在，多呈不规则类多角形，有的为分枝状，细胞壁极厚，孔沟可见，层纹明显，胞腔小，纤维群较少，散在。③韧皮部射线宽 2 ~ 4 列细胞，较平直；韧皮纤维束众多，与韧皮薄壁细胞和筛管群交互排列成层带，纤维黄色，壁极厚，周围薄壁细胞含草酸钙方晶。④黏液细胞众多。⑤薄壁细胞中含草酸钙方晶及淀粉粒。

粉末 鲜黄色。①石细胞鲜黄色，类圆形或纺锤形，直径 35 ~ 128μm，有的呈分枝状，枝端锐尖，壁厚，层纹明显；有的可见大型纤维状的石细胞，长可达 900μm。②纤维鲜黄色，直径 16 ~ 38μm，常成束，周围细胞含草酸钙方晶，形成晶纤维；含晶细胞壁木化增厚。③草酸钙方晶众多。（见附录彩图 9-7）

[**化学成分**] 含有生物碱类、甾醇类、黄酮类、酚类及萜类等化学成分。生物碱类：黄柏的主要成分，包括小檗碱、药根碱、巴马汀、四氢药根碱、黄柏碱、小檗红碱、四氢小檗碱等。黄酮类：黄柏苷、去氢黄柏苷、异黄柏苷、黄柏新苷、去氢异黄柏苷、黄酮金丝桃苷、黄柏兹德等。酚类衍生物：丁香苷、松柏苷等。萜类：尼洛替星、二氢尼洛替星等。内酯类：白鲜交酯、黄柏酮等。甾醇类：7-脱氢豆甾醇、豆甾醇、β-谷甾醇等。

[**理化鉴别**]

1. 荧光鉴别：取黄柏断面，置紫外灯下观察，显亮黄色荧光。

2. 取本品粉末 0.2g，加 1% 醋酸甲醇溶液 40mL，于 60℃超声处理 20 分钟，滤过，滤液浓缩至 2mL，作为供试品溶液。另取黄柏对照药材 0.1g，加 1% 醋酸甲醇 20mL，同法制成对照药材溶液。再取盐酸黄柏碱对照品，加甲醇制成每 1mL 含 0.5mg 的溶液，作为对照品溶液。采用硅胶 G 薄层板，以三氯甲烷-甲醇-水（30:15:4）的下层溶液为展开剂，置氨蒸气饱和的展开缸内，展开，取出，晾干，喷以稀碘化铋钾试液。供试品色谱中，在与对照药材色谱和对照品色谱相应的位置上，显相同颜色的斑点。

[**品质评价**]

1. 经验鉴别 以皮厚、断面色黄、味苦者为佳。

2. 检查 水分：不得过 12.0%。总灰分：不得过 8.0%。

3. 浸出物测定 醇溶性浸出物（冷浸法，稀乙醇作溶剂），不得少于 14.0%。

4. 含量测定 用高效液相色谱法测定，本品按干燥品计算，含小檗碱以盐酸小檗碱（$C_{20}H_{17}NO_4 \cdot HCl$）计，不得少于 3.0%，含黄柏碱以盐酸黄柏碱（$C_{20}H_{23}NO_4 \cdot HCl$）

计，不得少于 0.34%。

[功效] 性寒，味苦。归肾、膀胱经。能清热燥湿，泻火除蒸，解毒疗疮。用于湿热泻痢，黄疸尿赤，带下阴痒，热淋涩痛，脚气痿躄，骨蒸劳热，盗汗，遗精，疮疡肿毒，湿疹湿疮。盐黄柏滋阴降火。用于阴虚火旺，盗汗骨蒸。用量 3 ~ 12g。外用适量。

[附]

关黄柏 Phellodendri Amurensis Cortex 为芸香科植物黄檗 *Phellodendron amurense* Rupr. 的干燥树皮。剥取树皮，除去粗皮，晒干。主产于吉林、辽宁等地。以辽宁产量最大。呈板片状或浅槽状，长宽不一，厚 2 ~ 4mm。外表面黄绿色或淡棕黄色，较平坦，有不规则的纵裂纹，皮孔痕小而少见，偶有灰白色的粗皮残留；内表面黄色或黄棕色。体轻，质较硬，断面纤维性，有的呈裂片状分层，鲜黄色或黄绿色。气微，味极苦，嚼之有黏性。含生物碱、柠檬苦素类、豆甾醇等成分。苦，寒。清热燥湿，泻火除蒸，解毒疗疮。用于湿热泻痢，黄疸尿赤，带下阴痒，热淋涩痛，脚气痿躄，骨蒸劳热，盗汗，遗精，疮疡肿毒，湿疹湿疮。盐关黄柏滋阴降火。用于阴虚火旺，盗汗骨蒸。用量 3 ~ 12g。外用适量。

秦皮 Fraxini Cortex

[来源] 为木犀科植物苦枥白蜡树 *Fraxinus rhynchophylla* Hance、白蜡树 *F. chinensis* Roxb.、尖叶白蜡树 *F. szaboana* Lingelsh. 或宿柱白蜡树 *F. stylosa* Lingelsh. 的干燥枝皮或干皮。

[采制] 春、秋二季剥取，晒干。

[产地] 苦枥白蜡树主产于东北三省。白蜡树主产于四川。尖叶白蜡树、宿柱白蜡树主产于陕西。

[性状] 枝皮 呈卷筒状或槽状，长 10 ~ 60cm，厚 1.5 ~ 3mm。外表面灰白色、灰棕色至黑棕色或相间呈斑状，平坦或稍粗糙，并有灰白色圆点状皮孔及细斜皱纹，有的具分枝痕。内表面黄白色或棕色，平滑。质硬而脆，断面纤维性，黄白色。气微，味苦。

干皮 为长条状块片，厚 3 ~ 6mm。外表面灰棕色，具龟裂状沟纹及红棕色圆形或横长的皮孔。质坚硬，断面纤维性较强。

[显微特征]

横切面 木栓层为 5 ~ 10 余列细胞。栓内层为数列多角形厚角细胞。皮层较宽，纤维及石细胞单个散在或成群。中柱鞘部位有石细胞及纤维束组成的环带，偶有间断。韧皮部射线宽 1 ~ 3 列细胞；纤维束及少数石细胞成层状排列，中间贯穿射线，形成"井"字形。薄壁细胞含草酸钙砂晶。

[化学成分] 含香豆素及其苷类、鞣质、甘露醇及生物碱等。香豆素及其苷类：为主要成分，总香豆素含量可达 6%。主要活性成分为秦皮乙素（七叶树素 aesculetin，在碱液中呈蓝色荧光），另含秦皮甲素（七叶树苷 aesculin，在 pH 大于 5.8 的水液中呈蓝色荧光）。宿柱白蜡树还含丁香苷、宿柱白蜡苷。尖叶白蜡树含莨菪亭。

[理化鉴别] 取粉末加甲醇加热回流，滤过，取滤液作为供试品溶液。另取秦皮甲

素对照品、秦皮乙素对照品及秦皮素对照品，加甲醇作为对照品溶液。采用硅胶 G 薄层板或 GF$_{254}$ 薄层板，以三氯甲烷 – 甲醇 – 甲酸（6∶1∶0.5）为展开剂，展开，取出，晾干，硅胶 GF$_{254}$ 板置紫外光灯（254nm）下检视；硅胶 G 板置紫外光灯（365nm）下检视。供试品色谱中，在与对照品色谱相应的位置上，显相同颜色的斑点或荧光斑点；硅胶 GF$_{254}$ 板喷以三氯化铁试液 – 铁氰化钾试液（1∶1）的混合溶液，斑点变为蓝色。

[品质评价]

1. 经验鉴别　以条大、外皮薄且光滑者为佳。

2. 检查　水分：不得过 7.0%。总灰分：不得过 8.0%。

3. 浸出物测定　醇溶性浸出物（热浸法，乙醇作溶剂），不得少于 8.0%。

4. 含量测定　用高效液相色谱法测定，本品按干燥品计算，含秦皮甲素（C$_{15}$H$_{16}$O$_9$）和秦皮乙素（C$_9$H$_6$O$_4$）的总量，不得少于 1.0%。

[功效] 性寒，味苦、涩。归肝、胆、大肠经。能清热燥湿，收涩止痢，止带，明目。用于湿热泻痢，赤白带下，目赤肿痛，目生翳膜。用量 6 ~ 12g。外用适量，煎洗患处。

香加皮 Periplocae Cortex

[来源] 为萝摩科植物杠柳 *Periploca sepium* Bge. 的干燥根皮。

[采制] 春、秋二季采挖，剥取根皮，晒干。

[产地] 主产于山西、河南、河北、山东等地。辽宁、吉林、内蒙古等地亦产。此外，江苏、四川等地有栽培。

[性状] 呈卷筒状或槽状，少数呈不规则的块片状，长 3 ~ 10cm，直径 1 ~ 2cm，厚 0.2 ~ 0.4cm。外表面灰棕色或黄棕色，栓皮松软常呈鳞片状，易剥落。内表面淡黄色或淡黄棕色，较平滑，有细纵纹。体轻，质脆，易折断，断面不整齐，黄白色。有特异香气，味苦。

[显微特征]

粉末　淡棕色。①草酸钙方晶直径 9 ~ 20μm。②石细胞长方形或类多角形，直径 24 ~ 70μm。乳管含无色油滴状颗粒。③木栓细胞棕黄色，多角形。④淀粉粒甚多，单粒类圆形或长圆形，直径 3 ~ 11μm；复粒由 2 ~ 6 分粒组成。

[化学成分] 含挥发油、强心苷类、甾体皂苷类等。强心苷：杠柳毒苷（为北五加苷 G）。C$_{21}$甾苷类：是孕甾烯醇酮的还原衍生物，如杠柳皂苷 K、H$_1$、E。挥发油：香气成分为 4- 甲氧基水杨醛。

[理化鉴别]

1. 显色与荧光鉴别：取粉末加水蒸馏，馏出液具特异香气，收集馏出液分置二支试管中，一管中加 1% 三氯化铁溶液，即显红棕色；另一管中加硫酸肼饱和溶液与醋酸钠结晶少量，稍加热，放冷，生成淡黄绿色沉淀，置紫外光灯（365nm）下观察，显强烈的黄色荧光。

2. 最大吸收：取粉末乙醇回流，滤液加乙醇，照紫外 – 可见分光光度法测定，在

278nm 的波长处有最大吸收。

3. 取本品粉末 2g，加甲醇 30mL，加热回流 1 小时，滤过，滤液蒸干，残渣加甲醇 2mL 使溶解，作为供试品溶液。另取 4- 甲氧基水杨醛对照品，加甲醇制成每 1mL 含 1mg 的溶液，作为对照品溶液。采用硅胶 G 薄层板，以石油醚（60～90℃）- 乙酸乙酯 - 冰醋酸（20∶3∶0.5）为展开剂，展开，取出，晾干，喷以二硝基苯肼试液。供试品色谱中，在与对照品色谱相应的位置上，显相同颜色的斑点。

［品质评价］

1. 经验鉴别　以块大、皮厚、香气浓、无木心者为佳。

2. 检查　水分：不得过 13.0%。总灰分：不得过 10.0%。酸不溶性灰分：不得过 4.0%。

3. 浸出物测定　醇溶性浸出物（热浸法，稀乙醇作溶剂），不得少于 20.0%。

4. 含量测定　用高效液相色谱法测定，本品于 60℃干燥 4 小时，含 4- 甲氧基水杨醛（$C_8H_8O_3$）不得少于 0.20%。

［功效］性温，味辛、苦。有毒。归肝、肾、心经。能利水消肿，祛风湿，强筋骨。用于下肢浮肿，心悸气短，风寒湿痹，腰膝酸软。用量 3～6g。不宜过量服用。

表 9-1　常见的皮类药材

药材名	来源	药用部位
土荆皮（Pseudolaricis Cortex）	松科植物金钱松 *Pseudolarix amabilis*（Nelson）Rehd.	根皮或近根树皮
地枫皮（Illicii Cortex）	木兰科植物地枫皮 *Illicium difengpi* K.I.B.et K.I.M.	树皮
合欢皮（Albiziae Cortex）	豆科植物合欢 *Albizia julibrissin* Durazz.	树皮
椿皮（Ailanthi Cortex）	苦木科植物臭椿 *Ailanthus altissima*（Mill.）Swingle	根皮或干皮
白鲜皮（Dictamni Cortex）	芸香科植物白鲜 *Dictamnus dasycarpus* Turcz.	根皮
苦楝皮（Meliae Cortex）	楝科植物川楝 *Melia toosendan* Sieb. et Zucc. 或楝 *M. azedarach* L.	根皮和树皮
救必应（Ilicis Rotundae Cortex）	冬青科植物铁冬青 *Ilex rotunda* Thunb.	树皮
五加皮（Acanthopanacis Cortex）	五加科植物细柱五加 *Acanthopanax gracilistylus* W. W. Smith.	根皮
暴马子皮（Syringae Cortex）	木犀科植物暴马丁香 *Syringa reticulata*（Bl.）Hara var. *mandshurica*（Maxim.）Hara	干皮或枝皮
地骨皮（Lycii Cortex）	茄科植物枸杞 *Lycium chinense* Mill. 或宁夏枸杞 *L. barbarum* L.	根皮

第十章　叶类中药 ▷▷▷

第一节　概　述

叶（folium）类中药一般多用完整而已长成的干燥叶，也有只用嫩叶的，如苦竹叶。大多为单叶，仅少数是用复叶的小叶，如番泻叶。有的还带有部分嫩枝（cacumen），如侧柏叶等。

一、性状鉴别

叶类中药的鉴定首先应观察大量叶片的颜色和状态，如是完整的还是破碎的，是单叶还是复叶的小叶片，在鉴定时要选择具有代表性的样品来观察。由于叶类中药的质地多数较薄，经过采制、干燥、包装和运输等过程，一般均皱缩或破碎，观察特征时常需将其浸泡在水中使湿润展开后才能识别。一般应注意叶的形状、大小、长度及宽度；叶端、叶缘及叶基的情况；叶片上下表面的色泽及有无毛茸和腺点；叶脉的类型、凹凸和分布情况；叶片的质地；叶柄的有无及长短；叶翼、叶轴、叶鞘、托叶及茎枝的有无；气味等。在观察叶的表面特征时，可借助解剖镜或放大镜仔细观察，或对光透视。

二、显微鉴别

主要观察叶的表皮、叶肉及叶中脉三个部分的特征。通常除作叶中脉部分的横切片外，同时还应作叶片的上下表面制片或粉末制片。

叶横切面：主要观察上下表皮细胞特征及附属物，如角质层、蜡被、结晶体、毛茸的种类和形态、细胞内含物等；叶肉主要观察栅栏组织的特点，根据栅栏组织的分布位置和分化程度判断其为等面叶或异面叶；中脉是叶片的维管束，其类型、数目等均是鉴别叶类中药的依据。

1. 表皮　分上下表皮，多为1层排列整齐的细胞，外壁稍厚，上表皮外平周壁常具角质层，常显不同的纹理，有的呈波状、放射状、点状、条状等；垂周壁顶面观时可呈波状弯曲或平直或念珠状增厚。亦有表皮为多层细胞的，称复表皮，如夹竹桃叶。禾本科植物叶的上表皮细胞有较大的运动细胞，如淡竹叶等；桑科植物如桑叶的表皮细胞较大，内含葡萄状钟乳体，而爵床科穿心莲叶的表皮细胞内含螺旋状的钟乳体；唇形科薄荷叶的表皮细胞内含簇状橙皮苷结晶体；豆科番泻叶表皮细胞内则含黏液质。均有一定的鉴定意义。

表皮上可见腺毛、非腺毛和气孔等。腺毛和非腺毛的形态、细胞组成、排列情况、表面状况、壁是否木化、分布密度及气孔类型、分布状况等亦是叶类中药重要的鉴定特征之一。气孔有各种类型，它和植物的科、属、种之间有一定的关系，有的植物的叶片亦可能有不只一种形式的气孔。气孔的数目在植物不同种间差别很大，同一植物的上、下表皮气孔数目亦可不同，通常以下表皮较多。一种植物叶的单位面积上气孔数与表皮细胞数的比例有一定的范围且较为恒定，这种比例关系称为气孔指数（stomatal index）。气孔指数常可用来区别不同种的植物和中药。

$$气孔指数 = \frac{单位面积上的气孔数 \times 100}{单位面积上的气孔数 + 同面积表皮细胞数}$$

2. 叶肉　通常分为栅栏组织和海绵组织两部分。

（1）**栅栏组织**　由一至数列长柱形细胞组成，一般分布在上表皮细胞下方，细胞内含大量叶绿体，形成异面叶，如薄荷叶；也有上下表皮内方均有栅栏细胞，形成等面叶者，如番泻叶。栅栏细胞一般不通过主脉，有些叶类中药的栅栏组织通过主脉，如穿心莲叶等。

栅栏细胞与表皮细胞之间有一定的关系，一个表皮细胞下的平均栅栏细胞数目称为"栅表比"（palisade ratio），"栅表比"在同属不同种的叶的鉴定上亦具有一定的意义。

（2）**海绵组织**　常占叶肉组织的大部分，内有侧脉维管束分布，叶肉组织中是否有结晶体如钟乳体、草酸钙结晶，有无分泌组织，如油细胞、黏液细胞、油室、间腺腺毛（广藿香）以及异型细胞的存在，其形状及分布等都是重要的鉴别特征。

3. 中脉　叶片中脉横切面上、下表皮的凹凸程度在叶类的鉴定上有其特殊性。一般叶的中脉上、下表皮内方大多有数层厚角组织，但亦有少数叶的中脉部分有栅栏组织通过，如番泻叶。中脉维管束通常为一外韧型维管束，木质部位于上方，排列呈槽状或新月形至半月形；韧皮部在木质部的下方。有的叶中脉维管束分裂成 2 ~ 3 个或更多个，维管束的外围有时有纤维等厚壁组织包围，如蓼大青叶、臭梧桐叶；有的为双韧维管束，如罗布麻叶。

叶类中药尚有测定脉岛（指叶脉中最微细的叶脉所包围的叶肉单位为一个脉岛）数目的方法来帮助鉴定。"脉岛数"（vein-islet number）是指每平方毫米面积中脉岛的数目。同种植物的叶上单位面积的脉岛数目是固定不变的，且不受植物生长的年龄和叶片的大小而变化，因此，可作为叶类中药的鉴别特征之一。

第二节　常用叶类中药的鉴定

石韦 Pyrrosiae Folium

[**来源**] 为水龙骨科植物庐山石韦 *Pyrrosia sheareri*（Bak.）Ching、石韦 *P. lingua*（Thunb.）Farwell 或有柄石韦 *P. petiolosa*（Christ）Ching 的干燥叶。

[**采制**] 全年均可采收，除去根茎和根，晒干或阴干。

[**产地**] 庐山石韦主产于江西、湖南、四川、贵州。石韦主产于长江以南各省。有柄石韦主产于东北、华东、华中等地。

[**性状**] 庐山石韦　叶片略皱缩，展平后呈披针形，长 10 ~ 25cm，宽 3 ~ 5cm。先端渐尖，基部耳状偏斜，全缘，边缘常向内卷曲；上表面黄绿色或灰绿色，散布有黑色圆形小凹点；下表面密生红棕色星状毛，有的侧脉间布满棕色圆点状的孢子囊群。叶柄具四棱，长 10 ~ 20cm，直径 1.5 ~ 3mm，略扭曲，有纵槽。叶片革质。气微，味微涩苦。

石韦　叶片披针形或长圆披针形，长 8 ~ 12cm，宽 1 ~ 3cm。基部楔形，对称。孢子囊群在侧脉间，排列紧密而整齐。叶柄长 5 ~ 10cm，直径约 1.5mm。

有柄石韦　叶片多卷曲呈筒状，展平后呈长圆形或卵状长圆形，长 3 ~ 8cm，宽 1 ~ 2.5cm。基部楔形，对称；下表面侧脉不明显，布满孢子囊群。叶柄长 3 ~ 12cm，直径约 1mm。

[**显微特征**]

粉末　黄棕色。①星状毛体部 7 ~ 12 个细胞，辐射状排列成上、下两轮，每个细胞呈披针形，顶端急尖，有的表面有纵向或不规则网状纹理；柄部 1 ~ 9 个细胞。②孢子囊环带细胞，表面观扁长方形。孢子极面观椭圆形，赤道面观肾形，外壁具疣状突起。③叶下表皮细胞多角形，垂周壁连珠状增厚，气孔类圆形。④纤维长梭形，胞腔内充满红棕色或棕色块状物。

[**化学成分**] 庐山石韦全草含里白烯、芒果苷、异芒果苷、延胡索酸、β - 谷甾醇、蔗糖。

石韦全草含里白烯、芒果苷、异芒果苷、绿原酸、β - 谷甾醇、3,4- 二羟苯丙酸、蔗糖。尚含山奈酚、槲皮素、异槲皮苷。

有柄石韦全草含芒果苷、绿原酸、木犀草素、棉黄素、绵马三萜和蔗糖等。

[**品质评价**]

1. 经验鉴别　以叶厚、完整、背面色发红、有小点者为佳。

2. 检查　杂质：不得过 3%。水分：不得过 13.0%。总灰分：不得过 7.0%。

3. 浸出物测定　醇溶性浸出物（热浸法，稀乙醇作溶剂），不得少于 18.0%。

4. 含量测定　用高效液相色谱法测定，本品按干燥品计算，含绿原酸（$C_{16}H_{18}O_9$）不得少于 0.20%。

[**功效**] 性微寒，味甘、苦。归肺、膀胱经。能利尿通淋，清肺止咳，凉血止血。用于热淋，血淋，石淋，小便不通，淋沥涩痛，肺热喘咳，吐血，衄血，尿血，崩漏。用量 6 ~ 12g。

淫羊藿 Epimedii Folium

（附：巫山淫羊藿）

[**来源**] 为小檗科植物淫羊藿 *Epimedium brevicornu* Maxim.、箭叶淫羊藿 *E. sagittatum*（Sieb.et Zucc.）Maxim.、柔毛淫羊藿 *E. pubescens* Maxim. 或朝鲜淫羊藿 *E. koreanum*

Nakai 的干燥叶。

[采制] 夏、秋季茎叶茂盛时采收，晒干或阴干。

[产地] 淫羊藿主产于陕西、河南、山西、广西。剑叶淫羊藿主产于湖北、浙江、四川。柔毛淫羊藿主产于四川。朝鲜淫羊藿主产于东北。

[性状] 淫羊藿 二回三出复叶，小叶片卵圆形，长 3 ~ 8cm，宽 2 ~ 6cm；先端微尖，顶生小叶基部心形，两侧小叶较小，偏心形，外侧较大，呈耳状，边缘具黄色刺毛状细锯齿；上表面黄绿色，下表面灰绿色，主脉 7 ~ 9 条，基部有稀疏细长毛，细脉两面突起，网脉明显；小叶柄长 1 ~ 5cm。叶片近革质。气微，味微苦。（见附录彩图10-1）

箭叶淫羊藿 一回三出复叶，小叶片长卵形至卵状披针形，长 4 ~ 12cm，宽2.5 ~ 5cm；先端渐尖，两侧小叶基部明显偏斜，外侧呈箭形。下表面疏被粗短伏毛或近无毛。叶片革质。

柔毛淫羊藿 一回三出复叶，叶下表面及叶柄密被绒毛状柔毛。

朝鲜淫羊藿 二回三出复叶，小叶较大，长 4 ~ 10cm，宽 3.5 ~ 7cm；先端长尖。叶片较薄。

[显微特征]

叶表面观 淫羊藿上、下表皮细胞垂周壁深波状弯曲，沿叶脉均有异细胞纵向排列，内含一至多个草酸钙柱晶；下表皮气孔众多，不定式，有时可见非腺毛。

箭叶淫羊藿上、下表皮细胞较小；下表皮气孔较密，具有多数非腺毛脱落形成的疣状突起，有时可见非腺毛。

柔毛淫羊藿下表皮气孔较稀疏，具有多数细长的非腺毛。

朝鲜淫羊藿下表皮气孔和非腺毛均易见。

[化学成分] 主要含黄酮类 1.0% ~ 8.8%。

淫羊藿含淫羊藿苷（icariin），淫羊藿次苷（icariside）Ⅰ、Ⅱ，淫羊藿新苷（epimedoside A）。此外，尚含挥发油、蜡醇、三十一烷、植物甾醇等。

箭叶淫羊藿含淫羊藿苷，淫羊藿次苷，异槲皮素，淫羊藿 3-O-α-鼠李糖苷，金丝桃苷及箭叶淫羊藿苷 A、B、C，箭叶淫羊藿素 A、B 等。

柔毛淫羊藿含淫羊藿苷，淫羊藿次苷，淫羊藿新苷 C，宝藿苷 Ⅰ、Ⅴ，柔藿苷，金丝桃苷等。

朝鲜淫羊藿含淫羊藿苷，淫羊藿新苷 A、B、C，朝鲜淫羊藿苷 Ⅰ、Ⅱ，槲皮素等。

[理化鉴别] 取粉末加乙醇，温浸，滤过，滤液蒸干，残渣加乙醇作为供试品溶液。采用硅胶 H 薄层板，以乙酸乙酯 - 丁酮 - 甲酸 - 水（10∶1∶1∶1）为展开剂，展开，取出，晾干，置紫外光灯（365nm）下检视。供试品色谱中，在与对照品色谱相应的位置上，显相同的暗红色斑点；喷以三氯化铝试液，再置紫外光灯（365nm）下检视，显相同的橙红色荧光斑点。

[品质评价]

1. 经验鉴别 以色青绿、无枝梗、叶整齐不碎者为佳。

2. 检查　杂质：不得过 3%。水分：不得过 12.0%。总灰分：不得过 8.0%。

3. 浸出物测定　醇溶性浸出物（冷浸法，稀乙醇作溶剂），不得少于 15.0%。

4. 含量测定　紫外－可见分光光度法，在 270nm 波长处测定吸光度，含总黄酮以淫羊藿苷（$C_{33}H_{40}O_{15}$）计，不得少于 5.0%。用高效液相色谱法测定，本品按干燥品计算，含朝藿定 A（$C_{39}H_{50}O_{20}$）、朝藿定 B（$C_{38}H_{48}O_{19}$）、朝藿定 C（$C_{39}H_{50}O_{19}$）和淫羊藿苷（$C_{33}H_{40}O_{15}$）的总量，朝鲜淫羊藿不得少于 0.5%，淫羊藿、柔毛淫羊藿、箭叶淫羊藿不得少于 1.5%。

［功效］ 性温，味辛、甘。归肝、肾经。能补肾阳，强筋骨，祛风湿。用于肾阳虚衰，阳痿遗精，筋骨痿软，风湿痹痛，麻木拘挛。用量 6 ~ 10g。

［附］

巫山淫羊藿 Epimedii Wushanensis Folium　为小檗科植物巫山淫羊藿 *Epimedium wushanense* T. S. Ying 的干燥叶。夏、秋季茎叶茂盛时采收，除去杂质，晒干或阴干。本品为三出复叶，小叶片披针形至狭披针形，长 9 ~ 23cm，宽 1.8 ~ 4.5cm，先端渐尖或长渐尖，边缘具刺齿，侧生小叶基部的裂片偏斜，内边裂片小，圆形，外边裂片大，三角形，渐尖。下表面被绵毛或秃净。近革质。气微，味微苦。辛、甘，温。补肾阳，强筋骨，祛风湿。用于肾阳虚衰，阳痿遗精，筋骨痿软，风湿痹痛，麻木拘挛，绝经期眩晕。用量 3 ~ 9g。

大青叶 Isatidis Folium

（附：蓼大青叶）

［来源］ 为十字花科植物菘蓝 *Isatis indigotica* Fort. 的干燥叶。

［采制］ 夏、秋二季分 2 ~ 3 次采收，除去杂质，晒干。

［产地］ 主产于内蒙古、陕西、河北、甘肃、山东、浙江、江苏、安徽、贵州等地。

［性状］ 本品多皱缩卷曲，有的破碎。完整叶片展平后呈长椭圆形至长圆状倒披针形，长 5 ~ 20cm，宽 2 ~ 6cm；上表面暗灰绿色，有的可见色较深稍突起的小点；先端钝，全缘或微波状，基部狭窄下延至叶柄呈翼状；叶柄长 4 ~ 10cm，淡棕黄色。质脆。气微，味微酸、苦、涩。（见附录彩图 10-2）

［显微特征］

主脉横切面　①上下表皮均为列横向延长的细胞，外被角质层。②叶肉组织栅栏细胞 3 ~ 4 列，近长方形，与海绵细胞分化不明显，略呈长圆形。③主脉维管束 4 ~ 9 个，外韧型，中间 1 个形状较大，每个维管束上下侧均可见厚壁组织。④薄壁组织中有含芥子酶（myrosinase）的分泌细胞，呈类圆形，较其周围薄壁细胞为小，直径 10 ~ 40μm，内含棕黑色颗粒状物质。

表面制片：上表皮细胞垂周壁近平直，可见角质层纹理，下表皮细胞垂周壁稍弯曲，略呈连珠状增厚，气孔不等式，副卫细胞 3 ~ 4 个。

粉末　绿褐色。①下表皮细胞垂周壁稍弯曲，略成连珠状增厚；气孔不等式，副卫细胞 3 ~ 4 个。②橙皮苷样结晶，在叶肉与表皮细胞中，淡黄绿色或无色，类圆形或不

规则形，偶有针簇状。③靛蓝结晶，蓝色，叶肉细胞中多见，呈细小颗粒状或片状，多聚集成堆。（见附录彩图 10-3）

[化学成分]含生物碱、有机酸、苷类、甾醇等成分。生物碱类：吲哚类生物碱有靛蓝（indigotin）和靛玉红（indirubin）；游离吲哚醇和喹唑酮类生物碱有 6- 吲羟 – 吲哚并 [2,1–b] 喹唑啉酮 –12 等。有机酸类：包括水杨酸、丁香酸、苯甲酸等。苷类：有靛红烷 B（菘蓝苷），该物质水解氧化后变成靛蓝和呋喃木糖酮酸。

[理化鉴别]

1. 微量升华：粉末进行微量升华，可得蓝色或紫红色细小针状、片状或簇状结晶。

2. 荧光鉴别：粉末水浸液在紫外灯下有蓝色荧光。

3. 取本品粉末 0.5g，加三氯甲烷 20mL，加热回流 1 小时，滤过，滤液浓缩至 1mL，作为供试品溶液。另取靛蓝对照品、靛玉红对照品，加三氯甲烷制成每 1mL 各含 1mg 的混合溶液，作为对照品溶液。采用硅胶 G 薄层板，以环己烷 – 三氯甲烷 – 丙酮（5:4:2）为展开剂，展开，取出，晾干。供试品色谱中，在与对照品色谱相应的位置上，分别显相同的蓝色斑点和浅紫红色斑点。

[品质评价]

1. 经验鉴别　以完整、色暗灰绿者为佳。

2. 检查　水分：不得过 13.0%。

3. 浸出物测定　醇溶性浸出物（热浸法，乙醇作溶剂），不得少于 16.0%。

4. 含量测定　用高效液相色谱法测定，本品按干燥品计算，含靛玉红（$C_{16}H_{10}N_2O_2$）不得少于 0.020%。

[功效]性寒，味苦。归心、胃经。能清热解毒，凉血消斑。用于温病高热，神昏，发斑发疹，痄腮，喉痹，丹毒，痈肿。用量 9 ~ 15g。

[附]

蓼大青叶 Polygoni Tinctorii Folium　为蓼科植物蓼蓝 *Polygonum tinctorium* Ait. 的干燥叶。夏、秋二季枝叶茂盛时采收两次，除去茎枝和杂质，干燥。主产于河北、山东、辽宁、陕西等省。多皱缩、破碎，完整者展平后呈椭圆形，长 3 ~ 8cm，宽 2 ~ 5cm。蓝绿色或黑蓝色，先端钝，基部渐狭，全缘。叶脉浅黄棕色，于下表面略突起。叶柄扁平，偶带膜质托叶鞘。质脆。气微，味微涩而稍苦。叶表面观：表皮细胞多角形，垂周壁平直或微波状弯曲；气孔平轴式，少数不等式。腺毛头部 4 ~ 8 个细胞；柄 2 个细胞并列，亦有多细胞构成多列的。非腺毛多列性，壁木化增厚，常见于叶片边缘和主脉处。叶肉组织含多量蓝色至蓝黑色色素颗粒。草酸钙簇晶多见，直径 12 ~ 80μm。新鲜全草含靛青苷，酸水解后生成吲哚酚，在空气中氧化成靛蓝。味苦，性寒。归心、胃经。清热解毒，凉血消斑。用于温病发热，发斑发疹，肺热咳喘，喉痹，痄腮，丹毒，痈肿。用量 9 ~ 15g。

福建、广西、四川等省区尚用爵床科植物马蓝 *Baphicacanthus cusia*（Nees）Bremek. 的叶。江西、湖北、湖南、广西等省区尚用马鞭草科路边青 *Clerodendrum crytophyllum* Turez. 的叶。这两个品种，《中国药典》尚未收载作大青叶药用。

番泻叶 Sennae Folium

[**来源**] 为豆科植物狭叶番泻 *Cassia angustifolia* Vahl 或尖叶番泻 *C. acutifolia* Delile 的干燥小叶。

[**采制**] 狭叶番泻叶于开花前摘下叶片，阴干后用水压机打包。尖叶番泻叶于 9 月果实将成熟时，剪下枝条，摘取叶片后晒干，按全叶与碎叶分别包装。

[**产地**] 狭叶番泻叶主产于红海以东至印度一带，盛栽于印度南端，商品又名印度番泻叶；埃及和苏丹亦产。尖叶番泻叶主产于埃及，由亚历山大港输出，商品称埃及番泻叶或亚历山大番泻叶。现我国广东省、海南省及云南西双版纳等地均有栽培。

[**性状**] 狭叶番泻　呈长卵形或卵状披针形，长 1.5 ~ 5cm，宽 0.4 ~ 2cm，叶端急尖，叶基稍不对称，全缘。上表面黄绿色，下表面浅黄绿色，无毛或近无毛，叶脉稍隆起。革质。气微弱而特异，味微苦，稍有黏性。（见附录彩图 10-4）

尖叶番泻　呈披针形或长卵形，略卷曲，叶端短尖或微突，叶基不对称，两面均有细短毛茸。

[**显微特征**]

横切面　狭叶番泻叶和尖叶番泻叶基本相似。表皮细胞 1 列，常含黏液质；上下表皮均有气孔；单细胞非腺毛壁厚，多具疣状突起，基部稍弯曲。叶肉组织为等面型，上下表皮内方均有 1 列栅栏组织，细胞较长，约 150μm；海绵组织细胞中含草酸钙簇晶。主脉维管束外韧型，上下两侧均有纤维束，纤维束外有含草酸钙方晶的薄壁细胞，形成晶鞘纤维。

粉末　淡绿色或黄绿色。①上下表皮细胞表面观呈多角形，垂周壁平直；上下表皮均有气孔，主为平轴式，副卫细胞大多为 2 个，也有 3 个。②非腺毛单细胞，长 100 ~ 350μm，直径 12 ~ 25μm，壁厚，有疣状突起。③晶纤维多，草酸钙方晶直径 12 ~ 15μm。④草酸钙簇晶存在于叶肉薄壁细胞中，直径 9 ~ 20μm。（见附录彩图 10-5）

[**化学成分**] 含蒽醌类、黄酮类、多糖和挥发油等成分。蒽醌类：为主要成分，二蒽酮苷类含番泻苷 A 及 B（sennoside A、B，两者互为立体异构）、番泻苷 C 及 D（sennoside C、D，两者互为立体异构）；游离蒽醌及其苷：芦荟大黄素双蒽酮苷、芦荟大黄素葡萄糖苷、大黄酸葡萄糖苷及少量大黄酸、芦荟大黄素。黄酮类：尖叶番泻叶含异鼠李素、山奈素（kaempferol），狭叶番泻叶中含山奈素、番泻叶山奈苷。多糖：狭叶番泻叶中酸性多糖含量为 7%，主要是由 L- 鼠李糖、L- 阿拉伯糖、D- 半乳糖及 D- 半乳糖醛酸等连接而成。挥发油：主含单萜、倍半萜、苯丙素、有机酸及酯类成分。

[**理化鉴别**]

1. 显色反应：取粉末加稀盐酸，置水浴中加热，放冷，加乙醚，分取醚层，通过无水硫酸钠层脱水，取滤液蒸干，加氨试液，溶液显黄色或橙色，置水浴中加热 2 分钟后，变为紫红色。

2. 取本品粉末 1g，加稀乙醇 10mL，超声处理 30 分钟，离心，取上清液，蒸干，残渣加水 10mL 使溶解，用石油醚（60 ~ 90℃）振摇提取 3 次，每次 15mL，弃去石油醚液，取水液蒸干，残渣加稀乙醇 5mL 使溶解，作为供试品溶液。另取番泻叶对照药材 1g，同法制成对照药材溶液。采用硅胶 G 薄层板，点样使成条状，以乙酸乙酯 – 正丙醇 – 水（4∶4∶3）为展开剂，展开缸预平衡 15 分钟，展开，取出，晾干，置紫外光灯（365nm）下检视。供试品色谱中，在与对照药材色谱相应的位置上，显相同颜色的荧光斑点；喷以 20% 硝酸溶液，在 120℃加热约 10 分钟，放冷，再喷以 5% 氢氧化钾的稀乙醇溶液，供试品色谱中，在与对照药材色谱相应的位置上，显相同颜色的斑点。

[品质评价]

1. 经验鉴别 以叶片大、完整、色绿、梗少、无泥沙杂质者为佳。

2. 检查 杂质：不得过 6%。水分：不得过 10.0%。

3. 含量测定 用高效液相色谱法测定，本品按干燥品计算，含番泻苷 A（$C_{42}H_{38}O_{20}$）和番泻苷 B（$C_{42}H_{38}O_{20}$）的总量，不得少于 1.1%。

[功效] 性寒，味甘、苦。归大肠经。能泻热行滞，通便，利水。用于热结积滞，便秘腹痛，水肿胀满。用量 2 ~ 6g，后下，或开水泡服。孕妇慎用。

[附注]

1. 耳叶番泻叶 为同属植物耳叶番泻 *Cassia auriculata* L. 的干燥小叶。常混在进口的狭叶番泻叶中，有时多达 60% 左右。本品含蒽醌苷量极微，应注意鉴别。与以上两种叶的区别为：小叶片卵圆形或倒卵圆形，先端圆钝或微凹陷，或具刺凸，叶基不对称或对称，表面灰绿色或红棕色，被有极多灰白色短毛。上表皮内有栅栏细胞 2 列，下表皮内无典型的栅栏组织，非腺毛细长，甚密，长 240 ~ 650μm，表面较平滑，含簇晶，棱晶较少。粉末遇 80%（*V/V*）硫酸或与水合氯醛（5∶2）共煮均显红色。

2. 卵叶番泻叶 为同属植物卵叶番泻 *C.obovata* Colladon 的干燥小叶。主产于埃及、意大利。故称意大利番泻叶。叶片呈倒卵形，具棘尖，被短毛。下表皮细胞呈乳头状突出。栅栏细胞 1 列通过主脉，下面栅栏细胞类方形或近圆形。以上两个品种《中国药典》均未收载。

艾叶 Artemisiae Argyi Folium

[来源] 为菊科植物艾 *Artemisia argyi* Lévl. et Vant. 的干燥叶。

[采制] 夏季花未开时采摘，除去杂质，晒干。

[产地] 全国大部分地区均有分布。主产于山东、安徽、湖北、河北等省。

[性状] 本品多皱缩、破碎，有短柄。完整叶片展平后呈卵状椭圆形，羽状深裂，裂片椭圆状披针形，边缘有不规则的粗锯齿；上表面灰绿色或深黄绿色，有稀疏的柔毛和腺点；下表面密生灰白色绒毛。质柔软。气清香，味苦。

[化学成分] 含挥发油、黄酮类、油酸乙酯、豆甾醇等成分。挥发油：为主要有效成分，含水芹烯、杜松烯、樟脑、龙脑、松油烯 –4- 醇、α – 松油醇、芳樟醇、蒿醇等。黄酮类：5, 7- 二羟基 –6, 3', 4'- 三甲氧基黄酮（eupatilin）、5- 羟基 –6, 7, 3', 4'- 四甲氧基黄酮（5-hydroxy–6,7,3', 4'-tetramethoxyflavone）、槲皮素等。

[显微特征]

粉末 绿褐色。非腺毛有两种：一种为 T 形毛，顶端细胞长而弯曲，两臂不等长，柄 2 ~ 4 个细胞；另一种为单列性非腺毛，3 ~ 5 个细胞，顶端细胞特长而扭曲，常断落。腺毛表面观鞋底形，由 4 个或 6 个细胞相对叠合而成，无柄。草酸钙簇晶，直径 3 ~ 7μm，存在于叶肉细胞中。

[理化鉴别] 取粉末加石油醚（60 ~ 90℃），回流，滤液挥干，残渣加正己烷使溶解，作为供试品溶液。取艾叶对照药材，同法制成对照药材溶液。采用硅胶 G 薄层板，以石油醚（60 ~ 90℃）– 甲苯 – 丙酮（10 : 8 : 0.5）为展开剂，喷以 1% 香草醛硫酸溶液，在 105℃加热至斑点显色清晰。在与对照药材色谱相应的位置上，显相同颜色的主斑点。

[品质评价]

1.经验鉴别 以色青、背面灰白色、绒毛多、叶厚、质柔软而韧、香气浓郁者为佳。

2.检查 水分：不得过 15.0%。总灰分：不得过 12.0%。酸不溶性灰分：不得过 3.0%。

3.含量测定 用高效液相色谱法测定，本品按干燥品计算，含桉油精（$C_{10}H_8O$）不得少于 0.050%，含龙脑（$C_{10}H_{18}O$）不得少于 0.020%。

[功效] 性温，味辛、苦。有小毒。归肝、脾、肾经。能温经止血，散寒止痛；外用祛湿止痒。用于吐血，衄血，崩漏，月经过多，胎漏下血，少腹冷痛，经寒不调，宫冷不孕；外治皮肤瘙痒。醋艾炭温经止血，用于虚寒性出血。用量 3 ~ 9g。外用适量，供灸治或熏洗用。

表 10–1　常见的叶类药材

药材名	来源	药用部位
银杏叶（Ginkgo Folium）	银杏科植物银杏 *Ginkgo biloba* L.	叶
侧柏叶（Platycladi Cacumen）	柏科植物侧柏 *Platycladus orientalis*（L.）Franco	枝梢和叶
山香圆叶（Turpiniae Folium）	省沽油科植物山香圆 *Turpinia arguta* Seem.	叶
桑叶（Mori Folium）	桑科植物桑 *Morus alba* L.	叶
蓼大青叶（Polygoni Tinctorii Folium）	蓼科植物蓼蓝 *Polygonum tinctorium* Ait.	叶
荷叶（Nelumbinis Folium）	睡莲科植物莲 *Nelumbo nucifera* Gaertn.	叶
杜仲叶（Eucommiae Folium）	杜仲科植物杜仲 *Eucommia ulmoides* Oliv	叶
枇杷叶（Eriobotryae Folium）	蔷薇科植物枇杷 *Eriobotrya japonica*（Thunb.）Lindl.	叶
山楂叶（Crataegi Folium）	蔷薇科植物山里红 *Crataegus pinnatifida* Bge.var. *major* N.E.Br. 或山楂 *C. pinnatifida* Bge.	叶
苦木（Picrasmae Ramulus et Folium）	苦木科植物苦木 *Picrasma quassioides*（D. Don）Benn.	枝和叶
龙脷叶（Sauropi Folium）	大戟科植物龙脷叶 *Sauropus spatulifolius* Beille	叶

续表

药材名	来源	药用部位
枸骨叶（Ilicis Cornutae Folium）	冬青科植物枸骨 *Ilex cornuta Lindl.*ex Paxt.	叶
四季青（Ilicis Chinensis Folium）	冬青科植物冬青 *Ilex chinensis* Sims	叶
木芙蓉叶（Hibisci Mutabilis Folium）	锦葵科植物木芙蓉 *Hibiscus mutabilis* L.	叶
人参叶（Ginseng Folium）	五加科植物人参 *Panax ginseng* C.A.Mey.	叶
满山红（Rhododendri Daurici Folium）	杜鹃花科植物兴安杜鹃 *Rhododendron dauricum* L.	叶
罗布麻叶（Apocyni Veneti Folium）	夹竹桃科植物罗布麻 *Apocynum venetum* L.	叶
九里香（Murrayae Folium et Cacumen）	芸香科植物九里香 *Murraya exotica* L. 和千里香 *M. paniculata*（L.）Jack	叶和带叶嫩枝
大叶紫珠（Callicarpae Macrophyllae Folium）	马鞭草科植物大叶紫珠 *Callicarpa macrophylla* Vahl	叶或带叶嫩枝
紫珠叶（Callicarpae Formosanae Folium）	马鞭草科植物杜虹花 *Callicarpa formosana* Rolfe	叶
广东紫珠（Callicarpae Caulis et Foliumi）	马鞭草科植物广东紫珠 *Callicarpa kwangtungensis* Chun	茎枝和叶
牡荆叶（Viticis Negundo Folium）	马鞭草科植物牡荆 *Vitex negundo* L. var. *cannabifolia*（Sieb. et Zucc.）Hand.–Mazz.	叶
紫苏叶（Perillae Folium）	唇形科植物紫苏 *Perilla frutescens*（L.）Britt.	叶
西河柳（Tamaricis Cacumen）	柽柳科植物柽柳 *Tamarix chinensis* Lour.	细嫩枝叶
布渣叶（Microctis Folium）	椴树科植物破布叶 *Microcos paniculata* L。	叶

第十一章　花类中药 ▷▷▷

第一节　概　述

花（flos）类中药通常包括完整的花、花序或花的某一部分。完整的花分为已开放的花，如洋金花、红花；尚未开放的花蕾，如辛夷、丁香、金银花、槐米；花序亦有用未开放的，如款冬花，已开放的，如菊花、旋覆花；花的某一部分，雄蕊如莲须，花柱如玉米须，柱头如番红花，花粉粒如松花粉和蒲黄等。

一、性状鉴别

花类中药由于经过采制、干燥，因此常干缩、破碎而改变了形状，完整者常见的有圆锥状、棒状、团簇状、丝状、粉末状等；鉴别时，以花朵入药者，要注意观察花托、萼片、花瓣、雄蕊和雌蕊的数目及其着生位置、形状、颜色、被毛与否、气味等；如以花序入药，除单朵花的观察外，需注意花序类别、总苞片或苞片等。菊科植物还需观察花序托的形状，有无被毛等。如果花序或花很小，肉眼不易辨认清楚，需将干燥药材先放入水中浸泡后，再行解剖并借助放大镜或解剖镜观察。

二、显微鉴别

花类中药的显微鉴别除花梗和膨大花托制作横切片外，一般只作表面制片和粉末观察。

1. 苞片和萼片　与叶片构造相类似，通常叶肉组织分化不明显，故鉴定时以观察表面观为主。注意上、下表皮细胞的形态，有无气孔及毛茸等分布，气孔和毛茸的类型、形状及分布情况等在鉴定上具有较重要的意义。此外，尚需注意有无分泌组织、草酸钙结晶以及它们的类型和分布，如锦葵花花萼中有黏液腔，洋金花中有草酸钙砂晶等。

2. 花瓣　花瓣构造变异较大，上表皮细胞常呈乳头状或毛茸状突起，无气孔；下表皮细胞的垂周壁常呈波状弯曲，有时有毛茸及少数气孔存在。相当于叶肉的部分，由数层排列疏松的大型薄壁细胞组成，有时可见分泌组织及贮藏物质，如丁香有油室，红花有管状分泌组织，内贮红棕色物质。维管束细小，仅见少数螺纹导管。

3. 雄蕊　包括花丝和花药两部分。花丝构造简单，有时被毛茸，如闹羊花花丝下部被两种非腺毛。花药主为花粉囊，内壁细胞的壁常不均匀地增厚，如网状、螺旋状、环状或点状，且大多木化。成熟的花粉粒有两层壁，内层壁薄，主要由果胶质和纤维素组成；外层壁厚，含有脂肪类化合物和色素。花粉的外壁有各种形态，有的光滑，如番红花、槐米等，有的有粗细不等的刺状突起，如红花、金银花等，有的具放射状雕纹，如洋金花，有的具网状纹理，如蒲黄，花粉的外壁上还有萌发孔（germ pore）或萌发沟（germ furrow），一般双子叶植物的花粉粒萌发孔为 3 个或 3 个以上，单子叶植物和裸子植物花粉粒萌发孔为 1 个。 当花粉萌发时，花粉管由此处长出。花粉粒的大小和形状，也是多种多样的，一般为 12 ～ 100μm。花粉粒的形状，有球形如金银花、洋金花、红花等；三角形如丁香、木棉花；椭圆形如槐米，油菜等；四分体如闹羊花等。花粉粒的形状、大小以及外壁上的萌发孔和雕纹的形态，常是科、属甚至种的特征，对鉴定花类中药有重要意义。 但镜检时，常因观察面（极面观或赤道面观）的不同，花粉粒的形态和萌发孔数而有不同，应注意区别。雄蕊中有的药隔上端还有附属物，如除虫菊。

4. 雌蕊　由子房、花柱和柱头组成。子房的表皮多为薄壁细胞，有的表皮细胞则分化成多细胞束状毛，如闹羊花。花柱表皮细胞无特殊变化，少数分化成毛状物，如红花。柱头表皮细胞常呈乳头状突起如金银花；或分化成毛茸如西红花，也有不作毛茸状突起的如洋金花。

5. 花梗和花托　有些花类中药常带有部分花梗和花托。 横切面构造与茎相似，注意表皮、皮层、内皮层、维管束及髓部是否明显，有无厚壁组织、分泌组织存在，有无草酸钙结晶、淀粉粒等。

第二节　常用花类中药的鉴定

辛夷 Magnoliae Flos

[**来源**] 为木兰科植物望春花 *Magnolia biondii* Pamp.、玉兰 *M. denudata* Desr. 或武当玉兰 *M. sprengeri* Pamp. 的干燥花蕾。

[**采制**] 冬末春初花未开放时采收，除去枝梗，阴干。

[**产地**] 望春花主产于河南及湖北，质量最佳，销全国并出口。武当玉兰主产于四川北川、湖北、陕西。玉兰多为庭院栽培，主产于安徽安庆，称"安春花"，质较次。

[**性状**] 望春花　呈长卵形，似毛笔头，长 1.2 ～ 2.5cm，直径 0.8 ～ 1.5cm。基部常具短梗，长约 5mm，梗上有类白色点状皮孔。苞片 2 ～ 3 层，每层 2 片，两层苞片间有小鳞芽，苞片外表面密被灰白色或灰绿色茸毛，内表面类棕色，无毛。花被片 9，棕色，外轮花被片 3，条形，约为内两轮长的 1/4，呈萼片状，内两轮花被片 6，每轮 3，轮状排列。雄蕊和雌蕊多数，螺旋状排列。体轻，质脆。气芳香，味辛凉而稍苦。

玉兰　长 1.5 ～ 3cm，直径 1 ～ 1.5cm。基部枝梗较粗壮，皮孔浅棕色。苞片外表面密被灰白色或灰绿色茸毛。花被片 9，内外轮同型。

武当玉兰　长 2 ～ 4cm，直径 1 ～ 2cm。基部枝梗粗壮，皮孔红棕色。苞片外表面密被淡黄色或淡黄绿色茸毛，有的最外层苞片茸毛已脱落而呈黑褐色。花被片 10 ～ 12（15），内外轮无显著差异。

[显微特征]

粉末 灰绿色或淡黄绿色。①非腺毛甚多，散在，多碎断；完整者 2 ~ 4 个细胞，亦有单细胞，壁厚 4 ~ 13μm，基部细胞短粗膨大，细胞壁极度增厚似石细胞。②石细胞多成群，呈椭圆形、不规则形或分枝状，壁厚 4 ~ 20μm，孔沟不甚明显，胞腔中可见棕黄色分泌物。③油细胞较多，类圆形，有的可见微小油滴。④苞片表皮细胞扁方形，垂周壁连珠状。

[化学成分] 望春花：含挥发油和木兰脂素类成分。挥发油类：含量 3% ~ 5%，油中主要含 α – 蒎烯、β – 蒎烯、桉油精、柠檬醛、丁香油酚等。木脂素类：辛夷脂素、木兰脂素等。

武当玉兰：挥发油主成分为 β – 蒎烯、香桧烯、反式丁香烯、乙酸龙脑酯、丁香烯氧化物、β – 桉油醇等。

玉兰：挥发油主成分为橙花叔醇、桉油精等 50 种成分。另含 6 种木脂素成分。

[理化鉴别] 取本品粗粉加三氯甲烷，超声，滤过，滤液蒸干，残渣加三氯甲烷，作为供试品溶液。另取木兰脂素对照品，加甲醇作为对照品溶液。采用硅胶 H 薄层板，以三氯甲烷 – 乙醚（5∶1）为展开剂，展开，取出，晾干，喷以 10% 硫酸乙醇溶液，在 90℃加热至斑点显色清晰。供试品色谱中，在与对照品色谱相应的位置上，显相同的紫红色斑点。

[品质评价]

1. 经验鉴别 以花蕾大、未开放、色黄绿、无枝梗杂质者为佳。

2. 检查 水分：不得过 18.0%。

3. 挥发油 含挥发油不得少于 1.0%（mL/g）

4. 含量测定 用高效液相色谱法测定，本品按干燥品计算，含木兰脂素（$C_{23}H_{28}O_7$）不得少于 0.40%。

[功效] 性温，味辛。归肺、胃经。能散风寒，通鼻窍。用于风寒头痛，鼻塞流涕，鼻衄，鼻渊。3 ~ 10g，包煎。外用适量。

丁香 Caryophylli Flos

（附：母丁香）

[来源] 桃金娘科植物丁香 *Eugenia caryophyllata* Thunb. 的干燥花蕾。

[采制] 当花蕾由绿色转红时采摘，晒干。

[产地] 主产于坦桑尼亚的桑给巴尔岛以及马来西亚、印度尼西亚等地。现我国海南、广西和云南南部有引种栽培。

[性状] 本品略呈研棒状，长 1 ~ 2cm。花冠圆球形，直径 0.3 ~ 0.5cm，花瓣 4，复瓦状抱合，棕褐色或褐黄色，花瓣内为雄蕊和花柱，搓碎后可见众多黄色细粒状的花药。萼筒圆柱状，略扁，有的稍弯曲，长 0.7 ~ 1.4cm，直径 0.3 ~ 0.6cm，红棕色或棕褐色，上部有 4 枚三角状的萼片，十字状分开。质坚实，富油性。气芳香浓烈，味辛

辣、有麻舌感。（见附录彩图 11–1）

［显微特征］

粉末　暗红棕色。①纤维梭形，顶端钝圆，壁较厚。②花粉粒众多，极面观三角形，赤道表面观双凸镜形，具 3 副合沟。③草酸钙簇晶众多，直径 4 ~ 26μm，存在于较小的薄壁细胞中。④油室多破碎，分泌细胞界限不清，含黄色油状物。（见附录彩图 11–2）

［化学成分］花蕾主含挥发油类成分，挥发油中主要成分为丁香酚（eugenol，含量为 80% ~ 95%）、β – 丁香烯（9.12%）、乙酰基丁香酚以及其他少量成分甲基正戊酮、醋酸苄酯、苯甲醛、水杨酸甲酯、葎草烯、α– 依兰烯、胡椒酚等。

［理化鉴别］取本品粉末 0.5g，加乙醚 5mL，振摇数分钟，滤过，滤液作为供试品溶液。另取丁香酚对照品，加乙醚制成每 1mL 含 16μL 的溶液，作为对照品溶液。采用硅胶 G 薄层板，以石油醚（60 ~ 90℃）– 乙酸乙酯（9∶1）为展开剂，展开，取出，晾干，喷以 5% 香草醛硫酸溶液，在 105℃加热至斑点显色清晰。供试品色谱中，在与对照品色谱相应的位置上，显相同颜色的斑点。

［品质评价］

1. 经验鉴别　以个大、饱满、鲜紫棕色、香气强烈、油多者为佳。

2. 检查　杂质：不得过 4%。水分：不得过 12.0%。

3. 含量测定　用气相色谱法测定，本品按干燥品计算，含丁香酚（$C_{10}H_{12}O_2$）不得少于 11.0%。

［功效］性温，味辛。归脾、胃、肺、肾经。能温中降逆，补肾助阳。用于脾胃虚寒，呃逆呕吐，食少吐泻，心腹冷痛，肾虚阳痿。1 ~ 3g，内服或研末外敷。不宜与郁金同用。

［附］

母丁香 Caryophylli Fructus　为桃金娘科植物丁香 *Eugenia caryophyllata* Thunb. 的干燥近成熟果实。果将熟时采摘，晒干。药材呈卵圆形或长椭圆形，长 1.5 ~ 3cm，直径 0.5 ~ 1cm。表面黄棕色或褐棕色，有细皱纹；顶端有四个宿存萼片向内弯曲成钩状；基部有果梗痕；果皮与种仁可剥离，种仁由两片子叶合抱而成，棕色或暗棕色，显油性，中央具一明显的纵沟；内有胚，呈细杆状。质较硬，难折断。气香，味麻辣。本品性温，味辛。归脾、胃、肺、肾经。温中降逆，补肾助阳。用于脾胃虚寒，呃逆呕吐，食少吐泻，心腹冷痛，肾虚阳痿。用量 1 ~ 3g。内服或研末外敷。不宜与郁金同用。

洋金花 Daturae Flos

［来源］为茄科植物白花曼陀罗 *Datura metel* L. 的干燥花。

［采制］4 ~ 11 月花初开时采收，晒干或低温干燥。

［产地］主产于江苏、浙江、福建、广东等省。多为栽培。

［性状］多皱缩成条状，完整者长 9 ~ 15cm。花萼呈筒状，长为花冠的 2/5，灰绿色或灰黄色，先端 5 裂，基部具纵脉纹 5 条，表面微有茸毛；花冠呈喇叭状，淡黄色或黄棕色，先端 5 浅裂，裂片有短尖，短尖下有明显的纵脉纹 3 条，两裂片之间微凹；雄

蕊 5，花丝贴生于花冠筒内，长为花冠的 3/4；雌蕊 1，柱头棒状。烘干品质柔韧，气特异；晒干品质脆，气微，味微苦。

[显微特征]

粉末 淡黄色。①花粉粒类球形或长圆形，直径 42 ~ 65μm，表面有条纹状雕纹。②花萼非腺毛 1 ~ 3 个细胞，壁具疣突；腺毛头 1 ~ 5 个细胞，柄 1 ~ 5 个细胞。③花冠裂片边缘非腺毛 1 ~ 10 个细胞，壁微具疣突。④花丝基部非腺毛粗大，1 ~ 5 个细胞，基部直径约 128μm，顶端钝圆。⑤花萼、花冠薄壁细胞中有草酸钙砂晶、方晶及簇晶。

[化学成分] 含生物碱类成分，主要为多种托品类生物碱，总生物碱含量为 0.47%（盛花期）~ 0.75%（凋谢期）。其中东莨菪碱为 0.11% ~ 0.47%，莨菪碱为 0.01% ~ 0.37%。尚含阿托品、睡茄素 B 等成分。阿托品和东莨菪碱为 M- 胆碱受体阻断剂，具有广泛的药理作用。

[理化鉴别] 取本品粉末加浓氨试液，混匀，加三氯甲烷，放置过夜，滤过，滤液蒸干，残渣加三氯甲烷作为供试品溶液。另取硫酸天仙子胺对照品、氢溴酸东莨菪碱对照品，加甲醇作为对照品溶液。采用硅胶 G 薄层板，以乙酸乙酯 – 甲醇 – 浓氨试液（17:2:1）为展开剂，展开，取出，晾干，喷以稀碘化铋钾试液。供试品色谱中，在与对照品色谱相应的位置上，显相同颜色的斑点。

[品质评价]

1. 经验鉴别 以朵大、不破碎、花冠肥厚者为佳。

2. 检查 水分：不得过 11.0%。总灰分 不得过 11.0%。酸不溶性灰分 不得过 2.0%。

3. 浸出物测定 醇溶性浸出物（热浸法，用乙醇做溶剂），不得少于 9.0%。

4. 含量测定 用高效液相色谱法测定，药材按干燥品计算，含东莨菪碱（$C_{17}H_{21}NO_4$）不得少于 0.15%。

[功效] 性温，味辛。有毒。归肺、肝经。平喘止咳，解痉定痛。用于哮喘咳嗽，脘腹冷痛，风湿痹痛，小儿慢惊；外科麻醉。用量 0.3 ~ 0.6g，宜入丸散；亦可作卷烟分次燃吸（一日量不超过 1.5g）。外用适量。孕妇、外感及痰热咳喘、青光眼、高血压及心动过速患者禁用。

金银花 Lonicerae Japonicae Flos

（附：忍冬藤、山银花）

[来源] 为忍冬科植物忍冬 *Lonicera japonica* Thunb. 的干燥花蕾或带初开的花。

[采制] 夏初花开放前采收，干燥。

[产地] 主产于山东、河南及河北，多为栽培。

[性状] 呈棒状，上粗下细，略弯曲，长 2 ~ 3cm，上部直径约 3mm，下部直径约 1.5mm。表面黄白色或绿白色（贮久色渐深），密被短柔毛。偶见叶状苞片。花萼绿色，先端 5 裂，裂片有毛，长约 2mm。开放者花冠筒状，先端二唇形；雄蕊 5，附于筒壁，黄色；雌蕊 1，子房无毛。气清香，味淡、微苦。（见附录彩图 11-3）

[**显微特征**]

粉末 浅黄棕色或黄绿色。①腺毛较多，头部倒圆锥形、类圆形或略扁圆形，4～33个细胞，成2～4层，直径30～64～108μm，柄部1～5个细胞，长可达700μm。②非腺毛有两种：一种为厚壁非腺毛，单细胞，长可达900μm，表面有微细疣状或泡状突起，有的具螺纹；另一种为薄壁非腺毛，单细胞，甚长，弯曲或皱缩，表面有微细疣状突起。③草酸钙簇晶直径6～45μm。④花粉粒类圆形或三角形，表面具细密短刺及细颗粒状雕纹，具3孔沟。（见附录彩图11-4）

[**化学成分**]含机酸类、黄酮类、挥发油类及苷类成分。有机酸类：包括单咖啡酰基奎宁酸类，如绿原酸及其异构体隐绿原酸、新绿原酸等；双咖啡酰基奎宁酸类，如异绿原酸A、异绿原酸B、异绿原酸C等。黄酮类：含木犀草苷、忍冬苷、槲皮素-3-O-葡萄糖苷、金丝桃苷等。环烯醚萜苷类：含马钱苷、断马钱苷、獐牙菜苷、7-表-马钱苷等。三萜皂苷类：含忍冬苦苷A、B、C等。挥发油类：包括棕榈酸乙酯、芳樟醇、苯甲酸苄酯、苯甲醇、丁香油酚。金银花的抗菌有效成分以绿原酸和异绿原酸为主。

[**理化鉴别**]取本品粉末0.2g，加甲醇5mL，放置12小时，滤过，取滤液作为供试品溶液。另取绿原酸对照品，加甲醇制成每1mL含1mg的溶液，作为对照品溶液。采用硅胶H薄层板，以乙酸丁酯-甲酸-水（7:2.5:2.5）的上层溶液为展开剂，展开，取出，晾干，置紫外光灯（365nm）下检视。供试品色谱中，在与对照品色谱相应的位置上，显相同颜色的荧光斑点。

[**品质评价**]

1. 经验鉴别 以花蕾长、饱满不开放、色黄白、鲜艳、气清香、无枝叶者为佳。

2. 检查 水分：不得过12.0%。总灰分：不得过10.0%。酸不溶性灰分：不得过3.0%。重金属及有害元素：照铅、镉、砷、汞、铜测定法，铅不得过5mg/kg；镉不得过1mg/kg；砷不得过2mg/kg；汞不得过0.2mg/kg；铜不得过20mg/kg。

3. 含量测定 用高效液相色谱法测定，本品按干燥品计算，含绿原酸（$C_{16}H_{18}O_9$）不得少于1.5%；含酚酸类以绿原酸（$C_{16}H_{18}O_9$）、3,5-二-O-咖啡酰奎宁酸$C_{25}H_{24}O_{12}$和4,5-二-O-咖啡酰奎宁酸（$C_{25}H_{24}O_{12}$）的总量计，不得少于3.8%；含木犀草苷（$C_{21}H_{20}O_{11}$）不得少0.050%。

[**功效**]性寒，味甘。归肺、心、胃经。能清热解毒，疏散风热。用于痈肿疔疮，喉痹，丹毒，热毒血痢，风热感冒，温病发热。

[**附**]

1. 忍冬藤 Lonicerae Japonicae Caulis 为忍冬科植物忍冬 *Lonicera japoraica* Thunb. 的干燥茎枝。秋、冬二季采割，晒干。药材呈长圆柱形，多分枝，常缠绕成束，直径1.5～6mm。表面棕红色至暗棕色，有的灰绿色，光滑或被茸毛；外皮易剥落。枝上多节，节间长6～9cm，有残叶及叶痕。质脆，易折断，断面黄白色，中空。气微，老枝味微苦，嫩枝味淡。含绿原酸、马钱苷、忍冬苷、忍冬素、番木鳖苷及鞣质。性寒，味甘。归肺、胃经。清热解毒，疏风通络。用于温病发热，热毒血痢，痈肿疮疡，风湿热痹，关节红肿热痛。用量9～30g。

2. 山银花 Lonicerae Flos 为忍冬科植物灰毡毛忍冬 *Lonicera macranthoides* Hand.-Mazz.、红腺

忍冬 *Lonicera hypoglauca* Miq.、华南忍冬 *Lonicera confusa* DC. 或黄褐毛忍冬 *Lonicera fulvotomentosa* Hsu et S.C.Cheng 的干燥花蕾或带初开的花。夏初花开放前采收，干燥。灰毡毛忍冬主场于贵州、四川、广西、云南、湖南等省区，华南忍冬主产于广西、广东、云南等省区，红腺忍冬主产于浙江、江西、福建、湖南、广东、广西、四川等省区，黄褐毛忍冬主产于广西、贵州和云南等省区。灰毡毛忍冬呈棒状而稍弯曲，长 3～4.5cm，上部直径约 2mm，下部直径约 1mm。表面黄色或黄绿色。总花梗集结成簇，开放者花冠裂片不及全长之半。质稍硬，手捏之稍有弹性。气清香，味微苦甘。红腺忍冬长 2.5～4.5cm，直径 0.8～2mm。表面黄白至黄棕色，无毛或疏被毛，萼筒无毛，先端 5 裂，裂片长三角形，被毛，开放者花冠下唇反转，花柱无毛。华南忍冬长 1.6～3.5cm，直径 0.5～2mm。萼筒和花冠密被灰白色毛。黄褐毛忍冬长 1～3.4cm，直径 1.5～2mm。花冠表面淡黄棕色或黄棕色，密被黄色茸毛。本品显微表面制片：灰毡毛忍冬 腺毛较少，头部大多圆盘形，顶端平坦或微凹，侧面观 5～16 个细胞，直径 37～228μm；柄部 2～5 个细胞，与头部相接处常为 2（～3）个细胞并列，长 32～240μm，直径 15～51μm；厚壁非腺毛较多，单细胞，似角状，多数甚短，长 21～240（～315）μm，表面微具疣状突起，有的可见螺纹，呈短角状者体部胞腔不明显；基部稍扩大，似三角状。草酸钙簇晶，偶见。花粉粒，直径 54～82μm。化学成分与金银花相似。本品性寒，味甘。归肺、心、胃经。清热解毒，疏散风热。用于痈肿疔疮，喉痹，丹毒，热毒血痢，风热感冒，温病发热。用量 6～15g。

菊花 Chrysanthemi Flos

（附：野菊花）

[**来源**] 为菊科植物菊 *Chrysanthemum morifolium* Ramat. 的干燥头状花序。

[**采制**] 9～11 月花盛开时分批采收，阴干或焙干，或熏、蒸后晒干。药材按产地和加工方法不同，分为"亳菊""滁菊""贡菊""杭菊""怀菊"。

[**产地**] 主产于安徽、浙江、江苏、河南等省。多为栽培。

[**性状**] 亳菊　呈倒圆锥形或圆筒形，有时稍压扁呈扇形，直径 1.5～3cm，离散。总苞碟状；总苞片 3～4 层，卵形或椭圆形，草质，黄绿色或褐绿色，外面被柔毛，边缘膜质。花托半球形，无托片或托毛。舌状花数层，雌性，位于外围，类白色，劲直，上举，纵向折缩，散生金黄色腺点；管状花多数，两性，位于中央，为舌状花所隐藏，黄色，顶端 5 齿裂。瘦果不发育，无冠毛。体轻，质柔润，干时松脆。气清香，味甘、微苦。

滁菊　呈不规则球形或扁球形，直径 1.5～2.5cm。舌状花类白色，不规则扭曲，内卷，边缘皱缩，有时可见淡褐色腺点；管状花大多隐藏。

贡菊　呈扁球形或不规则球形，直径 1.5～2.5cm。舌状花白色或类白色，斜升，上部反折，边缘稍内卷而皱缩，通常无腺点；管状花少，外露。

杭菊　呈碟形或扁球形，直径 2.5～4cm，常数个相连成片。舌状花类白色或黄色，平展或微折叠，彼此粘连，通常无腺点；管状花多数，外露。

怀菊　呈不规则球形或扁球形，直径 1.5～2.5cm。多数为舌状花，舌状花类白色或黄色，不规则扭曲，内卷，边缘皱缩，有时可见腺点；管状花大多隐藏。

[显微特征]

粉末 黄白色。①花粉粒类球形，直径 32 ~ 37μm，表面有网孔纹及短刺，具 3 孔沟。②T 形毛较多，顶端细胞长大，两臂近等长，柄 2 ~ 4 个细胞。③腺毛头部鞋底状，6 ~ 8 个细胞两两相对排列。④草酸钙簇晶较多，细小。

[化学成分] 含挥发油、黄酮、有机酸及萜类成分。有机酸：绿原酸、3,5-O- 二咖啡酰基奎宁酸等。挥发油：菊花酮、龙脑、龙脑乙酸酯等。黄酮类：木樨草苷、大波斯菊苷、刺槐素苷等。

[理化鉴别] 取本品剪碎，加石油醚（30 ~ 60℃）20mL，超声，弃去石油醚，药渣挥干，加稀盐酸与乙酸乙酯，超声，滤过，滤液蒸干，残渣加甲醇作为供试品溶液。另取菊花对照药材同法制成对照药材溶液。再取绿原酸对照品，加乙醇作为对照品溶液。采用聚酰胺薄膜，以甲苯 – 乙酸乙酯 – 甲酸 – 冰醋酸 – 水（1∶15∶1∶1∶2）的上层溶液为展开剂，展开，取出，晾干，置紫外光灯（365nm）下检视。供试品色谱中，在与对照药材色谱和对照品色谱相应的位置上，显相同颜色的荧光斑点。

[品质评价]

1. 经验鉴别 各种菊花以身干、花朵整齐、不散瓣、不变色、香气浓者为佳。

2. 检查 水分：不得过 15.0%。

3. 含量测定 用高效液相色谱法测定，药材按干燥品计算，含绿原酸（$C_{16}H_{18}O_9$）不得少于 0.20%，含木犀草苷（$C_{21}H_{20}O_{11}$）不得少于 0.080%，含 3,5-O- 二咖啡酰基奎宁酸（$C_{25}H_{24}O_{12}$）不得少于 0.70%。

[功效] 性微寒，味甘、苦。归肺、肝经。能散风清热，平肝明目，清热解毒。用于风热感冒，头痛眩晕，目赤肿痛，眼目昏花，疮痈肿毒。用量 5 ~ 10g。

[附]

野菊花 Chrysanthemi Indici Flos 为菊科植物野菊 *Ghrysanthemum indicum* L. 的干燥头状花序。秋、冬二季花初开放时采摘，晒干，或蒸后晒干。全国各地均有分布。药材呈类球形，直径 0.3 ~ 1cm，棕黄色。总苞由 4 ~ 5 层苞片组成，外层苞片卵形或条形，外表面中部灰绿色或浅棕色，通常被白毛，边缘膜质；内层苞片长椭圆形，膜质，外表面无毛。总苞基部有的残留总花梗。舌状花 1 轮，黄色至棕黄色，皱缩卷曲；管状花多数，深黄色。体轻。气芳香，味苦。花含挥发油，油中含白菊醇、白菊酮、dl- 樟脑、β-3- 蒈烯、桧烯。此外还有野菊花内酯等。本品性微寒，味苦、辛。归肝、心经。清热解毒，泻火平肝。用于疔疮痈肿，目赤肿痛，头痛眩晕。用量 9 ~ 15g。外用适量，煎汤外洗或制膏外涂。

红花 Carthami Flos

[来源] 为菊科植物红花 *Carthamus tinctorius* L. 的干燥花。

[采制] 夏季花由黄变红时采摘，阴干或晒干。

[产地] 主产于河南、河北、浙江、四川、新疆等省区。均为栽培。

[性状] 为不带子房的管状花，长 1 ~ 2cm。表面红黄色或红色。花冠筒细长，先端 5 裂，裂片呈狭条形，长 5 ~ 8mm；雄蕊 5，花药聚合成筒状，黄白色；柱头长圆柱

形，顶端微分叉。质柔软。气微香，味微苦。（见附录彩图 11-5）

[显微特征]

粉末 橙黄色。①花冠、花丝、柱头碎片多见，有长管状分泌细胞常位于导管旁，直径约至 66μm，含黄棕色至红棕色分泌物。②花冠裂片顶端表皮细胞外壁突起呈短绒毛状。③柱头和花柱上部表皮细胞分化成圆锥形单细胞毛，先端尖或稍钝。④花粉粒类圆形、椭圆形或橄榄形，直径约至 60μm，具 3 个萌发孔，外壁有齿状突起。⑤草酸钙方晶存在于薄壁细胞中，直径 2 ~ 6μm。（见附录彩图 11-6）

[化学成分] 主含黄酮类和脂肪酸类成分。黄酮类：含黄酮醇类及查耳酮类。黄酮醇类有山柰素、槲皮素、芦丁、6- 羟基山柰酚、6- 羟基山柰酚 -3-O- 葡萄糖苷、槲皮素 -7-O- 葡萄糖苷、槲皮素 -3-O- 葡萄糖苷等；查耳酮类主要有羟基红花黄色素 A、红花苷、红花醌苷、红花黄色素 A 等。脂肪酸类：含棕榈酸、肉豆蔻酸、月桂酸、油酸、亚油酸、二棕榈酸甘油酯等。此外，还含有聚炔类、挥发油类等成分。不同成熟期的红花所含成分有差异，淡黄色花主含新红花苷，微量红花苷；黄色花主含红花苷；橘红色花主含红花苷或红花醌苷。

[理化鉴别] 取本品粉末 0.5g，加 80% 丙酮溶液 5mL，密塞，振摇 15 分钟，静置，取上清液作为供试品溶液。另取红花对照药材 0.5g，同法制成对照药材溶液。采用硅胶 H 薄层板，以乙酸乙酯 – 甲酸 – 水 – 甲醇（7:2:3:0.4）为展开剂，展开，取出，晾干。供试品色谱中，在与对照药材色谱相应的位置上，显相同颜色的斑点。

[品质评价]

1. 经验鉴别 以色红、鲜艳、质柔软者为佳。

2. 检查 杂质：不得过 2%。水分：不得过 13.0%。总灰分：不得过 15.0%。酸不溶性灰分：不得过 5.0%。吸光度（红色素）：取药材丙酮提取液，照紫外 – 可见分光光度法在 518nm 的波长处测定吸光度，不得低于 0.20。

3. 浸出物测定 水溶性浸出物（冷浸法，水做溶剂），不得少于 30.0%。

4. 含量测定 用高效液相色谱法测定，本品按干燥品计算，含羟基红花黄色素 A（$C_{27}H_{32}O_{16}$）不得少于 1.0%，含山柰素（$C_{15}H_{10}O_6$）不得少于 0.050%。

[功效] 性温，味辛。归心、肝经。能活血通经，散瘀止痛。用于经闭，痛经，恶露不行，癥瘕痞块，胸痹心痛，瘀滞腹痛，胸胁刺痛，跌仆损伤，疮疡肿痛。3 ~ 10g。孕妇慎用。

蒲黄 Typhae Pollen

[来源] 为香蒲科植物水烛香蒲 *Typha angustifolia* L.、东方香蒲 *T.orientalis* Presl 或同属植物的干燥花粉。

[采制] 夏季采收蒲棒上部的黄色雄花序，晒干后碾轧，筛取花粉。剪取雄花后，晒干，成为带有雄花的花粉，即为草蒲黄。

[产地] 水烛香蒲主产于江苏、浙江、山东、安徽等省。东方香蒲主产于贵州、山东、山西及东北各省。

[**性状**] 为黄色粉末。体轻，放水中则飘浮水面。手捻有滑腻感，易附着手指上。气微，味淡。

[**显微特征**] 粉末黄色。花粉粒类圆形或椭圆形，直径 17 ~ 29μm，表面有网状雕纹，周边轮廓线光滑，呈凸波状或齿轮状，具单孔，不甚明显。

[**化学成分**] 含黄酮类和脂肪油成分。黄酮类：含异鼠李素 -3-O- 新橙皮苷、香蒲新苷、芸香苷、槲皮素、异鼠李素等。尚含氨基酸、β - 谷甾醇及无机盐 Zn、Cu 等。

[**理化鉴别**] 取本品加 80% 乙醇，冷浸，滤过，滤液蒸干，残渣加水使溶解，滤过，滤液加水饱和的正丁醇振摇提取，蒸干，残渣加乙醇作为供试品溶液。另取异鼠李素 -3-O- 新橙皮苷对照品、香蒲新苷对照品，加乙醇作为对照品溶液。采用聚酰胺薄膜，以丙酮 - 水（1:2）为展开剂，展开，取出，晾干，喷以三氯化铝试液，置紫外光灯（365nm）下检视。供试品色谱中，在与对照品色谱相应的位置上，显相同颜色的荧光斑点

[**品质评价**]

1. 经验鉴别 以纯净、粉细、体轻、色鲜黄、滑腻感强者为佳。

2. 检查 杂质：不得过 10.0%。水分：不得过 13.0%。总灰分：不得过 10.0%。酸不溶性灰分：不得过 4.0%。

3. 浸出物测定 醇溶性浸出物（热浸法，用乙醇做溶剂），不得少于 15.0%。

4. 含量测定 用高效液相色谱法测定，药材按干燥品计算，含异鼠李素 -3-O- 新橙皮苷（$C_{28}H_{32}O_{16}$）和香蒲新苷（$C_{34}H_{42}O_{20}$）的总量不得少于 0.50%。

[**功效**] 性平，味甘。归肝、心包经。能止血，化瘀，通淋。用于吐血，衄血，咯血，崩漏，外伤出血，经闭痛经，胸腹刺痛，跌仆肿痛，血淋涩痛。用量 5 ~ 10g，包煎。外用适量，敷患处。孕妇慎用。

西红花 Croci Stigma

[**来源**] 为鸢尾科植物番红花 *Crocus sativus* L. 的干燥柱头。

[**采制**] 开花期晴天的早晨采花，摘取柱头，摊放在竹匾内，上盖一张薄吸水纸后晒干，或 40 ~ 50℃烘干，或在通风处晒干。

[**产地**] 主产于西班牙、希腊、法国、伊朗及原苏联中亚西亚一带。我国浙江、江苏、上海、北京等地有栽培。

[**性状**] 呈线形，三分枝，长约 3cm。暗红色，上部较宽而略扁平，顶端边缘显不整齐的齿状，内侧有一短裂隙，下端有时残留一小段黄色花柱。体轻，质松软，无油润光泽，干燥后质脆易断。气特异，微有刺激性，味微苦。（见附录彩图 11-7）

[**显微特征**] 粉末橙红色。①表皮细胞表面观长条形，壁薄，微弯曲，有的外壁凸出呈乳头状或绒毛状，表面隐约可见纤细纹理。②柱头顶端表皮细胞绒毛状，直径 26 ~ 56μm，表面有稀疏纹理。③草酸钙结晶聚集于薄壁细胞中，呈颗粒状、圆簇状、梭形或类方形，直径 2 ~ 14μm。（见附录彩图 11-8）

[**化学成分**] 含胡萝卜素类和挥发油类成分。胡萝卜素类：约含 2%，其中主为西红

花苷 – I（crocin– I），西红花苷 – II，西红花苷 – III，西红花苷 – IV，西红花二甲酯，α-、β- 胡萝卜素，玉米黄素，西红花苦苷。挥发油：含 0.4% ~ 1.3%，油中主要成分为西红花醛，为西红花苦苷的分解产物，尚含桉脑、蒎烯等。

[理化鉴别]

1.取本品浸水中，可见橙黄色成直线下降，并逐渐扩散，水被染成黄色，无沉淀。柱头呈喇叭状，有短缝；在短时间内，用针拨之不破碎。

2.取本品少量，置白瓷板，加硫酸 1 滴，酸液显蓝色经紫色缓缓变为红褐色或棕色。

3.取本品置硅胶干燥器中，减压干燥 24 小时，研成细粉，精密称取 30mg 置索氏提取器中，加甲醇 70mL，加热回流至提取液无色，放冷，提取液移至 100mL 量瓶中（必要时滤过），用甲醇分次洗涤提取器，洗液并入同一量瓶中，加甲醇至刻度，摇匀，为吸光度溶液。取溶液适量，照紫外 – 可见分光光度法，在 458nm 的波长处测定吸光度，458nm 与 432nm 波长处的吸光度的比值应为 0.85 ~ 0.90。

4.取本品粉末 20mg，加甲醇 1mL，超声处理 10 分钟，放置使澄清，取上清液作为供试品溶液。另取西红花对照药材 20mg，同法制成对照药材溶液。采用硅胶 G 薄层板，以乙酸乙酯 – 甲醇 – 水（100∶16.5∶13.5）为展开剂，展开，取出，晾干，分别置日光和紫外光灯（365nm）下检视。供试品色谱中，在与对照药材色谱相应的位置上，显相同颜色的斑点或荧光斑点（避光操作）。

[品质评价]

1.经验鉴别　以柱头暗红色、花柱少、无杂质者为佳。

2.检查　干燥失重：不得过 12.0%。总灰分：不得过 7.5%。吸光度：精密量取［理化鉴别］项中吸光度溶液 5mL，置 50mL 量瓶中，加甲醇至刻度，摇匀，照紫外 – 可见分光光度法，在 432nm 的波长处测定吸光度，不得低于 0.50。

3.浸出物测定　醇溶性浸出物（热浸法，用 30% 乙醇做溶剂），不得少于 55%。

4.含量测定　用高效液相色谱法测定，本品按干燥品计算，含西红花苷 –I（$C_{44}H_{64}O_{24}$）和西红花苷 – II（$C_{38}H_{54}O_{19}$）的总量不得少于 10.0%，含苦番红花素（$C_{16}H_{26}O_7$）不得少于 5.0%。

[**功效**]性平，味甘。归心、肝经。能活血化瘀，凉血解毒，解郁安神。用于经闭癥瘕，产后瘀阻，温毒发斑，忧郁痞闷，惊悸发狂。1 ~ 3g，煎服或沸水泡服。孕妇慎用。

表 11-1　常见的花类药材

药材名	来源	药用部位
松花粉（Pini Pollen）	松科植物马尾松 Pinus massoniana Lamb.、油松 P. tabulieformis Carr. 或同属数种植物	花粉
鸡冠花（Celosiae Cristatae Flos）	苋科植物鸡冠花 Celosia cristoto L.	花序

续表

药材名	来源	药用部位
莲房（Nelumbinis Receptaculum）	睡莲科植物莲 *Nelumbo nucifera* Gaertn.	花托
厚朴花（Magnoliae Officinalis Flos）	木兰科植物厚朴 *Magnolia officinalis* Rehd.et Wils. 或凹叶厚朴 *M. officinalis* Rehd.et Wils.var.*biloba* Rehd.et Wils.	花蕾
玫瑰花（Rosae Rugosae Flos）	蔷薇科植物玫瑰 *Rosa rugosa* Thunb.	花蕾
梅花（Mume Flos）	蔷薇科植物梅 *Prunus mume*（Sieb.）Sieb.et Zucc.	花蕾
月季花（Rosae Chinensis Flos）	蔷薇科植物月季 *Rosa chinensis* Jacq.	花
槐花（Sophorae Flos）	豆科植物槐 *Sophora japonica* L.	花及花蕾
合欢花（Croci Stigma）	豆科植物合欢 *Albizia julibrissin* Durazz.	花序或花蕾
黄蜀葵花（Abelmoschi Corolla）	锦葵科植物黄蜀葵 *Abelmoschus manihot*（L.）Medic.	花冠
芫花（Genkwa Flos）	瑞香科植物芫花 *Daphne genkwa* Sieb. et Zucc.	花蕾
闹羊花（Rhododendri Mollis Flos）	杜鹃花科植物羊踯躅 *Rhododendron molle* G. Don	花
荆芥穗（Schizonepetae Spica）	唇形科植物荆芥 *Schizonepeta tenuisfolia* Briq.	花穗
旋覆花（Inulae Flos）	菊科植物旋覆花 *Inula japonica* Thunb. 或欧亚旋覆花 *I. Britannica* L.	头状花序
款冬花（Farfarae Flos）	菊科植物款冬 *Tussilago farfara* L.	花蕾
野菊花（Chrysanthemi Indici Flos）	菊科植物野菊 *Ghrysanthemum indicum* L.	头状花序
谷精草（Eriocauli Flos）	谷精草科植物谷精草 *Eriocaulon buergerianum* Koern	带花茎的头状花序
密蒙花（buddlejae Flos）	马钱科植物密蒙花 *Buddieja officinalis* Maxim.	花蕾和花序
木棉花（Gossampim Flos）	木棉科植物木棉 *Gossampinus malabarica*（DC.）Merr.	花
凌霄花（Campsis Flos）	紫葳科植物凌霄 *Campsis grandiflora*（Thunb.）K.Schum. 或美洲凌霄 *C. radicans*（L.）Seem.	花

第十二章　果实及种子类中药 ▷▷▷▷

　　果实（fructus）及种子（semen）类中药是指以植物的果实或种子为药用部位的一类中药。在商品药材中二者并未严格区分，大多数是果实与种子一起入药，如乌梅、枸杞等；少数用种子，多数以果实的形式贮存、销售，临用时再剥去果皮，如巴豆、砂仁等。这两类中药关系密切，但外形和组织构造又有区别，故列入一章，分别概述。

第一节　概　述

一、果实类药材

　　果实类中药是采用完全成熟或将近成熟的果实。少数为完整的果穗，如桑葚。多数为完整的果实，如五味子、枸杞子。有的为果实的一部分，如山茱萸为果肉；大腹皮为果皮；陈皮为部分果皮；甜瓜蒂为带有部分果皮的果柄；柿蒂为果实上的宿萼；橘络、丝瓜络为中果皮部分的维管束组织。

（一）性状

　　通常观察其形状、大小、颜色、顶端、基部、表面、质地、破碎面及气味等。其中形状、表面、破碎面、气味等是鉴别的重点。果实类中药常呈类球形、长椭圆形，如五味子、山楂等；有的呈半球形或半椭圆形，如枳壳、木瓜等；有的呈不规则多角形，如八角茴香、化橘红等。表面常有各种纹理、皱纹或光泽；有的具凹下的油点，如芸香科；有的具隆起的肋线，如伞形科双悬果；或具纵直的棱角，如使君子；顶端常有花柱基，基部残留果梗或果梗痕，有的具宿萼或花被，如蔓荆子、地肤子。

　　一些果实类中药常具有特殊的气味。如枳壳、吴茱萸等具有香气；枸杞子味甜，鸦胆子味极苦，乌梅极酸，五味子酸、甘、苦、辛、咸等。剧毒中药如巴豆、马钱子等，尝时应特别注意。

（二）显微特征

　　果实由果皮及种子组成，果皮的构造包括外果皮、中果皮及内果皮三部分。

　　1. 外果皮　与叶的下表皮相当。通常为一列表皮细胞，外被角质层，偶见气孔。表皮细胞有的被毛茸，如吴茱萸；有的被腺鳞，如蔓荆子；有的表皮细胞中含有色素物质，如川花椒；有的表皮细胞间嵌有油细胞，如五味子。

2. 中果皮　与叶肉组织相当，通常较厚，大多由薄壁细胞组成，在中部有细小的维管束散在。细胞中有时含淀粉粒，如五味子。有时可能有石细胞、油细胞、油室或油管等存在，例如荜澄茄的中果皮内部有石细胞与油细胞分布，小茴香的中果皮内可见油管。

3. 内果皮　与叶的上表皮相当，大多由 1 列薄壁细胞组成。也有的内果皮细胞全为石细胞，如胡椒。有些核果的内果皮，则由多层石细胞组成。有的以 5 ~ 8 个狭长的薄壁细胞互相并列为一群，各群以斜角联合呈镶嵌状，称为"镶嵌细胞"（为伞形科植物果实的共同特征）。

二、种子类药材

种子类中药是采用成熟种子。多数为完整的种子，少数为种子的一部分，如肉豆蔻衣、龙眼肉为假种皮；绿豆衣为种皮；肉豆蔻为除去种皮的种仁；莲子心为除去子叶的胚；大豆黄卷为发了芽的种子；淡豆豉为种子的发酵品。

（一）性状

注意观察种子的形状、大小、颜色、表面纹理、种脐、合点和种脊的位置及形态，以及质地、纵横剖面、气与味等。形状大多呈不规则圆球形、类圆球形或扁圆球形，少数种子呈线形、纺锤形或心形。种皮的表面常有各种纹理，如王不留行具颗粒状突起；蓖麻子带有色泽鲜艳的花纹；马钱子表面被毛茸。表面除常有的种脐、合点和种脊外，少数种子有种阜存在，如蓖麻子、巴豆、千金子等。剥去种皮可见种仁部分，有的种子具发达的胚乳，如马钱子；无胚乳的种子，子叶常特别肥厚，如杏仁。胚大多直立，少数弯曲，如王不留行、青葙子等。

有的种子浸入水中显黏性，如车前子、葶苈子。也可取厚切片加化学试剂观察有无淀粉粒、糊粉粒、脂肪油或特殊成分。

（二）显微特征

种子的构造包括种皮、胚乳和胚三个部分，主要鉴别特征为种皮。

1. 种皮　种子通常只有一层种皮，但有的种子有两层种皮，即有内、外种皮的区分。种皮常由下列一种或数种组织组成。

（1）表皮层　多由 1 列薄壁细胞组成。有的表皮细胞充满黏液质，如白芥子等；有的部分表皮细胞形成非腺毛，如牵牛子；有的全部表皮细胞分化成非腺毛，如马钱子；有的表皮细胞中单独或成群地散列着石细胞，如杏仁、桃仁；有的表皮层全由石细胞组成，如天仙子；有的表皮细胞成为狭长的栅状细胞，其细胞壁常有不同程度的木化增厚，如青葙子以及一般豆科植物的种子；有的表皮细胞中含有色素，如青葙子及牵牛子等。

（2）栅状细胞层　有些种子的表皮下方，有栅状细胞层，由 1 ~ 3 列狭长的细胞排列而成，壁多木化增厚，如决明子；有的内壁和侧壁增厚，而外壁菲薄，如白芥子。在栅状细胞的外缘处，有时可见一条折光率很强的亮带，称为光辉带，如牵牛子、菟丝子。

（3）油细胞层 有的种子的表皮层下有油细胞层，内贮挥发油，如白豆蔻、砂仁等。

（4）色素层 具有颜色的种子，除表皮层含色素物质外，内层细胞或者内种皮细胞中也含色素物质，如白豆蔻等。

（5）石细胞 除种子的表皮有时为石细胞外，有的表皮层以内几乎全为石细胞，如瓜蒌仁；或内种皮为石细胞层，如白豆蔻。

（6）营养层 多数种子的种皮中，常有数列贮有淀粉粒的薄壁细胞，为营养层。在种子发育过程中，淀粉已被消耗，故成熟的种子，营养层往往成为扁缩颓废的薄层。有的营养层中尚包括一层含糊粉粒的细胞。

2. 胚乳 通常由贮藏大量脂肪油和糊粉粒的薄壁细胞组成，有时细胞中含淀粉粒。大多数种子具内胚乳。在无胚乳的种子中，也可见到 1～2 列残存的内胚乳细胞。胚乳细胞的细胞壁大多为纤维素，也有为半纤维素的增厚壁，其上具有明显微细的纹孔，新鲜时可见胞间联丝，如马钱子。胚乳细胞中有时含草酸钙结晶；有时糊粉粒中也有小簇晶存在，如小茴香。少数种子有发达的外胚乳，或外胚乳成颓废组织而残留。也有少数种子的种皮内层与外胚乳的折合层，不规则地伸入于内胚乳中，形成错入组织，如槟榔；也有外胚乳伸入于内胚乳中而形成错入组织者，如肉豆蔻。

3. 胚 胚是种子中未发育的幼体，包括胚根、胚茎、胚芽及子叶四部分。通常子叶占胚的较大部分，子叶的构造与叶大致相似，其表皮下方常可看到明显的栅栏组织，胚的其他部分一般亦全由薄壁细胞组成。

胚乳和胚中贮藏的营养物质，主要为脂肪油、蛋白质和淀粉粒。其中以蛋白质的存在最为特殊。种子中的贮藏蛋白质，可能呈非晶形状态，也可能成为具有特殊形状的颗粒——糊粉粒。在植物器官中只有种子含有糊粉粒。因此糊粉粒是确定种子类粉末中药的主要标志。糊粉粒的形状、大小及构造常依植物种类而异，在中药鉴定中有重要的意义。

应用扫描电镜技术对种子类中药的鉴别研究取得了较大进展，对于区别不同来源的植物种子及伪品都有重要意义。聚丙烯酰胺凝胶电泳及其他电泳技术也运用于果实种子类中药材的鉴别。因富含不同蛋白质的中药能产生不同的蛋白质谱带，故可以作为中药鉴别的手段之一。

第二节 药材的鉴定

五味子 Schisandrae Chinensis Fructus

[**来源**] 为木兰科植物五味子 *Schisandra chinensis*（Turcz.）Baill. 的干燥成熟果实。

习称"北五味子"。

[采制] 秋季果实完全成熟时采收，拣出果梗等杂质，晒干。

[产地] 主产于辽宁、吉林、黑龙江等省，河北、河南、陕西、山西等省亦产。

[性状] 呈不规则的球形或扁球形，直径 5 ~ 8mm。表面红色、紫红色或暗红色，皱缩，显油润；有的表面呈黑红色或出现"白霜"。果肉柔软，种子 1 ~ 2，肾形，表面棕黄色，有光泽，种皮薄而脆。果肉气微，味酸；种子破碎后，有香气，味辛、微苦。（见附录彩图 12-1）

[显微特征]

横切面　①外果皮为 1 列方形或长方形细胞，壁稍厚，外被角质层，散有油细胞。②中果皮薄壁细胞 10 余列，含淀粉粒，散有小型外韧型维管束。③内果皮为 1 列小方形薄壁细胞。④种皮最外层为 1 列径向延长的石细胞，壁厚，纹孔和孔沟细密。⑤其下为数列类圆形、三角形或多角形石细胞，纹孔较大。⑥石细胞层下为数列薄壁细胞，种脊部位有维管束；油细胞层为 1 列长方形细胞，含棕黄色油滴。⑦油细胞下层为 3 ~ 5 列小型细胞；种皮内表皮为 1 列小细胞，壁稍厚，胚乳细胞含脂肪油滴及糊粉粒。

粉末　暗紫色。①种皮表皮石细胞表面观呈多角形或长多角形，直径 18 ~ 50μm，壁厚，孔沟极细密，胞腔内含深棕色物。②种皮内层石细胞呈多角形、类圆形或不规则形，直径约至 83μm，壁稍厚，纹孔较大。③果皮表皮细胞表面观类多角形，垂周壁略呈连珠状增厚，表面有角质线纹。④表皮中散有油细胞。⑤中果皮细胞皱缩，含暗棕色物，并含淀粉粒。（见附录彩图 12-2）

[化学成分] 主要含挥发油、木脂素类成分。挥发油类：果实含挥发油 0.89%，油中含古巴烯、麝子油烯、倍半莒烯、$β_2$- 没药烯、β - 花柏烯及 α - 衣兰烯。木脂素类：含木脂素约 5%，为本品的有效成分，主要有五味子甲素（schizandrin A，deoxyschizandrin）及其类似物 α -、β -、γ -、δ -、ε - 五味子素，伪 γ - 五味子素（pseudo- γ -schizandrin），五味子乙素（schizandrin B，γ -schizandrin），新五味子素（neoschizandrin），五味子醇甲（schizandrol A），五味子素（戈米辛）（gomisins）A、B、C、D、E、F、G、H、J、N、O，（ - ）- 五味子素 K_1，（ + ）- 五味子素 K_2、K_3，（ - ）- 五味子素 L_1、L_2，表五味子素 O，当归酰五味子素 Q，当归酰五味子素 P，顺芷酰五味子素 P 等。此外，尚含有机酸 9.11%，主要为枸橼酸、苹果酸、酒石酸、琥珀酸、维生素 C 等。种子含脂肪油约 33%。

[理化鉴别] 取本品粉末 1g，加三氯甲烷 20mL，加热回流 30 分钟，滤过，滤液蒸干，残渣加三氯甲烷 1mL 使溶解，作为供试品溶液。另取五味子对照药材 1g，同法制成对照药材溶液。再取五味子甲素对照品，加三氯甲烷制成每 1mL 含 1mg 的溶液，作为对照品溶液。采用硅胶 GF_{254} 薄层板，以石油醚（30 ~ 60℃）- 甲酸乙酯 - 甲酸（15：5：1）的上层溶液为展开剂，展开，取出，晾干，置紫外光灯（254nm）下检视。供试品色谱中，在与对照药材色谱和对照品色谱相应的位置上，显相同颜色的斑点。

[品质评价]

1. 经验鉴别　以粒大、果皮紫红、肉厚、柔润者为佳。

2. 检查　杂质：不得过1%，水分：不得过16.0%，总灰分：不得过7.0%。

3. 含量测定　高效液相色谱法测定，本品按干燥品计算含五味子醇甲（$C_{24}H_{32}O_7$）不得少于0.40%。

[功效]性温，味酸、甘。能益气敛肺，滋肾涩精，生津止渴，止泻敛汗。用于久咳虚喘，梦遗滑精，遗尿尿频，久泻不止，自汗盗汗，津伤口渴。

[附注]

南五味子 Schisandrae Sphenantherae Fructus　为木兰科植物华中五味子 *Schisandra sphenanthera* Rehd. et Wils. 的干燥成熟果实。药材呈球形或扁球形，直径4~6mm。表面棕红色至暗棕色，干瘪，皱缩，果肉紧贴于种子之上。种子1~2枚，肾形，表面棕黄色，有光泽，种皮薄而脆。果肉气微，味微酸。含五味子甲素，五味子酯甲、乙、丙、丁、戊等成分。

葶苈子 Lepidii Semen / Descurainiae Semen

[来源]为十字花科植物独行菜 *Lepidium apetalum* Willd. 或播娘蒿 *Descurainia sophia*（L.）Webb. ex Prantl. 的干燥成熟种子。前者习称"北葶苈子"，后者习称"南葶苈子"。

[采制]夏季果实成熟时，割取地上部分，晒干，打下种子，除去杂质。

[产地]独行菜以华北、东北为主要产区。播娘蒿主产于华东、中南等地区。

[性状]**北葶苈子**　呈扁卵形，长1~1.5mm，宽0.5~1mm。一端钝圆；另一端渐尖而微凹，凹处现白色点（种脐）。表面棕色或红棕色，具多数细微颗粒状突起，可见2条纵列的浅槽。味微辛，遇水黏滑性较强。

南葶苈子　呈长圆形略扁，长0.8~1.2mm，宽约0.5mm。表面棕色或红棕色，微有光泽，具纵沟2条。一端钝圆，另端微凹或较平截，两面常不对称。气微，味微辛、苦，略带黏性。

[显微特征]

北葶苈子横切面　①表皮为1列黏液细胞，其外壁向外特化成黏液层，厚达216μm，内壁有未黏液化的纤维素条，呈乳头状突起。②栅状细胞层侧壁及内壁增厚，木化，宽26~34μm。③色素层细胞颓废，色深。④胚乳细胞一列，内含糊粉粒。⑤子叶及胚根细胞，呈不规则多边形，内含糊粉粒。

北葶苈子粉末　①种皮外表皮细胞断面观略呈类长方形，纤维素柱较长，长24~34μm。②种皮内表皮细胞表面观长方多角形或类方形。

南葶苈子粉末　黄棕色。①种皮外表皮细胞为黏液细胞，断面观类方形，内壁增厚向外延伸成纤维素柱，纤维素柱长8~18μm，顶端钝圆、偏斜或平截，周围可见黏液质纹理。②种皮内表皮细胞为黄色，表面观呈长方多角形，直径15~42μm，壁厚5~8μm。

[化学成分]北葶苈子含芥子苷、脂肪油、蛋白质、糖类、生物碱、挥发油及强心成分。南葶苈子含挥发油，油中含异硫氰酸苄酯（benzylisothiocyanate）60%、异硫氰酸

烯丙酯、丁烯腈、双硫烯丙基 12.5%。尚含脂肪油 15% ~ 20%，油中含油酸、亚麻酸、白芥酸以及 β – 谷甾醇等。此外，含五种强心成分，即毒毛旋花子苷元、卫矛苷、葶苈苷、卫矛双糖苷、糖芥苷。

[理化鉴别] 南葶苈子：取粉末加 70% 甲醇，加热回流，滤过，取滤液作为供试品溶液。另取槲皮素 –3–O– β –D– 葡萄糖 –7–O– β –D– 龙胆双糖苷对照品，加 30% 甲醇作为对照品溶液。采用聚酰胺薄膜，以乙酸乙酯 – 甲醇 – 水（7:2:1）为展开剂，展开，取出，晾干，喷以 2% 三氯化铝乙醇溶液，热风吹干，置紫外光灯（365nm）下检视。供试品色谱中，在与对照品色谱相应的位置上，显相同的黄色荧光斑点。

[品质评价]

1. 经验鉴别　均以身干、子粒饱满、纯净者为佳。

2. 检查　水分：不得过 9.0%。总灰分：不得过 8.0%。酸不溶性灰分：不得过 3.0%。膨胀度：取本品 0.6g，南葶苈子不得低于 3，北葶苈子不得低于 12。

3. 含量测定　用高效液相色谱法测定，本品按干燥品计算，含槲皮素 –3–O– β –D– 葡萄糖 –7–O– β –D– 龙胆双糖苷（$C_{33}H_{40}O_{22}$）不得少于 0.075%。

[功效] 性大寒，味辛、苦。归肺、膀胱经。能泻肺平喘，行水消肿。用于痰涎壅肺，喘咳痰多，胸胁胀满，不得平卧，胸腹水肿，小便不利。

苦杏仁 Armeniacae Semen Amarum

[来源] 为蔷薇科植物山杏 *Prunus armeniaca* L. var. *ansu* Maxim.、西伯利亚杏 *P. sibirica* L.、东北杏 *P. mandshurica*（Maxim.）Koehne 或杏 *P. armeniaca* L. 的干燥成熟种子。

[采制] 夏季果实成熟后采收，除去果肉，用石碾或机器轧除外壳，取出种子晒干。

[产地] 山杏主产于辽宁、河北、内蒙古、山东等省区，多野生，亦有栽培。西伯利亚杏主产于东北、华北地区，系野生。东北杏主产于东北各地，系野生。杏主产于东北、华北及西北等地区，系栽培。

[性状] 几种杏仁外形相似，呈扁心形，长 1 ~ 1.9cm，宽 0.8 ~ 1.5cm，厚 0.5 ~ 0.8cm。表面黄棕色至深棕色，一端尖，另端钝圆，肥厚，左右不对称，尖端一侧有短线形种脐，圆端合点处向上具多数深棕色的脉纹。种皮薄，子叶 2，乳白色，富油性。气微，味苦。（见附录彩图 12–3）

[显微特征]

种皮表面观　①种皮石细胞单个散在或数个相连，黄棕色至棕色，表面观类多角形、类长圆形或贝壳形，直径 25 ~ 150μm。②种皮外表皮细胞浅橙黄色至棕黄色，常与种皮石细胞相连，类圆形，壁常皱缩。（见附录彩图 12–4）

[化学成分] 含有效成分苦杏仁苷（amygdalin，$C_{20}H_{27}O_{11}N$）约 3%。另含苦杏仁酶（emulsin）、脂肪油（杏仁油，约 50%）。苦杏仁苷经水解后产生氢氰酸（约 0.2%）、苯甲醛及葡萄糖。苦杏仁酶包括苦杏仁苷酶（amygdalase）、樱苷酶（prunase），在热水或醇中煮沸即被破坏。另含蛋白质和 15 种以上的氨基酸。并含有 β – 紫罗兰酮及 △ ^{24}–

胆甾醇、雌性酮、α-雌二醇。

[**理化鉴别**] 取本品粉末 2g，置索氏提取器中，加二氯甲烷适量，加热回流 2 小时，弃去二氯甲烷液，药渣挥干，加甲醇 30mL，加热回流 30 分钟，放冷，滤过，滤液作为供试品溶液。另取苦杏仁苷对照品，加甲醇制成每 1mL 含 2mg 的溶液，作为对照品溶液。采用硅胶 G 薄层板，以三氯甲烷-乙酸乙酯-甲醇-水（15:40:22:10）5～10℃放置 12 小时的下层溶液为展开剂，展开，取出，立即用 0.8% 磷钼酸的 15% 硫酸乙醇溶液浸板，在 105℃加热至斑点显色清晰。供试品色谱中，在与对照品色谱相应的位置上，显相同颜色的斑点。

[**品质评价**]

1. 经验鉴别 以颗粒饱满、完整、味苦者为佳。

2. 检查 水分：不得过 7.0%。过氧化值不得超过 0.11。

3. 含量测定 用高效液相色谱法测定，本品按干燥品计算含苦杏仁苷（$C_{20}H_{27}NO_{11}$）不得少于 3.0%。

[**功效**] 性微温，味苦。有小毒。归肺、大肠经。能降气止咳平喘，润肠通便。用于咳嗽气喘，胸满痰多，肠燥便秘。

决明子 Cassiae Semen

[**来源**] 为豆科植物钝叶决明 *Cassia obtusifolia* L. 或决明（小决明）*C. tora* L. 的干燥成熟种子。

[**采制**] 秋季采收成熟果实，晒干，打下种子，除去杂质。

[**产地**] 主产于安徽、江苏、浙江、广东等省。全国大部分地区均有栽培。

[**性状**] 决明 略呈菱方形或短圆柱形，两端平行倾斜，长 3～7mm，宽 2～4mm。表面绿棕色或暗棕色，平滑有光泽。一端较平坦，另端斜尖，背腹面各有 1 条突起的棱线，棱线两侧各有 1 条斜向对称而色较浅的线形凹纹。质坚硬，不易破碎。种皮薄，子叶 2，黄色，呈 "S" 形折曲并重叠。气微，味微苦。

小决明 呈短圆柱形，较小，长 3～5mm，宽 2～3mm。表面棱线两侧各有 1 片宽广的浅黄棕色带。

[**显微特征**]

粉末 黄棕色。①种皮栅状细胞无色或淡黄色，侧面观细胞 1 列，呈长方形，排列稍不平整，长 42～53μm，壁较厚，光辉带 2 条；表面观呈类多角形，壁稍皱缩。②种皮支持细胞表面观呈类圆形，直径 10～35（55）μm，可见两个同心圆圈；侧面观呈哑铃状或葫芦状。角质层碎片厚 11～19μm。草酸钙簇晶众多，多存在于薄壁细胞中，直径 8～21μm。

[**化学成分**] 决明种子含游离羟基蒽醌衍生物，为大黄酚、大黄素、大黄素甲醚、决明素、钝叶素、决明苷、钝新素等。小决明种子含大黄酚、大黄素甲醚、决明素、橙黄决明素；另含芦荟大黄素、大黄酸、大黄素、决明子内酯。此外尚含决明内酯、决明酮。

[理化鉴别]取粉末加甲醇，浸渍，滤过，滤液蒸干，残渣加水再加盐酸，置水浴上加热，用乙醚提取后，蒸干，残渣加三氯甲烷作为供试品溶液。另取橙黄决明素对照品、大黄酚对照品，加无水乙醇－乙酸乙酯（2∶1）作为对照品溶液。采用硅胶 H 薄层板，以石油醚（30～60℃）－丙酮（2∶1）为展开剂，展开，取出，晾干。供试品色谱中，在与对照品色谱相应的位置上，显相同颜色的斑点；置氨蒸气中熏后，斑点变为亮黄色（橙黄决明素）和粉红色（大黄酚）。

[品质评价]

1. 经验鉴别　以粒饱满、色绿棕者为佳。

2. 检查　水分：不得过 15.0%。总灰分：不得过 5.0%。黄曲霉毒素：本品每 1000g 含黄曲霉毒素 B_1 不得过 5μg，黄曲霉毒素 G_2、黄曲霉毒素 G_1、黄曲霉毒素 B_2 和黄曲霉毒素 B_1 总量不得过 10μg。

3. 含量测定　用高效液相色谱法测定，本品按干燥品计算，含大黄酚（$C_{15}H_{10}O_4$）不得少于 0.20%，含橙黄决明素（$C_{17}H_{14}O_7$）不得少于 0.080%。

[功效]性微寒，味甘、苦、咸。归肝、大肠经。能清热明目，润肠通便。用于目赤涩痛，羞明多泪，头痛眩晕，目暗不明，大便秘结。用量 9～15g。

补骨脂 Psoraleae Fructus

[来源]为豆科植物补骨脂 *Psoralea corylifolia* L. 的干燥成熟果实。

[采制]秋季果实成熟时，摘取果穗或割取全株，晒干，打下果实。

[产地]除东北、西北地区外，全国各地均产。

[性状]呈肾形，略扁，长 3～5mm，宽 2～4mm，厚约 1.5mm。表面黑色、黑褐色或灰褐色，具细微网状皱纹。顶端圆钝，有一小突起，凹侧有果梗痕。质硬。果皮薄，与种子不易分离；种子 1 枚，子叶 2，黄白色，有油性。气香，味辛、微苦。（见附录彩图 12-5）

[显微特征]

粉末　灰黄色。①种皮栅状细胞侧面观有纵沟纹，光辉带 1 条，位于上侧近边缘处，顶面观多角形，胞腔极小，孔沟细，底面观呈圆多角形，胞腔含红棕色物。②支持细胞侧面观哑铃形，表面观类圆形。③壁内腺（内生腺体）多破碎，完整者类圆形，由十数个至数十个纵向延长呈放射状排列的细胞构成。草酸钙柱晶细小，成片存在于中果皮细胞中。

[化学成分]含挥发油、香豆素、黄酮类、单萜酚、脂类化合物、树脂及豆甾醇等。香豆素：主要为补骨脂素、补骨脂内酯、异补骨脂素、补骨脂定、异补骨脂定、双羟异补骨脂定以及苯并呋喃香豆素。黄酮类：补骨脂甲素、补骨脂乙素、补骨脂甲素甲醚、异补骨脂甲素、异补骨脂乙素甲醚、新补骨脂异黄酮、补骨脂色烯素、补骨脂宁以及补骨脂查耳酮、新补骨脂查耳酮等。单萜酚类：补骨脂酚等。

[理化鉴别]取粉末加乙酸乙酯，超声，滤过，滤液蒸干，残渣加乙酸乙酯作为供试品溶液。另取补骨脂素对照品、异补骨脂素对照品，加乙酸乙酯作为对照品溶液。采

用硅胶 G 薄层板，以正己烷 - 乙酸乙酯（4：1）为展开剂，展开，取出，晾干，喷以10% 氢氧化钾甲醇溶液，置紫外光灯（365nm）下检视。供试品色谱中，在与对照品色谱相应的位置上，显相同的两个荧光斑点。

[品质评价]

1. 经验鉴别 以粒大、饱满、色黑者为佳。

2. 检查 杂质 不得过 5.0%。水分：不得过 9.0%。总灰分：不得过 8.0%。酸不溶性灰分：不得过 2.0%。

3. 含量测定 用高效液相色谱法，本品按干燥品计算，含补骨脂素（$C_{11}H_6O_3$）和异补骨脂素（$C_{11}H_6O_3$）的总量不得少于 0.70%

[功效] 性温，味辛、苦。归肾、脾经。能温肾助阳，纳气平喘，温脾止泻；外用消风祛斑。用于肾阳不足，阳痿遗精，遗尿尿频，腰膝冷痛，肾虚作喘，五更泄泻；外用治白癜风，斑秃。用量 6 ~ 10g。外用 20% ~ 30% 酊剂涂患处。

枳壳 Aurantii Fructus

（附：枳实）

[来源] 为芸香科植物酸橙 *Citrus aurantium* L. 及其栽培变种的干燥未成熟果实。

[采制] 7 ~ 8 月（大暑）果实尚未成熟时采收，不宜过迟，否则果实老熟，皮薄瓤多，影响质量。采后横切成两瓣，仰面放置晒干或低温干燥。

[产地] 产于江西、四川、湖北、贵州等省。多系栽培。以江西清江、新干所产最为闻名，商品习称"江枳壳"。

[性状] 呈半球形，直径 3 ~ 5cm。外果皮棕褐色至褐色，有颗粒状突起，突起的顶端有凹点状油室；有明显的花柱残迹或果梗痕。切面中果皮黄白色，光滑而稍隆起，厚 0.4 ~ 1.3cm，边缘散有 1 ~ 2 列油室，瓤囊 7 ~ 12 瓣，少数至 15 瓣，汁囊干缩呈棕色至棕褐色，内藏种子。质坚硬，不易折断。气清香，味苦、微酸。（见附录彩图 12-6）

[显微特征]

粉末 黄白色或棕黄色。①中果皮细胞类圆形或形状不规则，壁大多呈不均匀增厚。②果皮表皮细胞表面观多角形、类方形或长方形，气孔环式，直径 16 ~ 34μm，副卫细胞 5 ~ 9 个；侧面观外被角质层。③草酸钙方晶存在于果皮和汁囊细胞中，呈斜方形、多面体形或双锥形，直径 3 ~ 30μm。④螺纹导管、网纹导管及管胞细小。汁囊组织淡黄色或无色，细胞多皱缩，并与下层细胞交错排列。（见附录彩图 12-7）

[化学成分] 酸橙枳壳含挥发油和黄酮类成分。挥发油：主要成分为右旋柠檬烯、枸橼酸、右旋芳樟醇和邻氨基苯甲酸甲酯等。黄酮类：橙皮苷、新橙皮苷、柚皮苷、川陈皮素及苦味成分苦橙苷、苦橙酸。此外，尚含辛弗林、N- 甲基酪胺。

[理化鉴别] 取本品粉末 0.2g，加甲醇 10mL，超声处理 30 分钟，滤过，滤液蒸干，残渣加甲醇 5mL 使溶解，作为供试品溶液。另取柚皮苷对照品、新橙皮苷对照品，加甲醇制成每 1mL 各含 0.5mg 的混合溶液，作为对照品溶液。采用硅胶 G 薄层板，以三

氯甲烷－甲醇－水（13∶6∶2）下层溶液为展开剂，展开，取出，晾干，喷以 3% 三氯化铝乙醇溶液，在 105℃加热约 5 分钟，置紫外光灯（365nm）下检视。供试品色谱中，在与对照品色谱相应的位置上，呈相同颜色的荧光斑点。

[品质评价]

1. 经验鉴别 以外皮色褐、果肉后、质坚硬、香气浓者为佳。

2. 检查 水分：不得过 12%。总灰分：不得过 7.0%。

3. 含量测定 用高效液相色谱法，本品按干燥品计算，含柚皮苷（$C_{27}H_{32}O_{14}$）不得少于 4.0%，新橙皮苷（$C_{28}H_{34}O_{15}$）不得少于 3.0%

[功效] 性微寒，味苦、辛、酸。归脾、胃经。能理气宽中，行滞消胀。用于胸胁气滞，胀满疼痛，食积不化，痰饮内停，脏器下垂。用量 3 ~ 10g。

[附]

枳实 Aurantii Fructus Immaturus 为芸香科植物酸橙 *Citrus aurantium* L. 及其栽培变种或甜橙 *C. sinensis* Osbeck 的干燥幼果。夏至前拾取地上被风吹落或自行脱落的幼小果实，晒干（鹅眼枳实）。较大者横切为两瓣后，晒干。药材呈半球形，少数为球形，直径 0.5 ~ 2.5cm。外表面黑绿色或暗棕绿色，有颗粒状的突起和皱纹，有果柄痕迹。切面略现隆起，光滑，黄白色或黄褐色，厚 3 ~ 12mm，边缘有 1 ~ 2 列油室，果皮不易剥离，中央有棕褐色的瓤囊，呈车轮形。质坚硬。气清香，味苦而微酸。从酸橙枳实中分离出有升压作用的辛弗林和 N– 甲基酪胺，二者含量均较枳壳中为多。另含橙皮苷（hesperidin）、新橙皮苷（neohesperidin）、柚皮苷（naringin）、野漆树苷（rhoifolin）和忍冬苷（lonicerin）等黄酮苷化合物以及维生素 C 等。性温，味苦、辛、酸。破气，泻痰，消积，除痞。

陈皮 Citri Reticulatae Pericarpium

（附：青皮、橘红、橘核、橘白）

[来源] 为芸香科植物橘 *Citrus reticulata* Blanco 及其栽培变种的干燥成熟果皮。药材分为"陈皮"和"广陈皮"。

[采制] 在霜降后至翌年春季，采摘成熟果实，剥取外层果皮，晒干或低温干燥。

[产地] 广东、福建、四川、江苏等省，均为栽培品。

[性状] 陈皮 常剥成数瓣，基部相连，有的呈不规则的片状，厚 1 ~ 4mm。外表面橙红色或红棕色，有细皱纹和凹下的点状油室；内表面浅黄白色，粗糙，附黄白色或黄棕色筋络状维管束。质稍硬而脆。气香，味辛、苦。

广陈皮 常 3 瓣相连，形状整齐，厚度均匀，约 1mm。点状油室较大，对光照视，透明清晰。质较柔软。

[显微特征]

粉末 黄白色至黄棕色。①中果皮薄壁组织众多，细胞形状不规则，壁不均匀增厚，有的成连珠状。②果皮表皮细胞表面观多角形、类方形或长方形，垂周壁稍厚，气孔类圆形，直径 18 ~ 26μm，副卫细胞不清晰；侧面观外被角质层，靠外方的径向壁增厚。③草酸钙方晶成片存在于中果皮薄壁细胞中，呈多面体形、菱形或双锥形，直径

3 ~ 34μm，长 5 ~ 53μm，有的一个细胞内含有由两个多面体构成的平行双晶或 3 ~ 5 个方晶。④橙皮苷结晶大多存在于薄壁细胞中，黄色或无色，呈圆形或无定形团块，有的可见放射状条纹。螺纹导管、孔纹导管和网纹导管及管胞较小。

[化学成分] 主要含有挥发油及黄酮类成分。挥发油：主要成分为右旋柠檬烯及柠檬醛、α-蒎烯、β-月桂烯等。黄酮类：橙皮苷、橘皮素、新橙皮苷、川陈皮素、二氢川陈皮素、5,6,7,8,4',-五甲氧基黄酮等。此外，尚含肌醇、β-谷甾醇、维生素 B、对羟福林等。

[理化鉴别] 取粉末加甲醇，加热回流，滤过，浓缩，作为供试品溶液。另取橙皮苷对照品，加甲醇制成饱和溶液作为对照品溶液。采用 0.5% 氢氧化钠溶液制备的硅胶 G 薄层板，以乙酸乙酯-甲醇-水（100:17:13）为展开剂，展至约 3cm，取出，晾干，再以甲苯-乙酸乙酯-甲酸-水（20:10:1:1）的上层溶液为展开剂，展至约 8cm，取出，晾干，喷以三氯化铝试液，置紫外光灯（365nm）下检视。供试品色谱中，在与对照品色谱相应的位置上，显相同颜色的荧光斑点。

取广陈皮粉末加甲醇，加热回流，滤过，浓缩，作为供试品溶液。取 2-甲氨基苯甲酸甲酯加甲醇作为对照品溶液。取广陈皮对照提取物，加甲醇，超声作为对照提取物。采用硅胶 G 薄层板，以甲苯-乙酸乙酯-甲酸-水（10:4:2:0.5）的上层溶液为展开剂，展至 5cm，取出，再以环己烷为展开剂，展至约 8cm，取出，晾干，置紫外光灯（365nm）下检视。供试品色谱中，在与对照提取物和对照品色谱相应的位置上，显相同颜色的荧光斑点。

[品质评价]

1. 经验鉴别　以瓣大、完整、颜色鲜、油润、质柔软、气浓、辛香、味稍甜后感苦辛者为佳。

2. 检查　水分：不得过 13.0%。黄曲霉毒素：本品每 1000g 含黄曲霉毒素 B_1 不得过 5μg，黄曲霉毒素 G_2、黄曲霉毒素 G_1、黄曲霉毒素 B_2 和黄曲霉毒素 B_1 总量不得过 10μg。

3. 含量测定　用高效液相色谱法测定，陈皮按干燥品计算，含橙皮苷（$C_{28}H_{34}O_{15}$）不得少于 3.5%。

广陈皮　含橙皮苷（$C_{28}H_{34}O_{15}$）不得少于 2.0%，含川陈皮素（$C_{21}H_{22}O_8$）和橘皮素（$C_{20}H_{20}O_7$）的总量不得少于 0.42%。

[功效] 性温，味苦、辛。归肺、脾经。能理气健脾，燥湿化痰。用于脘腹胀满，食少吐泻，咳嗽痰多。用量 3 ~ 10g。

[附]

1. 青皮 Citri Reticulatae Pericarpium Viride　为芸香科植物橘 *Citrus reticulata* Blanco 及其栽培变种的干燥幼果或未成熟果实的果皮。5 ~ 6 月收集自落的幼果，习称"个青皮"，凡生产柑橘的地方均产，主销华北、东北等地；7 ~ 8 月采收未成熟的果实，纵剖成四瓣至基部，除尽瓤瓣，晒干，习称"四花青皮"，主产于福建、四川、广东、广西等地，销全国大部分地区。个青皮，呈类球形，直径 0.5 ~ 2cm。表面灰绿色或黑绿色，微粗糙，有细密凹下的油室，顶端有稍突起的柱基，基部有圆形果梗痕。质硬，断面果皮黄白色或淡黄棕色，厚 1 ~ 2mm，外缘有油室 1 ~ 2 列。瓤 8 ~ 10 瓣，淡棕色。气清香，味酸、苦、辛。四花青皮，果皮剖成 4 裂片，裂片长椭圆形，长 4 ~ 6cm，厚 1 ~ 2mm。外表面灰绿色或黑绿色，密生多数油室；内表面类白色或黄白色，粗糙，附黄白色或黄棕色小筋络。质稍硬，易折断，断面外缘有油室 1 ~ 2 列。气香，味苦、辛。本品性温，味苦、辛。疏肝破气，消积化滞。

2. 橘红 Citri Exocarpium Rubrum 为芸香科植物橘 *Citrus reticulata* Blanco 及其栽培变种的干燥外层果皮。秋末冬初果实成熟后采收，用刀削下外果皮，晒干或阴干。本品呈长条形或不规则薄片状，边缘皱缩向内卷曲。外表面黄棕色或橙红色，存放后呈棕褐色，密布黄白色突起或凹下的油室。内表面黄白色，密布凹下透光小圆点。质脆易碎。气芳香，味微苦、麻。本品理气宽中，燥湿化痰。用于咳嗽痰多，食积伤酒，呕恶痞闷。

3. 橘核 Citri Reticulatae Semen 为芸香科植物橘 *Citrus reticulata* Blanco 及其栽培变种的干燥成熟种子。果实成熟后收集，洗净，晒干。本品略呈卵形，长 0.8 ~ 1.2cm，直径 0.4 ~ 0.6cm。表面淡黄白色或淡灰白色，光滑，一侧有种脊棱线，一端钝圆，另端渐尖成小柄状。外种皮薄而韧，内种皮菲薄，淡棕色，子叶 2，黄绿色，有油性。气微，味苦。本品理气，散结，止痛。用于疝气疼痛，睾丸肿痛，乳痈乳癖。

4. 橘白 为芸香科植物橘 *Citrus reticulata* Blanco 及其栽培变种的白色内层果皮。选取新鲜的橘皮，用刀扦去外层红皮（即橘红）后，取内层的白皮，除去橘络，晒干或晾干。本品呈黄白色海绵的薄层块片，内表面常有橘络的痕迹。质疏软，有弹性。气芳香，味微苦而甘。本品和胃化湿。用于治疗湿浊内阻，胸脘痞满，食欲不振。

吴茱萸 Euodiae Fructus

[**来源**] 为芸香科植物吴茱萸 *Euodia rutaecarpa*（Juss.）Benth.、石虎 *E. rutaecarpa*（Juss.）Benth. var. *officinalis*（Dode）Huang 或 疏毛吴茱萸 *E. rutaecarpa*（Juss.）Benth. var. *bodinieri*（Dode）Huang 的干燥近成熟的果实。

[**采制**] 8 ~ 9 月果实呈茶绿色尚未开裂时，剪下果枝，晒干或低温干燥，除去枝、叶、果梗等杂质。

[**产地**] 主产于贵州、广西、湖南、云南等省区。多系栽培。以贵州、广西产量较大，湖南常德产者质量最好，销全国各地，并出口。

[**性状**] 呈球形或略呈五角状扁球形，直径 2 ~ 5mm。表面暗黄绿色至褐色，粗糙，有多数点状突起或凹下的油点。顶端有五角星状的裂隙，基部残留被有黄色茸毛的果梗。质硬而脆，横切面可见子房 5 室，每室有淡黄色种子 1 粒。气芳香浓郁，味辛辣而苦。（见附录彩图 12-8）

[**显微特征**]

粉末 褐色。①非腺毛 2 ~ 6 个细胞，长 140 ~ 350μm，壁疣明显，有的胞腔内含棕黄色至棕红色物。②腺毛头部 7 ~ 14 个细胞，椭圆形，常含黄棕色内含物；柄 2 ~ 5 个细胞。③草酸钙簇晶较多，直径 10 ~ 25μm；偶有方晶。④石细胞类圆形或长方形，直径 35 ~ 70μm，胞腔大。油室碎片有时可见，淡黄色。

[化学成分] 主要含有挥发油、生物碱及苦味质等成分。挥发油类：吴茱萸含挥发油 0.4% 以上，油中主要成分为吴萸烯（evodene），为油的香气成分；并含罗勒烯、吴萸内酯等。生物碱类：吴茱萸胺（吴茱萸碱）、吴茱萸次碱、羟基吴茱萸碱、吴茱萸喹酮碱、N,N– 二甲基 –5– 甲氧基色胺、N– 甲基氨茴香酰胺、吴茱萸素等。苦味质：吴茱萸醇及吴萸苦素等。

石虎果实含挥发油，主要成分为柠檬苦素等。生物碱为吴茱萸碱、吴茱萸次碱、羟基吴茱萸碱。还含石虎甲素、dl– 去甲基衡州乌药碱（dl–demethylcoclaurine）等。

[理化鉴别] 取粉末加乙醇，静置，超声，滤过，取滤液作为供试品溶液。另取吴茱萸次碱对照品、吴茱萸碱对照品，加乙醇分别作为对照品溶液。采用硅胶 G 薄层板，以石油醚（60 ～ 90℃）– 乙酸乙酯 – 三乙胺（7∶3∶0.1）为展开剂，展开，取出，晾干，置紫外光灯（365nm）下检视。供试品色谱中，在与对照品色谱相应的位置上，显相同颜色的荧光斑点。

[品质评价]

1. 经验鉴别　以粒小、饱满坚实、色绿、香气浓郁者为佳。

2. 检查　杂质：不得过 7%。水分：不得过 15.0%。总灰分：不得过 10.0%。

3. 浸出物测定　醇溶性浸出物（热浸法，稀乙醇做溶剂）不得少于 30.0%。

4. 含量测定　用高效液相色谱测定，本品按干燥品计算，含吴茱萸碱（$C_{19}H_{17}N_3O$）和吴茱萸次碱（$C_{18}H_{13}N_3O$）的总量不得少于 0.15%，柠檬苦素（$C_{26}H_{30}O_8$）不得少于 0.20%。

[功效] 性热，味辛、苦。有小毒。归肝、脾、胃、肾经。能散寒止痛，降逆止呕，助阳止泻。用于厥阴头痛，寒疝腹痛，寒湿脚气，经行腹痛，脘腹胀痛，呕吐吞酸，五更泄泻。用量 2 ～ 5g。外用适量。

巴豆 Crotonis Fructus

[来源] 为大戟科植物巴豆 *Croton tiglium* L. 的干燥成熟果实。

[采制] 秋季果实成熟时采收，堆置 2 ～ 3 天发汗，摊开晾晒或烘干。

[产地] 主产于四川、贵州、云南、广西等省区。多系栽培。

[性状] 呈卵圆形，一般具三棱，长 1.8 ～ 2.2cm，直径 1.4 ～ 2cm。表面灰黄色或稍深，粗糙，有纵线 6 条，顶端平截，基部有果梗痕。破开果壳，可见 3 室，每室含种子 1 粒。种子呈略扁的椭圆形，长 1.2 ～ 1.5cm，直径 0.7 ～ 0.9cm，表面棕色或灰棕色，一端有小点状的种脐和种阜的疤痕，另一端有微凹的合点，其间有隆起的种脊；外种皮薄而脆，内种皮呈白色薄膜；种仁黄白色，油质。气微，味辛辣。

[显微特征]

横切面　外果皮为表皮细胞 1 列，外被多细胞星状毛。中果皮外侧为 10 余列薄壁细胞，散有石细胞、草酸钙方晶或簇晶；中部有约 4 列纤维状石细胞组成的环带；内侧为数列薄壁细胞。内果皮为 3 ～ 5 列纤维状厚壁细胞。种皮表皮细胞由 1 列径向延长的长方形细胞组成，其下为 1 列厚壁性栅状细胞，胞腔线性，外端略膨大。

[化学成分]种仁含脂肪油（巴豆油），蛋白质等成分。脂肪油：含巴豆树脂（croton resin），系巴豆醇（phorbol）、甲酸、丁酸及巴豆油酸（crotonic acid）结合而成的酯，有强烈的致泻作用。巴豆油的脂肪酸组成主要有巴豆酸、棕榈酸、硬脂酸、油酸、亚油酸、肉豆蔻酸、花生酸、月桂酸、巴豆油酸及顺芷酸等；油中尚含强刺激性成分（具泻下成分）和致癌成分，为亲水性的巴豆醇的十多种双酯化合物。蛋白质：蛋白质中一种毒性球蛋白称巴豆毒素，为巴豆白朊及巴豆球朊的混合物，含有二种外源凝集素。另含有巴豆苷、β-谷甾醇、氨基酸及酶等。

[理化鉴别]取种仁，研碎，加石油醚（30～60℃）超声，滤过，滤液作为供试品溶液。另取巴豆对照药材同法制成对照药材溶液。采用硅胶 G 薄层板，以石油醚（60～9℃）-乙酸乙酯-甲酸（10:1:0.5）为展开剂，展开，取出，晾干，喷以 10%硫酸乙醇溶液，在 105℃加热至斑点显色清晰。供试品色谱中，在与对照药材色谱相应的位置上，显相同颜色的斑点。

[品质评价]

1. 经验鉴别　以种子饱满、种仁色黄白为佳。

2. 检查　水分：不得过 12.0%。总灰分：不得过 5.0%。

脂肪油测定：取本品粗粉加入乙醚以索氏提取法提取。按干燥品计算，含脂肪油不得少于 22.0%。

3. 含量测定　用高效液相色谱法测定，本品按干燥品计算，含巴豆苷（$C_{10}H_{13}N_5O_5$）不得少于 0.80%

[功效]性热，味辛。有大毒。归胃、大肠经。外用蚀疮。用于恶疮疥癣，疣痣。用量外用适量，研末涂患处，或捣烂以纱布包擦患处。孕妇禁用；不宜与牵牛子同用。

酸枣仁 Ziziphi Spinosae Semen

[来源]为鼠李科植物酸枣 Zizizphus jujuba Mill. var. spinosa（Bunge）Hu ex H.F.Chou 的干燥成熟种子。

[采制]秋末冬初采收成熟果实，除去果肉及核壳，收集种子，晒干。

[产地]主产于河北、陕西、辽宁、河南等省。

[性状]呈扁圆形或扁椭圆形，长 5～9mm，宽 5～7mm，厚约 3mm。表面紫红色或紫褐色，平滑有光泽，有的有裂纹。有的两面均呈圆隆状突起；有的一面较平坦，中间有 1 条隆起的纵线纹；另一面稍突起。一端凹陷，可见线形种脐；另端有细小突起的合点。种皮较脆，胚乳白色，子叶 2，浅黄色，富油性。气微，味淡。（见附录彩图12-9）

[显微特征]

粉末　棕红色。①种皮栅状细胞棕红色，表面观多角形，直径约 15μm，壁厚，木化，胞腔小。②内种皮细胞棕黄色，表面观长方形或类方形，壁连珠状增厚，木化。③子叶表皮细胞含细小草酸钙簇晶及方晶。

[化学成分]含酸枣仁皂苷 A（jujuboside A）和酸枣仁皂苷 B（jujuboside B），水解

得酸枣仁皂苷元（jujubogenin）；皂苷元在酸性水解反应过程中能转变为伊比林内酯。另含白桦脂酸、白脂醇。含黄酮类成分当药素。还含齐墩果酸（oleanolic acid）、阿魏酸、油酸、植物甾醇、脂肪油、胡萝卜苷、维生素C等。

[理化鉴别]

1. 取粉末，加甲醇加热回流，滤过，滤液蒸干，残渣加甲醇作为供试品溶液。另取酸枣仁皂苷A对照品、酸枣仁皂苷B对照品，加甲醇作为对照品溶液。采用硅胶G薄层板，以水饱和的正丁醇为展开剂，展开，取出，晾干，喷以1%香草醛硫酸溶液，立即检视。供试品色谱中，在与对照品色谱相应的位置上，显相同颜色的斑点。

2. 取粉末，加石油醚（60～90℃）加热回流，滤过，弃去石油醚液，药渣挥干，加甲醇，加热回流，滤过，滤液蒸干，残渣加甲醇作为供试品溶液。另取酸枣仁对照药材同法制成对照药材溶液。再取斯皮诺素对照品，加甲醇作为对照品溶液。采用硅胶G薄层板，以水饱和的正丁醇为展开剂，展开，取出，晾干，喷以1%香草醛硫酸溶液，置紫外光灯（365nm）下检视。供试品色谱中，在与对照药材色谱和对照品色谱相应的位置上，显相同的蓝色荧光斑点。

[品质评价]

1. 经验鉴别　以粒大、饱满、完整、有光泽、外皮紫红色、无核壳者为佳。

2. 检查　杂质（核壳等）：不得过5%。水分：不得过9.0%。总灰分：不得过7.0%。黄曲霉毒素：本品每1000g含黄曲霉毒素B_1不得过5μg，含黄曲霉毒素G_2、黄曲霉毒素G_1、黄曲霉毒素B_2和黄曲霉毒素B_1的总量不得过10μg。重金属及有害元素：照铅、镉、砷、汞、铜测定法，铅不得过5mg/kg；镉不得过1mg/kg；砷不得过2mg/kg；汞不得过0.2mg/kg；铜不得过20mg/kg。

3. 含量测定　用高效液相色谱法测定，本品按干燥品计算，含酸枣仁皂苷A（$C_{58}H_{94}O_{26}$）不得少于0.030%。含斯皮诺素（$C_{28}H_{32}O_{15}$）不得少于0.080%。

[功效] 性平，味甘、酸。归肝、胆、心经。能养心补肝，宁心安神，敛汗，生津。用于虚烦不眠，惊悸多梦，体虚多汗，津伤口渴。用量10～15g。

小茴香 Foeniculi Fructus

[来源] 为伞形科植物茴香 *Foeniculum vulgare* Mill. 的干燥成熟果实。

[采制] 秋季果实初熟时采割植株，晒干，打下果实，除去杂质。

[产地] 我国各地均有栽培。原产欧洲。

[性状] 为双悬果，呈圆柱形，有的稍弯曲，长4～8mm，直径1.5～2.5mm。表面黄绿色或淡黄色，两端略尖，顶端残留有黄棕色突起的柱基，基部有时有细小的果梗。分果呈长椭圆形，背面有纵棱5条，接合面平坦而较宽。横切面略呈五边形，背面的四边约等长。有特异香气，味微甜、辛。（见附录彩图12-10）

[显微特征]

分果横切面　①外果皮为1列扁平细胞，外被角质层。②中果皮纵棱处有维管束，其周围有多数木化网纹细胞；背面纵棱间各有维管束，其周围有大的椭圆形棕色油管1

个，接合面有油管 2 个，共 6 个。③内果皮为 1 列扁平薄壁细胞，细胞长短不一。④种皮细胞扁长，含棕色物。⑤胚乳细胞多角形，含多数糊粉粒，每个糊粉粒中含有细小草酸钙簇晶。

果实粉末 绿黄色或黄棕色。①网纹细胞壁厚，木化，具卵圆形网状壁孔。②油管显黄棕色至深红棕色，常已破碎。分泌细胞呈扁平多角形。③镶嵌状细胞为内果皮细胞，5 ~ 8 个狭长细胞为 1 组；以其长轴相互作不规则方向嵌列。④内胚乳细胞多角形，无色，壁颇厚，含多数直径约 10μm 的糊粉粒，每一糊粉粒中含细小簇晶 1 个，直径约 7μm。（见附录彩图 12-11）

[**化学成分**] 果实中含挥发油 3% ~ 8%，称茴香油。油中主要成分为反式茴香脑（trans-anethole，50% ~ 78%）、α-茴香酮、甲基胡椒酚（约 10%）以及 α-蒎烯、双戊烯、茴香醛、柠檬烯等。胚乳中含脂肪油约 15%，蛋白质约 20%。另从果实中分离出黄酮化合物槲皮素、7-羟基香豆素及甾类化合物。果实脂肪油中含多种天然抗氧化剂。

[**理化鉴别**] 取本品粉末 2g，加乙醚 20mL，超声处理 10 分钟，滤过，滤液挥干，残渣加三氯甲烷 1mL 使溶解，作为供试品溶液。另取茴香醛对照品，加乙醇制成每 1mL 含 1μL 的溶液，作为对照品溶液采用硅胶 G 薄层板，以石油醚（60 ~ 90℃）-乙酸乙酯（17:2.5）为展开剂，展至 8cm，取出，晾干，喷以二硝基苯肼试液。供试品色谱中，在与对照品色谱相应的位置上，显相同的橙红色斑点。

[**品质评价**]

1. 经验鉴别 以粒大饱满、黄绿色、气味浓者为佳。

2. 检查 杂质：不得过 4%。总灰分：不得过 10.0%。

3. 挥发油测定 照挥发油测定法测定。本品含挥发油不得少于 1.5%（mL/g）。

4. 含量测定 用气相色谱法测定，本品按干燥品计算含反式茴香脑（$C_{10}H_{12}O$）不得少于 1.4%。

[**功效**] 性温，味辛。归肝、肾、脾、胃经。能散寒止痛，理气和胃。用于寒疝腹痛，睾丸偏坠，痛经，少腹冷痛，脘腹胀痛，食少吐泻。盐小茴香暖肾散寒止痛。用于寒疝腹痛，睾丸偏坠，经寒腹痛。用量 3 ~ 6g。

山茱萸 Corni Fructus

[**来源**] 为山茱萸科植物山茱萸 *Cornus officinalis* Sieb. et Zucc. 的干燥成熟果肉。

[**采制**] 秋末冬初果皮变红时采收果实，用文火烘或置沸水中略烫后，及时除去果核，干燥。

[**产地**] 主产于河南、陕西，以及浙江临安、淳安等地。安徽、四川、山西、河北等省也有生产。历史上产于浙江临安、淳安的药材有"杭萸肉""淳萸肉"之称。

[**性状**] 呈不规则的片状或囊状，长 1 ~ 1.5cm，宽 0.5 ~ 1cm。果皮破裂，皱缩，形状不完整。新鲜时紫红色，贮久渐变紫黑色。表面皱缩，有光泽。顶端有的可见圆形宿萼痕，基部有果柄痕。质柔软。气微，味酸、涩、微苦。（见附录彩图 12-12）

[显微特征]

粉末 红褐色。①果皮表皮细胞表面观多角形或长方形，直径 16 ~ 30μm，垂周壁连珠状增厚，外平周壁颗粒状角质增厚，胞腔含淡橙黄色物。②中果皮细胞橙棕色，多皱缩。③草酸钙簇晶少数，直径 12 ~ 32μm。④石细胞类方形、卵圆形或长方形、纹孔明显，胞腔大。

[化学成分]果实主要含有环烯醚萜苷、有机酸、鞣制、多糖等成分。环烯醚萜苷：含山茱萸苷（即马鞭草苷 cornin 或 verbenalin）、番木鳖苷、莫诺苷、7-O-甲基莫诺苷、山茱萸新苷、马钱苷等。此外尚含熊果酸、酒石酸、没食子酸、獐牙菜皂苷及鞣质 1,2,3-三-O-没食子酰-β-D-葡萄糖，梾木鞣质 A、B，维生素 A 等。

[理化鉴别]

1. 取本品粉末 0.5g，加乙酸乙酯 10mL，超声处理 15 分钟，滤过，滤液蒸干，残渣加无水乙醇 2mL 使溶解，作为供试品溶液。另取熊果酸对照品，加无水乙醇制成每 1mL 含 1mg 的溶液，作为对照品溶液。采用硅胶 G 薄层板，以甲苯-乙酸乙酯-甲酸（20：4：0.5）为展开剂，展开，取出，晾干，喷以 10% 硫酸乙醇溶液，在 105℃加热至斑点显色清晰。供试品色谱中，在与对照品色谱相应的位置上，显相同的紫红色斑点；置紫外光灯（365nm）下检视，显相同的橙黄色荧光斑点。

2. 取本品粉末 0.5g，加甲醇 10mL，超声处理 20 分钟，滤过，滤液蒸干，残渣加甲醇 2mL 使溶解，作为供试品溶液。另取莫诺苷对照品、马钱苷对照品，加甲醇制成每 1mL 各含 2mg 的混合溶液，作为对照品溶液。采用硅胶 G 薄层板，以三氯甲烷-甲醇（3：1）为展开剂，展开，取出，晾干，喷以 10% 硫酸乙醇溶液，在 105℃加热至斑点显色清晰，置紫外光灯（365nm）下检视。供试品色谱中，在与对照品色谱相应的位置上，显相同颜色的荧光斑点。

[品质评价]

1. 经验鉴别 以肉厚、柔软、色紫红者为佳。

2. 检查 杂质（果核、果梗）：不得过 3%。水分：不得过 16.0%。总灰分：不得过 6.0%。重金属及有害元素：照铅、镉、砷、汞、铜测定法，铅不得过 5mg/kg；镉不得过 1mg/kg；砷不得过 2mg/kg；汞不得过 0.2mg/kg；铜不得过 20mg/kg。

3. 浸出物测定 水溶性浸出物（冷浸法，用水做溶剂）不得少于 50.0%。

4. 含量测定 用高效液相色谱法测定，本品按干燥品计算，含莫诺苷（$C_{17}H_{26}O_{11}$）和马钱苷（$C_{17}H_{26}O_{10}$）的总量不得少于 1.2%。

[功效]性微温，味酸、涩。归肝、肾经。能补益肝肾，收涩固脱。用于眩晕耳鸣，腰膝酸痛，阳痿遗精，遗尿尿频，崩漏带下，大汗虚脱，内热消渴。用量 6 ~ 12g。

连翘 Forsythiae Fructus

[来源]为木犀科植物连翘 *Forsythia suspensa*（Thunb.）Vahl 的干燥果实。

[采制]秋季果实初熟尚带绿色时，摘下青色果实，除去杂质，蒸熟，晒干，习称"青翘"，果实熟透时采收，色黄，除去杂质，晒干，习称"黄翘"或"老翘"。

[**产地**] 主产于山西、陕西、河南等省。山东、河北、内蒙古等省区也有生产。多为野生。

[**性状**] 呈长卵形至卵形，稍扁，长 1.5 ~ 2.5cm，直径 0.5 ~ 1.3cm。表面有不规则的纵皱纹和多数突起的小斑点，两面各有 1 条明显的纵沟。顶端锐尖，基部有小果梗或已脱落。青翘多不开裂，表面绿褐色，突起的灰白色小斑点较少；质硬；种子多数，黄绿色，细长，一侧有翅。老翘自顶端开裂或裂成两瓣，表面黄棕色或红棕色，内表面多为浅黄棕色，平滑，具一纵隔；质脆；种子棕色，多已脱落。气微香，味苦。

[**显微特征**]

果皮横切面 外果皮为 1 列扁平细胞，外壁及侧壁增厚，被角质层。中果皮外侧壁组织中散有维管束；中果皮内侧为多列石细胞，长条形、类圆形或长圆形，壁厚薄不一，多切向排列成镶嵌状，并延伸至纵隔壁。内果皮为 1 列薄壁细胞。

[**化学成分**] 果皮含连翘酚、齐墩果酸、6,7- 二甲氧基香豆精、甾醇化合物、白桦脂醇酸、连翘苷、连翘苷元、松脂素、牛蒡子苷、牛蒡子苷元、黄酮醇苷及皂苷等。连翘酚为抗菌成分。果实含连翘苷、连翘苷元、连翘酯苷、毛柳苷、楝木苷、罗汉松脂素、罗汉松脂酸苷、连翘脂素等。在连翘种子中提得蒎烯、香叶醛等多种挥发性成分。初熟青翘含皂苷约 4.89%，生物碱约 0.2%。

[**理化鉴别**] 取粉末加石油醚（30 ~ 60℃），超声，滤过，弃去石油醚液，残渣挥干石油醚，加甲醇，超声，滤过，滤液蒸干，残渣加甲醇作为供试品溶液。另取连翘对照药材同法制成对照药材溶液。再取连翘苷对照品，加甲醇作为对照品溶液。采用硅胶 G 薄层板，以环己烷 – 甲酸甲酯 – 甲酸（15：10：0.25）为展开剂，展开，取出，晾干，喷以 10% 硫酸乙醇溶液，在 105℃加热至斑点显色清晰。供试品色谱中，在与对照药材色谱和对照品色谱相应的位置上，显相同颜色的斑点。

[**品质评价**]

1. 经验鉴别 "青翘"以色较绿、不开裂者为佳；"老翘"以色较黄、瓣大、壳厚者为佳。

2. 检查 杂质：青翘不得过 3%；老翘不得过 9%。水分：不得过 10.0%。总灰分：不得过 4.0%。

3. 浸出物测定 醇溶性浸出物（冷浸法，用 65% 乙醇作溶剂）测定青翘不得少于 30.0%；老翘不得少于 16.0%。

4. 含量测定 用挥发油测定法，含挥发油不少于 2.0%（mL/g）。

按高效液相色谱法检测，本品按干燥品计算，含连翘苷（$C_{27}H_{34}O_{11}$）不得少于 0.15%，老翘含连翘酯苷 A（$C_{29}H_{36}O_{15}$）不得少于 0.25%，青翘含连翘酯苷 A（$C_{29}H_{36}O_{15}$）不得少于 3.5%。

[**功效**] 性微寒，味苦。归肺、心、小肠经。能清热解毒，消肿散结，疏散风热。用于痈疽，瘰疬，乳痈，丹毒，风热感冒，温病初起，温热入营，高热烦渴，神昏发斑，热淋涩痛。用量 6 ~ 15g。

马钱子 Strychni Semen

[**来源**] 为马钱科植物马钱 *Strychnos nux-vomica* L. 的干燥成熟种子。

[**采制**] 冬季采收成熟果实，取出种子，洗净附着的果肉，晒干。

[**产地**] 主产于印度、越南、泰国等地。

[**性状**] 呈纽扣状扁圆形，通常一面隆起，另一面微凹，直径 1.5 ~ 3cm，厚 3 ~ 6mm。表面密被灰棕色或灰绿色绢状茸毛，自中央向四周呈辐射状排列，有丝样光泽。边缘稍隆起，较厚，有突起的珠孔，底面中心有突起的圆点状种脐。质坚硬，沿边缘剖开，平行剖面可见淡黄白色胚乳，角质状，子叶心形，有叶脉 5 ~ 7 条及短小的胚根。无臭，味极苦。（见附录彩图 12–13）

[**显微特征**]

粉末　灰黄色。①非腺毛单细胞，基部膨大似石细胞，壁极厚，多碎断，木化。②胚乳细胞多角形，壁厚，内含脂肪油及糊粉粒。

[**化学成分**] 马钱子主含生物碱类。马钱种子含总生物碱 2% ~ 5%，主要为番木鳖碱（士的宁 strychnine，$C_{21}H_{22}O_2N_2$，约 1.23%）、马钱子碱（brucine，$C_{23}H_{26}O_4N_2$，约 1.55%），另含微量的番木鳖次碱（vomicine）、伪番木鳖碱、伪马钱子碱、奴伐新碱、α– 及 β– 可鲁勃林、士屈新碱、15– 羟基番木鳖碱、原番木鳖碱（protostrychine）等。番木鳖碱为马钱子的最主要有效成分，约占总生物碱的 45%；马钱子碱的药效只有番木鳖碱的 1/40。此外，尚含番木鳖苷、绿原酸、棕榈酸及脂肪油、蛋白质、多糖类。

[**理化鉴别**] 取粉末加三氯甲烷 – 乙醇（10∶1）混合溶液与浓氨试液，振摇，放置，滤过，取滤液作为供试品溶液。另取士的宁对照品、马钱子碱对照品，加三氯甲烷作为对照品溶液。采用硅胶 G 薄层板上，以甲苯 – 丙酮 – 乙醇 – 浓氨试液（4∶5∶0.6∶0.4）为展开剂，展开，取出，晾干，喷以稀碘化铋钾试液。供试品色谱中，在与对照品色谱相应的位置上，显相同颜色的斑点。

[**品质评价**]

1.经验鉴别　以个大、肉饱满、表面灰棕色略带绿、有细密毛茸、质坚硬无破碎者为佳。

2.检查　水分：不得过 13.0%。总灰分：不得过 2.0%。黄曲霉毒素：本品每 1000g 含黄曲霉毒素 B_1 不得过 5μg，黄曲霉毒素 G_2、黄曲霉毒素 G_1、黄曲霉毒素 B_2 和黄曲霉毒素 B_1 总量不得过 10μg。

3.含量测定　用高效液相色谱法，本品按干燥品计算，含士的宁（$C_{21}H_{22}N_2O_2$）应为 1.20% ~ 2.20%，马钱子碱（$C_{23}H_{26}N_2O_4$）不得少于 0.80%。

[**功效**] 性温，味苦。有大毒。归肝、脾经。能通络止痛，散结消肿。用于跌打损伤，骨折肿痛，风湿顽痹，麻木瘫痪，痈疽疮毒，咽喉肿痛。用量 0.3 ~ 0.6g，炮制后入丸散用。注意：孕妇禁用；不宜多服久服及生用；运动员慎用；有毒成分能经皮肤吸收，外用不宜大面积涂敷。

[附注] 同属植物云南马钱 *Strychnos pierriana* A. W. Hill 的干燥成熟种子，曾被 1995 年版之前《中国药典》收录与马钱子 *Strychnos nux-vomica* L. 同时列为马钱子的来源，其后可代用入药。其主要鉴别要点为：呈扁椭圆形，边缘较薄而翘，子叶卵形。种子表皮毛绒平直或多少扭曲，毛肋常分散。种子含总生物碱 2.18%，番木鳖碱占 1.33%。亦含马钱子碱等。

牵牛子 Pharbitidis Semen

[来源] 为旋花科植物裂叶牵牛 *Pharbitis nil*（L.）Choisy 或圆叶牵牛 *P. purpurea*（L.）Voigt 的干燥成熟种子。

[采制] 秋末果实成熟、果壳未开裂时采割植株，晒干，打下种子，除去杂质。

[产地] 主产于辽宁省。此外全国各省均有野生或栽培。

[性状] 呈橘瓣状，长 4～8mm，宽 3～5mm。表面灰黑色（黑丑）或淡黄白色（白丑），背面有 1 条浅纵沟，腹面棱线的下端有一点状种脐，微凹。质硬，横切面可见淡黄色或黄绿色皱缩折叠的子叶，微显油性。水浸后种皮呈龟裂状，有明显的黏滑感。无臭，味辛、苦，有麻舌感。

[显微特征]

粉末　淡黄棕色。①种皮表皮细胞深棕色，形状不规则，壁微波状。②非腺毛单细胞，长 50～240μm，稍弯曲。③子叶碎片中有分泌腔，圆形或椭圆形，直径 35～106μm。④草酸钙簇晶直径 10～25μm。栅状细胞侧面观长柱形，最外列较长，有光辉带，向内渐短，细胞端壁较平截或倾斜，壁厚，非木化，有的胞腔内含黄棕色物；表面观呈类多角形，胞腔较小，类圆形或扁圆形，有的呈星状。

[化学成分] 裂叶牵牛种子含牵牛子苷（pharbitin，约 2%，为泻下成分）、脂肪油（约 11%）、蛋白质、咖啡酸、咖啡酸乙酯、多种糖类及色素。牵牛子苷是树脂苷，用碱水解生成牵牛子酸、巴豆酸、裂叶牵牛子酸、右旋 α-甲基丁酸及戊酸。牵牛子酸为混合物，分离得到牵牛子酸 A、B、C、D，以后二者为主。另含生物碱麦角醇、裸麦角碱、喷尼棒麦角碱、异喷尼棒麦角碱（isopenniclavine）和野麦碱（elymoclavine）。未成熟种子又含赤霉素。

[理化鉴别] 取粉末置索氏提取器中，用石油醚（60～90℃）适量，加热回流提取，弃去石油醚液，药渣挥干溶剂，加入二氯甲烷–甲醇（3∶1）混合溶液提取，回收溶剂作为供试品溶液。另取牵牛子对照药材同法制成对照药材溶液。再取咖啡酸对照品，加甲醇作为对照品溶液。采用高效硅胶 G 薄层板上，以二氯甲烷–甲醇–甲酸（93∶9∶4）为展开剂，展开，取出，晾干，喷以磷钼酸试液，在 110℃加热至斑点显色清晰。供试品色谱中，在与对照药材色谱和对照品色谱相应的位置上，显相同的蓝黑色斑点。

[品质评价]

1. 经验鉴别　以颗粒饱满者为佳。

2. 检查　水分：不得过 10.0%。总灰分：不得过 5.0%。

3. 浸出物测定　醇溶性浸出物（冷浸法，用乙醇作溶剂）不得少于 15.0%。

[功效] 性寒，味苦。有毒。归肺、肾、大肠经。能泻水通便，消痰涤饮，杀虫攻

积。用于水肿胀满，二便不通，痰饮积聚，气逆喘咳，虫积腹痛。用量 3 ~ 6g。入丸散服，每次 1.5 ~ 3g。

夏枯草 Prunellae Spica

[来源] 为唇形科植物夏枯草 *Prunella vulgaris* L. 的干燥果穗。

[采制] 夏季果穗呈棕红色时采收，除去杂质，晒干。

[产地] 主产于河南、江苏、安徽等省，全国各地均产。

[性状] 药材呈棒状，略扁，长 1.5 ~ 8cm，直径 0.8 ~ 1.5cm，淡棕色至棕红色。全穗由数轮至 10 数轮宿萼与苞片组成，每轮有对生苞片 2 片，呈扇形，先端尖尾状，脉纹明显，外表面有白毛。每一苞片内有花 3 朵，花冠多已脱落，宿萼二唇形，内有小坚果 4 枚，卵圆形，棕色，尖端有白色突起。体轻，气微，味淡。

[显微特征]

粉末　淡棕褐色。①非腺毛单细胞多见，呈三角形；多细胞者有时可见中间几个细胞镒缩，表面具细小疣状突起。腺毛有两种：一种单细胞头，双细胞柄；另一种双细胞头，单细胞柄，后者有的胞腔内充满黄色分泌物。②腺鳞顶面观头部类圆形，4 细胞，直径 39 ~ 60μm，有的内含黄色分泌物。③宿存花萼异形细胞表面观垂周壁深波状弯曲，直径 19 ~ 63μm，胞腔内有时含淡黄色或黄棕色物。

[化学成分] 含苷类、挥发油等。苷类：含夏枯草苷（prunellin），其苷元为齐墩果酸，并含游离的乌苏酸和齐墩果酸、芸香苷、金丝桃苷。挥发油：油中主要成分为右旋樟脑和小茴香酮。此外，尚含鞣质、顺式和反式咖啡酸、水溶性无机盐类（主要为钾盐）、水难溶性生物碱样物质、树脂、苦味质以及维生素 A、C、K、B 等。

[理化鉴别] 取粉末加 70% 乙醇，超声，滤过，滤液蒸干，残渣加乙醇作为供试品溶液。另取迷迭香酸对照品，加乙醇作为对照品溶液。采用硅胶 G 薄层板，以环己烷 – 乙酸乙酯 – 异丙醇 – 甲酸（15：3：3.5：0.5）为展开剂，展开，取出，晾干，置紫外光灯（365nm）下检视。供试品色谱中，在与对照品色谱相应的位置上，显相同颜色的荧光斑点。

[品质评价]

1. 经验鉴别　以穗大、色棕红、摇之作响者为佳。

2. 检查　水分：不得过 14.0%。总灰分：不得过 12.0%。酸不溶性灰分：不得过 4.0%。

3. 浸出物测定　水溶性浸出物（热浸法，以水为溶剂）不得少于 10.0%。

4. 含量测定　用高效液相色谱法测定，本品按干燥品计算，含迷迭香酸（$C_{18}H_{16}O_8$）不得少于 0.20%。

[功效] 性寒，味辛、苦。归肝、胆经。能清肝泻火，明目，散结消肿。用于目赤肿痛，目珠夜痛，头痛眩晕，瘰疬，瘿瘤，乳痈，乳癖，乳房胀痛。用量 9 ~ 15g。

枸杞子 Lycii Fructus

[来源] 为茄科植物宁夏枸杞 *Lycium barbarum* L. 的干燥成熟果实。

[采制] 夏、秋二季果实呈红色时采收，晾至皮皱后，再晒至外皮干硬，果肉柔软，除去果梗。晾晒时，不宜用手翻动，以免变黑。

[产地] 主产于宁夏、新疆、青海、内蒙古、陕西等省区，以宁夏的中宁和中卫县枸杞子量大质优。

[性状] 呈类纺锤形或椭圆形，长 6 ~ 20mm，直径 3 ~ 10mm。表面红色或暗红色，顶端有小突起状的花柱痕，基部有白色的果梗痕。果皮柔韧，皱缩；果肉肉质，柔润。种子 20 ~ 50 粒，类肾形，扁而翘，长 1.5 ~ 1.9mm，宽 1 ~ 1.7mm，表面浅黄色或棕黄色。气微，味甜。

[显微特征]

粉末　橘红色。①外果皮细胞多角形，表面具平行的微波状角质层纹理。②中果皮细胞类圆形，内含红棕色或橙红色球形色素颗粒，有的含砂晶。③种皮石细胞类方形，垂周壁深波状或微波状弯曲。层纹清晰，壁沟不明显。

[化学成分] 果实含甜菜碱、胡萝卜素、烟酸、维生素 B_1、维生素 B_2、维生素 C、硫胺素、抗坏血酸、玉蜀黍黄素等。果实含酸浆红素等多种维生素及游离氨基酸，还含牛磺酸等。

[理化鉴别] 取本品加水，加热煮沸，放冷，滤过，滤液用乙酸乙酯振摇提取，浓缩作为供试品溶液。另取枸杞子对照药材同法制成对照药材溶液。采用硅胶 G 薄层板，以乙酸乙酯 – 三氯甲烷 – 甲酸（3：2：1）为展开剂，展开，取出，晾干，置紫外光灯（365nm）下检视。供试品色谱中，在与对照药材色谱相应的位置上，显相同颜色的荧光斑点。

[品质评价]

1. 经验鉴别　以粒大、肉厚、籽小、色红、质柔、味甜者为佳。

2. 检查　水分：不得过 13.0%。总灰分：不得过 5.0%。重金属及有害元素：照铅、镉、砷、汞、铜测定法，铅不得过 5mg/kg；镉不得过 1mg/kg；砷不得过 2mg/kg；汞不得过 0.2mg/kg；铜不得过 20mg/kg。

3. 浸出物测定　水溶性浸出物（热浸法，用水做溶剂）不得少于 55.0%。

4. 含量测定　用紫外 – 可见分光光度法测定，本品按干燥品计算，含枸杞多糖以葡萄糖（$C_6H_{12}O_6$）计不得少于 1.8%。用高效液相色谱法测定，本品按干燥品计算，含甜菜碱（$C_5H_{11}NO_2$）不得少于 0.50%。

[功效] 性平，味甘。归肝、肾经。能滋补肝肾，益精明目。用于虚劳精亏，腰膝酸痛，眩晕耳鸣，阳痿遗精，内热消渴，血虚萎黄，目昏不明。用量 6 ~ 12g。

栀子 Gardeniae Fructus

[来源] 为茜草科植物栀子 *Gardenia jasminoides* Ellis 的干燥成熟果实。

[采制] 9 ~ 11 月间采摘呈红黄色的成熟果实，入沸水中烫，随即捞出，晒干；也可蒸熟后晒干。

[产地] 主产于湖南、江西、湖北、浙江、河南等省。

[性状] 呈长卵圆形或椭圆形，长 1.5 ~ 3.5cm，直径 1 ~ 1.5cm。表面红黄色或棕红色，具 6 条翅状纵棱，棱间常有 1 条明显的纵脉纹，并有分枝。顶端残存萼片，基部稍尖，有残留果梗。果皮薄而脆，略有光泽；内表面较浅，有光泽，具 2 ~ 3 条隆起的假隔膜。种子多数，扁卵圆形，集结成团，深红色或红黄色，表面密具细小疣状突起。气微，味微酸而苦。

[显微特征]

粉末　红棕色。①内果皮石细胞类长方形、类圆形或类三角形，常上下层交错排列或与纤维连结，直径 14 ~ 34μm，长约至 75μm，壁厚 4 ~ 13μm；胞腔内常含草酸钙方晶。②内果皮纤维细长，梭形，直径约 10μm，长约至 110μm，常交错、斜向镶嵌状排列。③种皮石细胞黄色或淡棕色，长多角形、长方形或形状不规则，直径 60 ~ 112μm，长至 230μm，壁厚，纹孔甚大，胞腔棕红色。④草酸钙簇晶直径 19 ~ 34μm。

[化学成分] 含环烯醚萜、有机酸及黄酮类化合物。环烯醚萜：栀子苷（geniposide）、羟异栀子苷、山栀苷、栀子新苷、京尼平 –1– β –D– 龙胆双糖苷等。有机酸：绿原酸等。黄酮类：栀子素、藏红花素、藏红花酸等色素类。另含果胶、鞣质等成分。

[理化鉴别] 取粉末加 50% 甲醇，超声，滤过，取滤液作为供试品溶液。另取栀子对照药材同法制成对照药材溶液。再取栀子苷对照品，加乙醇作为对照品溶液。采用硅胶 G 薄层板，以乙酸乙酯 – 丙酮 – 甲酸 – 水（5：5：1：1）为展开剂，展开，取出，晾干。供试品色谱中，在与对照药材色谱相应的位置上，显相同颜色的黄色斑点；再喷以 10% 硫酸乙醇溶液，在 110℃加热至斑点显色清晰。供试品色谱中，在与对照药材色谱和对照品色谱相应的位置上，显相同颜色的斑点。

[品质评价]

1. 经验鉴别　以皮薄、饱满、色红黄者为佳。

2. 检查　水分：不得过 8.5%。总灰分：不得过 6.0%。重金属及有害元素：照铅、镉、砷、汞、铜测定法，铅不得过 5mg/kg；镉不得过 1mg/kg；砷不得过 2mg/kg；汞不得过 0.2mg/kg；铜不得过 20mg/kg。

3. 含量测定　用高效液相色谱法测定，本品按干燥品计算，含栀子苷（$C_{17}H_{24}O_{10}$）不得少于 1.8%。

[功效] 性寒，味苦。归心、肺、三焦经。能泻火除烦，清热利湿，凉血解毒；外用消肿止痛。用于热病心烦，湿热黄疸，淋证涩痛，血热吐衄，目赤肿痛，火毒疮疡；外治扭挫伤痛。用量 6 ~ 10g。外用生品适量，研末调敷。

槟榔 Arecae Semen

（附：大腹皮）

[**来源**] 为棕榈科植物槟榔 *Areca catechu* L. 的干燥成熟种子。

[**采制**] 春末至秋初采收成熟果实，用水煮后，干燥，剥去果皮，取出种子，干燥。

[**产地**] 主产于海南、云南、广东等省。福建、广西、台湾南部亦有栽培。国外以印度尼西亚、印度、菲律宾等地产量大。

[**性状**] 呈扁球形或圆锥形，高 1.5 ~ 3.5cm，底部直径 1.5 ~ 3cm。表面淡黄棕色或淡红棕色，具稍凹下的网状沟纹，常附着少量灰白色内果皮碎片。底部中心有圆形凹陷的珠孔，旁边有一明显疤痕状种脐。质坚硬，不易破碎，断面可见棕色种皮与白色胚乳相间的大理石样花纹。气微，味涩、微苦。以个大、体重、坚实、断面颜色鲜艳、无破裂者为佳。饮片为类圆形薄片，切面呈棕白相间的大理石样花纹；周边淡黄棕色或红棕色。质坚脆易碎。气微，味涩、微苦。（见附录彩图 12-14）

[**显微特征**] 横切面：①种皮组织分内、外两层，外层为数列切向延长的扁平石细胞，内含红棕色物，石细胞形状、大小不一，常有细胞间隙，内层为数列薄壁细胞，内含棕红色物，并散有少数维管束。②外胚乳较狭窄，细胞含黑棕色物。③种皮内层与外胚乳的折合层常不规则地插入到内胚乳中，形成错入组织。④内胚乳细胞类白色，多角形，壁厚，纹孔大，含油滴及糊粉粒。

[**化学成分**] 种子含多种与鞣质结合的生物碱、鞣质及脂肪油等。生物碱：总生物碱含量 0.3% ~ 0.7%，槟榔碱（arecoline）含量最高，为其有效成分；其次为槟榔次碱、去甲基槟榔碱、去甲基槟榔次碱、异去甲基槟榔次碱、槟榔副碱及高槟榔碱等。还含鞣质（约 15%），槟榔红色素。脂肪油：含脂肪油 14% ~ 18%，主要脂肪酸有肉豆蔻酸、月桂酸、棕榈酸。另含氨基酸，氨基酸中主要有脯氨酸、酪氨酸、苯丙氨酸和精氨酸。内胚乳含儿茶精、花白素及其聚合物。

[**理化鉴别**] 取粉末 0.3g 加乙醚 50mL，再加碳酸盐缓冲液（取碳酸钠 1.91g 和碳酸氢钠 0.56g，加水使溶解成 100mL，即得），放置，加热回流，分取乙醚液，挥干，残渣加甲醇，置具塞离心管中，离心，取上清液作为供试品溶液。另取槟榔对照药材同法制成对照药材溶液。再取氢溴酸槟榔碱对照品，加甲醇作为对照品溶液。采用硅胶 G 薄层板，以环己烷 - 乙酸乙酯 - 浓氨试液（7.5∶7.5∶0.2）为展开剂，置氨蒸气预饱和的展开缸内，展开，取出，晾干，置碘蒸气中熏至斑点清晰。供试品色谱中，在与对照药材色谱和对照品色谱相应的位置上，显相同颜色的斑点。

[**品质评价**]

1. 经验鉴别 以个大、体重、坚实、断面颜色鲜艳、无破裂者为佳。

2. 检查 水分：不得过 10.0%。黄曲霉毒素：本品每 1000g 含黄曲霉毒素 B_1 不得过 5μg，含黄曲霉毒素 G_2、黄曲霉毒素 G_1、黄曲霉毒素 B_2 和黄曲霉毒素 B_1 总量不得过 10μg。

3. 含量测定　用高效液相色谱法测定，本品按干燥品计算，含槟榔碱（$C_8H_{13}NO_2$）不得少于 0.20%。

[功效] 性温，味苦、辛。归胃、大肠经。能杀虫，消积，行气，利水，截疟。用于绦虫病，蛔虫病，姜片虫病，虫积腹痛，积滞泻痢，里急后重，水肿脚气，疟疾。用量 3 ~ 10g；驱绦虫、姜片虫 30 ~ 60g。

[附注] 枣儿槟为未成熟或近成熟槟榔的干燥种子。药材呈压扁状，似干瘪的红枣。表面暗红棕色，具皱纹，种脐大而明显。气微，味微涩、微甘。药效较槟榔缓和，可消痰止咳，消食醒酒，宽胸止呕。

[附]

大腹皮 Arecae Pericarpium　为槟榔 *Areca catechu* L. 的干燥果皮。冬季至次春采收未成熟的果实，煮后干燥，纵剖两瓣，剥取果皮，习称"大腹皮"；春末至秋初采收成熟果实，煮后干燥，剥取果皮，打松，晒干，习称"大腹毛"。大腹皮略呈椭圆形或长卵形状，长 4 ~ 7cm，宽 2 ~ 3.5cm，厚 0.2 ~ 0.5cm。外果皮深棕色，具不规则纵皱纹及隆起的横纹；顶端有花柱残基，基部有果梗及残存萼片。内果皮凹陷，褐色或深棕色，光滑，硬壳状。体轻，质硬，可纵向撕裂，中果皮纤维质。气微，味微涩。大腹毛略呈椭圆形或瓢状。外果皮多已脱落或残存。中果皮棕毛状，黄白色或淡棕色，疏松质柔。内果皮硬壳状，黄棕色至棕色，内表面光滑或纵向破裂。气微，味淡。粉末黄白色或黄棕色。中果皮纤维成束，细长，直径 8 ~ 15μm，微木化；纹孔明显，周围细胞中含圆簇状硅质块，直径约 8μm。内果皮细胞不规则多角形、类圆形或椭圆形，直径 48 ~ 88μm，纹孔明显。性微温，味辛。下气宽中，行水消肿。此外，广东、广西使用的大腹皮为未成熟或近成熟槟榔的干燥果皮。广东湛江和海南岛部分地区使用的大腹皮为槟榔花序中脱落的佛焰苞状总苞片，名大腹胎。

砂仁 Amomi Fructus

[来源] 为姜科植物阳春砂 *Amomum villosum* Lour.、绿壳砂 *A. villosum* Lour. var. *xanthioides* T.L. Wu et Senjen 或海南砂 *A. longiligulare* T. L. Wu 的干燥成熟果实。

[采制] 夏、秋间果实成熟时采收，阳春砂、海南砂连壳低温干燥。绿壳砂（缩砂）连壳晒干，称"壳砂"；剥去果皮，将种子团晒干，并上白粉，称"砂仁"。

[产地] 阳春砂主产于广东省，以阳春、阳江产者最著名。近几年，云南、广西亦有栽培。绿壳砂多从缅甸、老挝、柬埔寨、越南等国进口。云南南部临沧、文山、景洪等地有栽培。海南砂主产于海南等省。

[性状] 阳春砂、绿壳砂　呈椭圆形或卵圆形，有不明显三棱，1.5 ~ 2cm。表面棕褐色，密生刺状突起，顶端有花被残基，基部常带果梗。果皮薄而软。种子集结成团，具三钝棱，中有白色隔膜，将种子团分成 3 瓣，每装有种子 5 ~ 26 粒。种子为不规则多面体，直径 2 ~ 3mm；表面棕红色或暗褐色，有细皱纹，外被淡棕色膜质假种皮；质硬，胚乳灰白色。气芳香而浓烈，味辛凉、微苦。以个大、饱满、坚实、种子棕红色、香气浓、搓之果皮不易脱落者为佳。（见附录彩图 12–15）

海南砂　呈长椭圆形或卵圆形，有明显三棱，长 1.5 ~ 2cm，直径 0.8 ~ 1.2cm。表面被片状、分枝状软刺，基部具果梗痕。果皮厚而硬。种子团较小，每瓣有种子

3 ~ 24 粒；种子直径 1.5 ~ 2mm。气味稍淡。以个大、坚实、气味浓者为佳。

[显微特征]

阳春砂种子横切面 ①假种皮有时残存。种皮表皮细胞 1 列，径向延长，壁稍厚；下皮细胞 1 列，含棕色或红棕色物。②油细胞层细胞 1 列，呈切向长方形，长 76 ~ 106μm，宽 16 ~ 25μm，含黄色油滴。③色素层为数列棕色细胞，细胞多角形，排列不规则。④内种皮为 1 栅状厚壁细胞，黄棕色，内壁及侧壁极厚，胞腔小，内含硅质块。⑤外胚乳细胞含淀粉粒，并有少数细小的草酸钙方晶。内胚乳细胞含细小的糊粉粒及脂肪油滴。

粉末 灰棕色。①种皮表皮细胞淡黄色，表面观长条形，带与下皮细胞上下层垂直排列；下皮胞含棕色或红棕色物。②油细胞无色，壁薄，偶见油滴。③内种皮厚壁细胞红棕色或黄棕色，表面观多角形，壁厚，非木化，胞腔内含硅质块；断面观为 1 列栅状细胞，内壁及侧壁极厚，胞腔偏外侧，内含硅质块。④色素层细胞皱缩，界限不清，含红棕色或深棕色物。⑤外胚乳细胞类长方形或不规则形，充满由细小淀粉粒集结成的淀粉团，有的包埋有细小草酸钙方晶。⑥内胚乳细胞含细小糊粉粒及脂肪油滴。⑦假种皮细胞狭长，壁薄，有的含草酸钙方晶或簇晶。（见附录彩图 12-16）

[化学成分] 阳春砂种子含挥发油 3% 以上，油中主成分为醋酸龙脑酯、芳樟醇、橙花叔醇、龙脑、樟脑、柠檬烯等；又含皂苷（约 0.69%）及锌、铁、锰、铜等。绿壳砂（缩砂）种子挥发油的主成分与阳春砂相似，另含豆蔻苷。海南砂种子挥发油的组分与阳春砂相似，但含量较低。

[理化鉴别] 取挥发油，加乙醇制成每 1mL 含 20μL 的溶液，作为供试品溶液。另取乙酸龙脑酯对照品，加乙醇制成每 1mL 含 10μL 的溶液，作为对照品溶液。采用硅胶 G 薄层板，以环己烷 – 乙酸乙酯（22∶1）为展开剂，展开，取出，晾干，喷以 5% 香草醛硫酸溶液，加热至斑点显色清晰。供试品色谱中，在与对照品色谱相应的位置上，显相同的紫红色斑点。

[品质评价]

1. 经验鉴别 以个大、饱满、坚实、种子棕红色、香气浓、搓之果皮不易脱落者为佳。

2. 检查 水分：不得过 15.0%。

3. 挥发油测定 阳春砂、绿壳砂种子团含挥发油不得少于 3.0%（mL/g）；海南砂种子团含挥发油不得少于 1.0%（mL/g）。

4. 含量测定 用气相色谱法测定，本品按干燥品计算，含乙酸龙脑（$C_{12}H_{20}O_2$）不得少于 0.90%。

[功效] 性温，味辛。归脾、胃、肾经。能化湿开胃，温脾止泻，理气安胎。用于湿浊中阻，脘痞不饥，脾胃虚寒，呕吐泄泻，妊娠恶阻，胎动不安。用量 3 ~ 6g，后下。

[附注]

1. 红壳砂仁 *Amomum aurantiacum* H. T. Tsai et S. W. Zhao 等数种植物的果实在我国云南等地混作

砂仁。

2. 山姜 *Alpinia japonica*（Thumb.）Miq.、华山姜 *A. chinensis*（Retz.）Rosc. 及艳山姜 *A.zerumbet*（Pers.）Burtt. et Smith 等植物的种子团，习称"土砂仁""建砂仁"或"川砂仁"。在福建、四川、贵州等地使用。山姜属植物的主要特征：花序顶生，花序轴被绒毛；果实球形至椭圆形，直径 1 ~ 2cm，表面光滑或被短柔毛，红黄色、棕黄色或橙红色；艳山姜果实表面有 10 余条明显的纵棱。种子多数。药材多为种子团或散落的种子，并常残留棕黄色光滑的果皮碎片。该属植物的果实或种子团，不宜作砂仁使用，应注意鉴别。

3. 砂仁叶油，用阳春砂新鲜叶蒸馏得到的挥发油。为无色或淡黄色的澄清液体。有砂仁的香气，味辣。行气健胃、消胀止呕。

豆蔻 Amomi Fructus Rotundus

[来源] 为姜科植物白豆蔻 *Amomum kravanh* Pierre ex Gagnep. 或爪哇白豆蔻 *A. compactum* Soland ex Maton 的干燥成熟果实。按产地不同分为"原豆蔻"和"印尼白蔻"。

[采制] 夏、秋间果实成熟时采收，晒干或低温干燥。

[产地] 白豆蔻由柬埔寨、泰国、越南、缅甸等国进口。海南省和云南南部有少量栽培。爪哇白豆蔻多由印度尼西亚进口，海南省和云南南部有栽培。

[性状] 豆蔻　呈类球形，直径 1.2 ~ 1.8cm。表面黄白色至淡黄棕色，有 3 条较深的纵向槽纹，顶端有突起的柱基，基部有凹下的果梗痕，两端均具浅棕色绒毛。果皮薄，体轻，质脆，易纵向裂开，内分 3 室，每室含种子约 10 粒；种子呈不规则多面体，背面略隆起，直径 3 ~ 4mm，表面暗棕色，有皱纹，并残留假种皮。气芳香，味辛凉略似樟脑。

印尼白蔻　个略小。表面黄白色，有的微显紫棕色。果皮较薄。种子瘦瘪。气味较弱。均以个大饱满、果皮薄而洁白、气味浓者为佳。

[显微特征]

粉末　淡棕色。①种皮表皮细胞淡黄色，表面观呈长条形，常与下皮细胞上下层垂直排列。②下皮细胞含棕色或红棕色物。色素层细胞多皱缩，内含深红棕色物。③油细胞类圆形或长圆形，含黄绿色油滴。④内种皮厚壁细胞黄棕色、红棕色或深棕色，表面观多角形，壁厚，胞腔内含硅质块；断面观为 1 列栅状细胞。⑤外胚乳细胞类长方形或不规则形，充满细小淀粉粒集结成的淀粉团，有的含细小草酸钙方晶。

[化学成分] 两种豆蔻均含挥发油。原豆蔻油中主成分为 1,8 - 桉油精、α - 及 β - 蒎烯、丁香烯等；印尼白蔻油中主成分为 1,8- 桉油精、葛缕酮、α - 松油醇等。还含皂苷、色素及脂肪油等。

[理化鉴别] 提取挥发油作为供试品溶液，以桉油精加正己烷对照品溶液，采用硅胶 G 薄层板，以环己烷 - 二氯甲烷 - 乙酸乙酯（15∶5∶0.5）为展开剂，展开，取出，晾干，喷以 5% 香草醛硫酸溶液，在 105℃加热至斑点显色清晰，立即件检视。供试品色谱中，在与对照品色谱相应的位置上，显相同颜色的斑点。

[品质评价]

1. 经验鉴别　以个大饱满、果皮薄而洁白、气味浓者为佳。

2. 检查　杂质：原豆蔻不得过 1%；印尼白蔻不得过 2%。水分：原豆蔻不得过 11.0%；印尼白蔻不得过 12.0%。

3. 挥发油测定　豆蔻仁含挥发油不得少于 5.0%（mL/g）；印尼白蔻仁不得少于 4.0%（mL/g）。

4. 含量测定　用气相色谱法测定，本品按干燥品计算，豆蔻仁含桉油精（$C_{10}H_{18}O$）不得少于 3.0%。

[**功效**] 性温，味辛。归肺、脾、胃经。能化湿行气，温中止呕，开胃消食。用于湿浊中阻，不思饮食，湿温初起，胸闷不饥，寒湿呕逆，胸腹胀痛，食积不消。用量 3 ~ 6g，后下。

表 12–1　常见的果实种子类药材

名称	来源	入药部位
白果（Ginkgo Semen）	银杏科银杏 *Ginkgo biloba* L.	成熟种子
柏子仁（Platycladi Semen）	柏科侧柏 *Platycladus orientalis*（L.）Franco	成熟种仁
榧子（Torreyae Semen）	红豆杉科榧 *Torreya grandis* Fort.	成熟种子
胡椒（Piperis Fructus）	胡椒科胡椒 *Piper nigrum* L.	近成熟或成熟果实
荜茇（Piperis Longi Fructus）	胡椒科荜茇 *Piper longum* L.	近成熟或成熟果穗
核桃仁（Juglandis Semen）	胡桃科胡桃 *Juglans regia* L.	成熟种子
黑芝麻（Sesami Semen Nigrum）	脂麻科脂麻 *Sesamum indicum* L.	成熟种子
桑椹（Mori Fructus）	桑科桑 *Morus alba* L.	果穗
火麻仁（Cannabis Fructus）	桑科大麻 *Cannabis sativa* L.	成熟果实
楮实子（Broussonetiae Fructus）	桑科构树 *Broussonetia papyrifera*（L.）Vent.	成熟果实
水红花子（Polygoni Orientalis Fructus）	蓼科红蓼 *Polygonum orientale* L.	成熟果实
地肤子（Kochiae Fructus）	藜科地肤 *Kochia scoparia*（L.）Schrad.	成熟果实
青葙子（Celosiae Semen）	苋科青葙 *Celosia argentea* L.	成熟种子
王不留行（Vaccariae Semen）	石竹科麦蓝菜 *Vaccaria segetalis*（Neck.）Garcke	成熟种子
芡实（Euryales Semen）	睡莲科芡 *Euryale ferox* Salisb.	成熟种仁
莲子（Nelumbinis Semen）	睡莲科莲 *Nelumbo nucifera* Gaertn.	成熟种子
莲子心（Nelumbinis Plumula）	睡莲科莲 *Nelumbo nucifera* Gaertn.	成熟种子中的幼叶及胚根
预知子（Akebiae Fructus）	木通科木通 *Akebia quinata*（Thunb.）Decne.、三叶木通 *A. trifoliata*（Thunb.）Koidz. 或白木通 *A. trifoliata*（Thunb.）Koidz. var. *australis*（Diels）Rehd.	近成熟果实
黑种草子（Nigellae Semen）	毛茛科腺毛黑种草 *Nigella glandulifera* Freyn et Sint.	成熟种子

续表

名称	来源	入药部位
八角茴香（Anisi Stellati Fructus）	木兰科八角茴香 *Illicium verum* Hook. f.	成熟果实
肉豆蔻（Myristicae Semen）	肉豆蔻科肉豆蔻 *Myristica Fragrans* Houtt.	种仁
荜澄茄（Litseae Fructus）	樟科山鸡椒 *Litsea cubeba*（Lour.）Pers.	成熟果实
罂粟壳（Papaveris Pericarpium）	罂粟科罂粟 *Papaver somniferum* L.	成熟果壳
芥子（Sinapis Semen）	十字花科白芥 *Sinapis alba* L. 或芥 *Brassica juncea*（L.）Czern. et Coss.	成熟种子
莱菔子（Raphani Semen）	十字花科萝卜 *Raphanus sativus* L.	成熟种子
路路通（Liquidambaris Fructus）	金缕梅科枫香树 *Liquidambar formosana* Hance	成熟果序
木瓜（Chaenomelis Fructus）	蔷薇科贴梗海棠 *Chaenomeles speciosa*（Sweet）Nakai	近成熟果实
山楂（Crataegi Fructus）	蔷薇科山里红 *Crataegus pinnatifida* Bge. var. *major* N.E.Br. 或山楂 *C. pinnatifida* Bge.	成熟果实
郁李仁（Pruni Semen）	蔷薇科欧李 *Prunus humilis* Bge.、郁李 *P. japonica* Thunb. 或长柄扁桃 *P. pedunculata* Maxim.	成熟种子
金樱子（Rosae Laevigatae Fructus）	蔷薇科金樱子 *Rosa laevigata* Michx.	成熟果实
乌梅（Mume Fructus）	蔷薇科梅 *Prunus mume*（Sieb.）Sieb. et Zucc.	成熟果实
蕤仁（Prinsepiae Nux）	蔷薇科蕤核 *Prinsepia uniflora* Batal. 或齿叶扁核木 *P. uniflora* Batal.var. *serrata* Rehd.	成熟果核
覆盆子（Rubi Fructus）	蔷薇科华东覆盆子 *Rubus chingii* Hu	果实
沙苑子（Astragali Complanati Semen）	豆科扁茎黄芪 *Astragalus complanatus* R.Br.	成熟种子
刀豆（Canavaliae Semen）	豆科刀豆 *Canavalia gladiata*（Jacq.）DC.	成熟种子
大皂角（Gleditsiae Sinensis Fructus）	豆科皂荚 *Gleditsia sinensis* Lam.	成熟果实
白扁豆（Lablab Semen Album）	豆科扁豆 *Dolichos lablab* L.	成熟种子
赤小豆（Vignae Semen）	豆科赤小豆 *Vigna umbellata* Ohwi et Ohashi 或赤豆 *V. angularis* Ohwi et Ohashi	成熟种子
胡芦巴（Trigonellae Semen）	豆科胡芦巴 *Trigonella foenum-graecum* L.	成熟种子
猪牙皂（Gleditsiae Fructus Abnormalis）	豆科皂荚 *Gleditsia sinensis* Lam.	不育果实
大豆黄卷（Sojae Semen Germinatum）	豆科大豆 *Glycine max*（L.）Merr.	成熟种子经发芽干燥的炮制加工品
淡豆豉（Sojae Semen Praeparatum）	豆科大豆 *Glycine max*（L.）Merr.	成熟种子的发酵加工品
黑豆（Sojae Semen Nigrum）	豆科大豆 *Glycine max*（L.）Merr.	成熟种子
槐角（Sophorae Fructus）	豆科槐 *Sophora japonica* L.	成熟果实
榼藤子（Entadae Semen）	豆科榼藤子 *Entada phaseoloides*（Linn.）Merr.	成熟种子
亚麻子（Lini Semen）	亚麻科亚麻 *Linum usitatissimum* L.	成熟种子
蒺藜（Tribuli Fructus）	蒺藜科蒺藜 *Tribulus terrestris* L.	成熟果实

续表

名称	来源	入药部位
化橘红（Citri Grandis Exocarpium）	芸香科化州柚 *Citrus grandis* 'Tomentosa' 或柚 *C. grandis*（L.）Osbeck	未成熟或近成熟的干燥外层果皮
佛手（Citri Sarcodactylis Fructus）	芸香科佛手 *Citrus medica* L. var. *sarcodactylis* Swingle	果实
花椒（Zanthoxyli Pericarpium）	芸香科青椒 *Zanthoxylum schinifolium* Sieb. et Zucc. 或花椒 *Z. bungeanum* Maxim.	成熟果皮
香橼（Citri Fructus）	芸香科枸橼 *Citrus medica* L. 或香圆 *C. wilsonii* Tanaka	成熟果实
鸦胆子（Bruceae Fructus）	苦木科鸦胆子 *Brucea javanica*（L.）Merr.	成熟果实
川楝子（Toosendan Fructus）	楝科川楝 *Melia toosendan* Sieb. et Zucc.	成熟果实
千金子（Euphorbiae Semen）	大戟科续随子 *Euphorbia lathyris* L.	成熟种子
千金子霜（Euphorbiae Semen Pulveratum）	大戟科续随子 *Euphorbia lathyris* L.	成熟种子的炮制加工品
余甘子（Phyllanthi Fructus）	大戟科余甘子 *Phyllanthus emblica* L.	成熟果实
蓖麻子（Ricini Semen）	大戟科蓖麻 *Ricinus communis* L.	成熟种子
广枣（Choerospondiatis Fructus）	漆树科南酸枣 *Choerospondias axillaris*（Roxb.）Burtt et Hill	成熟果实
娑罗子（Aesculi Semen）	七叶树科七叶树 *Aesculus chinensis* Bge.、浙江七叶树 *A. chinensis* Bge.var.*chekiangensis*（Hu et Fang）Fang 或天师栗 *A. wilsonii* Rehd.	成熟种子
荔枝核（Litchi Semen）	无患子科荔枝 *Litchi chinensis* Sonn.	成熟种子
龙眼肉（Longan Arillus）	无患子科龙眼 *Dimocarpus longan* Lour.	假种皮
急性子（Impatientis Semen）	凤仙花科凤仙花 *Impatiens balsamina* L.	成熟种子
大枣（Jujubze Fructus）	鼠李科枣 *Ziziphus jujuba* Mill.	成熟果实
苘麻子（Abutili Semen）	锦葵科苘麻 *Abutilon theophrasti* Medic.	成熟种子
冬葵果（Malvae Fructus）	锦葵科冬葵 *Malva erticillata* L.	成熟果实
胖大海（Sterculiae Lychnophorae Semen）	梧桐科胖大海 *Sterculia lychnophora* Hance	成熟种子
沙棘（Hippophae Fructus）	胡颓子科沙棘 *Hippophae rhamnoides* L.	成熟果实
石榴皮（Granati Pericarpium）	石榴科石榴 *Punica granatum* L.	果皮
使君子（Quisqualis Fructus）	使君子科使君子 *Quisqualis indica* L.	成熟果实
毛诃子（Terminaliae Belliricae Fructus）	使君子科毗黎勒 *Terminalia bellirica*（Gaertn.）Roxb.	成熟果实
西青果（Chebulae Fructus Immaturus）	使君子科诃子 *Terminalia chebula* Retz.	幼果
诃子（Chebulae Fructus）	使君子科诃子 *Terminalia chebula* Retz. 或绒毛诃子 *T. chebula* Retz. var. *tomentella* Kurt.	成熟果实
母丁香（Caryophylli Fructus）	桃金娘科丁香 *Eugenia caryophyllata* Thunb.	近成熟果实
蛇床子（Cnidii Fructus）	伞形科蛇床 *Cnidium monnieri*（L.）Cuss.	成熟果实
南鹤虱（Carotae Fructus）	伞形科野胡萝卜 *Daucus carota* L.	成熟果实

续表

名称	来源	入药部位
女贞子（Ligustri Lucidi Fructus）	木犀科女贞 *Ligustrum lucidum* Ait.	成熟果实
菟丝子（Cuscutae Semen）	旋花科菟丝子 *Cuscuta chinensis* Lam. 或南方菟丝子 *C. australis* R. Br.	成熟种子
蔓荆子（Viticis Fructus）	马鞭草科单叶蔓荆 *Vitex trifolia* L. var. *simplicifolia* Cham. 或蔓荆 *V. trifolia* L.	成熟果实
茺蔚子（Leonuri Fructus）	唇形科益母草 *Leonurus japonicus* Houtt.	成熟果实
紫苏子（Perillae Fructus）	唇形科紫苏 *Perilla frutescem*（L.）Britt.	成熟果实
天仙子（Hyoscyami Semen）	茄科莨菪 *Hyoscyamus niger* L.	成熟种子
辣椒（Capsici Fructus）	茄科辣椒 *Capsicum annuum* L. 或其栽培变种	成熟果实
木蝴蝶（Oroxyli Semen）	紫葳科植物木蝴蝶 *Oroxylum indicum*（L.）Vent.	成熟种子
车前子（Plantaginis Semen）	车前科车前 *Plantago asiatica* L. 或平车前 *P. depressa* Willd.	成熟种子
瓜蒌（Trichosanthis Fructus）	葫芦科栝楼 *Trichosanthes kirilowii* Maxim. 或双边栝楼 *T. rosthornii* Harms	成熟果实
瓜蒌皮（Trichosanthis Pericarpium）	葫芦科栝楼 *Trichosanthes kirilowii* Maxim. 或双边栝楼 *T. rosthornii* Harms	成熟果皮
瓜蒌子（Trichosanthis Semen）	葫芦科栝楼 *Trichosanthes kirilowii* Maxim. 或双边栝楼 *T. rosthornii* Harms	成熟种子
木鳖子（Momordicae Semen）	葫芦科木鳖 *Momordica cochinensis*（Lour.）Spreng.	成熟种子
冬瓜皮（Benincasae Exocarpium）	葫芦科冬瓜 *Benincasa hispida*（Thunb.）Cogn.	外层果皮
丝瓜络（Luffae Fructus Retinervus）	葫芦科丝瓜 *Luffa cylindrica*（L.）Roem.	成熟果实的维管束
罗汉果（Siraitiae Fructus）	葫芦科罗汉果 *Siraitia grosvenorii*（Swingle）C. Jeffrey ex A. M. Lu et Z. Y. Zhang	果实
甜瓜子（Melo Semen）	葫芦科甜瓜 *Cucumis melo* L.	成熟种子
牛蒡子（Arctii Fructus）	菊科牛蒡 *Arctium lappa* L.	成熟果实
水飞蓟（Silybi Fructus）	菊科水飞蓟 *Silybum mariamum*（L.）Gaertrn.	成熟果实
苍耳子（Xanthii Fructus）	菊科苍耳 *Xanthium sibiricum* Patr.	成熟带总苞的果实
鹤虱（Carpesii Fructus）	菊科天名精 *Carpesium abrotanoides* L.	成熟果实
薏苡仁（Coicis Semen）	禾本科薏苡 *Coix lacryma -jobi* L. var. *mayuen*（Roman.）Stapf	成熟种仁
麦芽（Hordei Fructus Germinatus）	禾本科大麦 *Hordeum vulgare* L.	成熟果实经发芽干燥的炮制加工品
谷芽（Setariae Fructus Germinatus）	禾本科粟 *Setaria italica*（L.）Beauv.	成熟果实经发芽干燥的炮制加工品
稻芽（Oryzae Fructus Germinatus）	禾本科稻 *Oryza sativa* L.	成熟果实经发芽的炮制加工品
韭菜子（Allii Tuberosi Semen）	百合科韭菜 *Allium tuberosu* Rottl.ex Spreng.	成熟种子

名称	来源	入药部位
益智（Alpiniae Oxyphyllae Fructus）	姜科益智 *Alpinia oxyphylla* Miq.	成熟果实
草果（Tsaoko Fructus）	姜科草果 *Amomum tsao - ko* Crevost et Lemaire	成熟果实
红豆蔻（Galangae Fructus）	姜科大高良姜 *Alpinia galanga* Willd.	成熟果实
草豆蔻（Alpiniae Katsumadai Semen）	姜科草豆蔻 *Alpinia katsumadai* Hayata	近成熟种子

第十三章　全草类中药 ▷▷▷

第一节　概　述

全草（herba）类中药又称草类中药材，是指用植物的全体的一类中药，大多为干燥的草本植物的地上部分，如广藿香、益母草等；亦有少数带有根或根及根茎，如蒲公英等；或小灌木的草质茎，如麻黄等；或常绿寄生小灌木，如槲寄生等，均列入全草类药材。

一、性状鉴别

全草类药材的鉴定，应按所包括的器官，如根、茎、叶、花、果实、种子等分别处理。这类药材主要是由草本植物的全株或地上的某些器官直接干燥而成的，依靠原植物分类的鉴定更为重要，原植物的特征一般反映了药材性状的特征。

二、显微鉴别

双子叶植物草质茎的组织构造从外向内分为表皮、皮层和维管柱三部分。

1. 表皮为一层长方形、扁平、排列整齐、无细胞隙的细胞组成。观察时应注意有无各式毛茸、气孔、角质层、蜡被等附属物。

2. 皮层主要由薄壁细胞组成，细胞形大，壁薄，排列疏松。靠近表皮部分的细胞常具叶绿体，故嫩茎呈绿色。有的具厚角组织排列成环形，亦有分布在茎的棱角处。观察时应注意有无纤维、石细胞、分泌组织等。

3. 维管柱占较大比例，大多数草本植物茎维管束之间距离较大，即束间区域较宽，呈环状排列，体部发达，髓射线较宽。

单子叶植物草质茎的组织构造最外为表皮，向内是基本薄壁组织，其中散布多数有限外韧型维管束，无皮层和髓及髓射线之分；观察时应注意有无厚壁组织、草酸钙晶体及分泌组织等。

进行显微鉴别时，根据药材所含有的药用部位，通常作根、根茎、茎、叶等的横切面，叶的表面制片，以及全药材或某些药用部位的粉末制片等。进行组织观察，应注意药材所含有的药用部位的构造特点，找出鉴别特征。全草类药材的粉末鉴别，通常应注意观察下列特征：茎、叶的保护组织及毛（非腺毛、腺毛）、气孔轴式、叶肉组织等，全草中的机械组织、厚壁组织、分泌组织、内含物（草酸钙、碳酸钙晶体、淀粉粒等）

或带花药材的花粉粒等情况。

第二节　常用全草类中药的鉴定

麻黄 Ephedrae Herba

[来源] 为麻黄科植物草麻黄 *Ephedra sinica* Stapf、中麻黄 *E. intermedia* Schrenk et C.A.Mey. 或木贼麻黄 *E. equisentina* Bge. 的干燥草质茎。

[采制] 秋季割取绿色的草质茎，晒干。

[产地] 主产于华北、西北及东北地区。

[性状] 草麻黄　呈细长圆柱形，少分枝，直径 1 ~ 2mm。有的带少量棕色木质茎。表面淡绿色至黄绿色，有细的纵棱线，触之微有粗糙感。节明显，节间长 2 ~ 6cm，节上有膜质鳞叶，长 3 ~ 4mm，裂片 2（稀 3），锐三角形，先端灰白色，反曲，基部常联合成筒状，红棕色。质轻脆，易折断，断面略是纤维性，周边为绿黄色，髓部呈暗红棕色，近圆形。气微香，味涩、微苦。（见附录彩图 13-1）

中麻黄　小枝多分枝，直径 1.5 ~ 3mm，有粗糙感。节间长 2 ~ 6cm，膜质鳞叶长 2 ~ 3mm，裂片 3（稀 2），先端锐尖。断面髓部呈三角状圆形。

木贼麻黄　小枝较多分枝，直径 1 ~ 1.5mm，无粗糙感。节间长 1.5 ~ 3cm，膜质鳞叶长 1 ~ 2mm，裂片 2（稀 3），上部呈短三角形，灰白色，先端多不反曲，基部棕红色至棕黑色。

[显微特征]

草麻黄茎横切面　类圆形而稍扁，边缘有棱线而呈波状凸凹。①表皮细胞外被角质层，两棱线间有下陷气孔。②棱线处有非木化的下皮纤维束。③皮层较宽，有纤维束散在。④外韧维管束 8 ~ 10 个，韧皮部狭小，其外有星月形纤维束；形成层环类圆形；木质部呈三角状。⑤髓部薄壁细胞常含棕红色块状物，偶见环髓纤维。⑥本品表皮细胞外壁、皮层薄壁细胞及纤维壁均有多数细小草酸钙方晶或砂晶。

中麻黄茎横切面　维管束 12 ~ 15 个。形成层环类三角形。环髓纤维成束或单个散在。

木贼麻黄茎横切面　维管束 8 ~ 10 个。形成层环类圆形。无环髓纤维。

草麻黄粉末　棕色或绿色。①表皮组织碎片甚多，细胞呈类长方形，外壁布满颗粒状细小晶体；气孔特异，内陷，保卫细胞侧面观呈哑铃形或电话听筒形；角质层极厚，常破碎，呈不规则条块状。②纤维多，木化或非木化，狭长，壁厚，胞腔狭小，常不明显，壁上附有众多细小的砂晶和方晶。③导管分子端壁具麻黄式穿孔板。④髓部薄壁细胞壁增厚，内含红棕色物，常散出。（见附录彩图 13-2）

[化学成分] 含生物碱及挥发油等多种类型的成分。生物碱类：草麻黄含生物碱约 1.315%，主要为左旋麻黄碱（1-ephedrine）、右旋伪麻黄碱（d-pseudoephedrine），麻黄根碱 A、B、C、D（ephedraineA、B、C、D）。尚含微量左旋甲基麻黄碱、右旋甲基伪

麻黄碱、左旋去甲基麻黄碱、右旋去甲基伪麻黄碱等。挥发油类：另外尚含挥发性的苄甲胺、儿茶酚、鞣质以及 1–α– 松油醇、1,4– 桉叶素、十六烷酸等挥发油。近年来又分离出多种新成分，其中 2,3,5,6 – 四甲基吡嗪和 1–α – 萜品烯醇，二者为平喘有效成分。

木贼麻黄含生物碱量最高，1.02% ~ 3.33%，其中麻黄碱占 55% ~ 75%，右旋伪麻黄碱占 25% ~ 45%，并含甲基麻黄碱等。

中麻黄含生物碱量最低，0.25% ~ 0.89%。据报道，三种麻黄均含有麻黄噁唑烷酮。麻黄碱和麻黄噁唑烷酮均有抗炎作用。

生物碱主要存在于麻黄草质茎的体部，节部生物碱为节间的 1/2 ~ 1/3，但伪麻黄碱的含量高。

[理化鉴别]

1. 药材纵剖面置紫外光灯下观察，边缘显亮白色荧光，中心显亮棕色荧光。

2. 取本品粉末约 0.2g，加水 5mL 与稀盐酸 1 ~ 2 滴，煮沸 2 ~ 3 分钟，滤过。滤液置分液漏斗中，加氨试液数滴使成碱性，再加氯仿 5mL，振摇提取。分取氯仿液，置两支试管中，一管加氨制氯化铜试液与二硫化碳各 5 滴，振摇，静置，氯仿层显棕黄色；另一管为空白，以氯仿 5 滴代替二硫化碳 5 滴，振摇后氯仿层无色或显微黄色。

3. 取本品粉末 1g，加浓氨试液数滴，再加三氯甲烷 10mL，加热回流 1 小时，滤过，滤液蒸干，残渣加甲醇 2mL 充分振摇，滤过，取滤液作为供试品溶液。另取盐酸麻黄碱对照品，加甲醇制成每 1mL 含 1mg 的溶液，作为对照品溶液。采用硅胶 G 薄层板，以三氯甲烷 – 甲醇 – 浓氨试液（20:5:0.5）为展开剂，展开，取出，晾干，喷以茚三酮试液，在 105℃加热至斑点显色清晰。供试品色谱中，在与对照品色谱相应的位置上，显相同的红色斑点。

[品质评价]

1. 经验鉴别 以色淡绿或黄绿、内心色红棕、手拉不脱节、味苦涩者为佳。

2. 检查 杂质：不得过 5%，总灰分：不得过 10.0%，水分：不得过 9.0%。

3. 含量测定 采用高效液相色谱法测定，本品按干燥品计算，含盐酸麻黄碱（$C_{10}H_{15}NO \cdot HCl$）和盐酸伪麻黄碱（$C_{10}H_{15}NO \cdot HCl$）的总量不得少于 0.80%。

[功效] 性温，味辛、微苦。归肺、膀胱经。能发汗散寒，宣肺平喘，利水消肿。用于风寒感冒，胸闷喘咳，风水浮肿。多用于表证已解，气喘咳嗽。用量 2 ~ 10g。

槲寄生 Visci Herba

（附：桑寄生）

[来源] 为桑寄生科植物槲寄生 *Viscum coloratum*（Komar.）Nakai 的干燥带叶茎枝。

[采制] 冬季至次春采割，除去粗茎，切段，干燥，或蒸后干燥。

[产地] 主产于东北、华北各省。陕西、甘肃、山东、河南等省亦产。

[性状] 茎枝呈圆柱形，2 ~ 5 叉状分枝，长约 30cm，直径 0.3 ~ 1cm；表面黄绿色、金黄色或黄棕色，有纵皱纹；节膨大，节上有分枝或枝痕；体轻，质脆，易折断，断面

不平坦，皮部黄色，木部色较浅，射线放射状，髓部常偏向一边。叶对生于枝梢，易脱落，无柄；叶片呈长椭圆状披针形，长 2 ~ 7cm，宽 0.5 ~ 1.5cm；先端钝圆，基部楔形，全缘；表面黄绿色，有细皱纹，主脉 5 出，中间 3 条明显；革质。气微，味微苦，嚼之有黏性。

[显微鉴别]

茎横切面 ①表皮细胞长方形，外被黄绿色角质层，厚 19 ~ 80μm。②皮层较宽广，纤维数十个成束，微木化；老茎石细胞甚多，单个散在或数个成群，韧皮部较窄，老茎散有石细胞。③形成层不明显。④木质部散有纤维束；导管周围纤维甚多，并有少数异形细胞。⑤髓明显。薄壁细胞含草酸钙簇晶和少数方晶。

粉末 淡黄色。①表皮碎片黄绿色，细胞类长方形，可见气孔。②纤维成束，直径 10 ~ 34μm，壁较厚，略成波状，微木化。③异形细胞形状不规则，壁较厚，微木化，胞腔大。④草酸钙簇晶直径 17 ~ 45μm；方晶较少，直径 8 ~ 30μm。石细胞类方形、类多角形或不规则形，直径 42 ~ 102μm。

[化学成分] 含三萜类、黄酮类及糖苷类等多种化合物。三萜类化合物：齐墩果酸、丝石竹酸、马斯里酸、β–香树脂醇、β–乙酰香树脂醇；黄酮类化合物：槲寄生新苷、鼠李秦素等；糖苷类化合物：紫丁香苷、五加苷、丁香苷。尚含生物碱、丁香脂素、多糖及甾醇等。

[理化鉴别] 取本品粉末加乙醇，加热回流，滤过，滤液蒸干，残渣加无水乙醇作为供试品溶液。另取槲寄生对照药材同法制成对照药材溶液。再取齐墩果酸对照品，加无水乙醇作为对照品溶液。采用硅胶 G 薄层板，以环己烷–乙酸乙酯–冰醋酸（20:6:1）为展开剂，展开，取出，晾干，喷以 10% 硫酸乙醇溶液，在 80℃加热至斑点显色清晰。供试品色谱中，在与对照药材色谱和对照品色谱相应的位置上，显相同颜色的斑点；再置紫外光灯（365nm）下检视，显相同颜色的荧光斑点。

[品质评价]

1. 经验鉴别 以枝嫩、色黄绿、叶多者为佳。

2. 检查 杂质：不得过 2%。水分：不得过 12.0%。总灰分：不得过 9.0%。酸不溶性灰分：不得过 2.5%。

3. 浸出物测定 醇溶性浸出物含量（热浸法，用乙醇作溶剂）不得少于 20.0%。

4. 含量测定 用高效液相色谱法测定，本品按干燥品计算，含紫丁香苷（$C_{17}H_{24}O_9$）不得少于 0.040%

[功效] 性平，味苦。归肝、肾经。能祛风湿，补肝肾，强筋骨，安胎元。用于风湿痹痛，腰膝酸软，筋骨无力，崩漏经多，妊娠漏血，胎动不安，头晕目眩。用量 9 ~ 15g。

[附]

桑寄生 Taxilli Herba 为桑寄生科植物桑寄生 *Taxillus chinensis*（DC.）Danser 的干燥带叶茎枝。主产于福建、广东、广西等省区。茎枝呈圆柱形，长 3 ~ 4cm，直径 0.2 ~ 1cm；表面红褐色或灰褐色，具细纵纹，并有多数细小突起的棕色皮孔，嫩枝有的可见棕褐色茸毛；质坚硬，断面不整齐，皮部红棕色，木部色较浅。叶多卷曲，具短柄；叶片展平后呈卵形或椭圆形，长 3～8cm，宽 2～5cm；表面黄褐色，幼叶被细茸毛，先端钝圆，基部圆形或宽楔形，全缘；革质。气微，味涩。粉末淡黄棕色。石细胞类方形、类圆形，偶有分枝，有的壁三面厚，一面薄，含草酸钙方晶；纤维成束，直径约17μm；具缘纹孔导管、网纹导管及螺纹导管多见；星状毛分枝碎片少见。含槲皮素及萹蓄苷。本品性平，味苦、甘。归肝、肾经。能祛风湿，补肝肾，强筋骨，安胎元。用于风湿痹痛，腰膝酸软，筋骨无力，崩漏经多，妊娠漏血，胎动不安，头晕目眩。用量 9～15g。

紫花地丁 Violae Herba

[来源] 为堇菜科植物紫花地丁 *Viola yedoensis* Makino 的干燥全草。

[采制] 春、秋二季采收，除去杂质，晒干。

[产地] 主产于江苏、浙江、西北及东北等地。

[性状] 多皱缩成团。主根长圆锥形，直径 1～3mm；淡黄棕色，有细纵皱纹。叶基生，灰绿色，展平后叶片呈披针形或卵状披针形，长 1.5～6cm，宽 1～2cm；先端钝，基部截形或稍心形，边缘具钝锯齿，两面有毛；叶柄细，长 2～6cm，上部具明显狭翅。花茎纤细；花瓣 5，紫堇色或淡棕色；花距细管状。蒴果椭圆形或 3 裂，种子多数，淡棕色。气微，味微苦而稍黏。

[显微特征]

叶横切面 ①上表皮细胞较大，切向延长，外壁较厚，内壁黏液化，常膨胀呈半圆形；下表皮细胞较小，偶有黏液细胞；上、下表皮有单细胞非腺毛，长 32～240μm，直径 24～32μm，具角质短线纹。②栅栏细胞 2～3 列；海绵细胞类圆形，含草酸钙簇晶，直径 11～40μm。③主脉维管束外韧型，上、下表皮内方有厚角细胞 1～2 列。

[理化鉴别] 取粉末加甲醇，超声，滤过，滤液蒸干，残渣加热水，滤过，滤液蒸干，残渣加甲醇作为供试品溶液。另取紫花地丁对照药材同法制成对照药材溶液。取秦皮乙素对照品，加甲醇作为标准品溶液。采用硅胶 G 薄层板，以甲苯–乙酸乙酯–甲酸（5：3：1）的上层溶液为展开剂，展开，取出，晾干，置紫外光灯（365nm）下检视。供试品色谱中，在与对照药材色谱相应的位置上，显相同颜色的荧光斑点。

[化学成分] 含黄酮及其苷类、香豆素类及有机酸类等多种类型的成分。黄酮及其苷类：芹菜素、芹菜素葡萄糖苷、菊苣苷、秦皮甲素、木犀草素及其苷类、槲皮素、柚皮素等；香豆素类：早开堇菜苷、菊苣苷、七叶内酯、东莨菪素、异莨菪亭、秦皮甲素等；有机酸类：3,4-二羟基苯甲酸、奎宁酸、咖啡酸、软脂酸、丁二酸、对羟基苯甲酸和反式对羟基桂皮酸等。

[品质评价]

1. 经验鉴别 以花紫色、根黄色、叶灰绿、味微苦者为佳。

2. 检查 水分：不得过 13.0%。总灰分：不得过 18.0%。酸不溶性灰分：不得过 4.0%。

3. 浸出物测定 醇溶性浸出物含量（冷浸法，用 95% 乙醇作溶剂）不得少于 5.0%。

4. 含量测定 用高效液相色谱法测定，本品按干燥品计算，含秦皮乙素（$C_9H_6O_4$）不得少于0.20%。

[功效] 性寒，味苦、辛。归心、肝经。能清热解毒，凉血消肿。用于疔疮肿毒，痈疽发背，丹毒，毒蛇咬伤。用量15～30g。

[附注] 全国不同地区尚有多种植物的全草亦作地丁药用。

1. 甜地丁 Gueldenstaedtiae Herba 为豆科植物米口袋 *Gueldenstaedtia verna*（Georgi）A. Bor. 的干燥全草。根呈长圆锥形或圆柱形，常向一边扭转，长10～20cm，直径0.3～1.3cm；表面红棕色或淡黄棕色；质坚韧，不易折断，断面边缘乳白色，绵毛状。茎簇生。单数羽状复叶，丛生；小叶被白色柔毛。伞形花序，花冠蝶形，紫色或淡棕色。荚果圆柱状，长约1.5cm，被白色柔毛。种子细小，黑绿色。气微，味淡而微甜。性寒，味甘、微苦。清热解毒，消肿止痛。

2. 苦地丁 Corydalis Bungeanae Herba 为罂粟科植物布氏紫堇 *Corydalis bungeana* Turcz. 的干燥全草。常皱缩成团，伸展后长5～30cm。主根扁圆柱形，长3～5cm，直径1～3mm，常呈二股扭曲状；质较硬，易折断，断面平坦、黄白色。基生叶丛生，茎生叶互生，暗绿色或灰绿色，展平后叶片斜宽卵形，2～3回羽状全裂，最终裂片线形，宽约1mm，柔软；叶柄长0.4～4cm。花腋生，淡紫色，花瓣4，有距，雄蕊6。蒴果扁长椭圆形，长1～2cm，宽3～5mm，灰绿色或黄绿色，常破裂成2片。种子黑色，扁心形。具青草样气味苦而持久。全草含多种生物碱，主要为消旋和右旋紫堇灵、乙酰紫堇碱、四氢黄连碱和普罗托品等。性寒，味苦。清热解毒，散结消肿。

金钱草 Lysimachiae Herba

[来源] 为报春花科植物过路黄 *Lysimachia christinae* Hance 的干燥全草。

[采制] 夏、秋二季采收，除去杂质，晒干。

[产地] 主产于四川省。长江流域及山西、陕西、云南、贵州等省亦产。

[性状] 常缠结成团，无毛或被疏柔毛。茎扭曲，表面棕色或暗棕红色，有纵纹，下部茎节上有时具须根，断面实心。叶对生，多皱缩，展平后呈宽卵形或心形，长1～4cm，宽1～5cm，基部微凹，全缘；上表面灰绿色或棕褐色，下表面色较浅，主脉明显突起，用水浸后，对光透视可见黑色或褐色条纹；叶柄长1～4cm。有的带花，花黄色，单生叶腋，具长梗。蒴果球形。气微，味淡。

[显微特征]

茎横切面 ①表皮细胞外被角质层，有时可见腺毛，头部单细胞，柄部1～2个细胞。②栓内层宽广，细胞中有的含红棕色分泌物；分泌道散在，周围分泌细胞5～10个，内含红棕色块状分泌物；内皮层明显。③中柱鞘纤维断续排列成环，壁微木化。④韧皮部狭窄。木质部连接成环。⑤髓常成空腔。薄壁细胞含淀粉粒。

叶表面 ①腺毛红棕色，头部单细胞，类圆形，直径25μm，柄单细胞。②分泌道散在于叶肉组织内，直径45μm，含红棕色分泌物。③被疏毛者茎、叶表面可见非腺毛，1～17个细胞，平直或弯曲，有的细胞呈缢缩状，长59～1070μm，基部直径13～53μm，表面可见细条纹，胞腔内含黄棕色物。

[化学成分] 含黄酮类、三萜类及挥发油类等多种类型的成分。黄酮类：槲皮素、

槲皮素 –3–O– 葡萄糖苷、山奈酚、山奈素 –3–O– 半乳糖苷和 3, 2', 4', 6' – 四羟基 – 4,3'– 二甲氧基查耳酮；挥发油类：α – 蒎烯、β – 月桂烯、石竹烯氧化物、樟脑、按油烯醇、乙酸冰片酯、邻苯二甲酸二乙酯等。

[**理化鉴别**] 取本品粉末加 80% 甲醇，加热回流，滤过，滤液蒸干，残渣加水用乙醚振摇提取后，弃去乙醚液，水液加稀盐酸，置水浴中加热，取出，迅速冷却，用乙酸乙酯振摇提取，合并乙酸乙酯液，用水洗涤，弃去水液，乙酸乙酯液蒸干，残渣加甲醇作为供试品溶液。另取槲皮素对照品、山奈酚对照品，加甲醇作为对照品溶液。采用硅胶 G 薄层板，以甲苯 – 甲酸乙酯 – 甲酸（10：8：1）为展开剂，展开，取出，晾干，喷以 3% 三氯化铝乙醇溶液，在 105℃加热数分钟，置紫外光灯（365nm）下检视。供试品色谱中，在与对照品色谱相应的位置上，显相同颜色的荧光斑点。

[**品质评价**]

1. 经验鉴别　以叶大、色绿者为佳。

2. 检查　杂质：不得过 8%。总灰分：不得过 13.0%。酸不溶性灰分：不得过 5.0%。

3. 浸出物测定　醇溶性浸出物含量（热浸法，用 75% 乙醇作溶剂）不得少于 8.0%。

4. 含量测定　用高效液相色谱法测定，药材按干燥品计算，含槲皮素（$C_{15}H_{10}O_7$）和山奈酚（$C_{15}H_{10}O_6$）的总量不得少于 0.10%。

[**功效**] 性微寒，味甘、咸。归肝、胆、肾、膀胱经。能利湿退黄，利尿通淋，解毒消肿。用于湿热黄疸，胆胀胁痛，石淋，热淋，小便涩痛，痈肿疔疮，蛇虫咬伤。用量 15 ~ 60g。

[**附注**]

广金钱草 Desmodii Styracifolii Herba　为豆科植物广金钱草 *Desmodium styracifolium*（Osb.）Merr. 的干燥地上部分。夏、秋二季采割，除去杂质，晒干。茎呈圆柱形，长可达 1m；密被黄色伸展的短柔毛；质稍脆，断面中部有髓。叶互生，小叶 1 或 3，圆形或矩圆形；先端微凹，基部心形或钝圆，全缘；上表面黄绿色或灰绿色，无毛，下表面具灰白色紧贴的绒毛，侧脉羽状；叶柄长 1 ~ 2cm，托叶 1 对，披针形。气微香，味微甘。粉末灰黄色，石细胞较多，成群或单个散在，呈类圆形、长方形、多角形或不规则分枝状，直径 50 ~ 260μm，层纹、孔沟明显。木栓细胞黄棕色，呈长纺锤形或梭形，细胞内含油滴。纤维多碎断，常与石细胞伴生，直径 5 ~ 20μm，壁厚。用高效液相色谱法测定，含夏佛塔苷（$C_{26}H_{28}O_{14}$）不得少于 0.13%。

广藿香 Pogostemonis Herba

[**来源**] 为唇形科植物广藿香 *Pogostemon cablin*（Blanco）Benth. 的干燥地上部分。按产地不同分为石牌广藿香及海南广藿香。

[**采制**] 夏、秋季枝叶茂盛时采割，日晒夜闷，反复至干。

[**产地**] 主产广东石牌及海南省。台湾、广西、云南等省区亦有栽培。

[**性状**] 全长 30 ~ 60cm，茎多分枝，直径 0.2 ~ 1.2cm，枝条稍曲折。嫩茎略呈钝方柱形，密被柔毛，表面灰黄色或灰绿色，质脆，易折断，断面中部有髓；老茎则近圆

柱形，被灰褐色栓皮。叶对生，皱缩成团，以水浸软展开，完整者叶片呈卵形或椭圆形，长 4 ~ 9cm，宽 3 ~ 7cm，先端短尖或钝圆，基部楔形或钝圆，边缘具不整齐钝锯齿，两面均被灰白色柔毛；叶柄细，长 2 ~ 5cm，被柔毛。气香特异，味微苦。

石牌广藿香　枝条较瘦小，表面较皱缩，灰黄色或灰褐色，节间长 3 ~ 7cm，叶痕较大而凸出，中部以下被栓皮，纵皱较深，断面渐呈类圆形，髓部较小。叶片较小而厚，暗绿褐色或灰棕色。

海南广藿香　枝条较粗壮，表面较平坦，灰棕色至浅紫棕色，节间长 5 ~ 13cm，叶痕较小，不明显凸出，枝条近下部始有栓皮，纵皱纹较浅，断面呈钝方形。叶片较大而薄，浅棕褐色或浅黄棕色。

[显微特征]
茎纵切面　①表皮为 1 列细胞，上有非腺毛，由 1 ~ 5 个细胞组成。②皮层有大形细胞间隙，内有间隙腺毛，腺头单细胞，长圆形或类圆形，内含黄色至黄绿色挥发油，柄短，1 ~ 2 个细胞。③中柱鞘纤维成束，断续环列。④韧皮部狭窄。木质部于四角处较发达。④髓部宽广。薄壁细胞含在酸钙小针晶及片状结晶。

叶横切面　①表皮可见腺毛、非腺毛及直轴式气孔；非腺毛 1 ~ 6 个细胞，平直或先端弯曲，壁具刺状突起，有的胞腔含黄棕色物；腺鳞头部单细胞状，顶面观作窗形或缝状开裂，柄单细胞，极短；小腺毛头部 2 个细胞，柄 1 ~ 3 个细胞，其短。②叶肉组织中有间隙腺毛，头部单细胞，呈不规则囊状，柄短，单细胞。③薄壁细胞含草酸钙小针晶。

[显微特征]
叶片粉末　淡棕色。①叶表皮细胞呈不规则形，气孔直轴式。非腺毛 1 ~ 6 个细胞，平直或先端弯曲，长约至 590μm，壁具疣状突起，有的胞腔含黄棕色物。②腺鳞头部 8 个细胞，直径 37 ~ 70μm；柄单细胞，极短。③间隙腺毛存在于叶肉组织的细胞间隙中，头部单细胞，呈不规则囊状，直径 13 ~ 50μm，长约至 113μm；柄短，单细胞。④小腺毛头部 2 个细胞；柄 1 ~ 3 个细胞，其短。⑤草酸钙针晶细小，散在于叶肉细胞中，长约至 27μm。

[化学成分] 含挥发油、生物碱等多种类型的成分。挥发油：百秋李醇、广藿香酮、苯甲醛、丁香酚、桂皮醛、α–广藿香萜烯、β–广藿香萜烯、丁香烯、β–榄香烯、α–桉树烯。生物碱：广藿香吡啶碱、表瓜亚吡啶碱。

不同产地的广藿香含油量及油中组分比率明显不同，海南广藿香挥发油含量（叶含挥发油 3% ~ 6%，茎 0.5% ~ 0.7%）比石牌产的含量（叶含挥发油 0.3 ~ 0.4%，茎 0.1% ~ 0.15%）高。广藿香酮为石牌产广藿香油中的主要成分，但在海南产的广藿香油中含量甚微。

[理化鉴别] 取本品挥发油，加乙酸乙酯作为供试品溶液。另取百秋李醇对照品，加乙酸乙酯作为对照品溶液。采用硅胶 G 薄层板，以石油醚（30 ~ 60℃）–乙酸乙酯–冰醋酸（95∶5∶0.2）为展开剂，展开，取出，晾干，喷以 5% 三氯化铁乙醇溶液。供试品色谱中显一黄色斑点；加热至斑点显色清晰，供试品色谱中，在与对照品色谱相应的位置上，显相同的紫蓝色斑点。

[品质评价]

1. 经验鉴别　以叶多、香气浓者为佳。

2. 检查　杂质：不得过 2%。水分：不得过 14.0%。总灰分：不得过 11.0%。酸不溶性灰分：不得过 4.0%。叶：不得少于 20%。

3. 浸出物测定　醇溶性浸出物含量（冷浸法，用乙醇作溶剂）不得少于 2.5%。

4. 含量测定　用高效液相色谱法测定，药材按干燥品计算，含百秋李醇（$C_{15}H_{26}O$）不得少于 0.10%。

[功效]　性微温，味辛。归脾、胃、肺经。能芳香化浊，和中止呕，发表解暑。用于湿浊中阻，脘痞呕吐，暑湿表证，湿温初起，发热倦怠，胸闷不舒，寒湿闭暑，腹痛吐泻，鼻渊头痛。用量 3 ~ 10g。

荆芥 Schizonepetae Herba

[来源]　为唇形科植物荆芥 *Schizonepeta tenuifolia* Briq. 的干燥地上部分。

[采制]　夏、秋二季花开到顶、穗绿时采割，除去杂质，晒干。

[产地]　主产于江苏、河北、浙江、江西等省。多为栽培。

[性状]　茎呈方柱形，上部有分枝，长 50 ~ 80cm，直径 0.2 ~ 0.4cm；表面淡黄绿色或淡紫红色，被短柔毛；体轻，质脆，断面类白色。叶对生，多已脱落，叶片 3 ~ 5 羽状分裂，裂片细长。穗状轮伞花序顶生，长 2 ~ 9cm，直径约 0.7cm。花冠多脱落，宿萼钟状，先端 5 齿裂，淡棕色或黄绿色，被短柔毛；小坚果棕黑色。气芳香，味微涩而辛凉。

[显微特征]

粉末　黄棕色。①宿萼表皮细胞垂周壁深波状弯曲。②腺鳞头部 8 个细胞，直径 96 ~ 112μm，柄单细胞，棕黄色。③小腺毛头部 1 ~ 2 个细胞，柄单细胞。④非腺毛 1 ~ 6 个细胞，大多具壁疣。⑤外果皮细胞表面观多角形，壁黏液化，胞腔含棕色物；断面观细胞类方形或类长方形，胞腔小。⑥内果皮石细胞淡棕色，表面观垂周壁深波状弯曲，密具纹孔。⑦纤维直径 14 ~ 43μm，壁平直或微波状。

[理化鉴别]取本品粗粉加石油醚（60 ~ 90℃），时时振摇，放置过夜，滤过，滤液挥至 1mL，作为供试品溶液。另取荆芥对照药材同法制成对照药材溶液。照采用硅胶 H 薄层板，以正己烷 – 乙酸乙酯（17∶3）为展开剂，展开，取出，晾干，喷以 5% 香草醛的 5% 硫酸乙醇溶液，在 105℃加热至斑点显色清晰。供试品色谱中，在与对照药材色谱相应的位置上，显相同颜色的斑点。

[化学成分]含挥发油、单萜苷等多种类型的成分。挥发油类：全草含挥发油 1% ~ 2%，穗含挥发油约 4.11%，油中主要成分为右旋薄荷酮、消旋薄荷酮、胡薄荷酮、薄荷酮、左旋胡薄荷酮。另含少量右旋柠檬烯。油中还含有 α – 蒎烯、莰烯、β – 蒎烯、3 – 辛酮、对聚伞花烯（p – cymene）等。单萜苷类：从荆芥穗中分离出新的单萜苷，荆芥苷（schizonepetoside）A、B、C、D、E 和荆芥醇（schizonol）；还分离出芹黄素 –7–O– 葡萄糖苷、黄色黄素 –7–O– 葡萄糖苷、橙皮苷、香叶木素、橙皮素和黄色黄

素、荆芥内酯（schizonepetin）。

[品质评价]

1. 经验鉴别　以浅紫色、茎细、穗多而密者为佳。

2. 检查　杂质：不得过 12.0%。总灰分：不得过 10%。酸不溶性灰分：不得过 3.0%。

3. 挥发油测定　挥发油含量不得少于 0.60%（mL/g）。

4. 含量测定　用高效液相色谱法测定，药材按干燥品计算，含胡薄荷酮（$C_{10}H_{16}O$）不得少于 0.020%。

[功效]　性微温，味辛。归肺、肝经。能解表散风，透疹，消疮。用于感冒，头痛，麻疹，风疹，疮疡初起。用量 5 ~ 10g。

益母草 Leonuri Herba

（附：茺蔚子）

[来源]　为唇形科植物益母草 *Leonurus japonicus* Houtt. 的新鲜或干燥地上部分。

[采制]　鲜品春季幼苗期至初夏花前期采割；干品夏季茎叶茂盛、花未开或初开时采割，晒干，或切段晒干。

[产地]　全国各地均有野生或栽培。

[性状]　**鲜益母草**　幼苗期无茎，基生叶圆心形，5 ~ 9 浅裂，每裂片有 2 ~ 3 钝齿。花前期茎呈方柱形，上部多分枝，四面凹下成纵沟，长 30 ~ 60cm，直径 0.2 ~ 0.5cm；表面青绿色；质鲜嫩，断面中部有髓。叶交互对生，有柄；叶片青绿色，质鲜嫩，揉之有汁；下部茎生叶掌状 3 裂，上部叶羽状深裂或浅裂成 3 片，裂片全缘或具少数锯齿。气微，味微苦。

干益母草　茎表面灰绿色或黄绿色；体轻，质韧，断面中部有髓。叶片灰绿色，多皱缩、破碎，易脱落。轮伞花序腋生，小花淡紫色，花萼筒状，花冠二唇形。切段者长约 2cm。

[显微特征]　茎横切面：①表皮细胞外被角质层，有茸毛；腺鳞头部 4 个、6 个或 8 个细胞，柄单细胞；非腺毛 1 ~ 4 个细胞。②下皮厚角细胞在棱角处较多。皮层为数列薄壁细胞；内皮层明显。③中柱鞘纤维束微木化。韧皮部较窄。木质部在棱角处较发达。④髓部薄壁细胞较大。薄壁细胞含细小草酸钙针晶和小方晶。⑤鲜品近表皮部分皮层薄壁细胞含叶绿体。

[理化鉴别]　取本品粉末加入 70% 乙醇，加热回流，滤过，蒸干，残渣加无水乙醇使溶解，离心，取上清液作为供试品溶液。另取盐酸水苏碱对照品，加无水乙醇作为对照品溶液。采用硅胶 G 薄层板，以丙酮 – 无水乙醇 – 盐酸（10:6:1）为展开剂，展开，取出，晾干，在 105℃加热 15 分钟，放冷，喷以稀碘化铋钾试液 – 三氯化铁试液（10:1）混合溶液至斑点显色清晰。供试品色谱中，在与对照品色谱相应的位置上，显相同颜色的斑点。

[化学成分] 含有生物碱类、萜类化合物、黄酮类及挥发油类等多种类型的成分。生物碱类：盐酸水苏碱、盐酸益母草碱等；萜类化合物：益母草酮、益母草萜宁、益母草宁素、羽扇豆醇、齐墩果酸等；黄酮类：芦丁、槲皮素、金丝桃苷、异槲皮苷、芹菜素、益母草黄苷等；挥发油类：α-蒎烯、β-榄香烯、β-石竹烯、β-波旁烯、荜澄茄烯、氧化石竹烯、顺式石竹烯、叶绿醇等。

[品质评价]

1. 经验鉴别　以茎细、质嫩、色绿、无杂质者为佳。

2. 检查　水分：不得过 13.0%。总灰分：不得过 11.0%。

3. 浸出物测定　水溶性浸出物含量（热浸法，用水作溶剂）不得少于 15.0%。

4. 含量测定　用高效液相色谱法测定，本品按干燥品计算，含盐酸水苏碱（$C_7H_{13}NO_2 \cdot HCl$）不得少于 0.50%，含盐酸益母草碱（$C_{14}H_{21}O_5N_3 \cdot HCl$）不得少于 0.050%。

[功效] 性微寒，味苦、辛。归肝、心包、膀胱经。能活血调经，利尿消肿，清热解毒。用于月经不调，痛经经闭，恶露不尽，水肿尿少，疮疡肿毒。用量 9～30g；鲜品 12～40g。

[附]

茺蔚子 Leonuri Fructus　为唇形科植物益母草 *Leonurus japonicus* Houtt. 的干燥成熟果实。秋季果实成熟时采割地上部分，晒干，打下果实，除去杂质。本品呈三棱形，长 2～3mm，宽约 1.5mm。表面灰棕色至灰褐色，有深色斑点，一端稍宽，平截状，另一端渐窄而钝尖。果皮薄，子叶类白色，富油性。气微，味苦。粉末黄棕色至深棕色。外果皮细胞横断面观略径向延长，长度不一，形成多数隆起的脊，脊中央为黄色网纹细胞，壁非木化；表面观类多角形，有条状角质纹理，网纹细胞具条状增厚壁。内果皮厚壁细胞断面观略切向延长，内壁极厚，外壁薄，胞腔偏靠外侧，内含草酸钙方晶；表面观呈星状或细胞界限不明显，方晶明显。中果皮细胞表面观类多角形，壁薄，细波状弯曲。种皮表皮细胞类方形，壁稍厚，略波状弯曲，胞腔内含淡黄棕色物。内胚乳细胞含脂肪油滴和糊粉粒。主含益母草次碱等生物碱及脂肪油（约37%），油中主要成分为油酸及亚麻酸另含有维生素 A 样物质。本品性微寒，味辛、甘，活血调经，清肝明目。

薄荷 Menthae Haplocalycis Herba

[来源] 为唇形科植物薄荷 *Mentha haplocalyx* Briq. 的干燥地上部分。

[采制] 夏、秋两季茎叶茂盛或花开至三轮时，选晴天分次收割，晒干或晾干。

[产地] 主产于江苏太仓及浙江、安徽、江西、湖南等省。

[性状] 茎呈方柱形，有对生分枝，长 15～40cm，直径 0.2～0.4cm；表面紫棕色或淡绿色，棱角处具茸毛，节间长 2～5cm；质脆，断面白色，髓部中空。叶对生，有短柄；叶片皱缩卷曲，完整者展平后呈宽披针形、长椭圆形或卵形，长 2～7cm，宽 1～3cm；上表面深绿色，下表面灰绿色，稀被茸毛，有凹点状腺鳞。轮伞花序腋生，花萼钟状，先端 5 齿裂，花冠淡紫色。揉搓后有特殊清凉香气，味辛凉。（见附录彩图 13-3）

[显微特征]

茎横切面 呈四方形。①表皮上有扁球形腺鳞、单细胞头的腺毛和 1～8 个细胞的非腺毛。②皮层在四棱脊处有厚角细胞，内皮层明显。③韧皮部细胞较小，呈狭环状。④形成层成环。⑤木质部在四棱处发达。⑥髓部宽广，中心常有空隙。⑦薄壁细胞中含橙皮苷结晶。

叶表面制片 ①腺鳞头部 8 个细胞，直径约至 90μm，柄单细胞；小腺毛头部及柄部均为单细胞。②非腺毛 1～8 个细胞，常弯曲，壁厚，微具疣状突起。③下表皮气孔多见，直轴式。④叶肉及表皮薄壁细胞内有针簇状橙皮苷结晶。

粉末 淡黄绿色。①腺鳞头部顶面观呈圆形，侧面观呈扁球形，8 个细胞，直径 61～99μm，常皱缩，内含淡黄色分泌物；柄单细胞，极短，基部四周表皮细胞 10 余个，放射状排列。②小腺毛头部椭圆形，单细胞，直径 15～26μm，内含淡黄色分泌物；柄部 1～2 个细胞。③非腺毛多碎断，完整者 1～8 个细胞，稍弯曲，壁厚 2～7μm，疣状突起较细密。④橙皮苷结晶存在于茎、叶表皮细胞及薄壁细胞中，淡黄色，略呈扇形或不规则形。⑤叶片上表皮细胞表面观不规则形，壁略弯曲；下表皮细胞壁弯曲，细胞含淡黄色橙皮苷结晶。⑥气孔较多，为直轴式。（见附录彩图 13-4）

[化学成分] 含挥发油、黄酮类及氨基酸多种类型的成分。挥发油：油中主含 1-薄荷脑（1-menthol），其次为 1-薄荷酮（1-menthone）、异薄荷酮、胡薄荷酮、薄荷酯、左旋薄荷醇、左旋薄荷酮等化合物。黄酮类：橙皮苷、芦丁、蒙花苷、柚皮苷、香叶木素等。酚酸类成分：顺式丹参缩酚酸、紫草酸、迷迭香酸、原儿茶醛、对香豆酸、对香豆酰奎宁酸等。氨基酸：叶尚含苏氨酸、丙氨酸、谷氨酸、天冬酰胺等多种游离氨基酸。

[理化鉴别]

1. 取本品叶的粉末少量，经微量升华得油状物，加硫酸 2 滴及香草醛结晶少量，初显黄色至橙黄色，再加水 1 滴，即变紫红色。

2. 取本品粗粉 1g，加无水乙醇 10mL，超声，滤过，作为供试品溶液。另取薄荷对照药材 1g，同法制成对照药材溶液。再取薄荷脑对照品，加无水乙醇制成每 1mL 含 2mg 的溶液，作为对照品溶液。采用硅胶 G 薄层板，以甲苯-乙酸乙脂（9:1）为展开剂，展开，取出，晾干，喷以 2% 的对二甲氨基苯甲醛的 40% 硫酸乙醇溶液，在 80℃ 加热至斑点显色清晰，置于紫外灯 365nm 下检视。供试品色谱中，在与对照药材色谱和对照品色谱相应的位置上，显相同颜色的斑点。

[品质评价]

1. 经验鉴别 以叶多、色深绿、气味浓者为佳。

2. 检查 水分：不得过 15%。总灰分：不得过 11.0%。酸不溶性灰分：不得过 3.0%。叶：不得少于 30%。

3. 挥发油测定 本品含挥发油不得少于 0.8%（mL/g）。

4. 含量测定 用气相色谱法测定，本品干燥品计算，含薄荷脑（$C_{10}H_{20}O$）不得少于 0.20%。

[功效] 性凉，味辛。归肺、肝经。能疏散风热，清利头目，利咽，透疹，疏肝行气。用于风热感冒，风温初起，头痛，目赤，喉痹，口疮，风疹，麻疹，胸胁胀闷。用量 3 ~ 6g，后下。

肉苁蓉 Cistanches Herba

[来源] 为列当科植物肉苁蓉 *Cistanche deserticola* Y.C.Ma 或管花肉苁蓉 *C. tubulosa* （Schenk）Wight 的干燥带鳞叶的肉质茎。

[采制] 春季苗刚出土时或秋季冻土之前采挖，除去茎尖。切段，晒干。

[产地] 肉苁蓉主产于内蒙古、新疆、陕西、甘肃等省区。以内蒙古产量最大，管花肉苁蓉主产于新疆。

[性状] 肉苁蓉　呈扁圆柱形，稍弯曲，长 3 ~ 15cm，直径 2 ~ 8cm。表面棕褐色或灰棕色，密被覆瓦状排列的肉质鳞叶，通常鳞叶先端已断。体重，质硬，微有柔性，不易折断，断面棕褐色，有淡棕色点状维管束，排列成波状环纹。气微，味甜、微苦。（见附录彩图 13-5）

管花肉苁蓉　呈类纺锤形、扁纺锤形或扁柱形，稍弯曲，长 5 ~ 25cm，直径 2.5 ~ 9cm。表面棕褐色至黑褐色。断面颗粒状，灰棕色至灰褐色，散生点状维管束。

[显微特征]

肉苁蓉横切面　①表皮为一列扁平细胞，外被有角质层。②外侧细胞含黄色或淡黄棕色色素。③皮层由数十层薄壁细胞组成。中柱维管束排列成波状弯曲的环。④木质部导管多数成群。⑤髓射线明显，髓部呈星状。⑥薄壁细胞中充满淀粉粒。

管花肉苁蓉：维管束散生，中心无髓。

[理化鉴别] 取本品粉末加甲醇，超声，滤过，浓缩，残渣加甲醇作为供试品溶液。另取松果菊苷对照品、毛蕊花糖苷对照品，加甲醇作为对照品溶液。采用聚酰胺薄层板，以甲醇 – 醋酸 – 水（2:1:7）为展开剂，展开，取出，晾干，置紫外光灯（365nm）下检视。供试品色谱中，在与对照品色谱相应的位置上，显相同颜色的荧光斑点。

[化学成分] 含有苷类化合物及氨基酸等多种类型的成分。苷类化合物：肉苁蓉苷（cistanoside）A、B、C、H 以及松果菊苷、类叶升麻苷、新疆肉苁蓉苷、毛蕊花糖苷。氨基酸：苯丙氨酸、缬氨酸、亮氨酸、异亮氨酸、赖氨酸和苏氨酸等 15 种氨基酸。还含琥珀酸、三十六烷醇和多糖类等。

[品质评价]

1. 经验鉴别　以条粗壮、密被鳞片、色棕褐、质柔润者为佳。

2. 检查　水分：不得过 10.0%。总灰分：不得过 8.0%。

3. 浸出物测定　醇溶性浸出物含量（冷浸法，用稀乙醇作溶剂）：肉苁蓉不得少于 35.0%，管花肉苁蓉不得少于 25.0%。

4. 含量测定　用高效液相色谱法测定，本品按干燥品计算，肉苁蓉含松果菊苷（$C_{35}H_{46}O_{20}$）和毛蕊花糖苷（$C_{29}H_{36}O_{15}$）的总量不得少于 0.30%；管花肉苁蓉含松果菊苷（$C_{35}H_{46}O_{20}$）和毛蕊花糖苷（$C_{29}H_{36}O_{15}$）的总量不得少于 1.5%。

[**功效**] 性温，味甘、咸。归肾、大肠经。能补肾阳，益精血，润肠通便。用于肾阳不足，精血亏虚，阳痿不孕，腰膝酸软，筋骨无力，肠燥便秘。用量 6 ~ 10g。

穿心莲 Andrographis Herba

[**来源**] 为爵床科植物穿心莲 *Andrographis paniculata*（Burm.f.）Ness 的干燥地上部分。

[**采制**] 秋初茎叶茂盛时采割，晒干。

[**产地**] 主要栽培于广东、广西、福建等省区。

[**性状**] 茎方柱形，多分枝，长 50 ~ 70cm，节稍膨大；质脆，易折断，折断面有白色髓部。单叶对生，叶片皱缩，完整者展开后呈披针形或卵状披针形，长 3 ~ 12cm，宽 2 ~ 5cm，全缘或微波状，先端渐尖，基部楔形下延，两面光滑，上面绿色，下面灰绿色；柄短或近无柄。气微，味极苦，苦至喉部，经久苦味不减。（见附录彩图 13-6）

[**显微特征**]

叶横切面　①上表皮细胞类方形或类长方形，下表皮细胞较小，上下表皮增大的细胞中含大型钟乳体；均被腺鳞，有时可见非腺毛。②栅栏细胞 1 列，并通过中脉上方；海绵组织排列疏松。③主脉上面突起呈三角形，上下表皮内侧有厚角组织。④维管束外韧型，呈凹槽状；木质部上方薄壁细胞中含有钟乳体。

叶粉末　鲜绿色。①含钟乳体细胞甚多，卵形、椭圆形、长圆形，长 48 ~ 210μm，直径 32 ~ 67μm，内含圆形、长椭圆形、卵状或棒状钟乳体，直径约至 36μm，长约至 180μm，层纹波状。②气孔直轴式，副卫细胞大小悬殊，少数为不定式。③腺鳞头部扁球形，4 个、6 个或 8 个细胞，柄极短。④非腺毛圆锥形 1 ~ 4 个细胞，长至 160μm，先端钝圆，基部直径至 40μm，表面具角质线纹。

[**化学成分**] 含二萜内酯类化合物等多种类型的成分。二萜内酯类成分：主要为穿心莲内酯（andrographolide），含 1.5% 以上；其次为新穿心莲内酯和脱水穿心莲内酯。另含 β - 谷甾醇 -D- 葡萄糖苷、缩合性鞣质、蜡及氯化钾、氯化钠等。

穿心莲内酯等苦味素是抗菌和抗钩端螺旋体的有效成分。穿心莲内酯在叶中的含量达 2% ~ 5%。10 ~ 11 月开花前采收，若迟到来年 1 月，其含量降至 0.5%。

[**理化鉴别**] 取本品粉末加入 40% 甲醇，超声，滤过作为供试品溶液。取穿心莲对照药材加乙醇，超声，滤过，浓缩作为对照药材溶液。再取脱水穿心莲内酯对照品、穿心莲内酯对照品，加无水乙醇作为对照品溶液。采用硅胶 G 薄层板，以三氯甲烷 - 甲苯 - 甲醇（8∶1∶1）为展开剂，展开，取出，晾干，喷以 10% 硫酸乙醇溶液，置紫外光灯（365nm）下检视。供试品色谱中，在与对照药材色谱和对照品色谱相应的位置上，分别显相同颜色的斑点。

[**品质评价**]

1. 经验鉴别　以色绿、叶多者为佳。

2. 检查　叶：不得少于 30%。

3. 浸出物测定　醇溶性浸出物含量（热浸法，用乙醇作溶剂）不得少于 8.0%。

4. 含量测定 用高效液相色谱法测定，本品按干燥品计算，本品含穿心莲内酯（$C_{20}H_{30}O_5$）、新穿心莲内酯（$C_{26}H_{40}O_8$）、14-去氧穿心莲内酯（$C_{20}H_{30}O_4$）和脱水穿心莲内酯（$C_{20}H_{28}O_4$）的总量不得少于 1.50%。

[功效] 性寒，味苦。归心、肺、大肠、膀胱经。能清热解毒，凉血，消肿。用于感冒发热，咽喉肿痛，口舌生疮，顿咳劳嗽，泄泻痢疾，热淋涩痛，痈肿疮疡，蛇虫咬伤。用量 6～9g。外用适量。

白花蛇舌草 Hedyotidis Diffusae Herba

[来源] 为茜草科植物白花蛇舌草 *Hedyotis diffusa* Willd. 的干燥全草。

[采制] 夏季采挖，除去杂质，洗净，晒干。

[产地] 主产于云南、广西、广东、福建、河南等。

[性状] 全草缠绕交错成团状，有分支，长 10～20cm。主根单一，直径 0.2～0.4cm；须根纤细。茎圆柱形而略扁，具纵棱，基部多分支，表面灰绿色、灰褐色或灰棕色，粗糙。质脆，易折断，断面中央有白色髓或中空。叶对生，多破碎。完整叶片展平后呈条状或条状披针形，长 1～3.5cm，宽 0.2～0.4cm；顶端渐尖。无柄。花白色，单生或双生于叶腋，具短柄，长约 2mm。叶腋常见蒴果留存，果柄长 0.2～1.2cm；蒴果扁球形，直径 0.2～0.3cm，两侧各有一条纵沟，顶端可见 1～4 枚齿状突起。气微，味微苦。

[显微特征]

茎横切面 ①表皮细胞为一列，类方形或长方形，外被角质层，可见气孔及表皮乳头状突起。②皮层为数列薄壁细胞，偶见草酸钙针晶，内皮层明显，细胞较大。③韧皮部较宽。④形成层不明显。⑤木质部连接成环。⑥髓部细胞大，偶见草酸钙针晶。

[化学成分] 含有蒽醌类、环烯醚萜苷类、黄酮类、三萜类及甾醇类等多种类型的化学成分。蒽醌类化合物：2-羟基-3-甲基蒽醌、2-羟基-1-甲氧基-3-甲基蒽醌等；环烯醚萜类化合物：鸡屎藤次苷衍生物、京尼平苷衍生物、车叶草苷衍生物等；黄酮类：槲皮素、山奈酚及其苷类；甾体类：β-谷甾醇、胡萝卜苷、豆甾醇等；三萜类：熊果酸、齐墩果酸等。

[理化鉴别] 取粉末加乙醇，加热回流，趁热滤过，滤液蒸干，残渣加乙醇作为供试品溶液。另取白花蛇舌草对照药材同法制成对照药材溶液。再取齐墩果酸对照品，加乙醇作为对照品溶液。采用硅胶 G 薄层板，以石油醚（30～60℃）-甲苯-乙酸乙酯-冰醋酸（20:40:14:1）为展开剂，展开，取出，晾干，喷以 10% 硫酸乙醇溶液，在110℃加热至斑点显色清晰。供试品色谱中，在与对照药材与对照品色谱相应的位置上显相同颜色的斑点。

[功效] 性微寒，味微苦、微甘。归心、肝、脾经。能清热解毒，消痈散结，利水消肿。用于咽喉肿痛，肺热喘咳，热淋涩痛，湿热黄疸，毒蛇咬伤，疮肿热痛。用量 15～30g。外用适量。

茵陈 Artemisiae Scopariae Herba

[**来源**] 为菊科植物滨蒿 *Artemisia scoparia* Waldst. et Kit. 或茵陈蒿 *A. capillaris* Thunb. 的干燥地上部分。

[**采制**] 春季幼苗高 6～10cm 时采收的习称"绵茵陈"，秋季花蕾长成时采割的称"花茵陈"。

[**产地**] 滨蒿主产于东北地区以及河北、山东等省，茵陈蒿主产于陕西、山西、安徽等省，以陕西产者质量最佳。

[**性状**] 绵茵陈　多卷曲成团状，灰白色或灰绿色，全体密被白色茸毛，绵软如绒。茎细小，长 1.5～2.5cm，直径 0.1～0.2cm，除去表面白色茸毛后可见明显纵纹；质脆，易折断。叶具柄；展平后叶片呈一至三回羽状分裂，叶片长 1～3cm，宽约 1cm；小裂片卵形或稍呈倒披针形、条形，先端锐尖。气清香，味微苦。

花茵陈　茎呈圆柱形，多分枝，长 30～100cm，直径 2～8mm；表面淡紫色或紫色，有纵条纹，被短柔毛；体轻，质脆，断面类白色。叶密集，或多脱落；下部叶二至三回羽状深裂，裂片条形或细条形，两面密被白色柔毛；茎生叶一至二回羽状全裂，基部抱茎，裂片细丝状。头状花序卵形，多数集成圆锥状，长 1.2～1.5mm，直径 1～1.2mm，有短梗；总苞片 3～4 层，卵形，苞片 3 裂；外层雌花 6～10 个，可多达 15 个，内层两性花 2～10 个。瘦果长圆形，黄棕色。气芳香，味微苦。

[**显微特征**]

绵茵陈粉末　灰绿色。非腺毛"T"字形，长 600～1700μm，中部略折成"V"字形，两臂不等长，细胞壁极厚，胞腔多呈细缝状，柄 1～2 个细胞。

[**理化鉴别**]

1. 绵茵陈：取本品粉末加 50% 甲醇，超声，离心，取上清液作为供试品溶液。另取绿原酸对照品，加甲醇作为对照品溶液。采用硅胶 G 薄层板，以乙酸丁酯 – 甲酸 – 水（7:2.5:2.5）的上层溶液为展开剂，展开，取出，晾干，置紫外光灯（365nm）下检视。供试品色谱中，在与对照品色谱相应的位置上，显相同颜色的荧光斑点。

2. 花茵陈：取本品粉末加甲醇，超声，滤过，滤液蒸干，残渣加甲醇作为供试品溶液。另取滨蒿内酯对照品，加甲醇作为对照品溶液。采用硅胶 G 薄层板，以石油醚（60～90℃）– 乙酸乙酯 – 丙酮（6:3:0.5）为展开剂，展开，取出，晾干，置紫外光灯（365nm）下检视。供试品色谱中，在与对照品色谱相应的位置上，显相同颜色的荧光斑点。

[**化学成分**] 滨蒿含有内酯类、挥发油类、香豆素类等多种类型的化学物质。内酯类：具有利胆作用的有效成分滨蒿内酯（scoparone），即 6,7- 二甲氧基香豆素（6,7–dimethoxycoumarin），含量因部位和季节而异，花蕾中含 0.5%，花头和瘦果含 2%，花前的花头含 1.52%。但幼苗不含 6,7- 二甲氧基香豆素而含绿原酸及对羟基苯乙酮（4–hydroxyacestophenone）。挥发油类：挥发油在花期高达 0.95%，油中主要成分为侧柏醇、正丁醛、α – 蒎烯、糠醛、甲庚烯酮等。

茵陈蒿含香豆素类、挥发油类、色酮类及黄酮类等多种类型的化学物质。香豆素类：茵陈蒿亦含蒿属香豆素、绿原酸。全草含挥发油约 0.27%，果穗较多，达 1%。挥发油类：油中主要成分为茵陈二炔酮、茵陈二炔、茵陈炔醇、茵陈素、β-蒎烯等。色酮类：茵陈色酮、4'-甲基茵陈色酮等。黄酮类：茵陈黄酮、蓟黄素、芫花黄素等。

[品质评价]

1. 经验鉴别　以质嫩、绵软、色灰白、香气浓者为佳。

2. 检查　水分：不得过 12.0%。

3. 浸出物测定　绵茵陈水溶性浸出物含量（热浸法，用水作溶剂）不得少于 25.0%。

4. 含量测定　用高效液相色谱法测定，本品按干燥品计算，绵茵陈含绿原酸（$C_{16}H_{18}O_9$）不得少于 0.50%；花茵陈含滨蒿内酯（$C_{11}H_{10}O_4$）不得少于 0.20%。

[功效] 性微寒，味苦、辛。归脾、胃、肝、胆经。能清利湿热，利胆退黄。用于黄疸尿少，湿温暑湿，湿疮瘙痒。用量 6 ~ 15g。外用适量，煎汤熏洗。

青蒿 Artemisiae Annuae Herba

[来源] 为菊科植物黄花蒿 *Artemisia annua* L. 的干燥地上部分。

[采制] 秋季花盛开时采割，除去老茎，阴干。

[产地] 全国大部分地均产。

[性状] 茎圆柱形，上部多分枝，长 30 ~ 80cm，直径 0.2 ~ 0.6cm；表面黄绿色或棕黄色，具纵棱线；质略硬，折断面黄白色，中部有髓，白色。叶暗绿色或棕绿色，互生，多皱缩或破碎，完整者展平后为三回羽状深裂，裂片及小裂片矩圆形，两面被短毛。头状花序极多，球形，直径 2mm 以下，小花黄色。香气特异，味微苦，有清凉感。

[显微特征]

叶表面　①上下表皮细胞形状不规则，垂周壁波状弯曲，脉脊上的表皮细胞为窄长方形。②气孔不定式。③表皮密布丁字毛及腺毛；丁字毛柄细胞 3 ~ 8 个，臂细胞长 240 ~ 486 ~ 816μm；小腺毛由 2 ~ 3 个细胞单列。

[化学成分] 含挥发油、内酯类、黄酮类及香豆素等多种类型的成分。挥发油：全草含挥发油 0.3% ~ 0.5%，油中主含莰烯、异蒿酮、l-樟脑、β-蒎烯、β-丁香烯等。内酯类：黄花蒿中含多种倍半萜内酯，为抗疟有效成分青蒿素及青蒿甲素、乙素、丙素、丁素和戊素等。另含青蒿酸、青蒿内酯、青蒿醇、3,5-O-双咖啡酰基奎宁酸甲酯、猫眼草黄素等。黄酮类：主要为 3,5-二羟基-6,7,3',4'-四甲氧基黄酮醇、3,5,3'-三羟基-6,7,4'-三甲氧基黄酮、泽兰黄素、鼠李黄素等。香豆素类：主要有香豆素、6-甲氧基香豆素、6,8-二甲基-7-羟基香豆素等。

[理化鉴别] 取本品粉末加石油醚（60 ~ 90℃）加热回流，滤过，滤液蒸干，残渣加正己烷，用 20% 乙腈溶液振摇提取，合并乙腈液，蒸干，残渣加乙醇作为供试品溶液。另取青蒿素对照品，加乙醇作为对照品溶液。采用硅胶 G 薄层板，以石油醚（60 ~ 90℃）-乙醚（4:5）为展开剂，展开，取出，晾干，喷以 2% 香草醛的 10% 硫

酸乙醇溶液，在105℃加热至斑点显色清晰，置紫外光灯（365nm）下检视。供试品色谱中，在与对照品色谱相应的位置上，显相同颜色的荧光斑点。

[品质评价]

1. 经验鉴别 以色绿、叶多、香气浓者为佳。

2. 检查 水分：不得过14.0%。总灰分：不得过8.0%。

3. 浸出物测定 醇溶性浸出物含量（冷浸法，用无水乙醇作溶剂）不得少于1.9%。

[功效] 性寒，味苦、辛。归肝、胆经。清虚热，除骨蒸，解暑热，截疟，退黄。用于温邪伤阴，夜热早凉，阴虚发热，骨蒸劳热，暑邪发热，疟疾寒热，湿热黄疸。用量6～12g，后下。

石斛 Dendrobii Caulis

（附：铁皮石斛）

[来源] 为兰科植物金钗石斛 *Dendrobium nobile* Lindl、霍山石斛 *D. huoshanese* C.Z. Tang et S.J. Cheng、鼓槌石斛 *D. chrysotoxum* Lindl. 或流苏石斛 *D. fimbriatum* Hook. 的栽培品及其同属植物近似种的新鲜或干燥茎。

[采制] 全年均可采收，鲜用者除去根和泥沙；干用者采收后，除去杂质，用开水略烫或烘软，再边搓边烘晒，至叶鞘搓净，干燥。

[产地] 主产于广西、贵州、广东、云南等省区

[性状] **鲜石斛** 呈圆柱形或扁圆柱形，长约30cm，直径0.4～1.2cm。表面黄绿色，光滑或有纵纹，节明显，色较深，节上有膜质叶鞘。肉质多汁，易折断。气微，味微苦而回甜，嚼之有黏性。

金钗石斛 呈扁圆柱形，长20～40cm，直径0.4～0.6cm，节间长2.5～3cm。表面金黄色或黄中带绿色，有深纵沟。质硬而脆，断面较平坦而疏松。气微，味苦。

霍山石斛 干条呈直条状或不规则弯曲形，长2～8cm，直径1～4mm。表面淡黄绿色至黄绿色，偶有黄褐色斑块，有细纵纹，节明显，节上有的可见残留的灰白色膜质叶鞘；一端可见茎基部残留的短须根或须根痕，另一端为茎尖，较细。质硬而脆，易折断，断面平坦，灰黄色至灰绿色，略角质状。气微，味淡，嚼之有黏性。鲜品稍肥大。肉质，易折断，断面淡黄绿色至深绿色。气微，味淡，嚼之有黏性且少有渣。枫斗呈螺旋形或弹簧状，通常为2～5个旋纹，茎拉直后性状同干条。

鼓槌石斛 呈粗纺锤形，中部直径1～3cm，具3～7节。表面光滑，金黄色，有明显凸起的棱。质轻而松脆，断面海绵状。气微，味淡，嚼之有黏性。

流苏石斛等 呈长圆柱形，长20～150cm，直径0.4～1.2cm，节明显，节间长2～6cm。表面黄色至暗黄色，有深纵槽。质疏松，断面平坦或呈纤维性。味淡或微苦，嚼之有黏性。

[显微特征]

横切面 金钗石斛：①表皮细胞1列，扁平，外被鲜黄色角质层。②基本组织细胞

大小较悬殊，有壁孔，散在多数外韧型维管束，排成 7 ~ 8 圈。③维管束外侧纤维束新月形或半圆形，其外侧薄壁细胞有的含类圆形硅质块，木质部有 1 ~ 3 个导管直径较大。④含草酸钙针晶细胞多见于维管束旁。

霍山石斛：①表皮细胞 1 列，扁平，外壁及侧壁稍增厚，微木化，外被黄色或橘黄色角质层，有的外层可见无色的薄壁细胞组成的叶鞘层。②基本薄壁组织细胞多角形，大小相似，其间散在 9 ~ 47 个维管束，近维管束处薄壁细胞较小。③维管束为有限外韧型，维管束鞘纤维群呈单帽状，偶成双帽状，纤维 1 ~ 2 列，外侧纤维直径通常小于内侧纤维，有的外侧小型薄壁细胞中含有硅质块。④草酸钙针晶束多见于近表皮处薄壁细胞或近 表皮处维管束旁的薄壁细胞中。

鼓槌石斛：①表皮细胞扁平，外壁及侧壁增厚，胞腔狭长形；角质层淡黄色。②基本组织细胞大小差异较显著。③多数外韧型维管束略排成 10 ~ 12 圈。木质部导管大小近似。④有的可见含草酸钙针晶束细胞。

流苏石斛等：①表皮细胞扁圆形或类方形，壁增厚或不增厚。②基本组织细胞大小相近或有差异，散列多数外韧型维管束，略排成数圈。③维管束外侧纤维束新月形或呈帽状，其外缘小细胞有的含硅质块；内侧纤维束无或有，有的内外侧纤维束连接成鞘。④有的薄壁细胞中含草酸钙针晶束和淀粉粒。

粉末　灰绿色或灰黄色。①角质层碎片黄色；表皮细胞表面观呈长多角形或类多角形，垂周壁连珠状增厚。②束鞘纤维成束或离散，长梭形或细长，壁较厚，纹孔稀少，周围具排成纵行的含硅质块的小细胞。③木纤维细长，末端尖或钝圆，壁稍厚。④网纹导管、梯纹导管或具缘纹孔导管直径 12 ~ 50μm。⑤草酸钙针晶成束或散在。

[**化学成分**] 含生物碱、挥发油及萜类等多种类型的成分。生物碱：金钗石斛茎含生物碱 0.3%，主要为石斛碱、石斛次碱、6- 羟基石斛碱、石斛醚碱、6- 羟基石斛醚碱、4- 羟基石斛醚碱、石斛酯碱及次甲基石斛碱等。挥发油：鲜茎含挥发油，主要成分为柏泪醇，占 50.46%。萜类：另有单萜、倍半萜及其衍生物。此外，尚含毛兰素，具有抗肿瘤作用。

[**理化鉴别**]

1. 金钗石斛：取本品粉末加甲醇，超声，滤过，滤液作为供试品溶液。另取石斛碱对照品，加甲醇作为对照品溶液。采用硅胶 G 薄层板，以石油醚（60 ~ 90℃）- 丙酮（7:3）为展开剂，展开，取出，晾干，喷以碘化铋钾试液。供试品色谱中，在与对照品色谱相应的位置上，显相同颜色的斑点。

2. 霍山石斛：取本品（鲜品干燥后粉碎）粉末 1g，加无水甲醇 20mL，超声处理 30 分钟，滤过，滤液回收溶剂至干，残渣加水 15mL 使溶解，用石油醚（60 ~ 90°C）洗涤 2 次，每次 20mL，弃去石油醚液，水液用乙酸乙酯洗涤 2 次，每次 20mL，弃去乙酸乙酯液，用水饱和正丁醇振摇提取 2 次，每次 20mL，合并正丁醇液，回收溶剂至干，残渣加无水甲醇 1mL 使溶解，作为供试品溶液。另取霍山石斛对照药材 1g，同法制成对照药材溶液。再取夏佛塔苷对照品适量，加甲醇制成每 1mL 含 0.5mg 的溶液，作为对照品溶液。采用聚酰胺薄膜，以乙醇 - 丁酮 - 乙酰丙酮 - 水（4:4:1:17）为展开剂，20°C以下展开，取出，晾干，在105°C烘干，取出，喷以5%三氯化铝乙醇溶液，在105°C加热约3分钟，取出，置紫外光灯（365nm）下检视。供试品色谱中，在与对照药材色谱和对照品色谱相应的位置上，显相同颜色的荧光斑点。

3. 鼓槌石斛：取粉末加入0.05%甲酸的甲醇溶液，加热回流，滤过，蒸干，残渣加甲醇作为供试品溶液。另取毛兰素对照品，加甲醇作为对照品溶液。采用高效硅胶G薄层板，以石油醚（60～90℃）–乙酸乙酯（3:2）为展开剂，展开，展距8cm，取出，晾干，喷以10%硫酸乙醇溶液，在105℃加热至斑点显色清晰。供试品色谱中，在与对照品色谱相应的位置上，显相同颜色的斑点。

4. 流苏石斛等：取粉末加甲醇，超声，滤过，滤液蒸干，残渣加甲醇作为供试品溶液。另取石斛酚对照品，加甲醇作为对照品溶液。采用高效硅胶G薄层板，以石油醚（60～90℃）–乙酸乙酯（3:2）为展开剂，展开，展距8cm，取出，晾干，喷以10%硫酸乙醇溶液，在105℃加热至斑点显色清晰。供试品色谱中，在与对照品色谱相应的位置上，显相同颜色的斑点。

[品质评价]

1. 经验鉴别 干石斛均以色金黄、有光泽、质柔韧者为佳。鲜石斛以色黄绿、肥满多汁、嚼之发黏者为佳。

2. 检查 水分（干石斛）：不得过12.0%。总灰分（干石斛）：不得过5.0%，霍山石斛不得过7%。

3. 含量测定 用气相色谱法测定，本品按干燥品计算，含多糖以无水葡萄糖（$C_6H_{12}O_6$）计，不得少于17.0%；金钗石斛含石斛碱（$C_{16}H_{25}NO_2$）不得少于0.40%；鼓槌石斛含毛兰素（$C_{18}H_{22}O_5$）不得少于0.030%。

[功效] 性微寒，味甘。归胃、肾经。益胃生津，滋阴清热。用于热病津伤，口干烦渴，胃阴不足，食少干呕，病后虚热不退，阴虚火旺，骨蒸劳热，目暗不明，筋骨痿软。用量6～12g；鲜品15～30g。

[附]

铁皮石斛 Dendrobii Officinalis Caulis 为兰科植物铁皮石斛 *Dendrobium officinale* Kimura et Migo 的干燥茎。11月至翌年3月采收，除去杂质，剪去部分须根，边加热边扭成螺旋形或弹簧状，烘干；或切成段，干燥或低温烘干，前者习称"铁皮枫斗"（耳环石斛）；后者习称"铁皮石斛"。铁皮枫斗呈螺旋形或弹簧状，通常为2～6个旋纹，茎拉直后长3.5～8cm，直径0.2～0.4cm。表面黄绿色或略带金黄色，有细纵皱纹，节明显，节上有时可见残留的灰白色叶鞘；一端可见茎基部留下的短须根。质坚实，易折断，断面平坦，灰白色至灰绿色，略角质状。气微，味淡，嚼之有黏性。耳环石斛以色黄绿、饱满、结实者为佳。铁皮石斛呈圆柱形的段，长短不等。性甘，微寒。归胃、肾经。益胃生津，滋阴清热。用于热病津伤，口干烦渴，胃阴不足，食少干呕，病后虚热不退，阴虚火旺，骨蒸劳热，目暗不明，筋骨痿软。用量6～12g。

冬凌草 Rabdosiae Rubescentis Herba

[来源] 为唇形科植物碎米桠 *Rabdosia rubescens*（Hemsl.）Hara 的干燥地上部分。

[**采制**] 夏、秋二季茎叶茂盛时采割，晒干。

[**产地**] 全国大部分地区均有分布，主产于河南济源等地。

[**性状**] 茎基部近圆形，上部方柱形，长 30 ~ 70cm。表面红紫色，有柔毛；质硬而脆，断面淡黄色。叶对生，有柄；叶片皱缩或破碎，完整者展平后呈卵形或卵形菱状，长 2 ~ 6cm，宽 1.5 ~ 3cm；先端锐尖或渐尖，基部宽楔形，急缩下延成假翅，边缘具粗锯齿；上表面棕绿色，下表面淡绿色，沿叶脉被疏柔毛。有时带花，聚伞状圆锥花序顶生，花小，花萼筒状钟形，5 裂齿，花冠二唇形。气微香，味苦、甘。

[**显微特征**]

叶表面 ①上表皮细胞呈多角形或不规则形；垂周壁波状弯曲。②腺鳞头部圆形或扁圆形，4 个细胞。③腺毛头部 1 ~ 2 个细胞，柄单细胞。④非腺毛 1 ~ 5 个细胞，外壁具疣状突起。⑤下表皮细胞呈不规则形，垂周壁波状弯曲。非腺毛、腺毛及腺鳞较多。⑥气孔直轴式或不定式。

[**化学成分**] 含有萜类、生物碱及挥发油等多种类型的化学成分。萜类：冬凌草甲素、冬凌草乙素、冬凌草丙素；生物碱：冬凌草碱等。挥发油：主要有 α - 蒎烯、β - 蒎烯、柠檬烯、1,8- 桉叶素、对 - 聚伞花素、壬醛、癸醛、β - 榄香烯、棕榈酸、三十三烷、角鲨烯等。

[**理化鉴别**] 取本品粉末加甲醇，超声，滤过，滤液浓缩至 1mL，作为供试品溶液。另取冬凌草对照药材同法制成对照药材溶液。再取冬凌草甲素对照品，加甲醇作为对照品溶液。采用 GF$_{254}$ 薄层板，使成条带状，以二氯甲烷 - 乙醇 - 丙酮（36:3:1）为展开剂，展开，取出，晾干，喷以 30% 硫酸乙醇溶液，在 105℃加热约 5 分钟，分别置日光和紫外光灯（254nm）下检视。供试品色谱中，在与对照药材色谱相应的位置上，显相同颜色的斑点；紫外光灯（254nm）下，供试品色谱中，在与对照药材色谱和对照品色谱相应的位置上，显相同颜色的斑点。

[**品质评价**]

1. 经验鉴别 以色黄绿、叶多、味苦者为佳。

2. 检查 水分：不得过 12%。总灰分：不得过 12.0%。酸不溶性灰分：不得过 2.0%。

3. 含量测定 本品按干燥品计算，含冬凌草甲素（$C_{20}H_{28}O_6$）不得少于 0.25%。

[**功效**] 性微寒，味苦、甘。归肺、胃、肝经。能清热解毒，活血止痛。用于咽喉肿痛，癥瘕痞块，蛇虫咬伤。用量 30 ~ 60g。外用适量。

表 13-1 常见的全草类药材

药材名	来源	药用部位
卷柏（Selaginellae Herba）	卷柏科植物卷柏 *Selaginella tamariscina*（Beauv.）Spring 或垫状卷柏 *S. pulvinata*（Hook. et Grev.）Maxim.	全草
伸筋草（Lycopodii Herba）	石松科植物石松 *Lycopodium japonicum* Thunb.	全草
鱼腥草（Houttuyniae Herba）	三白草科植物蕺菜 *Houttuynia cordata* Thunb.	全草或地上
三白草（Saururi Herba）	三白草科植物三白草 *Saururus chinensis*（Lour.）Baill	地上部分

续表

药材名	来源	药用部位
木贼（Equiseti Hiemalis Herba）	木贼科植物木贼 *Equisetum hyemale* L.	地上部分
萹蓄（Polygoni Avicularis Herba）	蓼科植物萹蓄 *Polygonum aviculare* L.	地上部分
杠板归（Polygoniperfoliati Herba）	蓼科植物杠板归 *Polygonum perfoliatum* L.	地上部分
瞿麦（Dianthi Herba）	石竹科植物瞿麦 *Dianthus superbus* L. 或石竹 *D. chinensis* L.	地上部分
白屈菜（Chelidonii Herba）	罂粟科植物白屈菜 *Chelidonium majus* L.	全草
苦地丁（Corydalis Bungeanae Herba）	罂粟科植物紫堇 *Corydalis bungeana* Turcz.	全草
菥蓂（Thlaspi Herba）	十字花科植物菥蓂 *Thlaspi arvense* L.	地上部分
垂盆草（Sedi Herba）	景天科植物垂盆草 *Sedum sarmentosum* Bunge	全草
瓦松（Orostachyis Fimbriatae Herba）	景天科植物瓦松 *Orostachys fimbriata*（Turcz.）Berg.	地上部分
仙鹤草（Agrimoniae Herba）	蔷薇科植物龙芽草 *Agrimonia pilosa* Ledeb.	地上部分
翻白草（Potentillae Discoloris Herba）	蔷薇科植物翻白草 *Potentilla discolor* Bge.	全草
蓝布正（Gei Herba）	蔷薇科植物路边青 *Geum aleppicum* Jacq. 或柔毛路边青 *G. japonicum* Thunb. var. *chinense* Bolle	全草
委陵菜（Potentillae Chinensis Herba）	蔷薇科植物委陵菜 *Potentilla chinensis* Ser.	全草
广金钱草（Desmodii Styracifolii Herba）	豆科植物广金钱草 *Desmodium styracifolium*（Osb.）Merr.	地上部分
鸡骨草（AbriHerba）	豆科植物广州相思子 *Abrus cantoniensis* Hance	全草
瓜子金（Polygalae Japonicae Herba）	远志科植物瓜子金 *Polygala japonica* Houtt.	全草
地锦草（Euphorbiae Humifusae Herba）	大戟科植物地锦 *Euphorbia humifusa* Willd. 或斑地锦 *E. maculata* L.	全草
飞扬草（Euphorbiae Hirtae Herba）	大戟科植物飞扬草 *Euphorbia hirta* L.	全草
积雪草（Centellae Herba）	伞形科植物积雪草 *Centella asiatica*（L.）Urb.	全草
矮地茶（Ardisiae Japonicae Herba）	紫金牛科植物紫金牛 *Ardisia japonica*（Thunb.）Blume	全草
红花龙胆（Entianae Rhodanthae Herba）	龙胆科植物红花龙胆 *Gentiana rhodantha* Franch.	全草
当药（Swertiae Herba）	龙胆科植物瘤毛獐牙菜 *Swertia pseudochinensis* Hara	全草
青叶胆（Swertiae Mileensis Herba）	龙胆科植物青叶胆 *Swertia mileensis* T. N. Ho et W.L.Shih	全草
马鞭草（Verbenae Herba）	马鞭草科植物马鞭草 *Verbena Officinalis* L.	地上部分
独一味（Lamiophlomis Herba）	唇形科植物独一味 *Lamiophlomis rotata*（Benth.）Kudo	地上部分
连钱草（Glechomae Herba）	唇形科植物活血丹 *Glechoma longituha*（Nakai）Kupn	地上部分
筋骨草（Ajugae Herba）	唇形科植物筋骨草 *Ajuga decumbens* Thunb.	全草
泽兰（Lycopi Herba）	唇形科植物毛叶地瓜儿苗 *Lycopus lucidus* Turcz. var. *hirtus* Regel	地上部分
香薷（Moslae Herba）	唇形科植物石香薷 *Mosla chinensis* Maxim. 或江香薷 *M. chinensis* 'Jiangxiangru'	地上部分
半枝莲（Scutellariae Barbatae Herba）	唇形科植物半枝莲 *Scutellaria barbata* D.Don	全草

药材名	来源	药用部位
断血流（Clinopodii Herba）	唇形科植物灯笼草 *Clinopodium polycephalum*（Vaniot） C.Y.Wu et Hsuan 或风轮菜 *C. chinense*（Benth.）O. Kuntze	地上部分
颠茄草（Belladonnae Herba）	茄科植物颠茄 *Atropa belladonna* L.	全草
洪连（Lagotidis Herba）	玄参科植物短筒兔耳草 *Lagotis brevituba* Maxim.	全草
苦玄参（Picriae Herba）	玄参科植物苦玄参 *Picria felterrae* Lour.	全草
北刘寄奴（Siphonostegiae Herba）	玄参科植物阴行草 *Siphonostegia chinensis* Benth.	全草
锁阳（Cynomorii Herba）	锁阳科植物锁阳 *Cynomorium songaricum* Rupr.	肉质茎
小驳骨（Gendarussae Herba）	爵床科植物小驳骨 *Gendarussa vulgaris* Nees	地上部分
半边莲（Lobeliae Chinensis Herba）	桔梗科植物半边莲 *Lobelia chinensis* Lour.	全草
小蓟（Cirsii Herba）	菊科植物刺儿菜 *Cirsium setosum*（Willd.）MB.	地上部分
灯盏细辛（灯盏花）（Erigerontis Herba）	菊科植物短葶飞蓬 *Erigeron breviscapus*（Vant.）Hand.-Mazz.	全草
鹅不食草（Centipedae Herba）	菊科植物鹅不食草 *Centipeda minima*（L.）A.Br. et Aschers.	全草
大蓟（Cirsii Japonici Herba）	菊科植物蓟 *Cirsium japonicum* Fisch.ex DC.	地上部分
金龙胆草（Conyzae Herba）	菊科植物苦蒿 *Conyza blinii* Lévl	地上部分
墨旱莲（Ecliptae Herba）	菊科植物鳢肠 *Eclipta prostrata* L.	地上部分
野马追（Eupatorii Lindleyani Herba）	菊科植物轮叶泽兰 *Eupatorium lindleyanum* DC.	地上部分
菊苣（Cichorii Herba）	菊科植物毛菊苣 *Cichorium glandulosum* Boiss.et Huet 或菊苣 *C. intybus* L.	地上部分或根
佩兰（Eupatorii Herba）	菊科植物佩兰 *Eupatorium fortunei* Turcz.	地上部分
蒲公英（Taraxaci Herba）	菊科植物蒲公英 *Taraxacum mongolicum* Hand.-Mazz.、碱地蒲公英 *T. borealisinense* Kitam. 或同属数种植物	全草
千里光（Senecionis Scandentis Hebra）	菊科植物千里光 *Senecio scandens* Buch.-Ham.	地上部分
蓍草（Achilleae Herba）	菊科植物蓍 *Achillea alpina* L.	地上部分
天山雪莲（Saussureae Involucratae Herba）	菊科植物天山雪莲 *Saussurea involucrata*（Kar.et Kir.）Sch.-Bip.	地上部分
金沸草（Inulae Herba）	菊科植物条叶旋覆花 *Inula linariifolia* Turcz. 或旋覆花 *I. japonica* Thunb.	地上部分
豨莶草（Siegesbeckiae Herba）	菊科植物豨莶 *Siegesbeckia orientalis* L.、腺梗豨莶 *S. pubescens* Makino 或毛梗豨莶 *S. glabrescens* Makino	地上部分
一枝黄花（Solidaginis Herba）	菊科植物一枝黄花 *Solidago decurrens* Lour.	全草
臭灵丹草（Laggerae Herba）	菊科植物翼齿六棱菊 *Laggera pterodonta*（DC.）Benth.	地上部分
淡竹叶（Lophatheri Herba）	禾本科植物淡竹叶 *Lophatherum gracile* Brongn.	茎叶
车前草（Plantaginis Herba）	车前科植物车前 *Plantago asiatica* L. 或平车前 *P. depressa* Willd.	全草
翼首草（Pterocephali Herba）	川续断科植物匙叶翼首草 *Pterocephalus hookeri*（C.B. Clarke）Hoeck	全草

续表

药材名	来源	药用部位
浮萍（Spirodelae Herba）	浮萍科植物紫萍 *Spirodela polyrrhiza*（L.）Schleid.	全草
肿节风（Sarcandrae Herba）	金粟兰科植物草珊瑚 *Sarcandra glabra*（Thunb.）Nakai	全草
石吊兰（Lysionoti Herba）	苦苣苔科植物吊石苣苔 *Lysionotus pauciflorus* Maxim.	地上部分
鹿衔草（Pyrolae Herba）	鹿蹄草科植物鹿蹄草 *Pyrola calliantha* H.Andres 或普通鹿蹄草 *P. decorate* H.Andres	全草
马齿苋（Portulacae Herba）	马齿苋科植物马齿苋 *Portulaca oleracea* L.	地上部分
老鹳草（Erodii Herba Geranii Herba）	牻牛儿苗科植物牻牛儿苗 *Erodium stephanianum* Willd.、老鹳草 *Geranium wilfordii* Maxim. 或野老鹳草 *G. carolinianum* L.	地上部分
贯叶金丝桃（Hyperici Perforati Herba）	藤黄科植物贯叶金丝桃 *Hypericum perforatum* L.	地上部分
鸭跖草（Commelinae Herba）	鸭跖草科植物鸭跖草 *Commelina communis* L.	地上部分

第十四章　藻、菌、地衣类中药 ▷▷▷▷

第一节　概　述

藻类、菌类和地衣类均为低等植物。在形态上无根、茎、叶的分化，是单细胞或多细胞的叶状体或菌丝体，可以分枝或不分枝。在构造上一般无组织分化，无中柱和胚胎。

藻类（Algae）藻类植物含有各种不同的色素，能进行光合作用，生活方式为自养。不同的藻类因含特殊的色素，使藻体显不同的颜色。藻类常含多聚糖、糖醇、糖醛酸、氨基酸及其衍生物、胆碱、蛋白质、甾醇以及碘、钾、钙、铁等无机元素。与药用关系密切的藻类主要在褐藻门、红藻门，少数在绿藻门。绿藻多数生活在淡水中，极少数在海水中。植物体蓝绿色；贮存的养分主要是淀粉，其次是油类。药用的绿藻有石莼及孔石莼等。红藻绝大多数生长在海水中。多数种类呈红色至紫色。贮存的养分通常为红藻淀粉，有的为可溶性红藻糖。药用的红藻有鹧鸪菜、海人草等。褐藻是藻类中比较高级的一大类群，绝大多数生活在海水中。植物体常呈褐色。贮存的养分主要是可溶性的褐藻淀粉、甘露醇和褐藻胶，细胞中常含碘，如海带中含碘量高达0.34%。多以藻体入药，如海藻、昆布等。

菌类（Fungi）菌类一般不含有光合色素，是一类异样原植物体植物。和药用关系密切的是细菌门和真菌门。细菌是单细胞植物，无真正的核，大多数不含叶绿素，细胞壁主要由蛋白质、类脂质和多糖复合物组成，一般不具纤维素壁。其中放线菌是抗生素的主要产生菌，迄今已知的抗生素中，有三分之二是由放线菌产生的，如氯霉素、链霉素、金霉素、土霉素、四环系等。真菌不同于细菌的是：真菌都有细胞核，细胞壁大多具有几丁质成分，少数含有纤维素。真菌的营养体除少数原始种类是单细胞外，一般都是由多数分枝或不分枝，分隔或不分隔的菌丝交织在一起，组成菌丝体。储藏的营养物质是肝糖、油脂和菌蛋白，而不含淀粉。中药药用以真菌门为主，真菌类中药以子囊菌纲和担子菌纲为最多。子囊菌的主要特征是在特殊的子囊中形成子囊孢子，如冬虫夏草、蝉花、竹黄等药用菌。担子菌的主要特征是不形成子囊，而依靠担子形成担孢子来繁殖，药用的部分主要是子实体（如马勃、灵芝等）和菌核（如猪苓、茯苓、雷丸等）。菌类常含多糖、氨基酸、生物碱、蛋白质、蛋白酶、甾醇和抗菌素等成分。其中多糖类加灵芝多糖、茯苓多糖、猪苓多糖、银耳多糖、云芝多糖等有增强免疫及抗肿瘤作用。

菌类中药常见的名词术语有：①菌丝：组成真菌的每一根细丝或一个分枝叫菌丝。

②菌丝体：组成一个真菌菌体的菌丝总称菌丝体。③菌核：由疏丝组织和拟薄壁组织组成的坚硬团块，为抵抗外界不良环境的休眠体，当条件良好时能萌发产生子实体，如茯苓。④子实体：真菌（多是高等真菌）经过有性过程，形成能产生孢子的结构，称子实体。如灵芝。⑤子座：是容纳子实体的菌丝褥座。子座形成后，常在其上或其内产生子实体。

地衣类（Lichenes）地衣是藻类和真菌共生的复合体。具有独特的形态、结构、生理和遗传等生物学特性。地衣中共生的真菌绝大多数为子囊菌，少数为担子菌；藻类是蓝藻及绿藻。它们的形态分为壳状、叶状或枝状，构造也不相同。枝状地衣内部构造呈辐射状，具有致密的外皮层、薄的藻孢层及中轴型的髓，如松萝科的地衣。地衣具特有的地衣酸、地衣色素、地衣多糖、蒽醌类、地衣淀粉。最特殊的是地衣酸类，有的只存在于地衣体中。大约有 50% 的地衣类含有抗菌活性物质，如抗菌消炎的松萝酸。常用的地衣类中药为松萝。

第二节　藻、菌、地衣类中药鉴定

冬虫夏草 Cordyceps

[来源] 为麦角菌科真菌冬虫夏草 *Cordyceps sinensis*（Berk.）Sacc. 寄生在蝙蝠蛾科的昆虫幼虫上的子座及幼虫尸体的复合体。

[采制] 夏初子座出土，孢子未发散时挖取，晒至 6 ~ 7 成干，除去似纤维状的附着物及杂质，晒干或低温干燥。

[产地] 主产于青海、西藏、四川等省区。甘肃、云南、贵州等省亦产。产于青藏高原那曲、昌都和玉树及其周边地区的冬虫夏草，品质最佳。

[性状] 本品由虫体与从虫体头部长出的真菌子座相连而成。虫体形如蚕，长 3 ~ 5cm，外表土黄色至黄棕色，偶见棕褐色，粗糙，环纹明显，共有 20 ~ 30 条环纹，近头部环纹较细；全身有足 8 对，近头部 3 对，中部 4 对，近尾部 1 对，以中部 4 对最明显；头部黄红色，尾如蚕尾。质脆，易折断，断面略平坦，淡黄白色。子座深棕色至棕褐色，细长，圆柱形，一般比虫体长，长 4 ~ 7cm，粗约 3mm，表面有细小纵向皱纹，上部稍膨大；质柔韧，折断面纤维状，类白色。气微腥，味微苦。（见附录彩图 14-1）

[显微特征]

子座头部横切面　类圆形。①周围由 1 列子囊壳组成，子囊壳卵形至椭圆形，下半部埋生于凹陷的子座内。②子囊壳内有多数线形子囊，每个子囊内又有 2 ~ 8 个线形子囊孢子。③子座中央充满菌丝，其间有裂隙。④子座先端不育部分无子囊壳。（见附录彩图 14-2）

[化学成分] 含粗蛋白、D-甘露醇即虫草酸（cordycepic acid）、虫草素（cordycepin，即 3'-脱氧腺苷）、麦角甾醇、虫草多糖、生物碱等。尚含多种微量元素、维生素、有

机酸等。虫草酸和虫草素是虫草的主要活性物质。

[品质评价]

1. 经验鉴别 以虫体色泽亮黄丰满，肥大，断面类白色，子座完整者质量为佳。

2. 含量测定 用高效液相色谱法测定，本品按干燥品计算，含腺苷（$C_{10}H_{13}N_5O_4$）不得少于 0.010%。

[功效] 性平，味甘。归肺、肾经。能补肾益肺，止血化痰。用于肾虚精亏，阳痿遗精，腰膝酸痛，久咳虚喘，劳嗽咯血。用量 3 ~ 9g。

[附注] 目前常见的混淆品有亚香棒虫草、新疆虫草和凉山虫草等，通过观察虫草类的虫体气门的排列方式、虫体颜色及子座的形状、有无菌膜等特征，结合显微鉴别，观察虫体体壁细胞的表面纹理及背、足部短刚毛的有无、长短、形状和排列方法可以对冬虫夏草及混淆品进行鉴别。西藏那曲虫草虫体和尾皆透亮油润，有股浓酥油的香味，青海玉树虫草气味有一种浓郁的类香菇味，其他产地虫草的香味则极淡。正品冬虫夏草用开水浸泡后，虫体变软变膨大，虫体颜色基本不变，子座颜色变深至黑褐色，虫头处与草头相连处不脱落，水浸液淡黄色，澄清，不浑浊，偶见少量泥土。假虫草水浸后，虫草的黄色开始脱落，假子座与虫体断开，虫体可能会变成植物茎，地蚕、僵蚕子座颜色会退去，水浸液变浑浊，有的会有沉淀物。

1. 亚香棒虫草 部分虫体发白，也存在棕黄色虫体，环纹不明显，腹部中间 4 对足突起不明显。子座从虫头部中央长出，不包住整个虫头；子座顶端圆形，单生或有分枝，长 5 ~ 8cm，柄多弯曲，黑色，有纵皱或棱，上部光滑，下部有细绒毛，子实体头部端圆柱形，茶褐色。

2. 凉山虫草 虫体粗短，外表呈棕黑色或黑褐色，环纹众多，有足 9 ~ 10 对。子座多单一，分枝纤细而曲折，子实体头部圆柱形或者棒状，子座长，大大超过虫体。

3. 新疆虫草 似蚕状，较细，表面暗红色至紫红色，无子座。

4. 蛹草 虫体为椭圆形。子座头部椭圆形，顶端钝圆，橙黄或橙红色，柄细长，圆柱形。

5. 地蚕 "虫体"呈梭形，略弯曲，外表呈淡黄色或灰黑色，环纹少，13 ~ 15 条。

6. 用面和豆粉制成的虫草 形体较粗大，一面为对称的凸点，一面为平行空隙相等的条纹，一般是用模子灌制。

7. 人工发酵虫草 目前虫草的培植方法主要有以下 3 种：一是制备液体培养基，采用液体发酵的方法生产虫草培养物；二是将虫草菌接种于大米培养基上，控制培养条件以获得虫草子实体；三是将虫草菌接种于柞蚕、家蚕幼虫活蛹体内，控制培养条件以获得完整的蛹虫草。

以液体深层发酵虫草为例，其菌种为蝙蝠蛾拟青霉（*Paecilomyces hepiali* Chen），经液体深层发酵所得菌丝体的干燥粉末为发酵虫草菌粉。可对其核苷类成分、氨基酸类成分、糖醇类成分进行薄层色谱鉴别，对腺苷、麦角甾醇的含量进行测定。

灵芝 Ganoderma

[来源] 为多孔菌科真菌灵芝（赤芝）*Ganoderma lucidum*（Leyss.ex Fr.）Karst. 或紫芝 *G. sinense* Zhao，Xu et Zhang 的干燥子实体。

[采制] 全年采收，去泥沙及杂质，阴干或者低温烘干。

[产地] 赤芝产于河北、山西、江西、广西等地，紫芝产于浙江、江西、湖南等省，

野生品数量较少，大部分为人工种殖。

[**性状**] 赤芝　菌盖半圆形、肾形或近圆形，直径 10 ～ 18cm，厚 1 ～ 2cm；表面红褐色，有光泽，具环状棱纹和辐射状皱纹，边缘薄而常向内卷；菌盖下表面菌肉白色至浅棕色，菌管层棕褐色。菌柄侧生，长 7 ～ 15cm，直径 1 ～ 3.5cm；红褐色至紫褐色，光亮。气微，味苦。

紫芝　子实体形状与赤芝极相似。主要区别为：菌盖与菌柄表面紫黑色或黑色，有漆样光泽，具明显的同心环沟，菌肉锈褐色。

栽培品　子实体较粗壮、肥厚，直径 12 ～ 22cm，厚 1.5 ～ 4cm。皮壳外有时被有大量粉尘样黄褐色孢子。

[**化学成分**] 主要含有三萜羟酸及多糖等成分。三萜类如灵芝酸 A、B、C₁，赤芝酸 A、B、C；多糖类如灵芝多糖 A、B、C 等。此外，还含有核苷类、氨基酸类、蛋白质等。

[**理化鉴别**]

1. 取粉末加乙醇，加热回流，滤过，滤液蒸干，残渣加甲醇作为供试品溶液。另取灵芝对照药材同法制成对照药材溶液。采用硅胶 G 薄层板，以石油醚（60 ～ 90℃）－甲酸乙酯－甲酸（15：5：1）的上层溶液为展开剂，展开，取出，晾干，置紫外光灯（365nm）下检视。供试品色谱中，在与对照药材色谱相应的位置上，显相同颜色的荧光斑点。

2. 取粉末加水，加热回流，滤过，滤液置蒸发皿中，用少量水分次洗涤容器，合并洗液并入蒸发皿中，置水浴上蒸干，残渣用水，置 50mL 离心管中，缓缓加入乙醇，搅拌，静置，离心，取沉淀物用乙醇洗涤，离心，取沉淀物烘干，放冷，加 4mol/L 三氟乙酸溶液，置 10mL 安瓿瓶或顶空瓶中，封口，混匀，在 120℃水解，放冷，水解液转移至 50mL 烧瓶中，用 2mL 水洗涤容器，洗涤液并入烧瓶中，60℃减压蒸干，用 70% 乙醇 2mL 溶解，置离心管中，离心，取上清液作为供试品溶液。另取半乳糖对照品、葡萄糖对照品、甘露糖对照品和木糖对照品适量，精密称定，加 70% 乙醇作为对照品溶液。采用高效硅胶 G 薄层板，以正丁醇－丙酮－水（5：1：1）为展开剂，展开，取出，晾干，喷以对氨基苯甲酸溶液（取 4-氨基苯甲酸 0.5g，溶于冰醋酸 9mL 中，加水 10mL 和 85% 磷酸溶液 0.5mL，混匀），在 105℃加热约 10 分钟，在紫外光灯（365nm）下检视。供试品色谱中，在与对照品色谱相应的位置上，显相同颜色的荧光斑点。其中最强荧光斑点为葡萄糖，甘露糖和半乳糖荧光斑点强度相近，位于葡萄糖斑点上、下两侧，木糖斑点在甘露糖上，荧光斑点强度最弱。

[**品质评价**]

1. 检查　水分：不得过 17.0%。总灰分：不得过 3.2%。

2. 浸出物测定　水溶性浸出物（热浸法）不得少于 3.0%。

3. 含量测定　总多糖：用硫酸蒽酮法测定含量，本品按干燥品计算，含灵芝多糖以无水葡萄糖（$C_6H_{12}O_6$）计，不得少于 0.90%。三萜及甾醇：本品按干燥品计算，含三萜及甾醇以齐墩果酸（$C_{30}H_{48}O_3$）计，不得少于 0.50%。

[**功效**] 性平，味甘。归心、肺、肝、肾经。能补气安神，止咳平喘。用于眩晕不

眠，心悸气短，虚劳咳喘。用量 6 ~ 12g。

茯苓 Poria

[来源] 为多孔菌科真菌茯苓 *Poria cocos*（Schw.）Wolf 的干燥菌核。

[采制] 多于 7 ~ 9 月采挖，挖出后除去泥沙，堆置"发汗"后，摊开晾至表面干燥，再"发汗"，反复数次至现皱纹，内部水分大部散失后，阴干，称为"茯苓个"；或将鲜茯苓按不同部位切制，阴干，分别称为"茯苓皮"及"茯苓块"。

[产地] 主产于安徽、云南和湖北。广东、广西、四川等地亦产。

[性状] 茯苓个　呈类球形、椭圆形或不规则的块状，大小不一。外皮薄而粗糙，棕褐色至黑褐色，有明显隆起的皱纹。体重，质坚实，不易破裂，断面不平坦，外层淡棕色，内部白色，显颗粒性，有的具裂隙，少数淡红色，有的中间抱有松根。无臭，味淡，嚼之粘牙。（见附录彩图 14-3）

茯苓皮　为削下的茯苓外皮。形状大小不一。外面棕褐色至黑褐色，内面白色或淡棕色，体软质松，略具弹性。

茯苓块　为去皮后切制的茯苓，呈立方块状或方块状厚片，大小不一。白色、淡红色或淡棕色。

茯苓片　为去皮后切制的茯苓，呈不规则厚片，厚薄不一，白色、淡红色或淡棕色。

[显微特征]

粉末　灰白色。①用水装片，可见无色不规则颗粒状团块或末端钝圆的分枝状团块。②遇水含氯醛液团块溶化露出菌丝。菌丝细长，稍弯曲，有分枝，无色或带棕色（外层菌丝），直径 3 ~ 8μm，稀至 16μm，横壁偶可察见。③粉末加 α - 萘酚及浓硫酸，团块物即溶解，可显橙红色至深红色。④本品不含淀粉粒及草酸钙晶体。

[化学成分] 菌核主含 β - 茯苓聚糖（β–pachyman），并含多种四环三萜酸类化合物：茯苓酸（pachymic acid）、齿孔酸（eburicoic acid）、块苓酸、松苓酸等。此外，尚含麦角甾醇、胆碱、腺嘌呤、卵磷脂等。茯苓聚糖无抗肿瘤活性，若切断其支链，成为茯苓次聚糖（pachymaran）则显抗肿瘤活性。

[理化鉴别]

1.取茯苓片或粉末少许加碘化钾碘试液 1 滴，显深红色。

2.取粉末加乙醚，超声，滤过，滤液蒸干，残渣加甲醇作为供试品溶液。另取茯苓对照药材同法制成对照药材溶液。采用硅胶 G 薄层板，以甲苯 – 乙酸乙酯 – 甲酸（20∶5∶0.5）为展开剂，展开，取出，晾干，喷以 2% 香草醛硫酸溶液 – 乙醇（4∶1）混合溶液，在 105℃加热至斑点显色清晰。供试品色谱中，在与对照药材色谱相应的位置上，显相同颜色的主斑点。

[品质评价]

1.经验鉴别　茯苓以个大形圆、体重质坚、断面白色、细腻、嚼之黏牙者质量为佳。

2.检查　水分：不得过 18.0%。总灰分：不得过 2.0%。

3. 浸出物测定 醇溶性浸出物（热浸法）不得少于 2.5%。

[功效] 性平，味甘、淡。归心、肺、脾、肾经。能利水渗湿，健脾，宁心。用于水肿尿少，痰饮眩悸，脾虚食少，便溏泄泻，心神不安，惊悸失眠。用量 10 ～ 15g。

猪苓 Polyporus

[来源] 为多孔菌科真菌猪苓 *Polyporus umbellatus*（Pers.）Fries 的干燥菌核。

[采制] 春、秋二季采挖，除去泥沙，干燥。

[产地] 我国分布广泛，云南、陕西、吉林、内蒙古、贵州、宁夏、河南山区均产，以云南产量最大，陕西产者质量最佳。

[性状] 呈条形、类圆形或扁块状，有的有分枝，长 5 ～ 25cm，直径 2 ～ 6cm。表面黑色、灰黑色或棕黑色，皱缩或有瘤状突起。体轻，质硬，断面类白色或黄白色，略呈颗粒状。气微，味淡。（见附录彩图 14-4）

[显微特征]

粉末 灰黄白色。①菌丝团大多无色（内部菌丝），少数棕色（外层菌丝）。散在的菌丝细长、弯曲，直径 2 ～ 10μm，有的可见横隔，有分枝及结节状膨大部分。②草酸钙结晶呈正方八面体形、规则的双锥八面体形或不规则多面体，直径 3 ～ 32（60）μm，长至 68μm，有时数个结晶集合。（见附录彩图 14-5）

[化学成分] 主要含水溶性多聚糖化合物猪苓聚糖 I（0.12% ～ 0.61%），粗蛋白（约 7.8%），麦角甾醇（ergosterol），α-羟基二十四碳酸，生物素（维生素 H），猪苓酮（polyporusterone A ～ G）等。猪苓多糖有抗肿瘤作用，对细胞免疫功能的恢复有明显的促进作用。

[理化鉴别]

1. 取本品粉末 1g，加稀盐酸 10mL，水浴煮沸 15 分钟，搅拌，呈黏胶状。另取粉末少量，加氢氧化钠溶液（1→5）适量，搅拌，呈悬浮状，不溶成黏胶状。（与茯苓区别）

2. 取粉末加甲醇，超声，滤过，取滤液作为供试品溶液。取麦角甾醇对照品，加甲醇作为对照品溶液。采用硅胶 G 薄层板，以石油醚（60 ～ 90℃）-乙酸乙酯（3:1）为展开剂，展开，取出，晾干，喷以 2% 香草醛硫酸溶液，在 105℃加热至斑点显色清晰。供试品色谱中，在与对照品色谱相应的位置上，显相同颜色的斑点。

[品质评价]

1. 经验鉴别 以个大、外皮乌黑色、断面洁白、体实者质量为佳。

2. 检查 水分：不得过 14.0%。总灰分：不得过 12.0%。酸不溶灰分：不得过 5.0%。

3. 含量测定 用高效液相色谱法测定，含麦角甾醇（$C_{28}H_{24}O$）不得少于 0.07%。

[功效] 性平，味甘、淡。归肾、膀胱经。能利水渗湿。用于小便不利，水肿，泄泻，淋浊，带下。用量 6 ～ 12g。

表 14-1　常见的藻菌类药材

药材名	来源	药用部位
昆布（Laminariae Thallus Eckloniae Thallus）	海带科植物海带 *Laminaria japonica* Aresch. 或翅藻科植物昆布 *Ecklonia kurome* Okam.	叶状体
海藻（Sargassum）	马尾藻科植物海蒿子 *Sargassum pallidum*（Turn.）C.Ag. 或羊栖菜 *S. fusiforme*（Harv.）Setch.	藻体
雷丸（Omphalia）	白蘑科真菌雷丸 *Omphalia lapidescens* Schroet.	菌核
云芝（Coriolus）	多孔菌科真菌彩绒革盖菌 *Coriolus versicolor*（L.ex Fr.）Quel	子实体
马勃（Lasiosphaera Calvatia）	灰包科真菌脱皮马勃 *Lasiosphaera fenzlii* Reich.、大马勃 *Calvatia gigantea*（Batsch ex Pers.）Lloyd 或紫色马勃 *C. lilacina*（Mont. et Berk.）Lloyd	子实体

第十五章 树脂类中药 ▷▷▷

树脂类中药均为天然产物，大多数来源于植物提取物及其加工品，具有良好的抗菌、消炎、防腐、活血、消肿、生肌等功效，临床上用于舒筋止痛、芳香开窍、调气活血、消积杀虫、祛痰等，对许多常见病有显著疗效，也可于中成药中使用。有些树脂类中药尚可作为填齿料及硬膏制剂的原料。

第一节 概 述

一、树脂的形成、存在和采收

树脂是一类化学组成比较复杂的物质，一般认为是植物体内的挥发油成分如萜类，经过复杂的化学变化，如氧化、聚合、缩合等作用形成的。树脂一般认为是植物组织的正常产物或分泌物，常和挥发油并存于植物的分泌细胞、树脂道或导管中，尤其是多年生木本植物心材部分的导管中，它们能被苏丹Ⅲ试液或紫草试液染成红色。树脂亦可因植物受机械损伤，如割伤或刺伤后分泌物逐渐增加，如松树中的松油脂；但也有些植物原来并无分泌组织，只有损伤后才形成分泌组织或树脂道而渗出树脂，如安息香树、苏合香树等。

药用树脂大多来自种子植物，其中较重要的有：采自松科植物的松油脂、松香、加拿大油树脂、豆科的吐鲁香、秘鲁香，金缕梅科的枫香脂、苏合香，橄榄科的乳香、没药，漆树科的洋乳香，伞形科的阿魏，安息香科的安息香，藤黄科的藤黄，棕榈科的血竭等。

树脂的采收，除一部分为收集自然渗出的树脂外，不少是将植物体某些部位经机械损伤，如简单切割或刺伤树皮，收集从伤口流出的树脂，经加工而成；或以植物含树脂的部位经提取、精制而得到。

二、树脂的化学组成和分类

树脂由树脂酸、树脂醇、树脂酯、树脂烃等多种成分组成。在树脂中常混有挥发油、树胶及游离芳香酸等成分。药用树脂的分类通常根据其中所含的主要化学成分而分成以下几类：

1.单树脂类 树脂中一般不含或很少含挥发油、树胶及游离芳香酸。通常可以分为：

（1）酸树脂　主成分为树脂酸，如松香。

（2）酯树脂　主成分为树脂酯，如枫香脂、血竭等。

（3）混合树脂　无明显的主成分，如洋乳香等。

2. 胶树脂类　主成分为树脂和树胶，如藤黄。

3. 油胶树脂类　主成分为树脂、挥发油和树胶，如乳香、没药、阿魏等。

4. 油树脂类　主成分为树脂与挥发油，如松油脂、加拿大油树脂等。

5. 香树脂类　主成分为树脂、游离芳香酸（香脂酸）、挥发油，如苏合香、安息香等。

三、树脂的通性

树脂是由很多高分子脂肪族和芳香族化合物，如树脂酸、树脂烃、高级醇及酯等多种成分组成的混合物。通常为无定形固体，表面微有光泽，质硬而脆，少数为半固体。它们不溶于水，也不吸水膨胀，易溶于醇、乙醚、氯仿等大多数有机溶剂；在碱性溶液中能部分或完全溶解，在酸性溶液中不溶。加热至一定的温度，则软化，最后熔融；燃烧时有浓烟，并有特殊的香气或臭气。将树脂的乙醇溶液蒸干，则形成薄膜状物质。

树脂的商品名称常易和树胶混称，但树胶和树脂是化学组成完全不同的两类化合物，应注意区别。树胶属于多糖类，能溶于水或吸水膨胀，或能在水中成为混悬液；不溶于有机溶剂；加热后最终焦碳化而分解，发出焦糖样气味，无一定的熔点。

四、树脂的鉴定

商品树脂中常混有杂质，如树皮、泥土、砂石以及色素等。因此，除了进行性状鉴别外，还可以进行显微鉴别和一般的理化定性反应来鉴定其真实性。此外，还需要对其品质优良度作物理的、化学的测定，如在一定溶剂中的溶解度、浸出物、灰分以及树脂的酸值、碘值、醇不溶物等。其中酸值对于树脂的真伪和掺假具有一定的鉴别意义，但同一种树脂，其理化常数也可能因样品的纯度不同而有差异。对树脂质量的控制，还应对其有效成分或有效部位，如挥发油、总香脂酸、树脂等进行测定。

第二节　树脂类中药鉴定

乳香 Olibanum

[来源] 为橄榄科植物乳香树 *Boswellia carterii* Birdw. 及同属植物鲍达乳香树 *B. bhaw-dajiana* Birdw. 树皮渗出的树脂。分为索马里乳香和埃塞俄比亚乳香，每种乳香又分为乳香珠和原乳香。

[采制] 树脂通常以春季为盛产期。于树干的皮部由下向上顺序切伤，开一狭沟，使树脂从伤口渗出，流入沟中，数天后凝成硬块，即可采取。拾取落于地面者，除去黏附的砂土杂质。

[**产地**] 主产于索马里、埃塞俄比亚及阿拉伯半岛南部。

[**性状**] 呈小形乳头状、泪滴状或不规则小块，长 0.5 ~ 3cm，有时粘连成团块。淡黄色，有时微带绿色或棕红色。半透明，有的表面无光泽并常带有一层类白色粉尘。质坚脆，断面蜡样，无光泽，亦有少数呈玻璃样光泽。气微芳香，味微苦，嚼之粘牙，唾液成乳白色，并微有香辣感。（见附录彩图 15-1）

[**化学成分**] 含树脂、树胶、挥发油。树脂的酸性部分主要含 α-、β-乳香酸及其衍生物；中性部分含 α-香树脂酮、绿花白千层醇等。树胶主要含多聚糖。挥发油中含 α-蒎烯、α-水芹烯、二戊烯等。

[**理化鉴别**]

1. 本品遇热变软，烧之微有香气（但不应有松香气），冒黑烟，并遗留黑色残渣。与少量水共研，能形成白色乳状液。

2. 取粗粉约 0.5g，置小蒸发皿中，加入苯酚 – 四氯化碳（1：5）1 滴，即显褐色或紫色。

3. 索马里乳香：取乳香提取挥发油适量，加无水乙醇作为供试品溶液。以 α-蒎烯加无水乙醇为对照品。采用气相色谱法，以聚乙二醇（PEG-20M）毛细管柱，程序升温；初始温度 50℃，保持 3 分钟，以每分钟 25℃ 的速率升温至 200℃，保持 1 分钟；进样口温度为 200℃，检测器温度为 220℃，分流比为 20：1。供试品溶液色谱中应呈现与对照品溶液色谱峰保留时间相一致的色谱峰。

埃塞俄比亚乳香：取乙酸辛酯加无水乙醇为对照品，同索马里乳香鉴别方法试验，供试品溶液色谱中应呈现与对照品溶液色谱峰保留时间相一致的色谱峰。

[**品质评价**]

1. 经验鉴别　以颜色淡黄、半透明、无砂石及树皮等杂质者质量为佳。

2. 检查　杂质：乳香珠不得过 2%，原乳香不得超过 10%。

3. 含量测定　挥发油：用挥发油测定法（乙法）测定，索马里乳香含挥发油不得少于 6.0%（mL/g），埃塞尔比亚乳香含挥发油不得少于 2.0%（mL/g）。

[**功效**] 性温，味苦、辛。归心、肝、脾经。能活血定痛，消肿生肌。用于胸痹心痛，胃脘疼痛，痛经经闭，产后瘀阻，癥瘕腹痛，风湿痹痛，筋脉拘挛，跌打损伤，痈肿疮疡。

没药 Myrrha

[**来源**] 为橄榄科植物地丁树 *Commiphora myrrha* Engl. 或哈地丁树 *C. molmol* Engl. 的干燥树脂。分为天然没药和胶质没药。

[**采制**] 11 月至次年 2 月间将树刺伤，树脂出伤口或裂缝口自然渗出，初为淡黄白色液体，在空气中渐变为红棕色硬块，采收后拣去杂质。

[**产地**] 主产于非洲东北部的索马里、埃塞俄比亚、阿拉伯半岛南部及印度等地。以索马里所产没药质量最佳，销世界各地。

[**性状**] 呈不规则颗粒状或黏结成团块，大小不一，一般直径 1 ~ 3cm，有的可达

10cm。表面红棕色或黄棕色，凹凸不平，被有粉尘。质坚脆，破碎面呈颗粒状，带棕色油样光泽，并常伴有白色斑点或纹理；薄片半透明或近透明。与水共研形成黄棕色乳状液。气香而特异，味苦而微辛。（见附录彩图 15-2）

[化学成分] 含树脂 25% ~ 35%、树胶 57% ~ 61%、挥发油 7% ~ 17%。尚含少量苦味质、蛋白质、甾体、没药酸等。没药树脂中含有 α-、β-、γ-没药树脂酸（α-、β-、γ-commiphoric acid），次没药脂酸（commiphorinic acid），α-、β-罕没药脂酚（α-、β-heerabomyrrhol）等。挥发油中含丁香油酚、间苯甲基酚等。树胶类似阿拉伯树胶，水解后得阿拉伯糖、木糖、半乳糖等。

[理化鉴别]

1. 取本品与水共研，形成黄棕色乳状液。粉末遇硝酸呈紫色。

2. 本品乙醚浸出物或挥发油置蒸发皿中，待乙醚挥散后，用溴或发烟硝酸蒸气接触皿底残渣，即显紫红色。（检查挥发油，伪品无此反应）

3. 取挥发油适量，加环己烷制成每 1mL 含天然没药 10mg 或胶质没药 50mg 的溶液，作为供试品溶液。另取天然没药对照药材或胶质没药对照药材 2g，照挥发油测定法提取挥发油，加环己烷 2mL，缓缓加热至沸，并保持微沸约 2.5 小时，放置后，取环己烷溶液作为对照药材溶液。采用硅胶 G 薄层板，以环己烷-乙醚（4:1）为展开剂，展开，取出，晾干，立即喷以 10% 硫酸乙醇溶液，在 105℃加热至斑点显色清晰。供试品色谱中，在与对照药材色谱相应的位置上，显相同颜色的斑点。

[品质评价]

1. 经验鉴别 以块大、红棕色、半透明、无杂质、气味浓烈者质量为佳。一般认为天然没药优于胶质没药。

2. 检查 杂质：天然没药不得过 10%，胶质没药不得过 15%。 总灰分：不得过 15%。酸不溶性灰分：不得过 10%。

3. 含量测定 挥发油：用挥发油测定法测定（乙法），天然没药不得少于 4.0%（mL/g），胶质没药不得少于 2.0%（mL/g）。

[功效] 性平，味苦、辛。归心、肝、脾经。能散瘀定痛，消肿生肌。用于胸痹心痛，胃脘疼痛，痛经经闭，产后瘀阻，癥瘕腹痛，风湿痹痛，跌打损伤，痈肿疮疡。用量 3 ~ 5g，炮制去油，多入丸散用，孕妇及胃弱者慎用。

血竭 Draconis Sanguis

[来源] 为棕榈科植物麒麟竭 *Daemonorops draco* Bl. 果实中渗出的树脂经加工制成。

[采制] 采集成熟果实，充分晒干，加贝壳同入笼中强力振摇，松脆的红色树脂块即脱落，筛去果实鳞片及杂质，用布包起入热水中使软化成团，取出放冷，即为原装血竭；加入辅料加工后成为加工血竭。

[产地] 主产于印度尼西亚的加里曼丹、爪哇、苏门答腊、马来西亚等地。

[性状] 原装血竭 呈四方形或不定形块状，大小不等。表面铁黑色或黑红色，常附有因摩擦而产生的红粉。断面有光泽或粗糙而无光泽，黑红色。研成粉末血红色。用

火点燃，冒烟呛鼻，有苯甲酸样香气。无臭，味淡。

加工血竭　呈类圆四方形或方砖形，顶端有加工成型而形成的折纹。表面暗红色，有光泽，附有因摩擦而成的红粉。质硬而脆，破碎面红色而粉末呈砖红色。气微，味淡。在水中不溶，在热水中软化。

[化学成分] 含红色树脂酯约57%，从中分离出结晶形红色素：血竭素（dracorhodin）、血褐红素（dracorubin），并含黄烷类色素去甲基血竭素、去甲基血竭红素、黄烷素等。另含三萜类成分海松酸、异海松酸等。红色树脂为血竭树脂鞣醇与苯甲酸及苯甲酸乙酸的化合物。

[理化鉴别]

1. 取本品颗粒置白纸上，用火烘烤则熔化，但无扩散的油迹，对光照视呈鲜艳的血红色，以火燃烧则发生呛鼻烟气。

2. 取粉末0.1g、加乙醚10mL，密塞振摇10分钟，滤过。取滤液2mL，置分液漏斗中，加乙醚3mL，混匀，加稀盐酸约1mL，盐酸层呈黄色，乙醚层由橙红色转为黄色或无色，再加10%醋酸钠溶液4mL，振摇，乙醚层又变为橙红色，分取乙醚层，加氢氧化钾试液4mL，振摇，氢氧化钾层显橙红色。

3. 取粉末加乙醚，振摇，滤过，取滤液作为供试品溶液。另取血竭对照药材同法制成对照药材溶液。取血竭素高氯酸盐对照品，加3%磷酸甲醇溶液作为对照品溶液。采用硅胶G薄层板，以三氯甲烷–甲醇（19:1）为展开剂，展开，取出，晾干。供试品色谱中，在与对照药材色谱和对照品色谱相应的位置上，显相同的橙色斑点。

4. 取粉末加乙醇，振摇，滤过，滤液加稀盐酸，混匀，析出棕黄色沉淀，放置后逐渐凝成棕黑色树脂状物。取树脂状物，用稀盐酸10mL分次充分洗涤，弃去洗液，加20%氢氧化钾溶液10mL，研磨，加三氯甲烷5mL振摇提取，三氯甲烷层显红色，取三氯甲烷液作为供试品溶液。另取血竭对照药材同法制成对照药材溶液。采用硅胶G薄层板，以三氯甲烷–甲醇（19:1）为展开剂，展开，取出，晾干。供试品色谱中，在与对照药材色谱相应的位置上，显相同的橙色斑点。

[品质评价]

1. 经验鉴别　以表面黑似铁、研粉红似血、火燃呛鼻者质量为佳。

2. 检查　总灰分：不得过6.0%。

松香：取本品粉末，加石油醚振摇，滤过，取滤液加新配制的0.5%醋酸铜溶液5mL，振摇后，静置分层，石油醚层不得显绿色。

醇不溶物：取本品粉末，置于已知重量的滤纸筒中，置索氏提取器内，加醇回流提取至提取液无色，取出滤纸筒，挥去乙醇，于105℃干燥4小时，精密称定，计算，不得过25.0%。

3. 含量测定　用高效液相色谱法测定，本品含血竭素（$C_{17}H_{14}O_3$）不得少于1.0%。

[功效] 性平，味甘、咸。归心、肝经。能活血定痛，化瘀止血，生肌敛疮。用于跌打损伤，心腹瘀痛，外伤出血，疮疡不敛。研末，用量1～2g，或入丸剂。外用研末或入膏药用。

表 15-1　常见的树脂类药材

药材名	来源	药用部位
苏合香（Styrax）	金缕梅科植物苏合香树 *Liquidambar orientalis* Mill.	树干渗出的香树脂经加工精制而成
安息香（Benzoinum）	安息香科植物白花树 *Styrax tonkinensis*（Pierre）Craib ex Hart.	树脂
阿魏（Ferulae Resina）	伞形科植物新疆阿魏 *Ferula sinkiangensis* K. M. Shen 或阜康阿魏 *F. fukanensis* K. M. Shen	树脂
枫香脂（Liquidambaris Resina）	金缕梅科植物枫香树 *Liquidambar formosana* Hance	树脂
干漆（Toxicodendri Resina）	漆树科植物漆树 *Toxicodendron vernicifluum*（Stokes）F.A.Barkl.	树脂经加工后的干燥品

第十六章　　其他类中药 ▷▷▷▷

本类中药是指前面各章中未能收载的中药。主要包括：①植物的某一或某些部分直接或间接的加工品，如儿茶、芦荟、青黛等；②蕨类植物的成熟孢子，如海金沙等；③某些植物体上的虫瘿，如五倍子、没食子等。

海金沙 Lygodii Spora

[来源] 为海金沙科植物海金沙 *Lygodium japonicum*（Thunb.）Sw. 的干燥成熟孢子。

[采制] 秋季孢子未脱落时采割藤叶，晒干，打下孢子，除去藤叶。

[产地] 主产于广东、浙江、江苏等省。

[性状] 呈黄棕色或淡棕色颗粒状粉末。质轻，捻之有光滑感，置手中易由指缝滑落。气微，味淡。撒在水中则浮于水面，加热始逐渐下沉。置火中易燃烧，发生爆鸣声且有闪光。

[显微特征]

粉末　棕黄色或浅棕黄色。孢子为四面体、三角状圆锥形，顶面观三面锥形，可见三叉状裂隙，侧面观类三角形，底面观类圆形，外壁有颗粒状雕纹。

[理化鉴别] 取本品加甲醇，超声，滤过，滤液蒸干，残渣加甲醇作为供试品溶液。另取海金沙对照药材同法制成对照药材溶液。采用聚酰胺薄膜，以甲醇 – 冰醋酸 – 水（4:1:5）为展开剂，展开，取出，晾干，喷以三氯化铝试液，晾干，置紫外光灯（365nm）下检视。供试品色谱中，在与对照药材色谱相应的位置上，显相同颜色的荧光斑点。

[品质评价]

1. 经验鉴别　以质轻、色棕黄、手触光滑、无杂质者质量为佳。

2. 检查　总灰分：不得过 16.0%。

[化学成分] 孢子含脂肪油、海金沙素等。

[功效] 性寒，味甘、咸。归膀胱、小肠经。能清利湿热，通淋止痛。用于热淋，石淋，血淋，膏淋，尿道涩痛。用量 6 ~ 15g，包煎。

青黛 Indigo Naturalis

[来源] 为爵床科植物马蓝 *Baphicacanthus cusia*（Ness）Bremek.、蓼科植物蓼蓝 *Polygonum tinctorium* Ait. 或十字花科植物菘蓝 *Isatis indigotica* Fort. 的叶或茎叶经加工制得的干燥粉末、团块或颗粒。

[采制] 夏秋两季割取茎叶置于木桶或者大缸内，加水浸泡 2 ~ 3 天，泡至叶从茎上脱落，将茎枝捞出。于浸液中加入石灰，每 100kg 加入石灰 8 ~ 9kg，充分搅拌，浸液由乌绿色转为深红色时，捞出液面泡沫，晒干，即为青黛。

[产地] 主产于福建、广东、江苏、河北等省。

[性状] 呈极细的深蓝色粉末，或呈不规则的多孔性疏松团粒。质轻，易飞扬。撒于水中能浮于水面，火烧时产生紫红色烟雾。微有草腥气，味淡。

[化学成分] 含靛玉红、靛蓝、靛棕、靛黄等。

[理化鉴别]

1. 取本品少量，用微火灼烧，有紫红色烟雾发生。

2. 取粉末少量，滴加硝酸，立即产生气泡，并显棕红色或黄棕色。

3. 取本品加三氯甲烷，搅拌，滤过，滤液作为供试品溶液。另取靛蓝对照品、靛玉红对照品，加三氯甲烷作为对照品溶液。采用硅胶 G 薄层板，以甲苯 – 三氯甲烷 – 丙酮（5:4:1）为展开剂，展开，取出，晾干。供试品色谱中，在与对照品色谱相应的位置上，显相同的蓝色和浅紫红色的斑点。

[品质评价]

1. 经验鉴别　以蓝色均匀、体轻能浮于水面、火烧产生紫红色烟雾时间长者质量为佳。

2. 检查　水分：不得过 7.0%。水溶性色素：取本品 0.5g，加水 10mL，振摇后放置片刻，水层不得显深蓝色。

3. 含量测定　靛蓝：用高效液相色谱法测定，本品含靛蓝（$C_{16}H_{10}N_2O_2$）不得少于 2.0%。靛玉红：照高效液相色谱法测定，本品含靛玉红（$C_{16}H_{10}N_2O_2$）不得少于 0.13%。

[功效] 性寒，味咸。归肝经。能清热解毒，凉血消斑，泻火定惊。用于温毒发斑，血热吐衄，胸痛咳血，口疮，痄腮，喉痹，小儿惊痫。用量 1 ~ 3g，宜入丸散用。外用适量。

儿茶 Catechu

[来源] 为豆科植物儿茶 *Acacia catechu*（L.f.）Willd. 的去皮枝、干的干燥煎膏。

[采制] 秋冬季节采收枝干，砍成大块，加水煎煮，浓缩，干燥。

[产地] 产于云南西双版纳傣族自治州。

[性状] 呈方块状或不规则块状。表面黑褐色，平滑而稍具光泽。质硬，易碎，断面不整齐，具光泽，有细孔，遇潮有黏性。无臭，味涩、苦、略回甜。

[化学成分] 含儿茶鞣质和儿茶素。还含表儿茶素，但不含儿茶荧光素。

[理化鉴别]

1. 本品粉末棕褐色。可见针状结晶及黄棕色块状物。

2. 取火柴杆浸于本品水浸液中，使轻微着色，待干燥后，再浸入盐酸中立即取出，置火焰附近烘烤，杆上即显深红色。

3. 取本品粉末加乙醚超声处理，滤液蒸干，残渣加甲醇作为供试品溶液。另取儿茶素对照品、表儿茶素对照品，加甲醇制成作为对照品溶液。采用纤维素预制板，以正丁醇－醋酸－水（3∶2∶1）为展开剂，喷以 10% 硫酸乙醇溶液，加热至斑点显色清晰。供试品色谱中，在与对照品色谱相应的位置上，显相同的红色斑点。

[品质评价]

1. 经验鉴别　以色黑棕、不糊不碎、味涩者质量为佳。

2. 检查　水分：不得过 17.0%。

3. 含量测定　高效液相色谱法测定，含儿茶素（$C_{15}H_{14}O_6$）和表儿茶素（$C_{15}H_{14}O_6$）的总量不得少于 21.0%。

[功效] 性微寒，味苦、涩。归肺、心经。能活血止痛，止血生肌，收湿敛疮，清肺化痰。用于跌仆伤痛，外伤出血，吐血衄血，疮疡不敛，湿疹、湿疮，肺热咳嗽。用量 1 ~ 3g，包煎；多入丸散。外用适量。

冰片 Borneolum Syntheticum

（附：天然冰片、艾片）

[来源] 为樟脑、松节油等经化学方法合成的结晶。

[产地] 主产于上海、天津、广东等地。

[性状] 本品为无色透明或白色半透明的片状松脆结晶；气清香，味辛、凉；具挥发性，点燃发生浓烟，并有带光的火焰。在乙醇、三氯甲烷或乙醚中易溶，在水中几乎不溶。熔点为 205 ~ 210℃。

[理化鉴别]

1. 取本品 10mg，加乙醇数滴使溶解，加新制的 1% 香草醛硫酸溶液 1 ~ 2 滴，即显紫色。

2. 取本品 3g，加硝酸 10mL，即产生红棕色的气体，待气体产生停止后，加水 20mL，振摇，滤过，滤渣用水洗净后，有樟脑臭。

[品质评价]

1. 经验鉴别　以片大而薄、颜色洁白、质松脆、气清香纯正者质量为佳。

2. 检查　pH 值：取本品研细，加水滤过，分取滤液两份，一份加甲基红指示液 2 滴，另一份加酚酞指示液 2 滴，均不得显红色。

不挥发物：取本品 10g，置称定重量的蒸发皿中，置水浴上加热挥发后，在 105℃ 干燥至恒重，遗留残渣不得过 3.5mg（0.035%）。

水分：取本品加石油醚振摇使溶解，溶液应澄清。

重金属：取本品 2g，加乙醇 23mL 溶解后，加稀醋酸 2mL，依法检查，含重金属不得过 5mg/kg。

砷盐：取本品 1g，加氢氧化钙 0.5g 与水 2mL，混匀，置水浴上加热使本品挥发后，放冷，加盐酸中和，再加盐酸 5mL 与水适量使成 28mL，含砷量不得过 2mg/kg。

樟脑：取本品细粉加乙酸乙酯溶解并稀释至刻度，滤过，取续滤液作为供试品溶液。另取樟脑对照品适量，加乙酸乙酯作为对照品溶液。按照气相色谱法，本品含樟脑（$C_{10}H_{16}O$）不得过 0.50%。

3. 含量测定 用气相色谱法测定，本品含龙脑（$C_{10}H_{18}O$）不得少于 55.0%。

[**功效**] 性微寒，味辛、苦。归心、脾、肺经。能开窍醒神，清热止痛。用于热病神昏、惊厥，中风痰厥，气郁暴厥，中恶昏迷，胸痹心痛，目赤，口疮，咽喉肿痛，耳道流脓。用量 0.15 ~ 0.3g，入丸散用。外用研粉点敷患处。孕妇慎用。

[**附**]

1. 天然冰片（右旋龙脑） 樟科植物樟 *Cinnamomum camphora*（L.）Presl 的新鲜枝、叶经提取加工制成。为白色结晶性粉末或片状结晶。气清香，味辛、凉。具挥发性，点燃时有浓烟，火焰呈黄色。含右旋龙脑（$C_{10}H_{18}O$）不得少于 96.0%。

2. 艾片 菊科植物艾纳香 *Blumea balsamifera* DC. 的新鲜叶经提取加工制成的结晶。为白色半透明片状、块状或颗粒状结晶，质稍硬而脆，手捻不易碎。具清香气，味辛、凉，具挥发性，点燃时有黑烟，火焰呈黄色，无残迹遗留。经升华后成半透明块状、片状结晶。烧之有浓黑烟。含左旋龙脑以龙脑（$C_{10}H_{18}O$）计，不得少于 85.0%。尚含少量桉油精、左旋樟脑、倍半萜醇等成分。

五倍子 Galla Chinensis

[**来源**] 为漆树科植物盐肤木 *Rhus chinensis* Mill.、青麸杨 *R. potantinii* Maxim. 或红麸杨 *R. punjabensis* Stew.var.*sinica*（Diels）Rhed.et.Wils 叶上的虫瘿，主要由五倍子蚜 *Melaphis chinensis*（Bell）Baker 寄生而形成。按外形不同，分为"肚倍"和"角倍"。

[**采制**] 立秋至白露前虫瘿由青色转成黄褐色时采摘，置沸水中略煮或蒸至外表面成灰色，杀死蚜虫，取出，晒干。

[**产地**] 主产于四川、贵州、云南等省。

[**性状**] 肚倍 呈长圆形或纺锤形囊状。表面灰褐色或淡棕色，并被有灰黄色滑软的柔毛、质硬而脆，易破碎，断面角质状，有光泽。有黑褐色死蚜虫及灰色粉末状排泄物。气特异，味涩。（见附录彩图 16-1）

角倍 呈菱角形，具不规则的角状分枝，柔毛较肚倍明显，壁较薄。

[**显微鉴别**]

横切面 ①表皮细胞 1 层，往往分化成 1 ~ 3（6）个细胞的非腺毛。②表皮内侧为薄壁组织；维管束外侧有大型的树脂腔。③薄壁细胞含有淀粉粒，多已糊化，并可见少数草酸钙簇晶。

[**化学成分**] 主含五倍子鞣质，角倍含量低，肚倍含量高，另含没食子酸脂肪、脂肪、树脂、蜡质等。

[**理化鉴别**] 取粉末加甲醇，超声，滤过，滤液作为供试品溶液。另取五倍子对照药材同法制成对照药材溶液。再取没食子酸对照品，加甲醇作为对照品溶液。采用硅胶 GF_{254} 薄层板，以三氯甲烷－甲酸乙酯－甲酸（5:5:1）为展开剂，展开，取出，晾干，置紫外光灯（254nm）下检视。供试品色谱中，在与对照药材色谱和对照品色谱相应的

位置上，显相同颜色的斑点。

［品质评价］

1. 经验鉴别　以个大、完整、壁厚、色灰褐者质量为佳。

2. 检查　水分：不得过 12.0%。总灰分：不得超过 3.5%。

3. 含量测定　鞣质：用鞣质含量测定法测定，含鞣质不得少于 50.0%。

没食子酸：用高效液相色谱法测定，含鞣质以没食子酸（$C_7H_6O_5$）计，不得少于 50.0%。

［**功效**］性寒，味酸、涩。归肺、大肠、胃经。能敛肺降火，涩肠止泻，敛汗，止血，收湿敛疮。用于肺虚久咳，肺热痰嗽，久泻久痢，自汗盗汗，消渴，便血痔血，外伤出血，痈肿疮毒，皮肤湿烂。用量 3 ~ 6g。外用适量。

第十七章　动物药概述 ▷▷▷▷

　　动物类中药是指用动物的整体或动物体的某一部分、动物体的生理产物或病理产物、动物体的加工品等供药用的一类中药。

第一节　动物类中药应用及研究概况

一、动物类中药的应用

　　动物类中药的应用在我国有着悠久的历史。早在 3000 多年前就开始了蜂蜜的使用，鹿茸、麝香、阿胶、蕲蛇等的药用和珍珠、牡蛎等的养殖已有两三千年之久。从本草的记载来看，历代本草共记载有动物药 600 余种，其中《神农本草经》载有动物药 65 种，《新修本草》载有动物药 128 种，《本草纲目》载有动物药 461 种，《本草纲目拾遗》又补充动物药 160 种。动物药的种类增长很快，1995 年，在对全国中药资源普查的基础上出版的《中国中药资源志要》一书中，收载我国现有药用动物 414 科，1574 种。2007 年出版的《中国动物药资源》一书中，收载我国现有药用动物 454 科，2215 种。2013 年出版的《新编中国动物药》中，收载药用动物 2603 种，动物药 1787 种。

　　动物药也是中医药学遗产中的重要组成部分。中医学历来认为动物药属血肉有情之品，具有疗效确切、历史悠久等特点而备受重视。现代科学研究证实动物药和同体积同重量的植物药相比，大都具有极强的生物活性，尤其对某些顽症、重病，更显示了其独特的生物活性。因此动物药在临床应用上也在不断发展。斑蝥在历代本草均有记载，《神农本草经》中列为下品，具有攻毒、破血、引赤、发泡的功能，现代研究表明，斑蝥中含有的斑蝥素为抗癌有效成分，临床治疗肝癌和膀胱癌有效，同时还具有刺激骨髓产生白细胞的作用。鹿茸是一味著名的中药材，但除鹿茸外，鹿的全身也都是宝，很多部位皆可供药用，如鹿鞭、鹿胎、鹿茸血、鹿肉、鹿骨、鹿角胶、鹿尾等，利用这些鹿身上其他部位研制的产品，深受人们的喜爱。此外由于动物类中药具有天然的特性，为我国丰富的动物药资源开发提供了广阔的天地，目前已开发出来的保健产品，都深受消费者欢迎。

二、动物类中药的研究

　　我国的药用动物资源研究初期的工作大都放在区域性药用动物资源调查、收集整理药用动物和动物药标本。在出版了一些地方性动物药资源专著的基础上，一批具有标志性的药用动物资源方面的著作陆续出版。《中药大词典》（1977 年）收载动物药 740 种，《中国药用动物志》（1979 ~ 1982 年）共收载药用动物 832 种，《中国动物药》（1981 年）收载动物药 564 种，《中国药用动物名录》（1987 年）共收载药用动物 1157 种，《中国动物药志》（1995 年）收载动物药 975 种和药用动物 1546 种，《中华本草》（第 9 册，1999 年）收载动物药 1050 种，《动物本草》（2001 年）收载动物药 1731 种和药用动物 1567 种。随着动物药研究的不断深入，一些新的研究专著不断出版，《中国药用动物原色图鉴》（2010 年）收载药用动物约 665 种，并配有生态原色照片和药材原色照片，《动物药》（2003 年）收入临床常用的动物药 60 种，详尽收录了每味药物的现代研究成果及临床应用，较为全面地总结了临床常用动物药的研究概况，《中国动物药现代研究》（2010 年）共收入药用动物 110 种，涉及药材 238 种，对其化学成分、药理作用、现代临床研究、毒副作用等方面的现代研究内容进行了总结和概括。

　　加强动物药资源的研究是当前一项十分重要的任务，而寻找代用品又是解决某些中药，尤其是名贵动物药因资源少而紧缺的重要措施之一。寻找和扩大新的动物药资源的途径有许多种，世界上动物的数量远远大于植物，而已被利用的却很少，可以从丰富的动物资源中寻找，如蚂蚁、雄蚕蛾、动物脑组织等；对于一些名贵、紧俏或受到保护的动物，要从动物亲缘关系和相同的药用部位中寻找，如人工牛黄、水牛角、珍珠层、灵猫香等；从历代本草中寻找，如龟之上甲的重新药用；从民族药民间药中寻找，如藏族民间药塞隆骨的发现；利用科学技术进行人工培植或合成，如人工培植牛黄等。

　　由于药用动物大多为野生，而变野生为家养是防止野生药用动物资源减少的一个重要方面。据不完全统计，现已人工养殖的动物药材有 30 多种，其中多数已成为商品药材的重要来源，如鹿的驯化和鹿茸的生产，河蚌的人工育珠，人工培育牛黄，以及蛤蚧、金钱白花蛇、蕲蛇、全蝎、刺猬、复齿鼯鼠的养殖等。此外对动物药的化学成分进行人工合成的研究也在大力进行，如麝香的主要成分麝香酮已人工合成，研究得比较深入；斑蝥的抗癌成分斑蝥素的半合成品（羟基斑蝥胺）其作用与斑蝥素类似，而毒性却比斑蝥素轻。特别是中药工程化生产工艺的发展，可以大幅度的提高产量，如从珍珠、僵蚕、冬虫夏草的人工培养到蝎、蜈蚣、蛇类的电刺激采毒，从鹿的控光增茸到麝的激素增香，特别是活麝取香，活熊取胆汁及培植牛黄等工艺的发展，使产量提高了许多倍。鹿茸细胞和麝香腺细胞的组织培养，使动物药生产进入了生物工程时期。

　　动物药，尤其是某些来源于高等动物的中药，所含的化学成分常与人体中某些物质相似，因此可用于改善和调节人体的生理功能，具有较强的生理活性。如常用动物药中的牛黄、麝香、鹿茸等均有独特的疗效。陆续从药用动物中发现了一些疗效显著的物质，如蝮蛇毒中的抗栓酶已用于脑血管疾病的治疗；蟾酥中的脂蟾毒配基（蟾力苏），兼有升压、强心、兴奋呼吸作用，已用于呼吸循环衰竭和失血性低血压休克。甲壳纲动物及昆虫中含有丰富的甲壳质（chitin），可作为药物的良好载体，并有降低胆固醇、降血脂作用；鹿茸中所含的多胺类化合物是刺激核酸和蛋白质合成的有效成分；麝香中的多肽类成分，有明显的抗凝血、抗肿瘤、抗炎、抗氧化、抗真菌、强心等生理活性；地龙的解热作用与其游离氨基酸含量成正比；中华大蟾蜍的糖蛋白具有强心利尿作用；乌贼墨的主要成分黑色素蛋白，是吲哚–5,6–醌与2–羧基–吲哚–5,6–醌（4：1）的共聚物，有止血作用等。

动物药活性成分比较常见的有：①蛋白质及其水解产物，包括蛋白质、动物毒肽、酶及糖蛋白，如蛇毒、蜂毒、水蛭素等；②生物碱类，如乌贼墨的主要成分——黑色素蛋白中的黑色素，地龙中的次黄嘌呤，麝香中的麝香吡啶等；③甾体化合物，这类成分在动物界中广泛存在，具有生物活性的较多，如性激素、胆汁酸、蟾毒、蜕皮激素及甾体皂苷等；④酮类和酸类成分，如麝香中的麝香酮，广地龙中的琥珀酸，蜂王浆中的王浆酸等。

随着海洋及海洋生物可接触范围的扩大和科学手段的进步，开发和利用海洋向海洋要药，已成为沿海国家药学事业发展的方向之一。海洋动物药除了品种不断增加外，在药化、药理、临床实践等方面都有较大的突破。现代研究证明，海洋动物药多具有不同程度的抗肿瘤、抗菌、抗病毒作用，并在防治心血管疾病方面有确切的疗效，如从棘皮动物的刺参中分离出的刺参黏多糖（SJAMP），经10多年的临床研究证明，具有抗凝血、抗肿瘤、抗氧化作用；海参的活性成分除黏多糖外，主要是海参皂苷类，如海参素A、B、C（holothurin A、B、C）等，能抑制癌细胞生长，并有抗真菌、增强白细胞吞噬功能等作用。此外对海洋动物海星、南海软珊瑚、海葵、合浦珠母贝等的研究都比较深入，成绩巨大，前景喜人。

第二节　药用动物的分类

地球上生存的动物达150万种以上，动物分类学的任务就是对种类繁杂的动物进行鉴定命名，以便正确区分物种，了解各种动物在动物界的地位，同时研究它们之间的相互关系，并按系统排列起来，反映动物在进化过程中的亲缘关系，有利于对动物进行认识、研究与利用。

动物学的自然分类系统通常是以动物形态上或解剖上的相似程度为基础的，并结合其生态习性和地理分布来进行，基本上能反映各种动物在动物界的地位，各类群之间的亲缘关系及动物进化的途径。和植物界一样，动物界也划分为若干个等级，如门、纲、目、科、属、种，而以种为分类的基本单位。动物的分类主要是根据动物细胞的分化、胚层的形成、体腔的有无、对称的形式、体节的分化、骨骼的性质、附肢的特点及器官系统的发生发展等基本特征而划分为若干动物类群。在动物分类系统中与药用动物有关的有10门，它们是（由低等到高等）：原生动物门（Protozoa）、多孔动物门（Porifera）、腔肠动物门（Coelenterata）、扁形动物门（Platyhelminthes）、线形动物门（Nematomorpha）、环节动物门（Annelida）、软体动物门（Mollusca）、节肢动物门（Arthropoda）、棘皮动物门（Echinodermata）、脊索动物门（Chordata）。

以上自原生动物至棘皮动物门的各类动物都没有脊索（或脊椎），故统称无脊索动物，或无脊椎动物。

药用动物种类较多的有脊索动物门、节肢动物门和软体动物门，其次是环节动物门和棘皮动物门。现将几个动物门的主要特征简介如下：

一、多孔动物门（Porifera）

多孔动物门又称海绵动物门，是最原始、最低等的多细胞动物。体型多数不对称或辐射对称，体表多孔，体壁由钙质或硅质的骨针或类蛋白质海绵丝所支撑，无器官系统和明确的组织分化，具特有的水沟系。全为水生，营固着生活，主要生活在海水中。药用动物有脆针海绵等。

二、腔肠动物门（Coelenterata）

腔肠动物门为低等后生动物，体型辐射对称，具内外两胚层，有原始的消化腔，有口无肛门，行细胞外及细胞内消化，有组织分化，具原始的肌肉结构和原始的神经系统（神经网），有刺细胞，有骨骼时为钙质或角质。全为水生，营固着或漂浮生活。药用动物有海蜇、珊瑚等。

三、环节动物门（Annelida）

环节动物门为真体腔动物，是高等无脊椎动物的开端。身体圆柱形或扁平形，两侧对称，身体分节（由相似的体节组成），具三胚层。除蛭纲外有真体腔及闭管式循环系统，多数具运动器官刚毛或疣足，消化道发达，有口和肛门，具有排泄器官后肾管，有链状神经系统。多为自由生活。药用动物有参环毛蚓（地龙）、水蛭等。

四、软体动物门（Mollusca）

软体动物门为动物界第二大门。身体柔软不分节，除腹足纲外为左右对称，由头、足及内脏团三部分组成，具次生体腔，外套膜和贝壳的形成是软体动物的显著特征。外套膜由躯干背侧皮肤褶壁向下延伸而成，并由它分泌出 1、2 或多个覆盖柔软体部的石灰质贝壳。消化道完全，有心脏及血管，除头足纲外为开放式循环，有栉状鳃或类似肺的构造。多为水生，少数陆生。药用动物有杂色鲍、牡蛎、乌贼等。

五、节肢动物门（Arthropoda）

节肢动物门为动物界种类最多的一门，现存种类已达 100 余万种，占已知动物种类的 85%。它们分布极广，具有高度的适应性。身体多由头部、胸部、腹部组成。附肢常分节。体外被几丁质外骨骼，生长发育过程需蜕皮。外骨骼的最外一层是很薄的蜡质，水不能渗透，其下是较厚的几丁质层，再下是分泌外骨骼的表皮细胞。肌肉为横纹肌，常成束，消化系统完整，口器适于咀嚼或吸吮，形式多样。体腔为混合腔，内部充满血液，又称血腔，循环系统为开管式，用鳃、气管或书肺呼吸。水生或陆生。

节肢动物门分为三个亚门，7 个纲，其药用价值较大的 4 个纲为：甲壳纲，药用动物主要有虾、蟹、鼠妇等；蛛形纲，药用动物主要有蜘蛛、蝎等；多足纲，药用动物主要有蜈蚣等；昆虫纲，主要药用动物有地鳖、家蚕等。

以上4纲中尤以昆虫纲种类最多，有近100万种，药用种类也最多。本纲根据昆虫翅的有无及其特征、变态的类型、口器的形式、触角及附肢等构造，可分为30余目，其中与药用动物关系密切的有8个目：螳螂目，药用动物主要有大刀螂等；直翅目，药用动物主要有蟋蟀、蝼蛄等；半翅目，药用动物主要有九香虫等；同翅目，药用动物主要有黑蚱、白蜡虫等；鞘翅目，药用动物主要有南方大斑蝥等；鳞翅目，药用动物主要有家蚕等；双翅目，药用动物主要有牛虻等；膜翅目，药用动物主要有中华蜜蜂、蚂蚁等。

六、棘皮动物门（Echinodermata）

棘皮动物门形态多种多样，有心形、球形、圆柱形、树枝形等。成体为辐射对称，幼体则两侧对称，体表有许多棘状突起，故称棘皮动物。体腔发达，体腔的一部分形成独有的水管系统，另一部分形成围血系统。在发育过程中有原口（肛门）及后口（口），故属无脊索动物中后口动物类群。药用动物有海参，海胆等。

七、脊索动物门（Chordata）

脊索动物门在动物进化系统中是最高等的类群，主要特征为有脊索，脊索是位于背部的一条支持身体纵轴的棒状结构。低等脊索动物终生存在，高等脊索动物只在胚胎期间有脊索，成长时即由分节的脊柱取代。中枢神经系统呈管状，位于脊索的背面，在高等种类中神经管分化为脑和脊髓两部分。消化管前端咽部的两侧有咽鳃裂，在低等水生种类中终生存在，在高等种类中只见于某些幼体和胚胎时期，随后完全消失。本门动物亦属后口动物类群。

脊索动物门可分为三个亚门：尾索动物亚门（Subphylum Urochordata）、头索动物亚门（Subphylum Cephalochordata）和脊椎动物亚门（Subphylum Vertebrata）。其中与药用关系最为密切的是脊椎动物亚门，本亚门是动物界中最高级的类群，分为圆口纲、鱼纲、两栖纲、爬行纲、鸟纲及哺乳纲六个纲。现将药用价值较大的5个纲的主要特征简介如下：

（一）鱼纲（Pisces）

鱼纲全为水生，以鳃呼吸，体表被鳞，以鳍运动，除有奇鳍（背鳍、尾鳍）外，并具成对的附肢（偶鳍，即一对胸鳍和一对腹鳍），头不能活动，心脏有一心房，一心室，为单循环。药用动物有海马、海龙等。

（二）两栖纲（Amphibia）

两栖纲是脊椎动物从水生开始向陆生过渡的一个类群。水陆两栖，体表皮肤裸露，无鳞，但富于腺体，能使皮肤湿润，具五指型的四肢。幼体水中生活，用鳃呼吸，幼体经过变态发育成成体，成体以肺和皮肤呼吸。心脏具两心房，一心室，为不完全的双循环（肺循环与体循环）。为变温动物。药用动物有林蛙、蟾蜍等。

（三）爬行纲（Reptilia）

爬行纲是真正的陆栖动物。皮肤干燥，有角质鳞或骨板，脊柱有颈椎、胸椎、腰椎、荐椎和尾椎的分化。四肢强大，趾端具爪，心脏有二心房，一心室，或近于二心室，以肺呼吸。在胚胎时期有羊膜结构，为变温动物。药用动物有乌龟、蛇类、蛤蚧等。

（四）鸟纲（Aves）

鸟纲是由古爬行类进化而来的，适应飞翔生活的高等脊椎动物。体被羽毛，前肢特化为翼，适于飞翔生活。骨骼坚而轻，心脏分为 4 腔（二心房，二心室），心房与心室已完全分隔为完全的双循环（体循环与肺循环），有肺与发达的气囊，行双重呼吸，体温恒定。药用动物有家鸡、乌骨鸡等。

（五）哺乳纲（Mammalia）

哺乳动物是动物发展史上最高级的阶段。体外被毛，皮肤腺发达，心脏四腔，具完全的双循环，恒温，肺具肺泡，有横膈膜将体腔分为胸腔和腹腔，双平行椎骨，头骨具次生腭，具两个枕骨。大脑皮层发达，小脑结构复杂，嗅觉及听觉敏锐，具肉质唇，异型齿，唾液腺发达。后肾，无泄殖腔，具外生殖器，胎生，哺乳。药用动物有熊、梅花鹿、牛、赛加羚羊等。

本纲可分为三个亚纲：原兽亚纲、后兽亚纲和真兽亚纲，其中与药用动物有关的是真兽亚纲。

真兽亚纲是高等哺乳动物类群，具有真正的胎盘，胎儿发育完善后再产出，体温一般恒定在 37℃左右。现存种类可分为 17 个目，其中 13 个目在我国有分布。

第三节　动物的命名

动物的命名大多数也和植物命名一样，采用林奈首创的双名法。两个拉丁字或拉丁化的文字，分别表示动物学名的属名和种名，在学名后附加命名人的姓氏，如意大利蜂 *Apis mellifera* Linn.。动物与植物命名不同之处，在于种内如有亚种或亚属时则采用三名法，亚种名紧接在种名的后面，如中华大蟾蜍 *Bufo bufo gargarizans* Cantor。如有亚属，则亚属名在属名和种名之间，并加外括号（现在亚属名使用较少）；若属名改变，则在原定名人氏外加括号，如马氏珍珠贝 *Pteria martensii*（Dunker），这表示该学名的属名，已由原来的属名改为现在的属名，但仍保留了原种名，一般不用变种、变型。拉丁学名中的属名、亚属名及命名人的第 1 个拉丁字母必须大写，其余均小写。

第四节　动物类中药的分类

在古代，动物类中药的分类是根据动物的不同类别或药用部位、动物的习性或药材特征来进行分类的，如《唐本草》把动物药分为人、兽、禽、虫、鱼五部；在《本草纲目》中，将动物药由低等动物到高等动物，从无脊椎动物到脊椎动物，由虫到兽到人，分为虫、鳞、介、禽、兽、人六部。每部中又再进一步细分，这种分类方法和排列次序，已具有初步的进化论思想。

现代动物类中药的分类有多种方法，有的根据药用动物在自然界的分类地位，按动物类中药在各门中的分布情况，由低等动物到高等动物进行分类；有的按药用部位进行分类；有的按动物药所含不同的化学成分进行分类；有的按药理作用进行分类，或按不同的功效进行分类等。本教材中的动物类中药是按药用动物的自然分类系统进行分类排列的。

按药用部位分类的常用动物类中药，如：①动物的干燥全体：如水蛭、全蝎、蜈蚣、斑蝥、土鳖虫、虻虫、九香虫等。②除去内脏的动物体：如蚯蚓、蛤蚧、乌梢蛇、蕲蛇、金钱白花蛇等。③动物体的某一部分：角类如鹿茸、鹿角、羚羊角、水牛角等；鳞、甲类如龟甲、鳖甲等；骨类如狗骨等；贝壳类如石决明、牡蛎、珍珠母、海螵蛸、蛤壳、瓦楞子等；脏器类如哈蟆油、鸡内金、鹿鞭、海狗肾、水獭肝、刺猬皮等。④动物的生理产物：分泌物如麝香、蟾酥、熊胆粉、虫白蜡、蜂蜡等；动物的排泄物如五灵脂、蚕砂、夜明砂等；其他生理产物如蝉蜕、蛇蜕、蜂蜜、蜂房等。⑤动物的病理产物：如珍珠、僵蚕、牛黄、马宝、猴枣、狗宝等。⑥动物体某一部分的加工品：如阿胶、鹿角胶、鹿角霜、龟甲胶、血余炭、水牛角浓缩粉等。

第十八章　动物类中药的鉴定 ▷▷▷▷

第一节　概　述

一、来源鉴定

对动物类中药进行来源鉴定，应具有动物的分类学知识和解剖学的基础知识，通常以完整动物体入药的，可根据其形态及解剖特征进行动物分类学鉴定，必要时结合DNA分子鉴定等以确定其品种来源。

二、性状鉴定

性状鉴别是动物类中药鉴定常用的方法，可采用观、尝、嗅、试（手试、火试、水试）等方法，从动物药的表面特征（形状、颜色、纹路、突起、裂缝、附属物等），到药材断面特征（颜色、纹理等）、质地（光滑、粗糙、角质性等），找出其具有专属性的性状特征。由于多数动物类中药的来源及药用部位差异较大，因此，在进行性状鉴定时首先要注意动物药的类别、药用部位，其次要仔细观察动物药材的形态、大小、颜色、表面特征等，如果是完整的动物体（主要为昆虫、蛇类及鱼类等），则可根据其形态特征进行动物分类学鉴定，确定其品种。昆虫类主要注意其形状、大小、虫体各部位的颜色和特征、气味等；蛇类还要注意其鳞片的特征；角类应注意其类型，属于角质角还是骨质角、洞角还是实角、有无骨环等；骨类应注意骨的解剖面特点，分泌物类应注意其气味、颜色；排泄物主要注意其形态和大小；贝壳类应注意其形状、大小、外表面的纹理颜色等。

此外，一些传统的鉴别经验方法仍然是鉴定动物药的真伪优劣、保证其质量的重要而有效的手段。口尝识别药材，如牛黄味先苦而后回甜，有清凉感等；利用药材的特殊气味识别，如麝香的特异香气等；手试如麝香手握成团、轻揉即散、不沾手、不染手等；水试如哈蟆油用水浸泡后可膨胀 10 ~ 15 倍，而伪品则至多膨胀 3 ~ 7 倍，以及牛黄水液可使指甲染黄（挂甲）等；火试如马宝粉置于锡纸上加热，其粉聚集，发出马尿臭等。

三、显微鉴定

在进行动物药显微鉴定时，常要根据不同的鉴别对象，制作显微制片，包括粉末片、动物的组织切片和磨片等。动物药材粉末中常见的显微特征主要有：①横纹肌横断面观可见单个肌纤维或纤维束的断面，纵断面观可见肌纤维的宽度、肌原纤维上明带和暗带的宽度。②骨碎片断面可观察到哈弗氏管的形状和直径、骨板的层次、骨间板的多少、骨陷窝的形状及大小、骨小管的多少等，而纵断面主要注意观察哈弗氏管的纵列情况，骨陷窝多呈梭形，骨小管明显等。③皮肤粉末主要注意有无色素颗粒及其排列方式。④毛发的特征在鉴别不同动物时常常作为重要的参考，因为不同种动物的毛其髓质大小及网纹不同，并要注意皮质梭形细胞的大小、有无色素颗粒及其颜色、分布方式等。⑤角碎片的横断面特征可以区别骨质角和角质角，有无同心纹理或波状纹理及色素颗粒等。

四、理化鉴定

通常一般的理化鉴定方法都适用于动物药材，包括一般理化鉴别、常规理化检查、色谱法、光谱法等。如哈蟆油的一般理化鉴别中采用荧光法可将哈蟆油与蟾蜍输卵管有效的区分开。蜂蜜的常规理化检查中，可测定其相对密度，蜂蜡和虫白蜡等可测定其熔点、溶解度或酸值、皂化值等物理常数，以控制其质量。采用薄层色谱法以脂蟾毒配基及华蟾酥毒基作对照品鉴别蟾酥药材，采用高效液相色谱法测定斑蝥中的有效成分斑蝥素，采用气相色谱法测定麝香中麝香酮的含量等。上述色谱法，在动物药材鉴别中均得以广泛应用，尤其是利用动物药材所含蛋白质、氨基酸的组成和性质不同，采用凝胶电泳系列技术可成功地把动物药材与其类似品、伪品区别开来。如不同来源的蛇类、胶类、角类、昆虫类中药的电泳图谱存在显著差异，可根据谱带的位置、数目、着色程度对其品种进行鉴别；应用高效毛细管电泳对牛黄、人工牛黄、人胆结石与其伪品以及熊胆与其他几种动物的胆汁分别进行检测，并获得了特征性电泳图谱，可用于牛黄类和熊胆类等中药的有效鉴别等。此外，应用衍射全谱分析法的光谱技术成功地鉴别了牛黄、人工牛黄、管黄、人工结石、猪胆结石等药材。

五、生物鉴定

随着分子生物技术的迅猛发展，目前 DNA 分子鉴定已经广泛应用于生命科学的各个领域。DNA 分子鉴定技术已越来越多地应用于中药的鉴别，它可以用于解决中药，尤其是动物类中药鉴定的某些难题，具有准确性高、重复性好的特点，由于 DNA 分子鉴定技术是利用作为遗传信息载体的 DNA 分子作为鉴定依据，因此对中药品种的鉴定研究更深入和客观。如对龟甲、鳖甲、蛇类、鹿类、蛤蚧等药材进行的鉴定研究，在一定程度上克服了目前仅依据形态、显微特征及理化方法进行此类药材鉴别的不足。蛇类药材如乌梢蛇、蕲蛇等的 DNA 分子鉴定已收载于 2020 年版《中国药典》中。海马、海龙中药的 DNA 分子鉴定也有了较大的进展。

除 DNA 分子鉴定外，尚有应用生物免疫印记技术鉴别动物类中药。主要是利用不同种动物都含有各自的特异性蛋白质，具有免疫特异性，可用于亲缘关系比较接近的动物药之间的鉴别与分析。采用对流免疫电泳法及琼脂免疫扩散法能准确地检出虎、豹、猞猁、猫、牛、猪等骨骼，已达到鉴别伪品的目的。

第二节　常用动物类中药的鉴定

地龙 Pheretima

[来源] 为钜蚓科动物参环毛蚓 *Pheretima aspergillum*（E.Perrier）、通俗环毛蚓 *P. vulgaris* Chen、威廉环毛蚓 *P. guillelmi*（Michaelsen）或栉盲环毛蚓 *P. pectinifera* Michaelsen 的干燥体。前一种习称"广地龙"，后三种习称"沪地龙"。

[采制] 广地龙春季至秋季捕捉，沪地龙夏季捕捉，及时剖开腹部，除去内脏和泥沙，洗净，晒干或低温干燥。

[产地] 广地龙主产于福建、广东、广西等地。沪地龙主产于江苏、浙江、上海等地。

[性状] 广地龙　呈长条状薄片，弯曲，边缘略卷，长 15～20cm，宽 1～2cm。全体具环节，背部棕褐色至紫灰色，腹部浅黄棕色；第 14～16 环节为生殖带，习称"白颈"，较光亮。体前端稍尖，尾端钝圆，刚毛圈粗糙而硬，色稍浅。雄生殖孔在第 18 环节腹侧刚毛圈一小孔突上，外缘有数环绕的浅皮褶，内侧刚毛圈隆起，前面两边有横排（一排或二排）小乳突，每边 10～20 个不等。受精囊孔 2 对，位于 7/8 至 8/9 环节间一椭圆形突起上，约占节周 5/11。体轻，略呈革质，不易折断，气腥，味微咸。

沪地龙　长 8～15cm，宽 0.5～1.5cm。全体具环节，背部棕褐色至黄褐色，腹部浅黄棕色；第 14～16 环节为生殖带，较光亮。第 18 环节有一对雄生殖孔。通俗环毛蚓的雄交配腔能全部翻出，呈花菜状或阴茎状；威廉环毛蚓的雄交配腔孔呈纵向裂缝状；栉盲环毛蚓的雄生殖孔内侧有 1 或多个小乳突。受精囊孔 3 对，在 6/7 至 8/9 环节间。

[显微特征]

粉末　淡灰色或灰黄色。①斜纹肌纤维无色或淡棕色，肌纤维散在或相互绞结成片状，多稍弯曲，直径 4～26μm，边缘常不平整。②表皮细胞呈棕黄色，细胞界限不明显，布有暗棕色的色素颗粒。③刚毛少见，常碎断散在，淡棕色或黄棕色，直径 24～32μm，先端多钝圆，有的表面可见纵裂纹。

[化学成分] 主含蛋白质，其组成中含丙氨酸、缬氨酸、亮氨酸、苯丙氨酸、酪氨酸、赖氨酸等氨基酸，脂肪酸：其中油酸、硬脂酸和花生烯酸的含量最高。含有次黄嘌呤，具平喘、降压作用；还含有黄嘌呤、腺嘌呤、鸟嘌呤、胍、胆碱及多种微量元素等。含琥珀酸（amber acid），具平喘、利尿作用；还含有溶血成分蚯蚓素（lumbritin），解热成分蚯蚓解热碱（lumbrofebrine），有毒成分地龙毒素（terrestro-lumbrolysin）等。还分离出具有溶栓作用的蚓激酶、纤溶酶、地龙溶栓酶、胆碱酯酶及过氧化氢酶等。

[理化鉴别]

1.取粉末加水，加热至沸，放冷，离心，取上清液作为供试品溶液。另取赖氨酸对照品、亮氨酸对照品、缬氨酸对照品，加水作为对照品溶液。采用硅胶 G 薄层板，以正丁醇 – 冰醋酸 – 水（4:1:1）为展开剂，展开，取出，晾干，喷以茚三酮试液，在 105℃加热至斑点显色清晰。供试品色谱中，在与对照品色谱相应的位置上，显相同颜色的斑点。

取粉末加三氯甲烷，超声，滤过，滤液蒸干，残渣加三氯甲烷作为供试品溶液。另取地龙对照药材同法制成对照药材溶液。采用硅胶 G 薄层板，以甲苯 – 丙酮（9:1）为展开剂，展开，取出，晾干，置紫外光灯（365nm）下检视。供试品色谱中，在与对照药材色谱相应的位置上，显相同颜色的荧光斑点。

[品质评价]

1. 经验鉴别　以条大、肥厚、不碎、无泥土者为佳。

2. 检查　杂质：不得过 6%。水分：不得过 12.0%。总灰分：不得过 10.0%,。酸不溶性灰分：不得过 5.0%。重金属：不得过 30mg/kg。黄曲霉毒素：本品每 1000g 含黄曲霉毒素 B_1 不得过 5μg，黄曲霉毒素 G_2、黄曲霉毒素 G_1、黄曲霉毒素 B_2 和黄曲霉毒素 B_1 的总量不得过 10μg。

3. 浸出物测定　水溶性浸出物（热浸法，用水作溶剂）不得少于 16.0%。

[功效]性寒，味咸。归肝、脾、膀胱经。能清热定惊，通络，平喘，利尿。用于高热神昏，惊痫抽搐，关节痹痛，肢体麻木，半身不遂，肺热喘咳，水肿尿少。用量 5 ~ 10g。

水蛭 Hirudo

[来源]为水蛭科动物蚂蟥 *Whitmania pigra* Whitman、水蛭 *Hirudo nipponica* Whitman 或柳叶蚂蟥 *W. acranulata* Whitman 的干燥全体。

[采制]夏、秋二季捕捉，用沸水烫死，晒干或低温干燥。

[产地]蚂蟥及水蛭产于全国各地；柳叶蚂蟥产于河北、安徽、江苏、福建等省。

[性状]蚂蟥　呈扁平纺锤形，有多数环节，长 4 ~ 10cm，宽 0.5 ~ 2cm。背部黑褐色或黑棕色，稍隆起，用水浸后，可见黑色斑点排成 5 条纵纹；腹面平坦，棕黄色。两侧棕黄色，前端略尖，后端钝圆，两端各具 1 吸盘，前吸盘不显著，后吸盘较大。质脆，易折断，断面胶质状。气微腥。（见附录彩图 18–1）

水蛭　扁长圆柱形，体多弯曲扭转，长 2 ~ 5cm，宽 0.2 ~ 0.3cm。

柳叶蚂蟥　狭长而扁，长 5 ~ 12cm，宽 0.1 ~ 0.5cm。

[化学成分]水蛭主要含蛋白质、肝素（heparin）、抗凝血酶（antithrombin）等。活水蛭唾液腺中含有一种抗凝血的物质水蛭素（hirudin），为 65 个氨基酸组成的多肽，分子量 7000 左右，含三个二硫键，在 70℃以下可保持活性，在干燥药材中水蛭素已被破坏。另外水蛭还含有人体必需常量元素钠、钾、钙、镁等，并且含量较高。还含有铁、锰、锌、硅、铝等多种微量元素。

[理化鉴别]取粉末加乙醇，超声，滤过，取滤液作为供试品溶液。另取水蛭对照药材同法制成对照药材溶液。采用硅胶 G 薄层板，以环己烷 – 乙酸乙酯（4:1）为展

开剂，展开，取出，晾干，喷以 10% 硫酸乙醇溶液，在 105℃加热至斑点显色清晰。供试品色谱中，在与对照药材色谱相应的位置上，显相同的紫红色斑点；紫外光灯（365nm）下显相同的橙红色荧光斑点。

[品质评价]

1. 经验鉴别 以体小、条整齐、黑褐色、无杂质者为佳。

2. 检查 水分：不得过 18.0%。总灰分：不得过 8.0%。酸不溶性灰分：不得过 2.0%。酸碱度：照 pH 值测定法测定，应为 5.0 ~ 7.5。重金属及有害元素：铅不得过 10mg/kg、镉不得过 1mg/kg、砷不得过 5mg/kg、汞不得过 1mg/kg。黄曲霉毒素：本品每 1000g 含黄曲霉毒素 B_1 不得过 5μg，黄曲霉毒素 G_2、黄曲霉毒素 G_1、黄曲霉毒素 B_2 和黄曲霉毒素 B_1 的总量不得过 10μg。

3. 含量测定 按《中国药典》方法测定，本品每 1g 含抗凝血酶活性水蛭应不低于 16.0U；蚂蟥、柳叶蚂蟥应不低于 3.0U。

[功效] 性平，味咸、苦。有小毒。归肝经。能破血通经，逐瘀消癥。用于血瘀经闭，癥瘕痞块，中风偏瘫，跌仆损伤。用量 1 ~ 3g。用于泻下不宜久煎。外用适量。孕妇禁用。

[附注]

1. 已知 Hirudo 属动物与 Whitmania 属动物的食性完全不同，前者以吮吸动物血液为生，其体内含抗凝血物质如水蛭素、肝素及抗凝血酶；后者以食螺、蚌等软体动物为生，不吮吸动物血液，未见动物体内含抗凝血物质的报道。将蚂蟥、柳叶蚂蟥作为中药水蛭的动物来源，与本草记载不符，应进一步研究。

2. 体内外试验表明，水蛭素是迄今发现的作用最强的凝血酶特异性抑制剂，对各种血栓性疾病都有效。水蛭素的作用机制是它与凝血酶按 1:1 的比例非共价结合形成一种稳定的复合物，抑制了凝血酶的活性，从而阻止了纤维蛋白原凝固及凝血酶对血小板的作用，达到抗凝的目的，同时水蛭素的作用不依赖于抗凝血酶 AT Ⅲ，其抑制血栓形成的浓度远小于其引起出血的浓度，无明显毒副作用，可用于缺乏 AT Ⅲ 而又需要抗凝治疗的患者。水蛭素是一类很有前途的抗凝化瘀药物，它可用于治疗各种血栓疾病，尤其是静脉血栓和弥漫性血管凝血的治疗；也可用于外科手术后预防动脉血栓的形成，预防溶解血栓后或血管再造后血栓的形成；改善体外血液循环和血液透析过程。在显微外科手术中常因为吻合处血管栓塞而导致失败，采用水蛭素可促进伤口愈合。研究还表明，水蛭素在肿瘤治疗中也能发挥作用。它能阻止肿瘤细胞的转移，已证明有疗效的肿瘤如纤维肉瘤、骨肉瘤、血管肉瘤、黑素瘤和白血病等。水蛭素还可配合化学治疗和放射治疗，由于促进肿瘤中的血流而增强疗效。水蛭治疗脑血管疾病、高脂血症等均有显著疗效。

珍珠 Margarita

（附：珍珠母）

[来源] 为珍珠贝科动物马氏珍珠贝 *Pteria martensii*（Dunker）、蚌科动物三角帆蚌 *Hyriopsis cumingii*（Lea）或褶纹冠蚌 *Cristaria plicata*（Leach）等双壳类动物受刺激形成

的珍珠。

[采制] 自动物体内取出，洗净，干燥。

[产地] 马氏珍珠贝所产的珍珠称海珠，天然和人工培养均有，主产于广东廉江、广西合浦、北海、海南及台湾，行销全国并出口，其产量仅次于日本，居世界第二位。三角帆蚌和褶纹冠蚌所产的珍珠称淡水珠，多为人工培育，主产于浙江、江苏、江西、湖南等省，行销全国并出口，占世界珍珠产量的95%以上，居世界首位。

养殖珍珠根据珍珠形成的原理，通常将外套膜做成小切片，插入珍珠贝外套膜内外表皮之间的结缔组织中，然后将贝体放入水域中养殖，促使形成珍珠。三角帆蚌手术操作方便，产珠质量较好；褶纹冠蚌产珠质量较差，但产珠量较大。

[性状] 呈类球形、长圆形、卵圆形或棒形，直径1.5～8mm。表面类白色、浅粉红色、浅黄绿色或浅蓝色，半透明，光滑或微有凹凸，具特有的彩色光泽。质坚硬，破碎面显层纹。气微，味淡。(见附录彩图18-2)

[显微特征]

磨片　本品磨片在显微镜下观察，可见粗、细两种类型的同心性环状层纹，称为"珍珠结构环"。粗层纹较明显，连续成环或断续成环，层纹间距不等，在60～500μm之间；粗层纹间有细层纹，有些部位较明显，多不甚明显，间距小于32μm。海水珍珠珍珠层厚0.1～8μm，淡水珍珠层厚0.015～32μm。中心有的有类圆形腔，内有黄色物或细小砂粒，有的实心，无特异结构。磨片置暗视野显微镜下观察，可见珍珠特有的彩光，一圈圈的具有红、橙、黄、绿、青、蓝、紫色彩虹般的光泽，称"珍珠虹光环"。"珍珠结构环"与"珍珠虹光环"为珍珠独具的特征，可与任何伪品相区别。断面应全部具同心层纹。

粉末　类白色。显微镜下呈不规则碎块，半透明，有光泽，表面观颗粒性，有的可见细密波状纹理。(见附录彩图18-3)

[化学成分] 主含碳酸钙、壳角蛋白、少量的卟啉、色素以及无机元素Mg、Mn、Sr、Cu、Al、Na、Zn等。壳角蛋白水解后得到17种以上氨基酸、主要为甘氨酸、丙氨酸、亮氨酸、丝氨酸、精氨酸、黄嘌呤、牛磺酸等。

[理化鉴别]

1. 珍珠置紫外光灯（365nm）下观察，显浅蓝紫色或亮黄绿色荧光，通常环周部分较明亮。

2. 取本品粉末，加稀盐酸，即产生大量气泡，滤过，滤液显钙盐的鉴别反应：①取铂丝，用盐酸湿润后，蘸取供试品，在无色火焰中燃烧，火焰即显砖红色。②取供试品溶液（1→20），加甲基红指示液2滴，用氨试液中和，再滴加盐酸至恰呈酸性，加草酸铵试液，即生成白色沉淀；分离，沉淀不溶于醋酸，但可溶于盐酸。

3. 灼烧实验：取本品数粒，置于石棉网上，用烧杯罩住，用火烧之，有爆裂声，呈层片状破碎，碎片内外均呈银灰色，略具光泽，质较松脆。

4. 弹性实验：将珍珠放在60cm高处，使之自由下落至平放的玻璃板，海产珍珠弹跳高度15～25cm，淡水珍珠弹跳高度为5～10cm。珍珠层越厚弹跳高度越高。

[品质评价]

1. 经验鉴别 以纯净、质坚、有彩光者为佳。

2. 检查 酸不溶性灰分：不得过 4.0%。重金属及有害元素：铅不得过 5mg/kg、镉不得过 0.3mg/kg、砷不得过 2mg/kg、汞不得过 0.2mg/kg、铜不得过 20mg/kg。

[功效] 性寒，味咸。归心、肝经。能安神定惊，明目消翳，解毒生肌，润肤祛斑。用于惊悸失眠，惊风癫痫，目赤翳障，疮疡不敛，皮肤色斑。用量 0.1～0.3g，多入丸散用。外用适量。

[附注] 伪品珍珠：有的地区在收购中曾发现用珍珠母或矿石打碎后磨圆加工制成的伪品珍珠。呈类球形、长圆形、扁圆片状或不规则多面体，直径 1～2（3）mm。珠光层为有毒的铅类化合物，珠核系用贝壳粉碎后打磨制成。伪品的弹性差，仅在 5cm 以下；用丙酮可洗脱光泽，正品不能洗脱；火烧后表面不呈黑色，无爆裂声，破碎面白色，无光泽；显微观察无"珍珠结构层"和"珍珠虹光环"；荧光黄绿色。

[附]

珍珠母 Margaritifera Concha 为蚌科动物三角帆蚌 *Hyriopsis cumingii*（Lea）、褶纹冠蚌 *Cristaria plicata*（Leach）或珍珠贝科动物马氏珍珠贝 *Pteria martensii*（Dunker）的贝壳。去肉，洗净，干燥。①三角帆蚌 略呈不等边四角形。壳面生长轮呈同心环状排列。后背缘向上突起，形成大的三角形帆状后翼。壳内面外套痕明显；前闭壳肌痕呈卵圆形，后闭壳肌痕略呈三角形。左右壳均具两枚拟主齿，左壳具两枚长条形侧齿，右壳具一枚长条形侧齿；具光泽。质坚硬。气微腥，味淡。②褶纹冠蚌 呈不等边三角形。后背缘向上伸展成大形的冠。壳内面外套痕略明显；前闭壳肌痕大呈楔形，后闭壳肌痕呈不规则卵圆形，在后侧齿下方有与壳面相应的纵肋和凹沟。左、右壳均具一枚短而略粗后侧齿和一枚细弱的前侧齿，均无拟主齿。③马氏珍珠贝 呈斜四方形，后耳大，前耳小，背缘平直，腹缘圆，生长线极细密，成片状。闭壳肌痕大，长圆形。具一凸起的长形主齿。本品粉末类白色。不规则碎块，表面多不平整，呈明显的颗粒性，有的呈层状结构，边缘多数为不规则锯齿状。棱柱形碎块少见，断面观呈棱柱状，断面大多平截，有明显的横向条纹，少数条纹不明显。本品主含碳酸钙 90% 以上，有机质约 0.34%；尚含少量镁、铁、锰、锌、铜、硅酸盐、硫酸盐、磷酸盐和氯化物等。煅烧后，碳酸盐分解，产生氧化钙等，有机质则被破坏。本品性寒，味咸。平肝潜阳，安神定惊，明目退翳。用于头痛眩晕，惊悸失眠，目赤翳障，视物昏花。

全蝎 Scorpio

[来源] 为钳蝎科动物东亚钳蝎 *Buthus martensii* Karsch 的干燥体。

[采制] 春末至秋初捕捉，除去泥沙，置沸水或沸盐水中，煮至全身僵硬，捞出，置通风处，阴干。

[产地] 主产于河南、山东等地。河北、辽宁、安徽、湖北等省亦产。以河南禹州、鹿邑、山东益都产品质佳，以山东产量最大。野生或饲养。

[性状] 头胸部与前腹部呈扁平长椭圆形，后腹部呈尾状，皱缩弯曲，完整者体长约 6cm。头胸部呈绿褐色，前面有 1 对短小的螯肢和 1 对较长大的钳状脚须，形似蟹螯，背面覆有梯形背甲，腹面有足 4 对，均为 7 节，末端各具 2 爪钩；前腹部由 7 节组

成，第 7 节色深，背甲上有 5 条隆脊线。背面绿褐色，后腹部棕黄色，6 节，节上均有纵沟，末节有锐钩状毒刺，毒刺下方无距。气微腥，味咸。

[显微特征]

粉末 黄棕色或淡棕色。①体壁碎片外表皮表面观呈多角形网格样纹理，表面密布细小颗粒，可见毛窝、细小圆孔和淡棕色或近无色的瘤状突起；内表皮无色，有横向条纹，内、外表皮纵贯较多长短不一的微细孔道。②刚毛红棕色，多碎断，先端锐尖或钝圆，具纵直纹理，髓腔细窄。③横纹肌纤维多碎断，明带较暗带宽，明带中有一暗线，暗带有致密的短纵纹理，可见顺直纹理。④气管壁碎片不规则，条状增厚壁呈棕色或深棕色螺旋状。⑤鞘翅碎片淡棕黄色或棕红色，角质不规则形、表面有稀疏刚毛及凹陷的圆形环，直径 28 ~ 120μm。（见附录彩图 18-4）

[化学成分] 含蝎毒素，为一种含碳、氢、氧、氮、硫等元素的毒性蛋白，与蛇的神经毒素类似。此外，还含三甲胺、甜菜碱、牛磺酸、软脂酸、硬脂酸、胆甾醇、卵磷脂及铵盐等。

[品质评价]

1. 经验鉴别 以身干、完整、色绿褐、腹中少杂质者为佳。

2. 检查 水分：不得过 20.0%。总灰分：不得过 17.0%。酸不溶性灰分：不得过 3.0%。黄曲霉毒素：本品每 1000g 含黄曲霉毒素 B_1 不得过 5μg，黄曲霉毒素 G_2、黄曲霉毒素 G_1、黄曲霉毒素 B_2 和黄曲霉毒素 B_1 的总量不得过 10μg。

3. 浸出物测定 醇溶性浸出物（热浸法，用稀乙醇作溶剂）不得少于 18.0%。

[功效] 性平，味辛。有毒。归肝经。能息风镇痉，通络止痛，攻毒散结。用于肝风内动，痉挛抽搐，小儿惊风，中风口㖞，半身不遂，破伤风，风湿顽痹，偏正头痛，疮疡，瘰疬。用量 3 ~ 6g。孕妇禁用。

蜈蚣 Scolopendra

[来源] 为蜈蚣科动物少棘巨蜈蚣 *Scolopendra subspinipes mutilans* L.Koch 的干燥体。

[采制] 春、夏二季捕捉，用竹片插入头尾，绷直，干燥。

[产地] 主产于山西、陕西和河南等省。

[性状] 呈扁平长条形，长 9 ~ 15cm，宽 0.5 ~ 1cm。由头部和躯干部组成，全体共 22 个环节。头部暗红色或红褐色，略有光泽，有头板覆盖，头板近圆形，前端稍突出，两侧贴有颚肢一对，前端两侧有触角一对。躯干部第一背板与头板同色，其余 20 个背板为棕绿色或墨绿色，具光泽，自第四背板至第二十背板常有两条纵沟线；腹部淡黄色或棕黄色，皱缩；自第二节起，每节两侧有步足一对；步足黄色或红褐色，偶有黄白色，呈弯钩形，最末一对步足尾状，故又称尾足，易脱落。质脆，断面有裂隙。气微腥，有特殊刺鼻的臭气，味辛、微咸。

[化学成分] 含两种类似蜂毒的有毒成分，即组胺样物质及溶血性蛋白质；尚含酪氨酸、亮氨酸、脂肪油、胆甾酸、蚁酸、半胱氨酸家族毒素等。蜈蚣的外皮中含有具硫键的蛋白质及 δ - 羟基赖氨酸等。

[品质评价]

1. 经验鉴别　以身干、条长、头红、足红棕色、身黑绿、头足完整者为佳。

2. 检查　水分：不得过 15.0%。总灰分：不得过 5.0%。黄曲霉毒素：本品每 1000g 含黄曲霉毒素 B$_1$ 不得过 5μg，黄曲霉毒素 G$_2$、黄曲霉毒素 G$_1$、黄曲霉毒素 B$_2$ 和黄曲霉毒素 B$_1$ 的总量不得过 10μg。

3. 浸出物测定　醇溶性浸出物（热浸法，用稀乙醇作溶剂）不得少于 20.0%。

[功效] 性温，味辛。有毒。能息风镇痉，通络止痛，攻毒散结。用于肝风内动，痉挛抽搐，小儿惊风，中风口㖞，半身不遂，破伤风，风湿顽痹，偏正头痛，疮疡，瘰疬，蛇虫咬伤。用量 3 ～ 5g。

斑蝥 Mylabris

[来源] 为芫青科昆虫南方大斑蝥 *Mylabris phalerata* Pallas 或黄黑小斑蝥 *Mylabri scichorii* Linnaeus 的干燥体。

[采制] 夏、秋二季清晨露水未干时捕捉，可戴手套，放入容器内闷死或烫死，晒干。

[产地] 全国大部分地区皆产，以河南、广西、安徽、云南为多。群集于大豆、花生、茄子、棉花及瓜类植物的叶、花、芽上。

[性状] 南方大斑蝥　呈长圆形，长 1.5 ～ 2.5cm，宽 0.5 ～ 1cm。头及口器向下垂，有较大的复眼及触角各 1 对，触角多已脱落。背部具革质鞘翅 1 对，黑色，有 3 条黄色或棕黄色的横纹；鞘翅下面有棕褐色薄膜状透明的内翅 2 片。胸腹部乌黑色，胸部有足 3 对。有特殊的臭气。

黄黑小斑蝥　体型较小，长 1 ～ 1.5cm。

[显微特征]

粉末　南方大斑蝥：①棕黑色。②体表刚毛极多，棕褐色，细刺状，长 50 ～ 450μm 或更长，中段直径 5 ～ 8μm。③体表碎片棱角明显，棕色，表面平或具小瘤突，有的可见短小的刺和刚毛脱落后的小凹窝。④板状肌纤维易见，板块状、条状或数条成束，黄白色，微透明，可见顺直纹理，有时具横向环纹。⑤气管壁组织具整齐条状增厚壁，白色，其下有透明膜状物衬托。⑥翅碎块可见黄白色及黑褐色相间的斑纹，在黑褐色部分具交错排列微突起的纽扣状圆环，直径 34 ～ 54μm，表面具刚毛。

黄黑小斑蝥：灰褐色。①显微鉴别特征基本同南方大斑蝥，其不同处主要为肌纤维大小不等，边缘不整齐，半透明，表面具细密的网状小方格，或仅见密集的整齐顺纹。②体表刚毛较小。

[化学成分] 南方大斑蝥主含斑蝥素（斑蝥酸酐）0.427% ～ 1.452%，此外，尚含羟基斑蝥素、脂肪油、乙酸、色素等。黄黑小斑蝥含斑蝥素 0.564% ～ 2.163%。两种斑蝥均含无机元素磷、镁、钙及微量的铁、铝、锌、铬、锰、镉、锶、铜等元素。

斑蝥素是抗癌有效成分，但毒性大，临床用其半合成品羟基斑蝥胺（hydroxylcantharidine），疗效类似，但毒性只有斑蝥素的 1/500。

　　斑蝥素具强烈臭气及发泡性，一部分游离，一部分以镁盐形式存在，主要分布在生殖腺、血液及内脏中，以胸腹部含量最高，而头、翅、足含量较低，是芫青科动物特有的防御或攻击物质。

　　[理化鉴别]

　　1. 取粉末约 0.15g，用微量升华法，得白色升华物，放置片刻，镜检呈柱形、棱形结晶。（斑蝥素）

　　2. 取粉末加三氯甲烷，超声，滤过，滤液蒸干，残渣用石油醚（30 ~ 60℃）洗 2 次，倾去上清液，残渣加三氯甲烷作为供试品溶液。另取斑蝥素对照品，加三氯甲烷作为对照品溶液。采用硅胶 G 薄层板，以三氯甲烷 – 丙酮（49∶1）为展开剂，展开，取出，晾干，喷以 0.1% 溴甲酚绿乙醇溶液，加热至斑点显色清晰。供试品色谱中，在与对照品色谱相应的位置上，显相同颜色的斑点。

　　[品质评价]

　　1. 经验鉴别　以个大、完整、颜色鲜明、无败油气味者为佳。

　　2. 含量测定　用高效液相色谱法测定，本品按干燥品计算含斑蝥素（$C_{10}H_{12}O_4$）不得少于 0.35%。

　　[功效] 性热，味辛。有大毒。归肝、胃、肾经。能破血逐瘀，散结消癥，攻毒蚀疮。用于癥瘕，经闭，顽癣，瘰疬，赘疣，痈疽不溃，恶疮死肌。用量 0.03 ~ 0.06g，炮制后多入丸散用。外用适量，研末或浸酒醋，或制油膏涂敷患处，不宜大面积用。本品有大毒，内服慎用；孕妇禁用。

　　[附注]

　　1. 斑蝥素毒性大，已先后研究出减少毒性的衍生物斑蝥酸钠、羟基斑蝥胺、甲基斑蝥胺、去甲斑蝥素等。临床研究结果表明，从斑蝥素到去甲斑蝥素抗肝癌作用依次增强，而泌尿系统副作用依次减弱。如羟基斑蝥胺毒性只有斑蝥素的 1/500；去甲斑蝥素几乎无此副作用。但半合成衍生物所用原料目前仍靠野生斑蝥虫体资源。因此原动物资源的保护和开发利用十分重要。

　　2. 同种芫青雄虫比雌虫体内斑蝥素含量高，同种不同栖息地含量不同，不同属间含量有差异。

僵蚕 Bombyx Batryticatus

　　[来源] 为蚕蛾科昆虫家蚕 *Bombyx mori* Linnaeus 4 ~ 5 龄的幼虫感染（或人工接种）白僵菌 *Beauveria bassiana*（Bals.）Vuillant 而致死的干燥体。

　　[采制] 多于春、秋季生产，将感染白僵菌病死的蚕干燥。

　　[产地] 主产于江苏、浙江、四川、广东等省。

　　[性状] 略呈圆柱形，多弯曲皱缩。长 2 ~ 5cm，直径 0.5 ~ 0.7cm。表面灰黄色，被有白色粉霜状的气生菌丝和分生孢子。头部较圆，足 8 对，体节明显，尾部略呈二分歧状。质硬而脆，易折断，断面平坦，外层白色，中间有亮棕色或亮黑色的丝腺环 4 个。气微腥，味微咸。

　　[显微特征]

　　粉末　灰棕色或灰褐色。①菌丝体近无色，细长卷曲缠结在体壁中。②气管壁碎片略弯曲或呈弧状，具棕色或深棕色的螺旋丝。③表皮组织表面具网格样皱缩纹理以及纹理突起形成的小尖突，有圆形毛窝，边缘黄色。④刚毛黄色或黄棕色，表面光滑，壁稍厚。⑤未消化的桑叶组织中大多含草酸钙簇晶或方晶。

[化学成分] 含蛋白质 67.44%，脂肪 4.38%，此蛋白质有刺激肾上腺皮质的作用。僵蚕体表的白粉中含草酸铵，从白僵菌中分离得到白僵菌黄色素（bassianins）及高分子昆虫毒素，环酯肽类白僵菌素（beauvericin）、甾醇类成分。此外，蚕体中含羟基促蜕皮甾酮（crustedysone）及色素 3- 羟基犬尿素（3-hydroxykynurenine）等。

[品质评价]

1. 经验鉴别　以条粗、质硬、色白、断面光亮者为佳。表面无白色粉霜、中空者不可入药。

2. 检查　杂质：不得过 3%。水分：不得过 13.0%。总灰分：不得过 7.0%。酸不溶性灰分：不得过 2.0%。黄曲霉毒素：本品每 1000g 含黄曲霉毒素 B_1 不得过 5μg，黄曲霉毒素 G_2、黄曲霉毒素 G_1、黄曲霉毒素 B_2 和黄曲霉毒素 B_1 的总量不得过 10μg。

3. 浸出物测定　醇溶性浸出物（热浸法，用稀乙醇作溶剂）不得少于 20.0%。

[功效] 性平，味咸、辛。归肝、肺、胃经。能息风止痉，祛风止痛，化痰散结。用于肝风夹痰，惊痫抽搐，小儿急惊，破伤风，中风口喎，风热头痛，目赤咽痛，风疹瘙痒，发颐疔腮。用量 5 ~ 10g。

蜂蜜 Mel

（附：蜂蜡、蜂房）

[来源] 为蜜蜂科昆虫中华蜜蜂 *Apis cerana* Fabricius 或意大利蜂 *A. mellifera* Linnaeus 所酿的蜜。

[采制] 春至秋季采收，滤过。

[产地] 全国各地均产。以广东、云南、福建、江苏等省产量较大。均为人工养殖生产。

[性状] 为半透明、带光泽、浓稠的液体，白色至淡黄色或橘黄色至黄褐色，放久或遇冷渐有白色颗粒状结晶（葡萄糖）析出。气芳香，味极甜。

相对密度 本品如有结晶析出，可置于不超过 60℃的水浴中，待结晶全部融化后，搅匀，冷至 25℃，照相对密度测定法（通则 0601）项下的韦氏比重秤法测定，相对密度应在 1.349 以上。

因产地、气候、潮湿度及蜜源植物的不同，蜂蜜的黏稠度（油性）、色泽和气味也随之而有差异。一般以春蜜中的洋槐花蜜、紫云英蜜、枣花蜜、油菜花蜜等色浅、黏度大、气芳香、味甜、质量较佳。秋蜜如荞麦花蜜、棉花蜜等色深、气微臭、味稍酸、质量较次。

[化学成分] 主含糖类：葡萄糖及果糖约 70%，两者含量相近。"油性大"、质量好的蜂蜜果糖含量较高。另含少量蔗糖、有机酸、挥发油、维生素（维生素 B_1、B_2、B_5、

B$_6$、C、A、D、E、K、H等）、酶类（转化酶、淀粉酶、葡萄糖氧化酶、过氧化氢酶、酯酶等）、乙酰胆碱、无机元素（镁、硫、磷、钙、钾、钠、碘等）及花粉、蜡质等。另含多酚类及黄酮类。

[品质评价]

1. 经验鉴别 以稠如凝脂、气芳香、味甜而纯正、无异臭杂质者为佳。

2. 检查 水分：不得过24.0%。另需检查酸度、淀粉和糊精（不得检出）、寡糖等。另外，用高效液相色谱法测定，本品按干燥品计算含5-羟甲基糠醛不得过0.004%，含蔗糖和麦芽糖分别不得过5.0%。

3. 含量测定 用高效液相色谱法测定，本品含果糖（C$_6$H$_{12}$O$_6$）和葡萄糖（C$_6$H$_{12}$O$_6$）的总量不得少于60%，果糖与葡萄糖含量比值不得小于1.0。

[功效] 性平，味甘。归肺、脾、大肠经。能补中，润燥，止痛，解毒；外用生肌敛疮。用于脘腹虚痛，肺燥干咳，肠燥便秘，解乌头类药毒；外治疮疡不敛，水火烫伤。用量15～30g。

[附]

1. 蜂蜡 Cera Flava 为蜜蜂科昆虫中华蜜蜂或意大利蜂分泌的蜡。将蜂巢置水中加热，使蜡质浮于水面，放冷，取上层蜡块于容器内再加热熔化，并保温放置，使其中杂质沉淀，滤取上层蜡液，冷凝即得黄蜂蜡。将黄蜂蜡经氧化漂白精制而得白蜂蜡。黄蜂蜡为不规则团块，大小不一。呈黄色、淡黄棕色或黄白色，不透明或微透明，表面光滑。体较轻，蜡质，断面砂粒状，用手搓捏能软化。有蜂蜜样香气，味微甘。白蜂蜡为白色或淡黄色固体，无光泽，无结晶；无味，具特异性气味。主含软脂酸蜂花酯（myricyl palmitate）约80%，是蜂蜡的主要成分，游离的蜡酸约15%，少量的游离醇类。另含一种芳香性有机物质虫蜡素（cerolein）约4%。本品性微温，味甘。解毒，敛疮，生肌，止痛。外用于溃疡不敛，臁疮糜烂，外伤破溃，烧烫伤。外用适量，熔化敷患处；常作成药赋型剂及油膏基质。

2. 蜂房 Vespae Nidus 为胡蜂科昆虫果马蜂 *Polistes olivaceous*（DeGeer）、日本长脚胡蜂 *P. japonicas* Saussure 或异腹胡蜂 *Parapolybia varia* Fabricius 的巢。秋、冬二季采收，晒干，或略蒸，除去死蜂死蛹，晒干。本品呈圆盘状或不规则的扁块状，有的似莲房状，大小不一。表面灰白色或灰褐色。腹面有多数整齐的六角形房孔，孔径3～4mm或6～8mm；背面有1个或数个黑色短柄。体轻，质韧，略有弹性。气微，味辛淡。质酥脆或坚硬者不可供药用。性平，味甘。攻毒杀虫，祛风止痛。用于疮疡肿毒，乳痈，瘰疬，皮肤顽癣，鹅掌风，牙痛，风湿痹痛。

海马 Hippocampus

[来源] 为海龙科动物线纹海马 *Hippocampus kelloggi* Jordan et Snyder、刺海马 *H. histrix* Kaup、大海马 *H. kuda* Bleeker、三斑海马 *H. trimaculatus* Leach 或小海马（海蛆）*H. japonicus* Kaup 的干燥体。

[采制] 夏、秋二季捕捞，洗净，晒干；或除去皮膜和内脏，晒干。

[产地] 主产于广东、福建、台湾等地。我国其他沿海地区亦产。马来半岛、菲律宾、印度尼西亚及澳洲、非洲等地均产。有养殖。

[性状] 线纹海马　呈扁长形而弯曲，体长约 30cm。表面黄白色。头略似马头，有冠状突起，具管状长吻，口小，无牙，两眼深陷。躯干部七棱形，尾部四棱形，渐细卷曲，体上有瓦楞形的节纹并具短棘。体轻，骨质，坚硬。气微腥，味微咸。（见附录彩图 18-5）

刺海马　体长 15～20cm。头部及体上环节间的棘细而尖。

大海马　体长 20～30cm。黑褐色。

三斑海马　体侧背部第 1、4、7 节的短棘基部各有 1 黑斑。

小海马（海蛆）　体形小，长 7～10cm。黑褐色。节纹和短棘均较细小。

[化学成分] 主含蛋白质、脂肪、多种氨基酸。另含皮肤黄色素（为 γ-胡萝卜素）、红色素（为虾青素）、蜊蛄素（astacene）、黑色素（melanin）。并含乙酰胆碱酯酶、胆碱酯酶、蛋白酶等。

[品质评价]

经验鉴别　以个大、色白、体完整、坚实、洁净者为佳。

[功效] 性温，味甘、咸。归肝、肾经。能温肾壮阳，散结消肿。用于阳痿，遗尿，肾虚作喘，癥瘕积聚，跌仆损伤；外治痈肿疔疮。用量 3～9g。

蟾酥 Bufonis Venenum

（附：干蟾）

[来源] 为蟾蜍科动物中华大蟾蜍 *Bufo bufo gargarizans* Cantor 或黑眶蟾蜍 *Bufo melanostictus* Schneider 的干燥分泌物。

[采制] 多于夏、秋二季捕捉蟾蜍，洗净，挤取耳后腺和皮肤腺的白色浆液，收集白色浆液（忌用铁器，以免变黑），滤去杂质，放入圆模型中晒干或低温干燥，即为团蟾酥；如涂于竹箬叶或玻璃板晒干或低温干燥，即为片蟾酥。

[产地] 主产于辽宁、山东、江苏、河北、广东、安徽、浙江等省。

[性状] 团蟾酥　呈扁圆形团块状或饼状。棕褐色、红棕色或紫黑色，表面平滑，质坚硬，不易折断，断面棕褐色，角质状，微有光泽；气微腥，味初甜而后有持久的麻辣感，粉末嗅之作嚏。

片蟾酥　呈不规则片状，质脆，易碎，断面红棕色，半透明。

棋子酥　呈扁圆形，似象棋子或围棋子形状。

本品断面沾水，即呈乳白色隆起。粉末少许，于锡箔纸上加热即熔成油状。

[显微特征]

粉末　淡棕色。①用甘油水装片，在显微镜下观察呈半透明或淡黄色不规则形碎块，并附有沙粒状固体。②用水合氯醛液装置，并加热，则碎块透明并渐溶化。③用浓硫酸装片观察，则显橙黄色或橙红色，碎块四周逐渐溶解缩小，呈透明类圆形小块，显龟裂斑纹，放置后，渐溶解消失。④水装片加碘试液观察，不应含有淀粉粒。

[化学成分] 蟾酥主要含有强心甾类化合物、吲哚类生物碱等成分。

强心甾类化合物主要有：①蟾毒配基类（bufogenins）：其结构类似强心苷元而有毒性，已知有约 20 余种，大多为蟾酥加工过程中的分解产物，如华蟾酥毒基（cinobufagin）约 5.0%，脂蟾毒配基（resibufogenin）约 3.4%，羟基华蟾毒基约 1.6%，蟾毒灵（bufalin）约 1.8%，蟾毒配基（bufotalin）约 1.5%，远华蟾毒基（telocinobufagin）约 1.4%，海蟾蜍精（marinobufagin），日本蟾毒它灵（gamabufotalin），蟾毒它里定（bufotalidin），沙蟾毒精（arenobufagin），伪异沙蟾毒精（bufarenogin），华蟾毒它灵羟基华蟾毒精（cinobufaginol），脂蟾毒精（resibufagin）等；另含洋地黄毒苷元（digitoxigenin），沙门苷元（sarmentogenin），嚏根草苷元（helleprigenin）。②蟾毒类：上述蟾毒配基类常在 C_3-OH 与辛二酰精氨酸、庚二酰精氨酸（pimeloylarginine）、丁二酰精氨酸（succinoylarginine）、辛二酸、硫酸等结合成酯类，统称为蟾毒类（bufotoxins），如蟾毒灵 -3- 辛二酸精氨酸酯（蟾毒里毒）、蟾毒灵 -3- 辛二酸氢酯、蟾毒灵 -3- 硫酸酯等。从蟾酥中还能分离出日本蟾毒它灵 -3- 酸性辛二酸酯，沙蟾毒精 -3- 酸性辛二酸酯和脂蟾毒苷元 -3- 酸性丁二酸酯等部分水解产物。还含强心甾烯蟾毒类如沙门苷元 -3- 辛二酸精氨酸酯，沙门苷元 -3- 庚二酸精氨酸酯，沙门苷元 -3- 硫酸酯，沙门苷元 -3- 酸性辛二酸酯。

吲哚类生物碱主要有：蟾酥碱（bofotenine）、蟾酥甲碱（bufotenidine）、去氢蟾酥碱（dehydrobufotenine）、蟾酥硫碱（bufothionine）、5- 羟色胺（serotonin）等。

甾醇类主要有：胆甾醇（cholesterol）、7α- 羟基胆甾醇（7α-hydroxycholesterol）、7β- 羟基胆甾醇（7β-hydroxycholesterol）、麦角甾醇（ergosterol）、菜油甾醇（campesterol）、β- 谷甾醇（β-sitosterol）等。

此外，蟾酥中还含有肾上腺素、多种氨基酸及无机元素锌、铜、锰、铬、硒等。据报道，从蟾酥中还分离出吗啡。

[**理化鉴别**]

1. 取本品粉末 0.1g，加甲醇 5mL，浸泡 1 小时，滤过，滤液加对二甲氨基苯甲醛固体少量，滴加硫酸数滴，即显蓝紫色。（检查吲哚类化合物）

2. 取本品粉末 0.1g，加三氯甲烷 5mL，浸泡 1 小时，滤过，滤液蒸干，残渣加醋酐少量使溶解，滴加硫酸，初显蓝紫色，渐变为蓝绿色。

3. 取本品粉末 0.2g 加乙醇 10mL，加热，滤过，滤液置 10mL 量瓶中，加乙醇至刻度，摇匀，作为供试品溶液。另取蟾酥对照药材同法制成对照药材溶液。再取脂蟾毒配基对照品、华蟾酥毒对照品，加乙醇作为对照品溶液。采用硅胶 G 薄层板，以环己烷 - 三氯甲烷 - 丙酮（4:3:3）为展开剂，展开，取出，晾干，喷以 10% 硫酸乙醇溶液，加热至斑点显色清晰。供试品色谱中，在与对照药材色谱相应的位置上，显相同颜色的斑点；在与对照品色谱相应的位置上，显相同的一个绿色及一个红色斑点。

[**品质评价**]

1. 经验鉴别 以色红棕，断面角质状、半透明、有光泽者为佳。

2. 检查 水分：不得过 13.0%。总灰分：不得过 5.0%。酸不溶性灰分：不得过 2.0%。

3. 含量测定　用高效液相色谱法，本品按干燥品计算，含蟾毒灵（$C_{24}H_{34}O_4$）、华蟾酥毒基（$C_{26}H_{34}O_6$）和脂蟾毒配基（$C_{24}H_{32}O_4$）的总量不得少于 7.0%。

4. 特征图谱　供试品特征图谱中应呈现 5 个特征峰、并应与对照药材参照物色谱峰中的 5 个特征峰相对应，其中峰 4 应与华蟾酥毒基参照物的保留时间相一致。（参考 2020 年版《中国药典》）

[**功效**] 性温，味辛。有毒。归心经。能解毒，止痛，开窍醒神。用于痈疽疔疮，咽喉肿痛，中暑神昏，痧胀腹痛吐泻。用量 0.015 ~ 0.03g，多入丸散用。外用适量。孕妇慎用。

[**附**]

干蟾　为蟾蜍科动物中华大蟾蜍 *Bufo bufo gargarizans* Cantor 或黑眶蟾蜍 *B. melanostictus* Schneider 的干燥全体或除去内脏的干燥体。后者又称蟾蜍皮。炮制捕捉后，将体上的蟾酥取出，晒干或烘干或剖腹除去内脏，并连同下颚及腹部一并去掉。将体腔撑开，晒干或烘干。干蟾全体拘挛抽皱，纵面有棱角，四足伸缩不一，表面灰绿色或绿棕色。除去内脏的，腹腔内面为灰黄色，可见到骨骼及皮膜。气微腥，味辛。以个大、身干、完整者为佳。性凉，味甘、辛，有小毒。能消肿解毒，止痛，利尿。

哈蟆油 Ranae Oviductus

[**来源**] 为蛙科动物中国林蛙 *Rana temporaria chensinensis* David 雌蛙的输卵管，经采制干燥而得。

[**采制**] 9 ~ 10 月，以霜降期捕捉最好，选肥大的雌蛙，用麻绳从口部穿起，悬挂于露天风干，阴天及夜晚收入室内，避免受潮，影响品质。剥油前，用热水（70°C）浸烫 1 ~ 2 分钟，立即捞起，放麻袋中闷润过夜，次日用刀剖开腹皮，将输卵管轻轻取出，去净卵子及其他内脏，置通风处阴干。或将雌蛙烫死后，直接剖腹取油，干燥，所得药材色泽、气味较好。

[**产地**] 主产于黑龙江、吉林、辽宁等省。

[**性状**] 呈不规则块状，弯曲而重叠，长 1.5 ~ 2cm，厚 1.5 ~ 5mm。表面黄白色，呈脂肪样光泽，偶有带灰白色薄膜状干皮。摸之有滑腻感，在温水中浸泡体积可膨胀。气腥，味微甘，嚼之有黏滑感。

[**化学成分**] 主含蛋白质，脂肪。另含海因类化合物 1- 甲基海因（1-methylhydantoin），具有抗炎镇咳作用。还含甾类成分，如雌酮（estrone）、17β - 羟甾醇脱氢酶（17β -hydroxy steroid dehydrogenase）。固醇类成分，如胆甾醇。还含维生素 A、B、D、E，磷脂类，激素等。

[**品质评价**]

1. 经验鉴别　以色黄白、有光泽、片大肥厚、无皮膜者为佳。

2. 检查　膨胀度 取本品，破碎成直径约 3mm 的碎块，于 80℃干燥 4 小时，称取 0.2g，照膨胀度测定法测定，开始 6 小时每 1 小时振摇 1 次，然后静置 18 小时，倾去水液，读取供试品膨胀后的体积，计算，即得。本品的膨胀度不得低于 55。

[**功效**]性平，味甘、咸。归肺、肾经。能补肾益精，养阴润肺。用于病后体弱，神疲乏力，心悸失眠，盗汗，痨嗽咳血。用量 5 ~ 15g，用水浸泡，炖服，或作丸剂服。

[**附注**]伪品：1. 蟾蜍科动物中华大蟾蜍 *Bufo bufo gargarizans* Cantor 的干燥输卵管，形似鸡肠或盘卷成串，或挤压成块片状，较宽厚，长 2 ~ 4cm，厚 0.3 ~ 0.5cm，在条之间可见线状白膜相连。表面黄白色或黄棕色，光泽不明显，质稍硬，手摸粗糙，无滑腻感。在温水中浸泡，体积膨胀较小，3 ~ 5 倍。味微苦。

2. 鳕鱼科动物明太鱼 *Theragra chalcogrmma*（Pallas）的精巢干制品，呈不规则块状连接体，大小不等，较真品略长，长 2 ~ 3cm，厚 1.8 ~ 4cm，表面黄白色，有脂肪样光泽，有的碎块边缘带有绿黑色干皮，手摸有滑腻感，但温水浸泡后，体积膨大的较小，仅为原体积的 0.5 ~ 1 倍。呈淡黄色团块，气极腥。

龟甲 Testudinis Carapax et Plastrum

[**来源**]为龟科动物乌龟 *Chinemys reevesii*（Gray）的背甲及腹甲。

[**采制**]全年均可捕捉，以秋、冬二季为多，捕捉后杀死，或用沸水烫死，剥取背甲和腹甲，除去残肉，晒干。两种加工品分别称为"血板"和"烫（汤）板"。习惯认为血板质量佳。

[**产地**]主产于浙江、安徽、湖北、湖南等省。野生及家养均有。

[**性状**]背甲及腹甲由甲桥相连，背甲稍长于腹甲，与腹甲常分离。背甲呈长椭圆形拱状，长 7.5 ~ 22cm，宽 6 ~ 18cm；外表面棕褐色或黑褐色，脊棱 3 条；颈盾 1 块，前窄后宽；椎盾 5 块，第 1 椎盾长大于宽或近相等，第 2 ~ 4 椎盾宽大于长；肋盾两侧对称，各 4 块；缘盾每侧 11 块；臀盾 2 块。腹甲呈板片状，近长方椭圆形，长 6.4 ~ 21cm，宽 5.5 ~ 17cm；外表面淡黄棕色至棕黑色，盾片 12 块，每块常具紫褐色放射状纹理，腹盾、胸盾和股盾中缝均长，喉盾、肛盾次之，肱盾中缝最短；内表面黄白色至灰白色，有的略带血迹或残肉，有脱皮的痕迹，除净后可见骨板 9 块，呈锯齿状嵌接；前端钝圆或平截，后端具三角形缺刻，两侧残存呈翼状向斜上方弯曲的甲桥。质坚硬。气微腥，味微咸。

[**化学成分**]龟甲主含蛋白质 32.16%，水浸出物 12.06%，总氮 5.70%，碳酸钙 44.28% ~ 55.85%（为龟甲内钙的主要存在形式），多种氨基酸，尚含有胆固醇等化学成分。

[**理化鉴别**]取本品粉末加甲醇，超声，滤过，滤液蒸干，残渣加甲醇作为供试品溶液。另取龟甲对照药材同法制成对照药材溶液。再取胆固醇对照品，加甲醇作为对照品溶液。采用硅胶 G 薄层板，以甲苯 – 乙酸乙酯 – 甲醇 – 甲酸（15：2：1：0.6）为展开剂，展开 16cm，取出，晾干，喷以硫酸无水乙醇溶液（1 → 10），在 105℃加热至斑点显色清晰。供试品色谱中，在与对照药材色谱和对照品色谱相应的位置上，显相同颜色的斑点。

[**品质评价**]

1. 经验鉴别　以血板块大、完整、洁净、无腐肉者为佳。

2. 浸出物测定 水溶性浸出物（热浸法，用水作溶剂）不得少于 4.5%。

[功效] 性微寒，味咸、甘。归肝、肾、心经。能滋阴潜阳，益肾强骨，养血补心，固经止崩。用于阴虚潮热，骨蒸盗汗，头晕目眩，虚风内动，筋骨痿软，心虚健忘，崩漏经多。用量 9 ~ 24g。

蛤蚧 Gecko

[来源] 为壁虎科动物蛤蚧 *Gekko gecko* Linnaeus 的干燥体。

[采制] 全年均可捕捉，除去内脏，拭净，用竹片撑开，使全体扁平顺直，低温干燥。

[产地] 主产于广西龙津、大新、百色、容县等地。云南、广东、福建等省亦产。广西、江苏等省区已人工养殖。进口蛤蚧产于越南、泰国、柬埔寨、印度尼西亚。

[性状] 呈扁片状，头颈部及躯干部长 9 ~ 18cm，头颈部约占三分之一，腹背部宽 6 ~ 11cm，尾长 6 ~ 12cm。头略呈扁三角状，两眼多凹陷成窟窿，口内有细齿，生于颚的边缘，无异型大齿。吻部半圆形，吻鳞不切鼻孔，与鼻鳞相连，上鼻鳞左右各 1 片，上唇鳞 12 ~ 14 对，下唇鳞（包括颏鳞）21 片。腹背部呈椭圆形，腹薄。背部呈灰黑色或银灰色，有黄白色、灰绿色或橙红色斑点散在或密集成不显著的斑纹，脊椎骨和两侧肋骨突起。四足均具 5 趾；趾间仅具蹼迹，足趾底有吸盘。尾细而坚实，微现骨节，与背部颜色相同，有 6 ~ 7 个明显的银灰色环带，有的再生尾较原生尾短，且银灰色环带不明显。全身密被圆形或多角形微有光泽的细鳞。气腥，味微咸。（见附录彩图 18-6）

[显微特征]

粉末 淡黄色或淡灰黄色。①横纹肌纤维侧面观有波峰状或稍平直的细密横纹；横断面观三角形、类圆形或类方形。②鳞片近无色，表面可见半圆形或类圆形的隆起，略作覆瓦状排列，布有极细小的粒状物，有的可见圆形孔洞。③皮肤碎片表面可见棕色或棕黑色色素颗粒。④骨碎片不规则碎块状，表面有细小裂缝状或针状空隙；可见裂缝状骨陷窝。

扫描电镜 蛤蚧背部鳞片呈椭圆形，鳞片沿着背脊线从头到尾依次紧密排列，形如覆瓦状。蛤蚧背部鳞片具有不均匀的条纹纹路，条纹纹路较宽，颜色较浅，条纹间距宽窄不一、无规则。（见附录彩图 18-7，18-8）

[化学成分] 主含肌肽（carnosine）、胆碱、肉毒碱（carnitine）、鸟嘌呤、磷脂类成分等。其中磷脂酰乙醇胺含量最高，达 70% 以上，其次为磷脂酸、溶血磷脂酰胆碱、神经鞘磷脂和磷脂酰胆碱；还含蛋白质、脂肪酸，其中不饱和脂肪酸达 75%，主要为亚麻酸和亚油酸等；含多种氨基酸，其中以甘氨酸为主，含量约 15.4%，其次为脯氨酸、谷氨酸等；还含钙、硒、镁、锌等 18 种无机元素。另据报道，蛤蚧尾比体锌含量高，尾中锌含量为 19.770mg/g，体中为 0.405mg/g；并分离得到一分子量为 7.6×10^4 的多肽成分。氨基酸含量均为尾部高于体部。

[理化鉴别] 取本品粉末 0.4g，加 70% 乙醇 5mL，超声处理 30 分钟，滤过，滤液

作为供试品溶液。另取蛤蚧对照药材 0.4g，同法制成对照药材溶液。采用硅胶 G 薄层板，以正丁醇 – 冰醋酸 – 水（3：1：1）为展开剂，展开 15cm，取出，晾干，喷以茚三酮试液，在 105℃加热至斑点显色清晰。供试品色谱中，在与对照药材色谱相应的位置上，显相同颜色的斑点。

[品质评价]

1.经验鉴别 以体大、肥壮、尾粗而长、无虫蛀者为佳。

2.浸出物测定 醇溶性浸出物（热浸法，用稀乙醇作溶剂）不得少于 8.0%。

[功效]性平，味咸。归肺、肾经。能补肺益肾，纳气定喘，助阳益精。用于肺肾不足，虚喘气促，劳嗽咳血，阳痿，遗精。用量 3 ～ 6g，多入丸散或酒剂。

[附注]商品中常发现有它种动物体充蛤蚧入药，应注意鉴别。主要有：

1.壁虎科动物多疣壁虎 *Gekko japonicus*（Dumeril et Bibron）除去内脏的干燥体。俗称小蛤蚧。全长 20cm 以下，背部、腹部肌肉很薄，无眼睑，吻鳞切鼻孔，鳞片极细小，体背灰褐色，具多数不规则疣鳞，生活时尾易断。本品在多数省区均有发现。

2.壁虎科动物壁虎 *Gekko chinensis* Gray 去内脏的干燥体。俗称小蛤蚧。形似蛤蚧，但体小，肉薄，呈扁平状。头及躯干长 7 ～ 9cm，尾长 5 ～ 8cm，吻鳞切鼻孔，背部褐色，粒鳞微小，散有细小疣鳞。

3.鬣蜥科动物蜡皮蜥 *Leiolepis belliana rubritaeniata* Mertens 除去内脏的干燥全体。俗称红点蛤蚧。主产于广东、广西等省区。全长约 40cm，尾长近体长两倍。上唇具 2 个异形大齿，有眼睑，嘴和头顶部的鳞片细小，呈颗粒状，无疣鳞。胸腹部鳞片大，光滑无棱。体背灰黑色，密布橘红色的圆形斑点，有的体侧由橘红色与棕黄色斑点相缀成条状横向斑纹；腹部呈黄白色，无斑纹。四肢各有五趾，指趾狭长而细，均具锐利爪，趾底面无吸盘。生活时尾不易断。气腥，味微咸。

4.鬣蜥科动物喜山鬣蜥 *Agama himalayana*（Steindachner）除去内脏的干燥全体。俗称西藏蛤蚧。主产于西藏和新疆，是一种地方性使用药材。本品呈扁片状，或稍有竹片支撑。头较小略扁。全长 34 ～ 36cm，尾长超过体长，有眼睑，吻鳞不切鼻孔，口内有异形大齿。头顶、躯干背面及四肢鳞较大，背鳞具棱，呈覆瓦状排列，且向两侧鳞渐细，颈鳞锥状，腹鳞呈斜方形。全体暗褐色，指趾狭长，圆柱形，均具较长齿爪，无蹼及吸盘。尾较粗扁且较长，常盘卷于背上，不易折断；鳞片常刮去而显密集的小环状痕迹，气特腥，味微咸。

5.蝾螈科动物红瘰疣螈 *Tylototriton verrucosus* Anderson 除去内脏或未除去内脏的干燥全体。俗称土蛤蚧。产于云南的称红瘰疣螈，产于贵州的称贵州疣螈。全体呈条形，除去内脏者无竹片支撑。全长 13 ～ 19cm，尾长约 7cm，通常尾较躯干短。头近圆形，较大而扁，头顶部有呈倒 "U" 字形的凸棱，中间下陷或有一瘰疣隆起，无吻鳞。棕黄色或土黄色，头背及腹部其他部位均为黑褐色，体表无鳞片，体侧有瘰疣，并可见密生疣粒。四肢短而弯曲，前足具四趾，后足具五趾。趾上均无爪，尾侧扁而常弯曲，呈棕黄色。气腥，味微咸。

金钱白花蛇 Bungarus Parvus

[来源] 为眼镜蛇科动物银环蛇 *Bungarus multicinctus* Blyth 的幼蛇干燥体。

[采制] 夏、秋二季捕捉，剖开腹部，除去内脏，擦净血迹，用乙醇浸泡处理后，

盘成圆形，用竹签固定，干燥。

[产地] 主产于广东、广西、海南。广东、江西等省区有养殖。

[性状] 呈圆盘状，盘径 3 ~ 6cm，蛇体直径 0.2 ~ 0.4cm。头盘在中间，尾细，常纳口内，口腔内上颌骨前端有毒沟牙 1 对，鼻间鳞 2 片，无颊鳞，上下唇鳞通常各为 7片。背部黑色或灰黑色，有白色环纹 45 ~ 58 个，黑白相间，白环纹在背部宽 1 ~ 2 行鳞片，向腹面渐增宽，黑环纹宽 3 ~ 5 行鳞片，背正中明显突起一条脊棱，脊鳞扩大呈六角形，背鳞细密，通身 15 行，尾下鳞单行。气微腥，味微咸。

[显微特征]

背鳞外表面　①鳞片无色或黄白色，具众多细密纵直条纹，间距 1.1 ~ 1.7μm，沿鳞片基部至先端方向径向排列。此为本品粉末鉴定的重要依据。②电镜下：鳞片表面刺状突起大小均匀，排列整齐，背鳞表面具有网眼状纹饰。在整个鳞片的近游离端 1/3 处有 1 列作横向排列的圆形小孔 3 ~ 6 个。

背鳞横切面　内、外表皮均较平直，真皮不向外方突出，真皮中色素较少。

粉末　①浅黄色。②鳞片碎片表面具有极细密的点状突起及纵列的短点纹，有的碎片具有小孔。③骨碎片透明，骨质纹理明显，疏密不一，骨陷窝以椭圆形多，尚有圆形或不规则形，骨小管不明显。

[化学成分] 蛇体含蛋白质、脂肪、鸟嘌呤核苷。头部毒腺中含多种酶，如三磷酸腺苷酶（adenosine triphosphatase）、磷脂酶（phospholipase）等。蛇毒中含有 α - 环蛇毒素、β - 环蛇毒素、γ - 环蛇毒素，还含有 κ_2- 环蛇毒素、κ_3- 环蛇毒素及神经生长因子（nerve growth factor）。

[品质评价]

1. 经验鉴别　以头尾齐全、色泽明亮、盘径小者为佳。

2. 浸出物测定　醇溶性浸出物（热浸法，用稀乙醇作溶剂）不得少于 15.0%。

[功效] 性温，味甘、咸。有毒。归肝经。能祛风，通络，止痉。用于风湿顽痹，麻木拘挛，中风口眼㖞斜，半身不遂，抽搐痉挛，破伤风，麻风，疥癣。用量 2 ~ 5g。研粉吞服 1 ~ 1.5g。

[附注]

1. 在广东、广西以百花锦蛇 *Elaphe moellendorffi*（Beottger）作白花蛇用，使用时间已有百年之久。该地区习用品的主要鉴别特征是：头背皆赭红色，似梨形，体背灰绿色，具 30 余个排成 3 行略呈六角形的红褐色斑块，尾部有黑红相间的环纹。

2. 在全国不少省区发现伪品金钱白花蛇多种，其充伪方式可分为：①由其他种幼蛇加工而成。主要的有游蛇科动物，如黑背白环蛇 *Lycodon ruhstrati*（Fisher）、中国水蛇 *Enhydris chinensis*（Gray）和眼镜蛇科动物金环蛇 *Bungarus fasciatus*（Schneider）等。其中尤以黑背白环蛇外形极相似，充伪品甚多。正品金钱白花蛇不同于游蛇科动物的主要形态特征是：无颊鳞，背鳞扩大呈六角形，尾下鳞单行。不同于同科金环蛇的主要形态特征是：正品有白色横环纹 45 ~ 58 个，黑环纹宽于白环纹（1 ~ 2 个鳞），横纹不环绕腹部。金环蛇有黄色环纹 23 ~ 33 个，黑黄环纹相间近等宽，横纹环绕腹部。②用正品银环蛇的成蛇体剖割加工成若干条小蛇身，再装上其他蛇的蛇头，盘成圆盘状，冒充金钱白花蛇。此类伪品的主要区别点是：蛇身不完整，蛇头颈部与蛇身有拼接痕迹，蛇身白环纹数多为 10 个左右，无蛇尾。③以其他蛇的幼体用退色药水、油漆等将蛇身漆成白色环纹，此类伪品的主要区别点为：白环纹的宽窄、间距不规则，背鳞不扩大呈六角形。

蕲蛇 Agkistrodon

[**来源**] 为蝰科动物五步蛇 *Agkistrodon acutus*（Güenther）的干燥体。。

[**采制**] 多于夏、秋二季捕捉，剖开蛇腹，除去内脏，洗净，用竹片撑开腹部，盘成圆盘状，干燥后拆除竹片。

[**产地**] 主产于浙江的温州、丽水、金华。江西、福建、湖南、广东等省亦产。

[**性状**] 卷呈圆盘状，盘径 17 ~ 34cm，体长可达 2m。头在中间稍向上，呈三角形而扁平，吻端向上，习称"翘鼻头"。上腭有管状毒牙，中空尖锐。背部两侧各有黑褐色与浅棕色组成的"V"形斑纹 17 ~ 25 个，其"V"形的两上端在背中线上相接，习称"方胜纹"，有的左右不相接，呈交错排列。腹部撑开或不撑开，灰白色，鳞片较大，有黑色类圆形的斑点，习称"连珠斑"；腹内壁黄白色，脊椎骨的棘突较高，呈刀片状上突，前后椎体下突基本同形，多为弯刀状，向后倾斜，尖端明显超过椎体后隆面。尾部骤细，末端有三角形深灰色的角质鳞片 1 枚，习称"佛指甲"。气腥，味微咸。（见附录彩图 18-9）

[**显微特征**]

背鳞外表面 鳞片呈深棕色或黄棕色，密布乳头状凸起，乳突呈类三角形，类卵形或不规则形，内含颗粒状色素。此为本品粉末鉴定的重要依据。

背鳞横切面 部分真皮和表皮向外乳头状突出，使外表面呈波浪形，突起部分的真皮含有较多色素。内表面较平直，无乳头状突起。

粉末 ①淡黄色或黄白色。②角质鳞片近无色或淡黄色，侧面观表面具半圆形或乳头状突起；表面观呈类圆形、卵形、类多角形隆起，覆瓦状排列，直径 18 ~ 45μm，布有淡灰色或淡棕色细颗粒状物。③表皮近无色或淡黄色，表面观细胞界限不清楚，密布暗棕色色素颗粒，多聚集成不规则网状或分枝状。④横纹肌纤维较多，无色或淡黄色，多碎断，侧面观多呈薄片状，边缘较平直，完整者中段直径 27 ~ 306μm，有细密横纹，明暗相间，横纹平直或微波状，有的不清楚，横断面呈圆形或类椭圆形，有小孔或裂隙。⑤骨碎片近无色或淡灰色，呈不规则碎块，骨陷窝类圆形或梭形，大多同方向排列，少数排列不规则，骨小管较细，有的表面可见细密的斜行交错纹理。

扫描电镜 蕲蛇背部鳞片先端具一对端窝，表面密布乳头状突起，乳突呈覆瓦状排列，乳突表面有蜂窝状纹理。（见附录彩图 18-10，18-11）

[**化学成分**] 蛇体主含蛋白质、脂肪、氨基酸等。蕲蛇头部毒腺中含有多量的出血性毒，少量的神经性毒，微量的溶血成分及促进血液凝固成分。

蛇毒为乳白色半透明的黏稠液体。主含凝血酶样物质、酯酶及三种抗凝血活性酶。尚含鸟嘌呤核苷及 Zn、Mn、Fe、Ca、Mg、Cu、Mo、Co、P、Si 等多种无机元素。

[**生物鉴别**] 按《中国药典》采用聚合酶链式反应法。取本品及对照药材各 0.5g，

分别提取 DNA，制成供试品溶液及对照药材模板 DNA 溶液。取上述两种溶液进行 PCR 扩增。采用琼脂糖凝胶电泳法，供试品与对照药材 PCR 反应溶液的上样量分别为 8μL，DNA 分子量标记上样量为 2μL（0.5μg/μL），进行电泳。电泳结束后，取凝胶片在凝胶成像仪上或紫外透射仪上检视。供试品凝胶电泳图谱中，在与对照药材凝胶电泳图谱相应的位置上，在 300 ～ 400bp 应有单一 DNA 条带。

[品质评价]

1. 经验鉴别　以头尾齐全、条大、花纹明显、内壁洁净者为佳。

2. 浸出物测定　醇溶性浸出物（热浸法，用稀乙醇作溶剂）不得少于 10.0%。

[功效] 性温，味甘、咸。有毒。归肝经。能祛风，通络，止痉。用于风湿顽痹，麻木拘挛，中风口眼㖞斜，半身不遂，抽搐痉挛，破伤风，麻风，疥癣。用量 3 ～ 9g；研末吞服，一次 1 ～ 1.5g，一日 2 ～ 3 次。

[附注] 市场上发现的蕲蛇的混淆品和伪劣品主要有：滑鼠蛇 *Ptyas mucosus*（Linnaeus）、烙铁头 *Trimeresurus mucrosquamatus*（Cantor）、山烙铁头 *Ovophis monticola*（Güenther）、蝮蛇 *Agkistrodon halys*（Pallas）等。主要从原动物形态（带皮者）和骨骼形态（去皮者）以及骨骼的组织特征等方面加以鉴别，必要时配以蛋白电泳和紫外光谱等理化方法。同时还应注意鉴别劣质蕲蛇（主要为死后变质的蕲蛇加工干燥品）、掺假蕲蛇（鲜蕲蛇剖腹后在蛇身皮下掺入异物再盘圆定形）和假冒蕲蛇（利用餐厅食用蕲蛇去掉的头、皮、尾贴在其他去头皮尾的杂蛇身上，定形干燥）。

乌梢蛇 Zaocys

[来源] 为游蛇科动物乌梢蛇 *Zaocys dhumnades*（Cantor）的干燥体。

[采制] 多于夏、秋二季捕捉，剖开腹部或先剥皮留头尾，除去内脏，盘成圆盘状，干燥。

[产地] 主产于浙江、江苏、安徽、江西等省。

[性状] 呈圆盘状，盘径约 16cm。表面黑褐色或绿黑色，密被菱形鳞片；背鳞行数成双，背中央 2 ～ 4 行鳞片强烈起棱，形成两条纵贯全体的黑线。头盘在中间，扁圆形，眼大而下凹陷，有光泽。上唇鳞 8 枚，第 4、5 枚入眶，颊鳞 1 枚，眼前下鳞 1 枚，较小，眼后鳞 2 枚。脊部高耸成屋脊状，俗称"剑脊"。腹部剖开边缘向内卷曲，脊肌肉厚，黄白色或淡棕色，可见排列整齐的肋骨。尾部渐细而长，尾下鳞双行。剥皮者仅留头尾之皮鳞，中段较光滑。气腥，味淡。（见附录彩图 18-12）

去蛇皮药材的骨骼鉴别法：躯椎侧面观，棘突高，前后缘较平直。前关节突上的关节面在基部上角，前后椎体下突形状极不相同，即前部椎骨的椎体下突较长，竖刀状，尖端略超过椎体的后隆面，以后逐渐变短，至中部椎骨的椎体下突成棱脊状。脉突侧面观，呈马蹄形，左右两片向中线弯曲，彼此靠合。

[显微特征]

背鳞外表面　鳞片呈黄棕色，具纵直条纹，条纹间距 13.7 ～ 27.4μm，沿鳞片基部至先端方向径向排列，内含色素质。此特征为本品粉末鉴定的重要依据。

背鳞横切面　内、外表皮均较平直，真皮不向外方突出，真皮中色素较多。

粉末 黄色或淡棕色。角质鳞片近无色或淡黄色，具折光性，表面隐约可见淡灰色细粒状物，并具纵向条纹，平直或微弯曲，有的表面具极细密的平行纹理。表皮淡黄色或黄色。表面观可见密布棕色或棕黑色色素颗粒，常连成网状、分枝状或聚集成团。横纹肌纤维较多，淡黄色或近无色，多碎断。侧面观呈条块状，较挺直，边缘平整，完整者中段直径 31 ~ 115μm，有细密横纹，明暗相间，横纹平直或微波状，有的不清晰，肌原纤维极细，直径 1 ~ 2μm；断面观较少见。骨碎片近无色或淡灰色，呈不规则碎块，骨陷窝长梭形，大多同方向排列，骨小管密而稍粗，于横纵断面均明显可见。

扫描电镜 乌梢蛇背部鳞片表面具纵向隆起形成的条纹，条纹间距 13.7 ~ 27.4μm，沿鳞片基部至先端方向径向排列，条纹间可见极细的纤维状纹理。（见附录彩图 18-13，18-14）

[化学成分] 含蛋白质 22.1%、脂肪 1.7%。还含有钙、磷、镁等常量元素，铁、锌、锶等微量元素含量也较高；钡的含量达 109.168μg/g，是 10 种药用蛇中含量最高的。还含有 1,6- 二磷酸酯酶、蛇肌醛缩酶等。

[生物鉴别] 按《中国药典》采用聚合酶链式反应法。取本品及对照药材各 0.5g，分别提取 DNA，制成供试品溶液及对照药材模板 DNA 溶液。取上述两种溶液进行 PCR 扩增。采用琼脂糖凝胶电泳法，供试品与对照药材 PCR 反应溶液的上样量分别为 8μL，DNA 分子量标记上样量为 2μL（0.5μg/μL），进行电泳。电泳结束后，取凝胶片在凝胶成像仪上或紫外透射仪上检视。供试品凝胶电泳图谱中，在与对照药材凝胶电泳图谱相应的位置上，在 300 ~ 400bp 应有单一 DNA 条带。

[品质评价]

1. 经验鉴别 以头尾齐全、皮黑肉黄、质坚实者为佳。

2. 浸出物测定 醇溶性浸出物（热浸法，用稀乙醇作溶剂）不得少于 12.0%。

[功效] 性平，味甘。归肝经。祛风，通络，止痉。用于风湿顽痹，麻木拘挛，中风口眼㖞斜，半身不遂，抽搐痉挛，破伤风，麻风，疥癣。用量 6 ~ 12g。

阿胶 Asini Corii Colla

[来源] 为马科动物驴 *Equus asinus* L. 的干燥皮或鲜皮经煎煮、浓缩制成的固体胶。

[采制] 将驴皮浸泡去毛，切块洗净，分次水煎，滤过，合并滤液，浓缩（可分别加入适量的黄酒、冰糖及豆油）至稠膏状，冷凝，切块，晾干，即得。

[产地] 主产于山东东阿及浙江等地。此外，河北、北京、天津、辽宁等地亦产。

[性状] 呈长方形块、方形块或丁状。棕色至黑褐色，有光泽。质硬而脆，断面光亮，碎片对光照视呈棕色半透明状。气微，味微甘。

[化学成分] 阿胶主要含有明胶蛋白（glutin），含量可达 98.84%，水解可产生多种氨基酸，如甘氨酸、脯氨酸、谷氨酸、精氨酸、丙氨酸等，其中以甘氨酸含量最高，山东阿胶甘氨酸含量最高可达 15.2%，无锡阿胶可达 17.6%，河北阿胶可达 12.3%。此外，尚含有多种无机元素钾、钠、钙、镁、铁、铜、铝、锰、锌、铬、铂、锡、银、溴、钼、锶、钡、钛、锆等，以铁含量较高。

[理化鉴别] 取本品及对照药材粉末各 0.1g，加 1% 碳酸氢铵溶液 50mL，超声处理 30 分钟，用微孔滤膜滤过，取续滤液 100μL，置微量进样瓶中，加胰蛋白酶溶液 10μL（取序列分析用胰蛋白酶，加 1% 碳酸氢铵溶液制成每 1mL 中含 1mg 的溶液，临用时配制），摇匀，37℃恒温酶解 12 小时，制成供试品溶液及对照药材溶液。照高效液相色谱 – 质谱法试验，取阿胶对照药材溶液及供试品溶液，进样量 5μL，注入高效液相色谱 – 质谱联用仪，测定。以质荷比（*m/z*）539.8（双电荷）→ 612.4 和 *m/z* 539.8（双电荷）→ 923.8 离子对提取的供试品离子流色谱中，应同时呈现与对照药材色谱保留时间一致的色谱峰。

[品质评价]

1. 经验鉴别　以色匀、质脆、半透明、断面光亮、无腥气者为佳。

2. 检查　水分：不得过 15.0%。水不溶物：不得过 2.0%。重金属及有害元素：铅不得过 5mg/kg；镉不得过 0.3mg/kg；砷不得过 2mg/kg；汞不得过 0.2mg/kg，铜不得过 20mg/kg。其他应符合胶剂项下有关的各项规定。

3. 含量测定　用高效液相色谱法，本品按干燥品计算，含 L– 羟脯氨酸不得少于 8.0%，甘氨酸不得少于 18.0%，丙氨酸不得少于 7.0%，L– 脯氨酸不得少于 10.0%。

[功效] 性平，味甘。归肺、肝、肾经。能补血滋阴，润燥，止血。用于血虚萎黄，眩晕心悸，肌痿无力，心烦不眠，虚风内动，肺燥咳嗽，劳嗽咯血，吐血尿血，便血崩漏，妊娠胎漏。用量 3 ~ 9g。烊化兑服。

[附注]

1. 用猪皮熬制所得的"新阿胶"，呈方块状，表面棕褐色，对光照视不透明，断面不光亮，于水中加热熔化，液面有一层脂肪油，具肉皮汤味。成分与阿胶相似，疗效亦与阿胶相似。

2. 常见伪品为用其他多种动物的皮熬制呈的胶块，其与阿胶的主要区别为：表面黑褐色，光泽差，质硬韧，不易破碎，碎块断面色暗而无光亮，易发软黏合，带腥臭气。加沸水搅拌溶解后，溶液呈暗红棕色，混浊，静置后溶液变稠，10% 水溶液温度降至不到 10℃即凝固。正品阿胶水溶液呈红茶色，透明，清而不浊，10% 水溶液在 5 ~ 10℃下放置亦不凝固。

麝香 Moschus

[来源] 鹿科动物林麝 *Moschus berezovskii* Flerov、马麝 *M. sifanicus* Przewalski 或原麝 *M. moschiferus* Linnaeus 成熟雄体香囊中的干燥分泌物。

[采制] 野麝多在冬季至次春猎取，猎获后，割取香囊，阴干，习称"毛壳麝香"；剖开香囊，除去囊壳，习称"麝香仁"。家麝直接从其香囊中取出麝香仁，阴干或用干燥器密闭干燥。

[产地] 主产于四川、西藏、云南等省区。其次陕西、宁夏、甘肃、青海、新疆、内蒙古及东北等省区亦产。四川省都江堰市、马尔康、米亚罗等养殖场已进行家养繁殖，活麝取香已获成功，现已能提供商品药材。

[性状] 毛壳麝香　为扁圆形或类椭圆形的囊状体，直径 3 ~ 7cm，厚 2 ~ 4cm。开口面皮革质，棕褐色，略平，密生白色或灰棕色短毛，从两侧围绕中心排列，中间有

1 小囊孔。另一面为棕褐色略带紫色的皮膜，微皱缩，偶显肌肉纤维，略有弹性，剖开后可见中层皮膜呈棕褐色或灰褐色，半透明，内层皮膜呈棕色，内含颗粒状、粉末状的麝香仁和少量细毛及脱落的内层皮膜（习称"银皮"）。

麝香仁　野生者质软，油润，疏松；其中不规则圆球形或颗粒状者习称"当门子"，表面多呈紫黑色，油润光亮，微有麻纹，断面深棕色或黄棕色；粉末状者多呈棕褐色或黄棕色，并有少量脱落的内层皮膜和细毛。饲养者呈颗粒状、短条形或不规则的团块；表面不平，紫黑色或深棕色，显油性，微有光泽，并有少量毛和脱落的内层皮膜。气香浓烈而特异，味微辣、微苦带咸。

[显微特征]

麝香仁粉末　棕褐色或黄棕色。①为无数无定形颗粒状物集成的半透明或透明团块，淡黄色或淡棕色；②团块中包埋或散在有方形、柱状、八面体或不规则形的晶体；③可见圆形油滴，偶见毛和内皮层膜组织。

电镜观察　麝香仁的基本结构为无数均一致密的颗粒，直径 3 ~ 3.5μm，表面粗糙，3 ~ 5（~ 9）个颗粒结成短链，非直线排列，交叉或不交叉。它们普遍存在于板层结构中与板层结构外。板层结构是麝香特有的组成部分，由一些具膜的亚单位组成；条宽 120 ~ 210nm，条间距离在 13nm 以上，有的分离很远，紧邻的两条，其膜在互相融合的部位彼此通连，此种条状亚单位有时亦以松散或曲折的状态存在，但在条内和条外的基本结构完全相同。未见光镜下的结晶。

[化学成分] 大环酮类化合物：主要为麝香酮 [muscone，为 R-（L）3- 甲基环十五酮]，含量 0.93% ~ 4.12%，具特异强烈香气，为麝香中的主要活性成分。另含少量降麝香酮（normuscone），3- 甲基环十三酮、环十四酮等。　蛋白质和多肽：总氮量为 9.15%，其中一种分子量为 1000 左右的肽类活性物质具有强抗炎活性，一种分子量 5000 ~ 6000 的多肽其抗炎活性是氢化可的松的 20 倍。氨基酸类：含 15 种氨基酸，其中含量较高的为甘氨酸、丝氨酸、谷氨酸、缬氨酸、天门冬氨酸。还含有生物碱类化合物：麝香吡啶（muscopyridine）、羟基麝香吡啶 A、羟基麝香吡啶 B 等。甾体化合物：总雄性激素 0.24% ~ 0.94%，主为雄甾酮（androsterone）、表雄甾酮（epiandrosterone）等多种雄甾烷衍生物。亦含胆甾 -4- 烯 -3- 酮、胆甾醇及其酯类、睾丸酮、雌二醇、5 α - 雄烷 -3,17- 二酮等。

此外，麝香中还含钾、钠、钙、镁、铝、铅、氯、硫酸盐、磷酸盐和碳酸铵以及尿囊素、尿素、纤维素等。

[理化鉴别]

1. 取毛壳麝香用特制槽针从囊孔插入，转动槽针，提取麝香仁，立即检视，槽内的麝香仁应有逐渐膨胀高出槽面的现象，习称"冒槽"。麝香仁油润，颗粒疏松，无锐角，香气浓烈。不应有纤维等异物或异常气味。

2. 取麝香仁粉末少量，置手掌中，加水润湿，用手搓之能成团，再用手指轻揉即散，不应粘手、染手、顶指或结块。

3. 取麝香仁少量，撒于炽热的坩埚中灼烧，初则迸裂，随即融化膨胀起泡似珠，香气浓烈四溢，应无毛、肉焦臭，无火焰或火星出现。灰化后，残渣呈白色或灰白色。

[品质评价]

1. 经验鉴别 毛壳麝香：以饱满、皮薄、仁多、捏之有弹性、香气浓烈者为佳。麝香仁：以当门子多，颗粒色紫黑，粉末色棕褐，质柔润，香气浓烈者为佳。

2. 检查 本品不得检出动、植物组织、矿物和其他掺伪物。不得有霉变。 干燥失重：不得过 35.0%。 总灰分：不得过 6.5%。

3. 含量测定 采用气相色谱法测定。本品按干燥品计算，含麝香酮（$C_{16}H_{30}O$）不得少于 2.0%。

[功效] 性温，味辛。归心、脾经。能开窍醒神，活血通经，消肿止痛。用于热病神昏，中风痰厥，气郁暴厥，中恶昏迷，经闭，癥瘕，难产死胎，胸痹心痛，心腹暴痛，跌仆伤痛，痹痛麻木，痈肿瘰疬，咽喉肿痛。用量 0.03 ~ 0.1g，多入丸散用。外用适量。孕妇禁用。

[附注]

1. 在商品毛壳麝香和麝香仁中均发现有掺伪品：动物的肌肉、肝脏、血块、蛋黄粉、奶渣等；植物性的儿茶粉、淀粉、锁阳粉、桂皮粉、大豆粉、丁香粉、地黄粉、海金沙等；矿物雄黄、赤石脂、铅粉、铁末、砂石等。以上掺伪品用显微鉴别和理化鉴别方法均能与真品麝香区分。

2. 与麝香化学成分与药理作用类似的有灵猫香与麝鼠香。

灵猫香：为灵猫科动物大灵猫 *Viverra zibetha* Linnaeus 及小灵猫 *Viverricula indica* Desmarest 香囊中成熟腺细胞的分泌物。目前小灵猫的香囊分泌物研究较多，含香猫酮（zibetone）、香猫醇（zibetol）及降麝香酮（环十五烷酮）等。为蜂蜜样的稠厚液，呈白色或黄白色，存放日久则色泽渐变，由黄色最终变为褐色，呈软膏状，具麝香样气味。陈藏器谓："其阴如麝，功亦相似。"

麝鼠香：为田鼠科动物麝鼠 *Ondatra sibethica* L. 雄性香囊中的分泌物。具有类似麝香的特殊香气。含有与天然麝香相同的麝香酮、降麝香酮、5- 顺式环十五烯酮等大环化合物。另含多种脂肪酸、酯类、无机元素、甾类化合物等。研究表明，麝鼠香具有抗炎、抑菌、抗应激、耐缺氧、降低心肌耗氧量、减慢心率、降血压、促进生长及同化类固醇、雄性激素等作用，治疗冠心病有较好的疗效。麝鼠原产北美洲，其香也称"美国麝香"。

鹿茸 Cervi Cornu Pantotrichum

（附：鹿角、鹿角霜、鹿角胶）

[来源] 为鹿科动物梅花鹿 *Cervus Nippon* Temminck 或马鹿 *C. elaphus* Linnaeus 的雄鹿未骨化密生茸毛的幼角。前者习称"花鹿茸"，后者习称"马鹿茸"。

[采制] 夏、秋二季锯取鹿茸，经加工后，阴干或烘干。

一般分锯茸和砍茸两法。

①锯茸：雄鹿从第三年开始锯茸，二杠茸每年可采收 2 次，第一次在清明后 45 ~ 50 天，习称"头茬茸"，采后 50 ~ 60 天锯第二次，第二次在立秋前后，习称"二茬茸"，三茬茸只采一次，在 6 月下旬至 7 月下旬。锯时将鹿用绳子拖离地面，迅速将

茸锯下，伤口敷"七厘散"或"玉真散"，贴上油纸，放回鹿舍。锯下之茸，须立即加工。先洗去茸毛上不洁物，并挤去一部分血液，将锯口部用线绷紧，缝成网状，另在茸根钉上小钉，缠上麻绳。然后固定于架上，置沸水中反复烫3～4次，每次15～20秒钟，使茸内血液排出，至锯口处冒白沫，嗅之有蛋黄气味为止，全部过程需2～3小时。然后晾干。次日再烫数次，风干或烤干。烤时悬在烘架上，以70～80℃之无烟炭火为宜，烤2～3小时后，取出晾干再烤，反复烤2～3次，至茸皮半干时，再行风干及修整。马鹿茸加工方法不同处是煮烫时不要求排血，煮烫和干燥时间比花鹿茸要长。鹿茸的干燥方法现有多种，如阴干、风干、烘干（用烤箱、电热干燥箱、远红外干燥箱、微波干燥箱等）、真空冷冻干燥等。

②砍茸：此法现已少用，适用于生长6～10年的老鹿或病鹿、伤残鹿、死鹿。老鹿一般在6～7月采收。先将鹿头砍下，再将鹿茸连脑盖骨锯下，刮除残肉、筋膜。绷紧脑皮，然后将鹿茸固定于架上，如上法反复用沸水烫，烫的时间较锯茸为长，需6～8小时。烫后掀起脑皮，将脑骨浸煮一小时，彻底挖净筋肉，再用沸水烧烫脑皮至7～8成熟。再阴干及修整。

[产地]花鹿茸主产于吉林、辽宁、黑龙江，河北、四川等省亦产，品质优。马鹿茸主产于黑龙江、吉林、内蒙古、新疆、青海、四川等省区，东北产者习称"东马鹿茸"，品质较优；西北产者习称"西马鹿茸"，品质较次。现均有人工饲养。

[性状]花鹿茸　呈圆柱状分枝，具一个分枝者习称"二杠"，主枝习称"大挺"，长17～20cm，锯口直径4～5cm，离锯口约1cm处分出侧枝，习称"门庄"，长9～15cm，直径较大挺略细。外皮红棕色或棕色，多光润，表面密生红黄色或棕黄色细茸毛，上端较密，下端较疏；分岔间具1条灰黑色筋脉，皮茸紧贴。锯口黄白色，外围无骨质，中部密布细孔。具二个分枝者，习称"三岔"，大挺长23～33cm，直径较二杠细，略呈弓形，微扁，枝端略尖，下部多有纵棱筋及突起疙瘩；皮红黄色，茸毛较稀而粗。体轻。气微腥，味微咸。二茬茸（再生茸）与头茬茸相似，但挺长而不圆或下粗上细，下部有纵棱筋。皮灰黄色，茸毛较粗糙，锯口外围多已骨化。体较重。无腥气。

砍茸　花鹿茸为带头骨的茸，茸形与锯茸相同，亦分二杠或三岔等规格。两茸相距约7cm，脑骨前端平齐，后端有1对弧形骨，习称"虎牙"。脑骨白色，外附头皮，皮上密生茸毛。气微腥，味微咸。

马鹿茸　较花鹿茸粗大，分枝较多，侧枝一个者习称"单门"，二个者习称"莲花"，三个者习称"三岔"，四个者习称"四岔"或更多。按产地分为"东马鹿茸"和"西马鹿茸"。东马鹿茸"单门"大挺长25～27cm，直径约3cm。外皮灰黑色，茸毛灰褐色或灰黄色，锯口面外皮较厚，灰黑色，中部密布细孔，质嫩；"莲花"大挺长可达33cm，下部有棱筋，锯口面蜂窝状小孔稍大；"三岔"皮色深，质较老；"四岔"茸毛粗而稀，大挺下部具棱筋及疙瘩，分枝顶端多无毛，习称"捻头"。西马鹿茸大挺多不圆，顶端圆扁不一，长30～100cm。表面有棱，多抽缩干瘪，分枝较长且弯曲，茸毛粗长，灰色或黑灰色。锯口色较深，常见骨质。气腥臭，味咸。

饮片 ①花鹿茸片：花鹿茸尖部切片习称"血片""蜡片"，为圆形薄片，表面浅棕色或浅黄白色，半透明，微显光泽，外皮无骨质，周边粗糙，红棕色或棕色，质坚韧；气微腥，味微咸。中上部的切片习称"蛋黄片"，切面黄白色或粉白色，中间有极小的蜂窝状细孔。下部习称"老角片"，为圆形或类圆形厚片，表面粉白色或浅白色，中间有蜂窝状细孔，外皮无骨质或略具骨质，周边粗糙，红棕色或棕色，质坚脆。②马鹿茸片："血片""蜡片"为圆形薄片，表面灰黑色，中央米黄色，半透明，微显光泽，外皮较厚，无骨质，周边灰黑色，质坚韧，气微腥，味微咸。"老角片""粉片"为圆形或类圆形厚片，表面灰黑色，中央米黄色，有细蜂窝状小孔，外皮较厚，周边灰黑色，无骨质或略具骨质。质坚脆。气微腥，味微咸。

[显微特征]

横切面 ①由外皮和骨小梁构成。②外皮主要由表皮层和真皮层构成。③表皮层包括半透明角质层、鳞状细胞层、颗粒细胞层。细胞胞质突起成颗粒状，外部颜色稍浅，细胞呈扁圆形至圆形；内部颜色较深，细胞呈卵圆形。其长轴与外部细胞长轴垂直。染色后，外部细胞粉白色，细胞核蓝紫色；内部细胞粉红色。④真皮包括乳头层、网状层和胶原纤维层。外皮有附属器官毛干、毛囊、汗腺及皮脂腺；其中毛干细胞呈鳞片状；皮脂腺细胞在染色前轮廓不清，呈半透明团块，染色后，细胞粉红色，呈类圆形或多角形，细胞核蓝紫色。⑤外皮和骨小梁之间有 2 ~ 6 层半透明的梭形细胞，排列密集，染色后，细胞核明显。⑥靠近梭形细胞的骨小梁间隙中有血痕。骨小梁上有黑色骨陷窝和骨小管。骨陷窝排列不规则，骨小管常由骨陷窝内伸出，呈弯曲状，并与邻近骨陷窝的骨小管衔接。染色后，骨小梁粉红色，骨陷窝和骨小管紫红色。但未见骨板。靠近中心部位，骨陷窝逐渐增多，骨小梁间隙中血痕逐渐减少，形成空洞。纵切面可见骨小梁与骨小梁间隙呈条状交替排列。

花鹿茸粉末 淡黄色。①表皮角质层表面颗粒状，茸毛脱落后的毛窝呈圆洞状。②毛茸毛干中部直径 13 ~ 50μm，表面由扁平细胞（鳞片）呈覆瓦状排列的毛小皮包围，细胞的游离线指向毛尖，皮质有棕色色素，髓质断续或无。③毛根常与毛囊相连，基部膨大作撕裂状。④骨碎片表面有纵纹及点状孔隙；骨陷窝呈类圆形或类棱形，边缘骨小管呈放射状沟纹；横断面可见大的圆形孔洞，边缘凹凸不平。未骨化骨组织表面具多数不规则的块状突起物。⑤角化梭形细胞多散在。（见附录彩图 18–15）

[化学成分] 主含神经酰胺（ceramide，约 1.2%），溶血磷脂酰胆碱（LPC）、次黄嘌呤（hupoxanthine）、尿嘧啶、尿素、尿嘧啶核苷等，其中次黄嘌呤具有抑制 MAO–B 活性的作用。还含磷脂类物质、多胺类物质如精眯、精胺、腐胺等，是刺激核酸和蛋白质合成的有效成分，鹿茸尖部多胺含量较高。还含少量雌酮、雌二醇、PGE_2 等多种前列腺素。鹿茸的酸水解液含有甘氨酸、赖氨酸、精氨酸、天冬氨酸、谷氨酸、脯氨酸、丙氨酸、亮氨酸等 17 种氨基酸，总氨基酸含量达 50.13%。鹿茸中的肽类物质具抗炎活性。还含有胶原、多种生长因子（神经生长因子、表皮生长因子、胰岛素样生长因子、转化生长因子）、多种微量元素等。

[理化鉴别] 取本品粉末 0.4g，加 70% 乙醇 5mL，超声处理 15 分钟，滤过，取滤

液作为供试品溶液。另取鹿茸对照药材 0.4g，同法制成对照药材溶液。再取甘氨酸对照品，加 70% 乙醇制成每 1mL 含 2mg 的溶液，作为对照品溶液。采用硅胶 G 薄层板，以正丁醇－冰醋酸－水（3∶1∶1）为展开剂，展开，取出，晾干，喷以 2% 茚三酮丙酮溶液，在 105℃加热至斑点显色清晰。供试品色谱中，在与对照药材色谱相应的位置上，显相同颜色的主斑点；在与对照品色谱相应的位置上，显相同颜色的斑点。

[品质评价]

经验鉴别 以茸形粗壮、饱满、皮毛完整、质嫩、油润、无骨棱者为佳。

[功效] 性温，味甘、咸。归肾、肝经。能壮肾阳，益精血，强筋骨，调冲任，托疮毒。用于肾阳不足，精血亏虚，阳痿滑精，宫冷不孕，羸瘦，神疲，畏寒，眩晕，耳鸣，耳聋，腰脊冷痛，筋骨痿软，崩漏带下，阴疽不敛。用量 1～2g，研末冲服。

[附注]

1. 地区习用药：分布于四川、青海、西藏、云南等省区的白鹿 *Cervus macneilli* Lydekker、白唇鹿 *Cervus albirostris* Przewalski 和水鹿 *Rusa unicolor* Kerr 的雄鹿未骨化的密生茸毛的幼角，分别依次习称"草鹿茸""岩鹿茸""春鹿茸"。

2. 混淆品：市场上销售的混淆品常见的有驼鹿茸、驯鹿茸和狍茸。驼鹿茸为鹿科动物驼鹿 *Alces alces* Linnaeus 雄鹿的幼角。与花鹿茸的主要区别是，驼鹿茸较粗大，分叉也较粗壮，长 15～30cm，直径约 4cm，且后叉扁宽，直径 6cm，皮灰黑色，毛长，较粗硬。驯鹿茸为鹿科动物驯鹿 *Rangifer tarandus* Linnaeus 的幼角。与花鹿茸的主要区别是，分枝上分叉较多，单枝长约 20cm，直径约 2cm，皮灰黑色，毛灰棕色，毛厚，质密，较长而软，断面外皮棕色或灰黑色，中央淡棕红色。狍茸为鹿科动物狍 *Capreolus capredus* L. 雄鹿的幼角。与鹿茸的主要区别是，多见带头盖骨的双茸，分叉简单，通常 3 叉，全长约 20cm，毛长而密生，表面灰棕色或棕黄色，角干部用手触之有纵棱筋及明显的瘤状突起。

3. 伪品：发现的假鹿茸有：用塑料胶模制成，形状类似鹿茸的头骨架，外面包裹老鼠皮或其他动物毛皮；或用锯木为原料，加胶黏合捏成商品花鹿茸"二杠"模型，外面再包裹上动物毛皮伪造；亦有用鹿角外粘贴动物毛皮，再横切成薄片伪充茸片出售。以上伪品只要仔细观察，加热水浸泡，胶黏部自然脱落，塑料变软，水溶液染色，必要时配合镜检及理化方法，不难鉴别。

[附]

1. 鹿角 Cervi Cornu 为鹿科动物马鹿 *Cervus elaphus* Linnaeus 或梅花鹿 *Cervus nippon* Temminck 已骨化的角或锯茸后翌年春季脱落的角基，分别习称"马鹿角""梅花鹿角""鹿角脱盘"。多于春季拾取，除去泥沙，风干。马鹿角：呈分枝状，通常分成 4～6 枝，全长 50～120cm。主枝弯曲，直径 3～6cm。基部盘状，上具不规则瘤状突起，习称"珍珠盘"，周边常有稀疏细小的孔洞。侧枝多向一面伸展，第一枝与珍珠盘相距较近，与主干几成直角或钝角伸出，第二枝靠近第一枝伸出，习称"坐地分枝"；第二枝与第三枝相距较远。表面灰褐色或灰黄色，有光泽，角尖平滑，中、下部常具疣状突起，习称"骨钉"，并具长短不等的断续纵棱，习称"苦瓜棱"。质坚硬，断面外圈骨质，灰白色或微带淡褐色，中部多呈灰褐色或青灰色，具蜂窝状孔。气微，味微咸。梅花鹿角：通常分成 3～4 枝，全长 30～60cm，直径 2.5～5cm。侧枝多向两旁伸展，第一枝与珍珠盘相距较近，第二枝与第一枝相距较远，主枝末端分成两小枝。表面黄棕色或灰棕色，枝端灰白色。枝端以下具明显骨钉，纵向排成"苦瓜棱"，顶部灰白色或灰黄色，有光泽。鹿角脱盘：呈盔状或扁盔状，直径 3 ~ 6cm（珍珠盘直径 4.5 ~ 6.5cm），高 1.5 ~ 4cm。表面灰褐色或灰黄色，有光泽。底面平，蜂窝状，多呈黄白色或黄棕色。珍珠盘周边常有稀疏细小的孔洞。上面略平或呈不规则的半球形。质坚硬，断面外圈骨质，灰白色或类白色。主含胶质约 25%、磷酸钙 50% ~ 60%、碳酸钙、磷酸镁及氮化物等。本品性温，味咸。温肾阳，强筋骨，行血消肿。用于肾阳不足，阳痿遗精，腰脊冷痛，阴疽疮疡，乳痈初起，瘀血肿痛。用量 6 ~ 15g。

2. 鹿角霜 Cervi Cornu Degelatinatum 为鹿角去胶质的角块。春、秋二季生产，将骨化角熬去胶质，取出角块，干燥。本品呈长圆柱形或不规则的块状，大小不一。表面灰白色，显粉性，常具纵棱，偶见灰色或灰棕色斑点。体轻，质酥，断面外层较致密，白色或灰白色，内层有蜂窝状小孔，灰褐色或灰黄色。有吸湿性。气微，味淡，嚼之有粘牙感。含多量钙质。本品性温，味咸、涩。能温肾助阳，收敛止血。用于脾肾阳虚，白带过多，遗尿尿频，崩漏下血，疮疡不敛。用量 9 ~ 15g，先煎。

3. 鹿角胶 Cervi Cornus Colla 为鹿角经水煎煮、浓缩制成的固体胶。将鹿角锯段，漂泡洗净，分次水煎，滤过，合并滤液（或加入白矾细粉少量），静置，滤取胶液，浓缩（可加适量黄酒、冰糖和豆油）至稠膏状，冷凝，切块，晾干，即得。本品呈扁方形块或丁状。黄棕色或红棕色，半透明，有的上部有黄白色泡沫层。质脆，易碎，断面光亮。气微，味微甜。本品性温，味甘、咸。能温补肝肾，益精养血。用于肝肾不足所致的腰膝酸冷，阳痿遗精，虚劳羸瘦，崩漏下血，便血尿血，阴疽肿痛。用量 3 ~ 6g，烊化兑服。

牛黄 Bovis Calculus

（附：人工牛黄、体外培育牛黄）

[**来源**] 为牛科动物牛 *Bos taurus domesticus* Gmelin 的干燥胆结石，习称"天然牛黄"。在胆囊中产生的称"胆黄"（或"蛋黄"），在胆管中产生的称"管黄"，在肝管中产生的称"肝黄"。

[**采制**] 宰牛时检查胆囊、胆管及肝管，如发现有牛黄，即滤去胆汁，将牛黄取出，除去外部薄膜，阴干。

[**产地**] 全国各地均产。主产于西北、华北、东北、西南等地区。河南、湖北、江苏、浙江、广西、广东等省区亦产。产于西北及河南的称为西牛黄，产于北京、天津、内蒙古及河北的称京牛黄，产于东北的称东牛黄，产于江苏、浙江的称苏牛黄，产于广西、广东的称广牛黄。

[**性状**] 胆黄 多呈卵形、类球形、三角形或四方形，大小不一，直径 0.6 ~ 3(4.5) cm。表面黄红色至棕黄色，有的表面挂有一层黑色光亮的薄膜，习称"乌金衣"，有的粗糙，具疣状突起，有的具龟裂纹。体轻，质酥脆，易分层剥落，断面金黄色，可见细密的同心层纹，有的夹有白心。气清香，味苦而后甘，有清凉感，嚼之易碎，不粘牙。

取本品少量，加清水调和，涂于指甲上，能将指甲染成黄色，习称"挂甲"。

管黄 呈管状，长约3cm，直径 1 ~ 1.5cm，或为破碎的小片。表面不平或有横曲纹，有裂纹及小突起。红棕色或黄棕色，有的呈棕褐色，质酥脆。断面有较少的层纹，有的中空，色较深。

[显微特征] 取本品粉末少许，用水合氯醛试液装片，不加热，置显微镜下观察：不规则团块由多数黄棕色或棕红色小颗粒集成，稍放置，色素迅速溶解，并显鲜明金黄色，久置后变绿色。

[化学成分] 天然牛黄中主含胆色素72%～76%，其中主要有胆红素（bilirubin）及其钙盐，胆汁酸类（bile acids）7%～10%，包括胆酸（cholic acid）、去氧胆酸（deoxycholic acid）、鹅去氧胆酸、胆石酸等及牛磺胆汁酸盐、甘氨酸胆汁酸盐类。

胆固醇类1%～5%。尚含有麦角甾醇（ergosterol），脂肪酸（fatty acid），卵磷脂（lecithine），维生素D，无机元素钙、钠、铁、钾、铜、镁、锌、锰、磷等。尚含类胡萝卜素及丙氨酸、甘氨酸、牛磺酸（taurine）、天冬氨酸、精氨酸、亮氨酸、蛋氨酸等多种氨基酸及两种酸性肽类成分（平滑肌收缩物质SMC-S2和SMC-F）。

另据报道，牛磺酸浓度为牛黄中其他氨基酸的10～100倍。

[理化鉴别]

1. 取本品粉末0.1g，加60%冰醋酸4mL，研磨，滤过，取滤液1mL，加新制的1%糖醛（新蒸馏至近无色）溶液1mL与硫酸溶液（取硫酸50mL，加水65mL，混合）10mL，置70℃水浴中加热10分钟，即显蓝紫色。（检查胆酸）

2. 取本品粉末少量，加氯仿1mL摇匀，加硫酸与30%过氧化氢溶液各2滴，振摇，即显红色。（检查胆红素）

3. 取本品粉末0.1g，加盐酸1mL及氯仿10mL，振摇混合，氯仿层呈黄褐色。分取氯仿层，加入氢氧化钡试液5mL，振摇后生成带绿黄褐色沉淀，分离除去水和沉淀，取氯仿层1mL，加醋酐1mL与硫酸2滴，摇匀，放置，溶液呈绿色。（检查结合型胆红素）

4. 取本品粉末10mg，加三氯甲烷20mL，超声处理30分钟，滤过，滤液蒸干，残渣加乙醇1mL使溶解，作为供试品溶液。另取胆酸对照品、去氧胆酸对照品，加乙醇制成每1mL各含2mg的混合溶液，作为对照品溶液。采用硅胶G薄层板，以异辛烷－乙酸乙酯－冰醋酸（15:7:5）为展开剂，展开，取出，晾干，喷以10%硫酸乙醇溶液，在105℃加热至斑点显色清晰，置紫外光灯（365nm）下检视。供试品色谱中，在与对照品色谱相应的位置上，显相同颜色的荧光斑点。

5. 取本品粉末10mg，加三氯甲烷－冰醋酸（4:1）混合溶液5mL，超声处理5分钟，滤过，取滤液作为供试品溶液。另取胆红素对照品，加三氯甲烷－冰醋酸（4:1）混合溶液制成每1mL含0.5mg的溶液，作为对照品溶液。采用硅胶G薄层板，以环己烷－乙酸乙酯－甲醇－冰醋酸（10:3:0.1:0.1）为展开剂，展开，取出，晾干。供试品色谱中，在与对照品色谱相应的位置上，显相同颜色的斑点。

[品质评价]

1. 经验鉴别 以完整、色棕黄、质酥脆、断面层纹清晰而细腻者为佳。

2. 检查 水分：不得过9.0%。总灰分：不得过10.0%。游离胆红素：照高效液相色谱法测定（避光操作），以胆红素作对照，供试品色谱中，在与对照品色谱峰保留时间相对应的位置上出现的色谱峰面积应小于对照品色谱峰面积或不出现色谱峰。

3. 含量测定 按《中国药典》，采用薄层扫描法测定，本品按干燥品计算，含胆酸（$C_{24}H_{40}O_5$）不得少于 4.0%。采用高效液相色谱法测定，含胆红素（$C_{33}H_{36}N_4O_6$）不得少于 25.0%。

[**功效**] 性凉，味甘。归心、肝经。能清心，豁痰，开窍，凉肝，息风，解毒。用于热病神昏，中风痰迷，惊痫抽搐，癫痫发狂，咽喉肿痛，口舌生疮，痈肿疔疮。用量 0.15 ~ 0.35g，多入丸散用。外用适量，研末敷患处。孕妇慎用。

[**附注**] 伪品：用黄连、黄柏、大黄、姜黄、鸡蛋黄或植物黄色素等的粉末与动物胆汁混合制成。其外表色浅黄，体较重，断面棕褐色，粗糙，无层纹，味苦，无清香气，入口即化成糊状，无"挂甲"现象。显微镜检查可见植物组织碎片，理化鉴别与正品明显有别。驼科动物双峰驼 Camelus bactrianus Linnaeus 的胆囊结石，个大，或有切成薄片者，质粗糙，无光泽，味不苦而咸，气微臭。有微毒。

[**附**]

1. 人工牛黄 Bovis Calculus Artifactus 由牛胆粉、胆酸、猪去氧胆酸、牛磺酸、胆红素、胆固醇、微量元素等加工制成。药材为黄色疏松粉末。味苦，微甘。①取本品三氯甲烷提取液，照紫外 - 可见分光光度法测定，在 453nm 波长处有最大吸收。②取本品甲醇提取液的上清液作为供试品溶液。另取胆酸对照品、猪去氧胆酸对照品，制成对照品溶液。采用硅胶 G 薄层板，以正己烷 - 乙酸乙酯 - 醋酸 - 甲醇（20∶25∶2∶3）上层溶液为展开剂，展开，取出，晾干，喷以 10% 磷钼酸乙醇溶液，在 105℃加热至斑点显色清晰。供试品色谱中，在与对照品色谱相应的位置上，显相同颜色的斑点。③取本品甲醇提取液的上清液作为供试品溶液，取牛胆粉对照药材甲醇提取液的上清液作为对照药材溶液。采用硅胶 G 薄层板，以甲苯 - 冰醋酸 - 水（7.5∶10∶0.3）为展开剂，展开，取出，晾干，喷以 10% 磷钼酸乙醇溶液，在 105℃加热至斑点显色清晰。供试品色谱中，在与对照药材色谱相应的位置上，显相同颜色的斑点。④另取牛磺酸对照品，加甲醇制成对照品溶液。采用硅胶 G 薄层板，以正丁醇 - 乙醇 - 冰醋酸 - 水（4∶1∶2∶1）为展开剂，展开，取出，晾干，在 105℃加热 10 分钟，喷以 1% 茚三酮乙醇溶液，在 105℃加热至斑点显色清晰。供试品色谱中，在与对照品色谱相应的位置上，显相同颜色的斑点。⑤按《中国药典》，采用紫外 - 可见分光光度法测定，本品按干燥品计算，含胆酸（$C_{24}H_{40}O_5$）不得少于 13.0%。含胆红素（$C_{33}H_{36}N_4O_6$）不得少于 0.63%。本品性凉，味甘。能清热解毒，化痰定惊。用于痰热谵狂，神昏不语，小儿急惊风，咽喉肿痛，口舌生疮，痈肿疔疮。用量一次 0.15 ~ 0.35g，多作配方用。外用适量敷患处。孕妇慎用。

2. 体外培育牛黄 Bovis Calculus Sativus 以牛科动物牛 Bos taurus domesticus Gmelin 的新鲜胆汁作母液，加入去氧胆酸、胆酸、复合胆红素钙等制成。呈球形或类球形，直径 0.5 ~ 3cm。表面光滑，呈黄红色至棕黄色。体轻，质松脆，断面有同心层纹。气香，味苦而后甘，有清凉感，嚼之易碎，不粘牙。①取本品粉末少量，用清水调和，涂于指甲上，能将指甲染成黄色。②取本品粉末少许，用水合氯醛试液装片，不加热，置显微镜下观察：不规则团块由多数黄棕色或棕红色小颗粒集成，稍放置，色素迅速溶解，并显鲜明金黄色，久置后变绿色。③取本品粉末少量，加三氯甲烷 1mL，摇匀，再加硫酸与浓过氧化氢溶液（30%）各 2 滴，振摇，溶液即显绿色。④取本品粉末 0.1g，加盐酸 1mL 和三氯甲烷 10mL，充分振摇，混匀，三氯甲烷液呈黄褐色，分取三氯甲烷液，加氢氧化钡试液 5mL，振摇，即生成黄褐色沉淀。分离除去水层和沉淀，取三氯甲烷液约 1mL 加醋酐 1mL 与硫酸 2 滴，摇匀，放置，溶液呈绿色。⑤取本品三氯甲烷提取液作为供试品溶液，另取胆酸对照品、去氧胆酸对照品制成对照品溶液，采用硅胶 G 薄层板，以异辛烷 – 乙酸乙酯 – 冰醋酸（15∶7∶5）为展开剂，展开，取出，晾干，喷以 10% 硫酸乙醇溶液，在 105℃加热至斑点显色清晰，置紫外光灯（365nm）下检视。供试品色谱中，在与对照品色谱相应的位置上，显相同颜色的荧光斑点。⑥按《中国药典》，采用紫外 – 可见分光光度法测定，本品按干燥品计算，含胆酸（$C_{24}H_{40}O_5$）不得少于 6.0%。含胆红素（$C_{33}H_{36}N_4O_6$）不得少于 35.0%。本品性凉，味甘。能清心，豁痰，开窍，凉肝，息风，解毒。用于热病神昏，中风痰迷，惊痫抽搐，癫痫发狂，咽喉肿痛，口舌生疮，痈肿疔疮。用量 0.15 ~ 0.35g，多入丸散用。外用适量，研末敷患处。孕妇慎用。

羚羊角 Saigae Tataricae Cornu

[来源] 为牛科动物赛加羚羊 *Saiga tatarica* Linnaeus 的角。

[采制] 全年可捕。猎取后从基部锯取其角，晒干。以 8 ~ 10 月捕捉锯下的角色泽最好，角色莹白；春季猎得者青色微黄，冬季猎得者因受霜雪侵袭，角质变粗糙，表面有裂纹，质校次。

[产地] 主产于西伯利亚和小亚细亚一带。新疆北部边境地区亦产。

[性状] 呈长圆锥形，略呈弓形弯曲，长 15 ~ 33cm；类白色或黄白色，基部稍呈青灰色。嫩枝对光透视有"血丝"或紫黑色斑纹，光润如玉，无裂纹，老枝则有细纵裂纹。除尖端部分外，有 10 ~ 16 个隆起环脊，间距约 2cm，用手握之，四指正好嵌入凹处。角的基部横截面圆形，直径 3 ~ 4cm，内有坚硬质重的角柱，习称"骨塞"，骨塞长约占全角的 1/2 或 1/3，表面有突起的纵棱与其外面角鞘内的凹沟紧密嵌合，从横断面观，其结合部呈锯齿状。除去"骨塞"后，角的下半段成空洞，全角呈半透明，对光透视，上半段中央有一条隐约可辨的细孔道直通角尖，习称"通天眼"。质坚硬。气微，味淡。

[显微特征]

横切面 ①可见组织构造多少呈波浪状起伏。角顶部组织波浪起伏最为明显，在峰部往往有束存在，束多呈三角形；角中部稍呈波浪状，束多呈双凸透镜形；角基部波浪形不明显，束呈椭圆形至类圆形。②髓腔的大小不一，长径 10 ~ 50（80）μm，以角基部的髓腔最大。③束的皮层细胞扁梭形，3 ~ 5 层。束间距离较宽广，充满着近等径性多边形、长菱形或狭长形的基本角质细胞。皮层细胞或基本角质细胞均显无色透明，其中不含或仅含少量细小浅灰色色素颗粒，细胞中央往往可见一个折光性强的圆粒或线状物。

取角中部纵切片加 10% 氢氧化钾溶液处理，用清水洗去碱液，加甘油封藏观察：切片几无色透明。髓呈长管形，内有疏松排列或阶梯状排列的类圆球形髓细胞。髓管间主为长棱形基本角质细胞。

粉末 淡灰白色。①为不规则碎块，近白色、淡黄白色或淡灰色，微透明，均匀分布有多数长圆形、新月形、长条形空隙，偶见空隙周围显细密放射状纹理；有的碎块隐约可见长梭形纹理。②横断面碎片，髓腔呈双凸透镜形、椭圆形、类圆形或类三角形，长径 10 ~ 50（~ 80）μm，周围有 3 ~ 5 层窄梭形同心性排列的皮层细胞，外侧为基本角质细胞，呈菱形、长方形或多角形，这两种细胞均不含或仅含少数灰色色素颗粒，细胞中央常有一个发亮的圆粒或线状物。③纵断面碎片，髓呈长管形，基本角质细胞为长菱形。

[化学成分] 主要含有角蛋白、磷酸钙及不溶性无机盐等。其中角蛋白含量最多。羚羊角的角蛋白含硫只有 1.2%，是角蛋白中含硫最少者之一。羚羊角经酸水解后测定，含异白氨酸、白氨酸、苯丙氨酸、酪氨酸、丙氨酸等多种氨基酸。此外，尚含磷脂类成分约 0.12%，主要为卵磷脂、脑磷脂、神经鞘磷脂、磷脂酰丝氨酸及磷脂酰肌醇等。

[品质评价]

经验鉴别 以质嫩，色白，光润，内含红色斑纹，无裂纹者为佳。

[功效] 性寒，味咸。归肝、心经。能平肝息风，清肝明目，散血解毒。用于肝风内动，惊痫抽搐，妊娠子痫，高热痉厥，癫痫发狂，头痛眩晕，目赤翳障，温毒发斑，痈肿疮毒。用量 1 ~ 3g，宜另煎 2 小时以上；磨汁或研粉服，每次 0.3 ~ 0.6g。

[附注]

1.羚羊角常见混淆品有同科动物鹅喉羚羊（长尾黄羊）*Gazella subgutturosa* Guldenstaedt、藏羚羊 *Pantholops hodgsonii*（Abel.）、黄羊 *Procapra przewalskii* Pallas 等的角，它们均不呈类白色、半透明，均无"通天眼"，应注意鉴别。鹅喉羚羊分布于内蒙古、甘肃、新疆、青海、西藏等省区，角呈长圆锥形而稍侧扁，角尖显著向内弯转，长 14 ~ 30cm，表面灰黑色，不透明，粗糙，多纵裂纹，中下部有隆起斜向环脊 5 ~ 10 个，另一侧不明显，环脊间距 1.5 ~ 2cm。粉末镜检，其碎片不透明，细胞内含有较多黑色或棕黑色色素颗粒。含磷脂类成分约 0.06%，组成与羚羊角相似。藏羚羊角呈不规则细长圆锥形，弯曲，基部侧扁，较直，长 40 ~ 70cm，表面黑色或黑褐色，较光滑，不透明，有环脊 10 ~ 16 个，其间距几乎相等，约 2cm。粉末镜检，碎片不透明，细胞内含有多数浓密的棕色色素颗粒。黄羊角呈长圆锥形而侧扁，略作"S"形弯曲，长 20 ~ 30cm，表面淡灰棕色或灰黑色，不透明，有多数纵纹理，微波状环脊 17 ~ 20 个，斜向弯曲，其下部环脊间距较小，5 ~ 10mm，基部横切面椭圆形，粗糙。粉末镜检，碎片不透明，细胞内含有较少棕色色素颗粒，含磷脂类成分约 0.06% 及氨基酸，二者组成均与羚羊角相似。

2.进口的羚羊角曾发现角内灌有铅粒，以增加重量。可检查骨塞是否活动，或用 X 光仪检查。亦应注意进口品的霉变情况（指羚羊角基部骨塞表面长满了霉斑，如仅有少量灰绿色或黄色霉斑，称发霉）。

表 18-1 常见的动物类药材

药材名	来源	药用部位
石决明（Haliotidis Concha）	鲍科（Haliotidae）动物杂色鲍 *Haliotis diversicolor* Reeve、皱纹盘鲍 *H. discus hannai* Ino、羊鲍 *H. ovina* Gmelin、澳洲鲍 *H. ruber*（Leach）、耳鲍 *H. asinina* Linnaeus 或白鲍 *H. laevigata*（Donovan）	贝壳

续表

药材名	来源	药用部位
牡蛎（Ostreae Concha）	牡蛎科（Ostreidae）动物长牡蛎 *Ostrea gigas* Thunberg、大连湾牡蛎 *O. talienwhanensis* Crosse 或近江牡蛎 *O. rivularis* Gould	贝壳
海螵蛸（Sepiae Endoconcha）	乌贼科（Sepiidae）动物无针乌贼 *Sepiella maindroni* de Rochebrune 或金乌贼 *Sepia seculenta* Hoyle	内壳
蛤壳（Meretricis Concha Cyclinae Concha）	帘蛤科（Veneridae）动物文蛤 *Meretrix meretrix* Linnaeus 或青蛤 *Cyclina sinensis* Gmelin	贝壳
土鳖虫（Eupolyphaga Steleophaga）	鳖蠊科（Corydiidae）昆虫地鳖 *Eupolyphaga sinensis* Walker 或冀地鳖 *Steleophaga plancyi*（Boleny）	雌虫
桑螵蛸（Mantidis Ootheca）	螳螂科（Mantidae）昆虫大刀螂 *Tenodera sinensis* Saussure、小刀螂 *Statilia maculata*（Thunberg）或巨斧螳螂 *Hierodula patellifera*（Serville）	卵鞘
蝉蜕（Cicadae Periostracum）	蝉（Cicadidae）科昆虫黑蚱 *Cryptotympana pustulata* Fabricius	若虫羽化时脱落的皮壳
九香虫（Aspongopus）	蝽科（Pentatomidae）昆虫九香虫 *Aspongopus chinensis* Dallas	虫体
虫白蜡（Cera Cchinensis）	介壳虫科（Coccidae）昆虫白蜡虫 *Ericerus pela*（Chavannes）Guerin	雄虫分泌的蜡经精制而成
蜂胶（Propolis）	蜜蜂科（Apidae）昆虫意大利蜂 *Apis mellifera* L.	工蜂采集的植物树脂与其分泌物混合形成的胶状物，除去杂质
海龙（Syngnathus）	海龙科（Syngnathidae）动物刁海龙 *Solenognathus hardwickii*（Gray）、拟海龙 *Syngnathoides biaculeatus*（Bloch）或尖海龙 *Syngnathus acus* Linnaeus	全体
鳖甲（Trionycis Carapax）	鳖科（Trionychidae）动物鳖 *Trionyx sinensis* Wiegmann	背甲
龟甲胶（Testudinis Carapacis et Plastri Colia）	龟科（Testudinoidae）动物乌龟 *Chinemys reevesii*（Gray）	经水煎煮、浓缩制成的固体胶
鸡内金（Galli Gigerii Endothelium Corneum）	雉科（Phasianidae）动物家鸡 *Callus gallus domesticus* Brisson	沙囊内壁
熊胆粉（Ursi Fellis Pulvis）	熊科（Ursidae）动物黑熊 *Selenaretos thibetanus* Cuvier	引流胆汁的干燥品
水牛角（Bubali Cornu）	牛科（Bovidae）动物水牛 *Bubablus bubalis* Linnaeus	角
猪胆粉（Suis Fellis Pulvis）	猪科动物猪（Suidae）*Sus scrofadomestica* Brisson.	胆汁的干燥品
血余炭（Crinis Carbonisatus）	人类（Hominidae）（*Homo sapiens sapiens*）	人发制成的炭化物

第十九章 矿物类中药的鉴定 ▷▷▷▷

矿物是地质作用形成的天然单质或化合物。矿物类中药是指以可供药用的天然矿物、矿物的加工品及动植物的化石，其中以原矿物经过炮制后直接入药的有朱砂、石膏、炉甘石、赭石等，以矿物为主要原料的加工品如轻粉及芒硝等，以及动植物化石或动物骨骼化石如龙骨、琥珀等。

第一节 概 述

矿物药的历史和发展：中医对矿物药的利用已经有两千多年的历史，历代本草均有矿物药记载。《神农本草经》为我国已知最早的药物学专著，收载有玉石类药物 41 种，如水银、云母、朴硝、滑石、雄黄、磁石、赭石、石膏等均有记载。秦汉之际，方士盛行，炼丹术的发展也促进了矿物类药材的发展。《名医别录》增加矿物药 32 种，《新修本草》增加矿物药 14 种，《本草拾遗》又增加矿物药 17 种，宋代《证类本草》等书中的矿物药已达 139 种。《本草纲目》中金石部载有 161 种，矿物药占总药数的 8.5%，并将矿物药分别记述在土部和金石部中。清代《本草纲目拾遗》又增加矿物药 38 种。矿物药的数量虽较植物、动物类药要少，但是在临床上有多方面的医疗作用。如朱砂可清心镇惊、安神解毒；石膏为清解气分实热之要药，适用于外感热病，高热烦渴等症；炉甘石眼科用于明目退翳，外科收湿止痒；芒硝泻热通便、润燥软坚；自然铜具有散瘀止痛、续筋接骨之功，为历代中医伤科要药。随着近代药理学的发展，矿物药的作用机理也取得了进展，如用含 Fe、Ca、Mn 等元素的矿物药作为滋养性和兴奋性药物；用含 Mg、K、Na 等成分的矿物药作为泻下、利尿药物；用含 S、As、Hg 等成分的矿物药作为治疗梅毒和疥癣的药物等均符合现代医学治病原理。因此，对矿物药的研究与利用必将更加深入和广泛。

第二节 矿物类中药的基本性质

矿物是由地质作用形成的天然单体（元素）或化合物。矿物除少数是自然元素以外，绝大多数是自然化合物，其中大部分是固体，也有些是液体（如水银）或气体（如硫化氢）。每一种固体矿物都具有一定的物理和化学性质，这些性质取决于各自的化学成分及其结晶构造。人们常常利用不同的性质，来认识和鉴别不同种类的矿物。

一、结晶习性

多数固体矿物为结晶体。其中有些为含水矿物，水在矿物中存在的形式直接影响到矿物的性质。水在矿物中的存在形式可分为两大类：一是不加入晶格的吸附水或自由水；二是加入晶格组成，包括以水分子（H_2O）形式存在的结晶水［如胆矾（$CuSO_4 \cdot 5H_2O$）、石膏［（$CaSO_4 \cdot 2H_2O$）］和以 H^+、OH^- 等离子形式存在的结晶水［如滑石 $Mg_3(Si_4O_{10})(OH)_2$］。各种含水矿物的失水温度，因水的存在形式不同而不同，这种性质常常用来鉴定矿物。

二、结晶形状

矿物药多数是以晶体形态存在的。晶体（结晶质）和非晶体（非晶质）本质上的区别，在于组成物质的质点是否作有规律的排列；凡是质点呈规律排列者为晶体，反之为非晶体。晶体矿物都具有固定的结晶形状，且在同一温度时，同一物质晶体三维空间的晶面夹角都是相同的。通过观察矿物的结晶形状及利用 X 射线衍射手段，可以准确地鉴别不同的结晶形矿物。晶体的质点呈规律排列，这种排列规律表现为空间格子，组成空间格子的最小单位成为晶胞，不同晶体晶胞大小和形态不同，主要表现在晶胞的棱长（a，b，c）和棱间夹角（α，β，γ）不同，各晶系的特点如下：

（一）高级晶族

等轴晶系：$a = b = c$，$\alpha = \beta = \gamma = 90°$

（二）中级晶族

四方晶系：$a = b \neq c$，$\alpha = \beta = \gamma = 90°$
三方晶系：$a = b \neq c$，$\alpha = \beta = \beta' = 90°$，$\gamma = \gamma' = 60°$
六方晶系：$a = b = d \neq c$，$\alpha = \beta = \beta' = 90°$，$\gamma = \gamma' = 120°$

（三）低级晶族

斜方晶系：$a \neq b \neq c$，$\alpha = \beta = \gamma = 90°$
三斜晶系：$a \neq b \neq c$，$\alpha \neq \beta \neq \gamma \neq 90°$
单斜晶系：$a \neq b \neq c$，$\alpha = \gamma = 90°$，$\beta \neq 90°$

除了等轴晶系外，其他六个晶系的晶体或长方形，或柱状或板片状。矿物除了单体的形状外，常常是以许多单体聚集在一起而出现的，这种聚集的整体就称为集合体。

三、透明度

矿物透光能力的大小称为透明度。透明度是鉴定矿物的主要特征之一。按矿物磨至 0.03mm 标准厚度时的其透明度，一般分为三类：

1. 透明体　能允许绝大部分光线通过，隔着它可清晰地透视另一物体，如无色水晶、云母等。

2. 半透明体　能允许通过一部分光线，隔着它不能看清另一物体，如辰砂、雄黄等。

3. 不透明体　光线几乎完全不能通过，如代赭石、滑石等。

在显微鉴定时，透明矿物常利用偏光显微镜鉴定，不透明矿物利用反射偏光镜鉴定。

四、颜色

矿物的颜色，主要是矿物对光线中不同波长的光波均匀吸收或选择吸收所表现的性质。一般分为三类：①本色：系由矿物的成分和内部构造所决定的颜色，如辰砂的朱红色。②外色：由混入带色杂质或气泡等包裹体所致的颜色。外色的深浅，除与带色杂质的量相关外，还与分散的程度相关，如紫石英、大青盐等。③假色：某些矿物，有时可见变彩现象，系因投射光受晶体内部裂缝面、解理面及表面的氧化膜的反射所引起的光波干涉作用而产生的颜色，如云母等。

矿物粉末的颜色，在矿物学中称为"条痕"，即将矿物在白色的毛瓷板划过后留下的有颜色的线条。条痕比矿物表面的颜色更为固定，具有重要的鉴定意义。有的条痕与矿物本身颜色相同，如辰砂；有的则不同，如自然铜本身为亮黄色而条痕则为黑色。磁石和赭石两者表面均为灰黑色，不易区分，但磁石条痕为黑色，而赭石条痕为桃红色，很容易区分。

观察矿物的颜色应以矿物的新鲜面为准，尽量排除外来的带色物质的干扰。

五、光泽

矿物表面对投射光线的反射能力称为光泽。反射能力的强弱也就是光泽的强度，矿物的光泽由强至弱分为金属光泽（如自然铜）、半金属光泽（如磁石）、金刚光泽（如朱砂）和玻璃光泽（如硼砂）。如果矿物的断口或集合体表面不平滑，并有细微的裂缝，使一部分反射光发生散射或相互干扰，则可形成一些特殊的光泽。如油脂光泽（硫黄）、绢丝光泽（石膏）、珍珠光泽（云母）、土状光泽（高岭石）。

六、硬度

硬度即矿物抵抗外来机械作用（如刻划、研磨、挤压）的能力。不同矿物有不同的硬度，可作为鉴定矿物的依据之一，通常采用摩氏硬度计来确定矿物的相对硬度。摩氏硬度计是由十种不同硬度的矿物作为标准，按其硬度由大到小分为十级，居前的矿物可以被后面的矿物刻划，但等级是不均衡的，不成倍数和比例的关系，只是比较矿物硬度相对高低的一种方法。矿物的十个硬度等级排序如下：

硬度	1	2	3	4	5	6	7	8	9
矿物	滑石	石膏	方解石	氟石	磷灰石	正长石	石英	黄玉石	刚玉石
绝对硬度	2.4	36	109	189	536	759	1120	1427	2060

确定硬度时，可将样品矿石与上述标准矿石互相刻划，使样品受损的最低硬度等级为该矿物的硬度。实际工作中，常用四级法来代替摩氏硬度计，一般用手指甲（约为 2）、铜币（约为 5.5）、小刀（约为 5.5）等刻划矿石，粗略求得矿石硬度。测定硬度时，须在矿物单体和新解理面上进行，可用硬度测定仪或显微硬度计来精密测定矿物的硬度。

七、比重

比重系指在 4℃时，矿物与同体积的水的重量比，用 g/cm³ 或者 kg/m³ 表示，是鉴定矿物的重要物理常数。如水银为 13.6，朱砂为 8.0 ~ 8.20，石膏为 2.3。

八、矿物的力学性质

矿物受外力作用时呈现的力学性质主要有以下几种：

1. 脆性 指矿物容易被击破或压碎的性质，如自然铜、方解石等。

2. 延展性 指矿物能被压成薄片或抽成细丝的性质，如金、铜、铝等。

3. 弹性 指矿物在外力作用下变形，外力取消后，在弹性限度内，能恢复原状的性质，如云母等。

4. 挠性 指矿物在外力作用下发生一定程度的弯曲，但不发生折断，当除去外力后，不能恢复原状的性质，如滑石等。

5. 柔性 指矿物易受外力切割并不发生破碎的性质，如石膏。

九、磁性

磁性系指矿物可以被磁铁或电磁铁吸引，或其本身吸引铁物体的性质，如磁石（磁铁矿）等。矿物的磁性与本身化学成分中含有 Fe、Co、Ni、Mn、Cr 等磁性元素有关。

十、解理、断口

矿物受力后沿一定结晶方向裂开成光滑平面的性质称为解理，该平面称为解理面。解理是结晶物质特有的性质，其形成与晶体构造的类型有关，因此是矿物鉴定的重要特征之一。如云母、方解石可完全解理，石英没有解理。矿物受力后不是沿一定结晶方向断裂所形成的不规则的断裂面称为断口。断口面的形态有：平坦状（如高岭石）、贝壳状（如胆矾）、参差状（如青礞石）和锯齿状（如铜）。

十一、吸湿性

有的矿物具有吸着水分的能力，可表现出黏舌或湿润双唇的现象，如龙骨、龙齿、高岭石。

十二、气味

有些矿物具特殊的气味，尤其是受锤击、加热或湿润时较为明显，如雄黄灼烧时有蒜臭气味，胆矾具涩味，食盐具咸味等。

第三节　矿物类中药的分类

矿物类中药的分类方式有三种：阴离子分类法、阳离子分类法和以中医药功效为基础的分类方法。《中国药典》（2020 年版）对矿物药采用的分类方法是根据其所含主要成分的阴离子种类分为"类"，再将化学组成类似，结晶体结构类型相同的种类分为"族"，族以下是"种"。种是矿物分类的基本单元，也是对矿物进行具体阐述的基本单位。以矿物药中所含阳离子为依据进行分类，对矿物药的研究和应用有诸多方便。按阳离子分类法，朱砂、轻粉、红粉等为汞化合物类；赭石、磁石、自然铜、禹余粮等为铁化合物类；石膏、寒水石、龙骨、紫石英等为钙化合物类；雄黄、雌黄、信石等为砷类化合物；白矾、赤石脂等为铝化合物类；胆矾、铜绿等为铜化合物；铅丹、密陀僧等为铅化合物；芒硝、玄明粉、硼砂、大青盐等为钠化合物类；滑石为镁化合物类；炉甘石为锌类化合物。矿物学中对矿物的分类通常是以阴离子为依据进行分类，主要有氧化物类磁石、赭石、信石等；硫化物类雄黄、辰砂、自然铜等；卤化物类大青盐等；硫酸盐类石膏、明矾、芒硝等；碳酸盐类炉甘石、钟乳石等；硅酸盐类滑石、赤石脂、白石脂等。以中医临床功效为基础的分类方法有：安神药如朱砂、琥珀、磁石、龙骨等；涌吐药如胆矾、石盐等；清热药如石膏、寒水石等；泻下药如芒硝等。

第二十章　矿物类中药的鉴定 ▷▷▷

第一节　概　述

由于每一种矿物结构构造和化学组成不同，因此也就表现出各自不同的形态和物理化学性质，根据其外观形态及理化性质的不同，可对矿物类药材进行鉴别，一般包括性状鉴别、显微鉴别及理化鉴别。

一、性状鉴定

矿物药是一类特殊的生药，一般依据矿物的性质进行鉴定。根据矿物的一般性质进行鉴定，除外形、颜色、质地、气味等检查项外，还应检测其硬度、条痕、透明度、解理、断口、磁性及比重。

二、显微鉴定

粉末状的矿物药可借助显微镜，观察其形状、透明度和颜色等。在矿物药的研究中，使用偏光显微镜研究透明的非金属矿物的晶形、解理和化学性质，如折射率、双折射率；用反光显微镜对不透明与半透明的矿物进行物理、化学性质的检测。但这两种显微镜均要求矿物经磨片后才可进行观察。

三、理化鉴定

理化鉴定是利用物理和化学方法对矿物药所含主要化学成分进行定性和定量的分析，从而鉴定矿物药的真伪和质量的优劣。对外形和粉末无明显特征或剧毒的矿物药，如信石、玄明粉等进行理化分析鉴定尤为重要。随着现代科学技术的迅速发展，国内外对矿物药的鉴定采用了许多新技术，如热分析法、X射线衍射法、光谱分析法、化学分析方法等现代科学技术鉴别和研究矿物药较多。利用X射线衍射法，可对矿物药进行定性定量分析。热分析法可通过已知的矿物热分析曲线图，对比判断矿物药中矿物组分的种类和量比。发射光谱分析可对矿物药中所含元素进行定性和半定量分析等。

第二节　常用矿物类中药的鉴定

朱砂 Cinnabaris

（附：人工朱砂、银朱）

[**来源**] 为硫化物类矿物辰砂族辰砂，亦有人工合成品。

[**采制**] 采挖后，选取纯净者，用磁铁吸净含铁的杂质，再用水淘去砂石和泥沙。

[**产地**] 主产于贵州、湖南、四川、广西及云南等地。

[**性状**] 朱砂　为块状或粒状集合体，呈颗粒状或块片状。鲜红色或暗红色，条痕朱红色至红褐色，具光泽，半透明。体重，质脆，片状者易破碎，粉末状者有闪烁的光泽。比重 8.09 ~ 8.20。气微、无味。（见附录彩图 20–1）

商品常以形状不同分为朱宝砂、镜面砂、豆瓣砂。

朱宝砂　呈细小颗粒或粉末状，鲜红色，明亮。

镜面砂　多呈斜方形，长条形片状，大小薄厚不等，直径 1.0 ~ 1.5cm，厚 0.2 ~ 0.3cm。光亮如镜。

豆瓣砂　形如豆瓣状，方圆形块状，多棱角，赤红色，有光亮。

饮片　朱砂粉：取朱砂，用磁铁吸去铁屑，水飞，晾干或 40℃以下干燥。为朱红色细粉末，体轻，以指撮之无粒状物，以磁铁吸之无铁末。气微，味淡。

[**化学成分**] 主含硫化汞（HgS）。尚含 Ba、Mg、Pb、Mn、Cu、Zn、Fe、Si、Ag、Ti、Al 等无机元素。人工制品较纯，一般含 HgS 可达 99.9% 以上。

朱砂无论产自何地，采用何种加工方法均含有大量的可溶性汞和游离汞，特别是研磨朱砂中可溶性汞及游离汞含量均高于水飞朱砂。

[**理化鉴别**]

1. 粉末用盐酸润湿后，在光洁的铜片上摩擦，铜片表面显银白色光泽，加热烘烤后，银白色消失。

$$HgS+2HCl \rightarrow HgCl_2+H_2S \uparrow$$
$$\quad\quad\quad\quad\quad \rightarrow CuCl_2+Hg（银白色）$$

2. 取粉末 2g，加盐酸 – 硝酸（3:1）的混合液 2mL 使溶解，蒸干，加水 2mL 使溶解，滤过，滤液显汞盐及硫酸盐的鉴别反应。

[**品质评价**]

1. 经验鉴别　以色鲜红、有光泽、质脆体重者为佳。

2. 检查　检查铁：取本品 1g，加稀盐酸 20mL，加热煮沸 10 分钟，放冷，滤过，滤液置 250mL 量瓶中，加氢氧化钠试液中和后，加水至刻度。取 10mL，照铁盐检查法检查，如显颜色，与标准铁溶液 4mL 制成的对照液比较，不得更深（0.1%）。

二价汞：按照汞、砷元素形态及价态测定法中汞元素形态及其价态测定法测定，本品含二价汞以汞（Hg）计，不得过 0.10%。

3. 含量测定　按照滴定法，本品含硫化汞（HgS）不得少于 96.0%。

[**功效**]性微寒，味甘。有毒。归心经。清心镇惊，安神，明目，解毒。用于心悸易惊，失眠多梦，癫痫发狂，小儿惊风，视物昏花，口疮，喉痹，疮疡肿毒。用量 0.1 ~ 0.5g，多入丸散服，不宜入煎剂。外用适量。本品有毒，不宜大量服用，也不宜少量久服；孕妇及肝肾功能不全者禁用。

[**附**]

1. 人工朱砂　又称灵砂，是汞与硫黄炼制而成的汞制剂。其中水银与硫黄的比例约为 4∶1，采用自然火升之，干水十二盏为度。药材为块状，全体暗红色，断面呈纤维柱状，习称"马牙柱"，具有宝石样或金属光泽，质松脆，易破碎。无臭味。性温，味甘，无毒，主上盛下虚，痰涎壅盛，心腹冷痛等。

2. 银朱　银朱现有化学合成法，系采用水银、升华硫和氢氧化钾加热合成，亦为人工朱砂。为深红色粉末，质重，具强光泽，捻之极细而染指。银朱具攻毒杀虫之功效。用于疮毒、疥癣。

雄黄 Realgar

（附：雌黄）

[**来源**]为硫化物类矿物雄黄族雄黄。

[**采制**]全年可采挖，除去杂质、泥土、沙石，或按大小生熟分成等级，研成细粉或水飞后用。

[**产地**]主产于湖南慈利、石门、澧县，湖北鹤峰、五峰，贵州郎岱、思南、印江，甘肃五都、临复、敦煌，云南风仪及四川等地。

[**性状**]呈不规则的块状或粉末。条痕浅橘红色。块状者表面常覆有橙黄色粉末，触之手易被染成橙黄色。晶面具金刚石样光泽。断口呈贝壳状，暗红色，具树脂光泽或脂肪光泽。质松易碎，硬度 1.5 ~ 2.0；比重 3.4 ~ 3.6。有特异臭气，味淡。燃烧时易熔融成红紫色液体，火焰为蓝色，并生成黄白色烟，有强烈蒜臭气。其颜色鲜艳、半透明、有光泽、质松脆者习称"明雄"或"雄黄精"。（见附录彩图 20-2）

[**化学成分**]主含硫化砷（As_2S_2）。其中含砷 75%，硫 24.9%。尚含有少量的 Si、Fe、Al、Ca、Mg、Ba 及微量的 Mn、Ti、Pb、Sr、Cu 等元素。

[**理化鉴别**]

1. 取本品粉末 10mg，加水润湿后，加氯酸钾饱和的硝酸溶液 2mL，溶解后，加氯化钡试液，生成大量白色沉淀。放置后，倾出上层酸液，再加水 2mL，振摇，沉淀不溶解。

2. 取本品粉末 0.2g，置坩埚内，加热熔融，产生白色或黄白色火焰，伴有白色浓烟。取玻片覆盖后，有白色冷凝物，刮取少量，置试管内加水煮沸使溶解，必要时滤过，溶液加硫化氢试液数滴，即显黄色，加稀盐酸后生成黄色絮状沉淀，再加碳酸铵试液，沉淀复溶解。

[品质评价]

1. 经验鉴别　以色红、块大、质松脆、有光泽者为佳。

2. 检查　三价砷及五价砷：照汞、砷元素形态及价态测定法，含三价砷及五价砷总量以砷（As）计，总量不得过 7.0%。

3. 含量测定　按照滴定法，本品含砷量以二硫化二砷（As_2S_2）计，不得少于 90.0%。

[性味功效] 性温，味辛。有毒。归肝、大肠经。解毒杀虫，燥湿祛痰，截疟。用于痈肿疔疮，蛇虫咬伤，虫积腹痛，惊痫，疟疾。0.05 ~ 0.1g，入丸散用。外用适量，熏涂患处。内服宜慎；不可久用；孕妇禁用。

[附]

雌黄　常与雄黄共生。其性状与雄黄相似，含 As_2S_3。全体呈柠檬黄色。条痕柠檬黄色。具显著的酸性，能溶于碳酸铵液中，而雄黄难溶于碳酸铵液中。功效与雄黄类似。

雄黄遇热易产生剧毒的二氧化二砷，忌用火煅。

$2As_2S_2 + 7O_2 \rightarrow 2As_2O_3 + 4SO_2$

自然铜 Pyritum

[来源] 为硫化物类矿物黄铁矿族黄铁矿，主含二硫化铁（FeS_2）。

[产地] 主产于四川、山东、湖南、湖北、云南、广东及东北等地。

[采制] 全年可采，拣取矿石，去净杂石、沙土及黑锈后，敲成小块。

[性状] 晶形多为立方体，集合体呈致密块状。表面亮淡黄色，有金属光泽；有的黄棕色或棕褐色，无金属光泽。具条纹，条痕绿黑色或棕红色。体重，质坚硬或稍脆，易砸碎，断面黄白色，硬度 6 ~ 6.5，比重 4.9 ~ 5.2，有金属光泽；或断面棕褐色，可见银白色亮星。

[化学成分] 主含二硫化铁（FeS_2），还含有少量的铝、镁、钙、钛、锌以及微量的镍、砷、锰、钡、铜等共计二十余种。

[理化鉴别] 取本品粉末 1g，加稀盐酸 4mL，振摇，滤过，滤液加硫氰酸铵试液，显血红色。滤液加亚铁氰化钾试液 1 滴，即生成深蓝色沉淀。（检查铁盐）

[品质评价]

1. 经验鉴别　以块大整齐、色黄明亮、断面有金属光泽者质量为佳。

2. 含量测定　采用滴定法，本品含铁（Fe）应为 40.0% ~ 55.0%。

[功效] 性平，味辛。归肝经。散瘀止痛，续筋接骨。用于跌打损伤，筋骨折伤，瘀肿疼痛。3 ~ 9g，多入丸散服，若入煎剂宜先煎。外用适量。

赭石 Haematitum

[来源] 为氧化物类矿物刚玉族赤铁矿。

[采制] 全年可采，采后，选取表面有钉头状突起部分的称"钉头代赭石"，除去泥土、杂石。

[**产地**] 主产于山西、河北、山东、湖南、四川等地。

[**性状**] 为鲕状、豆状、肾状集合体，多呈不规则的扁平块状。表面暗棕红色或灰黑色，条痕樱红色或红棕色，有的有金属光泽。一面多有圆形的突起，习称"钉头"；另一面与突起相对应处有同样大小的凹窝。体重，质硬，砸碎后断面显层叠状。硬度5.5～6，比重5～5.3。不易砸碎，砸碎面显层叠状，每层均依"钉头"而呈波浪状弯曲，用手抚摩，则有红棕色粉末粘手。气微，味淡。（见附录彩图20-3）

[**化学成分**] 赭石主含三氧化二铁（Fe_2O_3），含铁量53.63%～56.42%，尚含少量的Si、Al、Ca、Mg、Ba、Ti、As及微量的Sr、Pb、Zn、V、Cu、Be等元素。

[**理化鉴别**] 取本品粉末0.1g，加盐酸2mL，振摇，滤过，取滤液2滴，加硫氰酸铵试液2滴，溶液即显血红色；另取滤液2滴，加亚铁氰化钾试液1～2滴，即生成蓝色沉淀；再加25%氢氧化钠溶液5～6滴，沉淀变成棕色。（检查铁盐）

[**品质评价**]

1. 经验鉴别 以表面色棕红、断面层次明显、松脆、易剥下、有钉头、无杂石者为佳。

2. 含量测定 按照滴定法，本品含铁（Fe）不得少于45.0%。

[**功效**] 性寒，味苦。归肝、心、肺、胃经。能平肝潜阳，重镇降逆，凉血止血。用于眩晕耳鸣，呕吐，噫气，呃逆，喘息，吐血，衄血，崩漏下血。用量9～30g，先煎。孕妇慎用。

炉甘石 Calamina

[**来源**] 为碳酸盐类矿物方解石族菱锌矿，主含碳酸锌（$ZnCO_3$）。

[**产地**] 主产于湖南、广西、四川等地。

[**采制**] 采挖后，洗净，晒干，除去杂石。

[**性状**] 为块状集合体，呈不规则的块状。灰白色或淡红色，表面粉性，无光泽，凹凸不平，多孔，似蜂窝状。体轻，易碎。气微，味微涩。

[**化学成分**] 主要成分为碳酸锌（$ZnCO_3$），尚含少量氧化钙0.27%，氧化镁0.45%，氧化铁0.58%，氧化锰0.01%。

[**理化鉴别**]

1. 取本品粗粉1g，加稀盐酸10mL，即泡沸，发生二氧化碳气，导入氢氧化钙试液中，即生成白色沉淀。（检查碳酸盐）

2. 取本品粗粉1g，加稀盐酸10mL使溶解，滤过，滤液加亚铁氰化钾试液，即生成白色沉淀，或杂有微量的蓝色沉淀。（检查锌盐）

[**品质评价**]

1. 经验鉴别 均以色白、体轻、质松者为佳。

2. 含量测定 按照滴定法，本品按干燥品计算，含氧化锌（ZnO）不得少于40.0%。

[**功效**] 性平，味甘。归肝、脾经。能解毒明目退翳，收湿止痒敛疮。用于目赤肿痛，睑弦赤烂，翳膜遮睛，胬肉攀睛，溃疡不敛，脓水淋漓，湿疮瘙痒。外用适量。

石膏 Gypsum Fibrosum

（附：煅石膏）

[**来源**] 为硫酸盐类矿物膏族石膏。

[**采制**] 全年可采。采挖后，除去泥沙及杂石。

[**产地**] 主产于湖北、甘肃、四川、安徽、山西等省。

[**性状**] 为纤维状的集合体，呈长块状或不规则块状，大小不一；全体白色、灰白色或浅黄色，有的半透明；常有夹层，内藏有青灰色或灰黄色片状杂质；体重，质软，易纵向分开，硬度为 1.5 ~ 2，比重 2.3，条痕白色。纵断面具纤维状纹理，并显丝绢光泽；无臭，味淡。（见附录彩图 20-4）

[**化学成分**] 主成分为二水合硫酸钙（$CaSO_4 \cdot 2H_2O$）。尚含 Al、Si、Fe、Mg、Sr、Cu、Ti、Na、Mn 等无机元素。

[**理化鉴别**]

1. 取本品一小块（约 2g），置具有小孔软木塞的试管内，灼烧，管壁有水生成，小块变为不透明体。

2. 取本品粉末 0.2g，加稀盐酸 10mL，加热使溶解，溶液显钙盐和硫酸盐的鉴别反应。

3. 取本品粉末适量，溴化钾压片法制备供试品，利用红外分光光度法，供试品的红外吸收图谱应与二水硫酸钙对照品具有相同的特征吸收峰。

[**品质评价**]

1. 经验鉴别　以色白、块大、质酥松、纵断面如丝、无夹层、无杂石者为佳。

2. 检查　重金属：取本品 8g，加冰醋酸 4mL 与水 96mL，煮沸 10 分钟，放冷，加水至原体积，滤过。取滤液 25mL，按照《中国药典》检测，含重金属不得过 10mg/kg。砷盐：取本品 1g，加盐酸 5mL，加水至 23mL，加热使溶解，放冷，按照《中国药典》检测，含砷量不得过 2mg/kg。

3. 含量测定　按照滴定法，本品含含水硫酸钙（$CaSO_4 \cdot 2H_2O$）不得少于 95.0%。

[**功效**] 性大寒，味甘、辛。归肺、胃经。能清热泻火，除烦止渴。用于外感热病，高热烦渴，肺热喘咳，胃火亢盛，头痛，牙痛。用量 15 ~ 60g，先煎。

[**附**]

煅石膏　为石膏的炮制品，含硫酸钙（$CaSO_4$）不得少于 92%[1g 硫酸钙（$CaSO_4$）相当于含水硫酸钙（$CaSO_4 \cdot 2H_2O$）1.26g]。本品能收湿、生肌、敛疮、止血。外治溃疡不敛，湿疹瘙痒，水火烫伤，外伤出血。大多用制石膏绷带。

芒硝 Natrii Sulfas

（附：玄明粉）

[**来源**] 为硫酸盐类矿物芒硝族芒硝，经加工精制而成的结晶体。

[采制] 取天然产的芒硝（俗称"土硝"），用热水溶解，放置，过滤，滤液加热浓缩，放冷即析出结晶，习称"朴硝"。再将朴硝重结晶即为芒硝。

[产地] 全国大部分地区均有生产。多产于海边碱土地区，矿泉、盐场附近。

[性状] 为棱柱状、长方形或不规则块状及粒状。无色透明或类白色半透明。质脆，易碎，断面呈玻璃样光泽。气微，味咸。

[化学成分] 主含含水硫酸钠（$Na_2SO_4 \cdot 10H_2O$），尚含 Ca、Mg、Sr、Fe、Al、Ti、Si、As 等多种元素。芒硝常夹杂食盐、硫酸钙、硫酸镁等。

[理化鉴别] 本品的水溶液显钠盐与硫酸盐的鉴别反应。

1. 取铂丝，以盐酸润湿，蘸取供试品，在无色火焰中燃烧，火焰即显鲜黄色。

2. 取供试品溶液，滴加氯化钡试液，即生成白色沉淀；分离，沉淀在盐酸或硝酸中均不溶解。

[品质评价]

1. 经验鉴别　以色白、块大、味咸者质量为佳。

2. 检查　铁盐与锌盐：取本品 5g，加水 20mL 溶解后，加硝酸 2 滴，煮沸 5 分钟，滴加氢氧化钠试液中和，加稀盐酸 1mL，亚铁氰化钾试液 1mL 与适量的水使成 50mL，摇匀，放置 10 分钟，不得发生浑浊或显蓝色。

镁盐：取本品 2g，加水 20mL 溶解后，加氨试液与磷酸氢二钠试液各 1mL，5 分钟内不得发生浑浊。

砷盐：取本品 0.20g，加水 23mL 溶解后，加盐酸 5mL，按照《中国药典》检测，含砷量不得过 10mg/kg。

氯化物：取本品 0.2g，按照《中国药典》检测，与标准氯化钠溶液 7.0mL 制成的标准溶液比较，不得更浓（0.035%）。

干燥失重：取本品，在 105℃ 干燥至恒重，减失重量应为 51.0% ~ 57.0%。

重金属：取本品 2.0g，加稀醋酸试液 2mL 与适量的水溶解使成 25mL，按照《中国药典》检测，含重金属不得过 10mg/kg。

酸碱度：取本品 1.0g，加水 20mL 使溶解。取 10mL 加甲基红试剂 2 滴，不得显红色；另取 10mL 加溴麝香草酚蓝指示剂 2 滴，不得显蓝色。

3. 含量测定　取本品约 0.39g，精密称定，加水 200mL 溶解后，加盐酸 1mL，煮沸，不断搅拌，并缓缓加入热氯化钡试液（约 20mL），至不再生成沉淀，置水浴上加热 30 分钟，静置 1 小时，用无灰滤纸或称定重量的古氏坩埚滤过，沉淀用水分次洗涤，至洗液不再显氯化物的反应，干燥，并炽灼至恒重，精密称定，与 0.6086 相乘，即得供试品中含有硫酸钠（Na_2SO_4）的重量。本品按干燥品计算，含硫酸钠（Na_2SO_4）不得少于 99.0%。

[功效] 性寒，味咸、苦。归胃、大肠经。泻下通便，润燥软坚，清火消肿。用于实热积滞，腹满胀痛，大便燥结，肠痈肿痛；外治乳痈，痔疮肿痛。用量 6 ~ 12g，一般不入煎剂，待汤剂煎得后，溶入汤液中服用。外用适量。孕妇慎用；不宜与硫黄、三棱同用。

[贮藏] 密闭，在 30℃ 以下保存，防风化。

［附］

玄明粉 Natrii Sulfas Exsiccatus 为芒硝经风化干燥制得，主含硫酸钠（Na_2SO_4）。呈白色粉末状，无臭、味咸，具有吸湿性。本品的水溶液显钠盐与硫酸盐的鉴别反应。照芒硝项下的方法检查，用量需减半，应符合铁盐与锌盐、镁盐规定。本品含重金属不得过百万分之二十，含砷量不得过百万分之二十。主含硫酸钠（Na_2SO_4），按干燥品计，不得少于99.0%。本品性寒，味咸、苦。泻热通便，润燥软坚，清火消肿。

青礞石 Chloriti Lapis

（附：金礞石）

［**来源**］为变质岩类黑云母片岩或绿泥石化云母碳酸盐片岩。

［**采制**］采挖后，除去杂石和泥沙。

［**性状**］黑云母片岩　主为鳞片状或片状集合体。呈不规则扁块状或长斜块状，无明显棱角。褐黑色或绿黑色，具玻璃样光泽。质软，易碎，断面呈较明显的层片状。碎粉主为绿黑色鳞片（黑云母），有似星点样的闪光。气微，味淡。

绿泥石化云母碳酸盐片岩　为鳞片状或粒状集合体。呈灰色或绿灰色，夹有银色或淡黄色鳞片，具光泽。质松，易碎，粉末为灰绿色鳞片（绿泥石化云母片）和颗粒（主为碳酸盐），片状者具星点样闪光。遇稀盐酸产生气泡，加热后泡沸激烈。气微，味淡。

［**化学成分**］黑云母片岩主要含钾、镁、铁、铝的硅酸盐 $K(Mg \cdot Fe)_2(AlSi_3O_{10})$，尚含有钛、钙、锰等杂质。

［**功效**］性平，味甘、咸。归肺、心、肝经。坠痰下气，平肝镇惊。用于顽痰胶结，咳逆喘急，癫痫发狂，烦躁胸闷，惊风抽搐。多入丸散服，3～6g；煎汤10～15g，布包先煎。

［附］

金礞石 Aureus Lapis Micae 为变质岩类蛭石片岩或水黑云母片岩。采挖后，除去杂石和泥沙。为鳞片状集合体。呈不规则块状或碎片，碎片直径0.1～0.8cm；块状者直径2～10cm，厚0.6～1.5cm，无明显棱角。棕黄色或黄褐色，带有金黄色或银白色光泽。质脆，用手捻之，易碎成金黄色闪光小片。具滑腻感。气微，味淡。坠痰下气，平肝镇惊。用于顽痰胶结，咳逆喘急，癫痫发狂，烦躁胸闷，惊风抽搐。多入丸散服，3～6g；煎汤10～15g，布包先煎。

龙骨 Fossilia Ossis Mastodi

（附：龙齿）

［**来源**］为古代哺乳动物如三趾马、象类、犀类、牛类、鹿类等的骨骼化石或象类门齿的化石。前者习称"龙骨"，后者习称"五花龙骨"。

［**产地**］主产于山西、内蒙古、陕西、甘肃、河北等省区。

［**性状**］龙骨呈骨骼状或已破碎呈不规则的块状，大小不一。表面白色、灰白色或浅棕色，多较平滑，有的具纹理或裂隙，或具棕色条纹和斑点。质硬，断面不平坦，色

白，细腻如粉质，关节处有多数蜂窝状小孔。吸湿性强。气微，无味。五花龙骨呈圆柱状或不规则块状，直径 6 ~ 25cm。全体呈淡灰白色或淡黄色，夹有蓝灰色及红棕色深浅粗细不同的花纹。表面平滑或略有光泽，时有小裂隙。质硬、较酥脆，易片状剥落，吸湿性强，易风化破碎。气微，无味。（见附录彩图 20-5）

[化学成分] 龙骨主含碳酸钙（$CaCO_3$）和磷酸钙 [$Ca_3(PO_4)_2$]，其主成分含量为 CaO 48.73% ~ 54.98%。尚含乙酸、丙酸、丁酸、异丁酸、戊酸、异戊酸及己酸等。还含有 Fe、Zn、Cu、Mn、Co、Ni、Cd、Pb 等多种微量元素。

[功效] 性平，味甘、涩。归心、肝、肾经。能镇静，收敛涩精。外用生肌敛疮。

[附]

龙齿 Dens Draconis 为古代哺乳动物象、犀牛、三趾马等牙齿的化石。呈较完整的齿状或破碎的块状，分为犬齿及臼齿。犬齿呈圆锥状，略弯曲，直径 0.5 ~ 3.5cm，近尖端处中空。臼齿呈圆柱形或方柱形，略弯曲，一端较细，一般长 2 ~ 20cm，直径 1 ~ 9cm。多有深浅不同的棱。其中呈青灰色或暗棕色者，习称"青龙齿"，呈黄白色者，习称"白龙齿"，有的表面具光泽的珐琅质，质坚硬，断面粗糙，凹凸不平或有不规则的突起棱线。有吸湿性。无臭，无味。以吸湿性强者为佳。无吸湿性、烧之发烟有臭气者，不可入药。主含磷灰石（磷酸钙）。性寒，味甘、涩。具镇惊安神、除烦热等功效。

表 20-1 常见的矿物类药材

药材名	来源	主要化学成分
磁石（Magnetitum）	氧化物类矿物尖晶石族磁铁矿	主含四氧化三铁（Fe_3O_4）
禹余粮（Limonitum）	氢氧化物类矿物褐铁矿	主含碱式氧化铁 [$FeO(OH)$]
信石（Arsenicum）	氧化物类矿物砷华矿石或由雄黄、毒砂（硫砷铁矿，FeAsS）等矿物经加工制得	主含三氧化二砷（As_2O_3）
滑石（Talcum）	硅酸盐类矿物滑石族滑石	主含水合硅酸镁 [$Mg_3(Si_4O_{10})(OH)_2$]
轻粉（Calomelas）	为用升华法制成的氯化亚汞结晶	主含氯化亚汞（Hg_2Cl_2）
硫黄（Sulfur）	为自然元素类矿物族自然硫	主含硫（S）
白矾（Alumen）	硫酸盐类矿物明矾石经加工提炼制成。采得后，打碎，用水溶解，收集溶液，蒸发浓缩，放冷后即析出结晶	主含含水硫酸铝钾〔$KAl(SO_4)_2 \cdot 12H_2O$〕
灶心土	经多年用柴草熏烧而成	主含硅酸、氧化铝及三氧化二铁等。
红粉（Hydrargyri Oxydum Rubrum）	红氧化汞	HgO
皂矾（Melanteritum）	硫酸盐类矿物水绿矾的矿石	含水硫酸亚铁（$FeSO_4 \cdot 7H_2O$）
花蕊石（Ophicalcitum）	变质岩类岩石蛇纹大理岩	主含碳酸钙（$CaCO_3$）
轻粉（Calomelas）	为氯化亚汞	含氯化亚汞（Hg_2Cl_2）
钟乳石（Stalactitum）	为碳酸盐类矿物方解石族方解石	主含碳酸钙（$CaCO_3$）
紫石英（Fluoritum）	氟化物类矿物萤石族萤石	主含氟化钙（CaF_2）

附录一 中药名称笔画索引

附录二 中药拉丁名索引

A

B

L

M

N

O

P

R

S

T

V

Z

附录三　植物、动物拉丁学名索引

A

B

C

D

E

附录四　药材及显微彩图

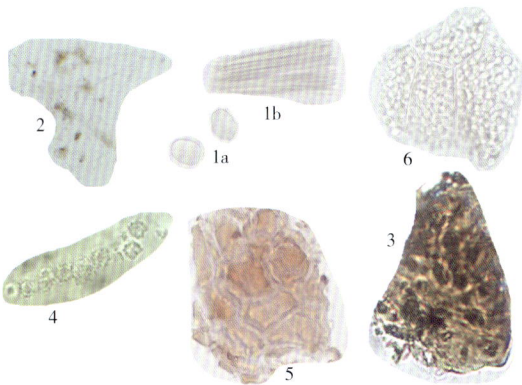

图 5-15　六味地黄丸显微特征图
1.山药（a.淀粉粒　b.草酸钙针晶）　2.茯苓菌丝
3.熟地黄薄壁组织　4.牡丹皮草酸钙簇晶
5.山茱萸果皮表皮细胞　6.泽泻薄壁细胞

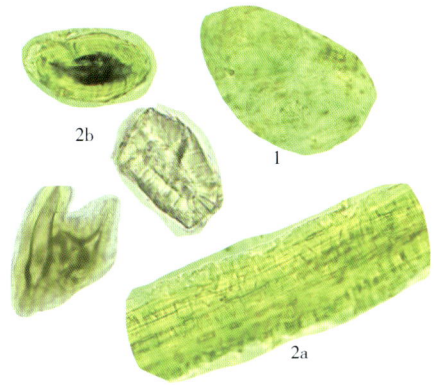

图 5-16　二妙丸显微特征图
1.苍术草酸钙针晶
2.黄柏（a.晶鞘纤维 b.石细胞）

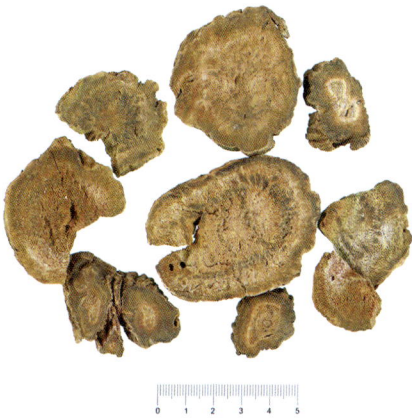

图 7-1　大黄

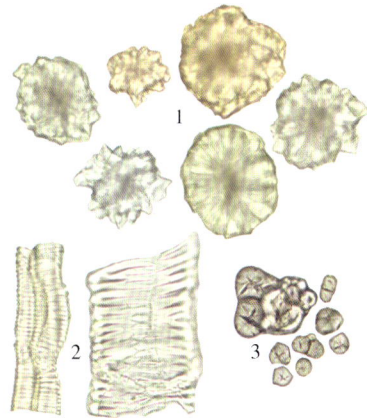

图 7-2　大黄粉末图
1.草酸钙簇晶　2.导管　3.淀粉粒

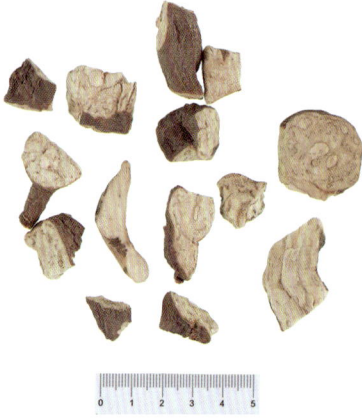

图 7-3　何首乌

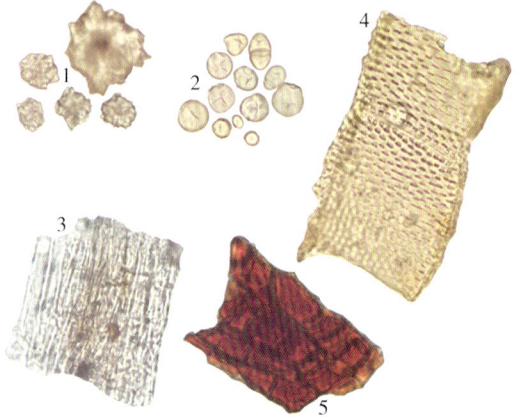

图 7-4　何首乌粉末图

1. 草酸钙簇晶 2. 淀粉粒 3. 木纤维 4. 导管 5. 棕色细胞

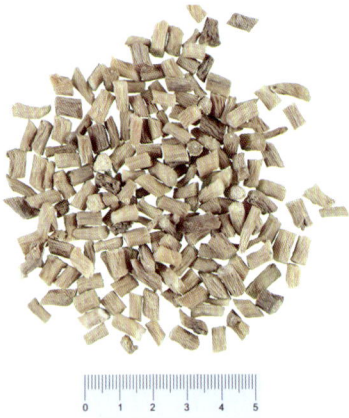

图 7-5　牛膝

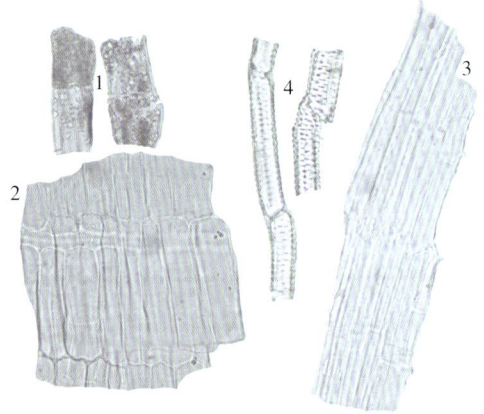

图 7-6　牛膝粉末图

1. 薄壁细胞（含草酸钙砂晶） 2. 木薄壁细胞
3. 木纤维　4. 导管

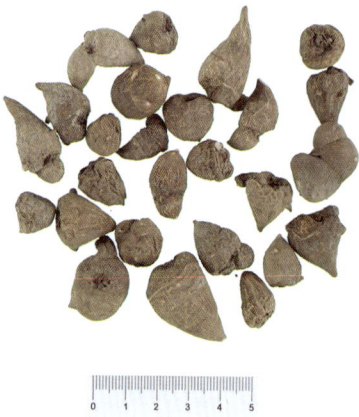

图 7-7　附子

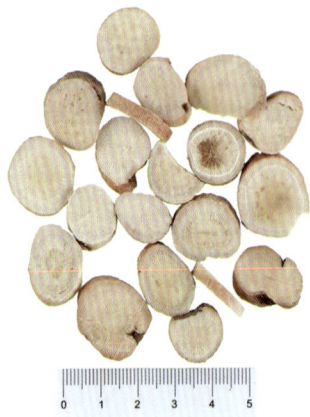

图 7-8　白芍

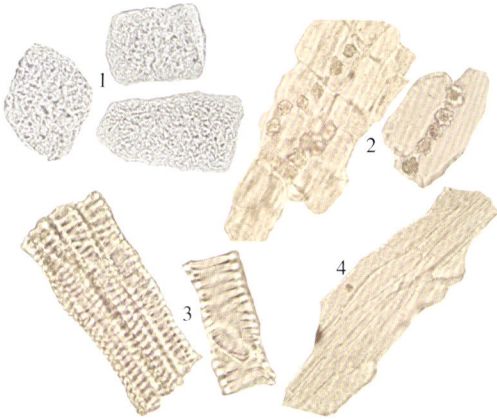

图 7-9 白芍粉末图

1. 糊化淀粉粒团块　2. 草酸钙簇晶（存在于薄壁细胞）
3. 导管　4. 木纤维

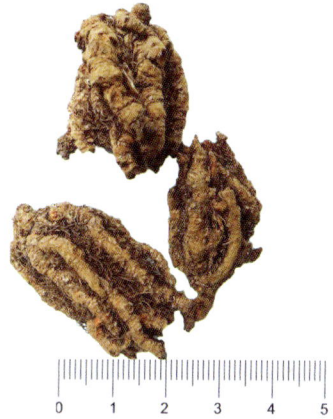

图 7-10 黄连

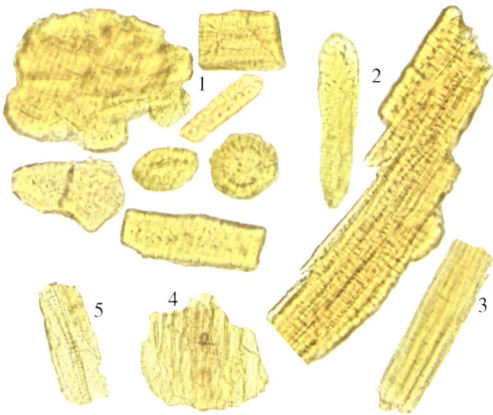

图 7-11 黄连粉末图

1. 石细胞　2. 韧皮纤维　3. 木纤维
4. 鳞叶表皮细胞　5. 导管

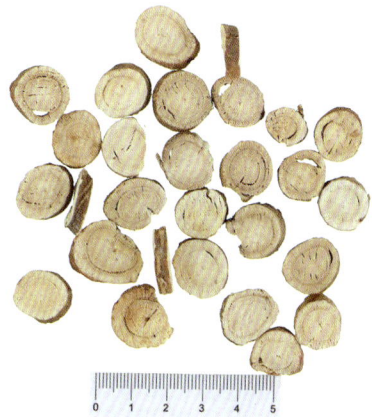

图 7-12 甘草

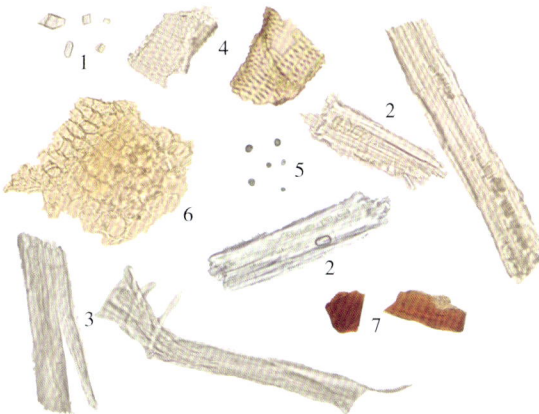

图 7-13 甘草粉末图

1. 草酸钙方晶　2. 晶鞘纤维　3. 纤维束　4. 导管　5. 淀粉粒
6. 木栓细胞　7. 棕色块状物

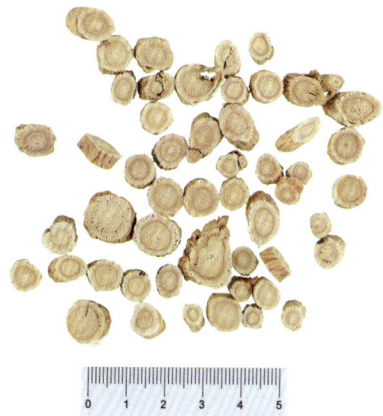

图 7-14 黄芪

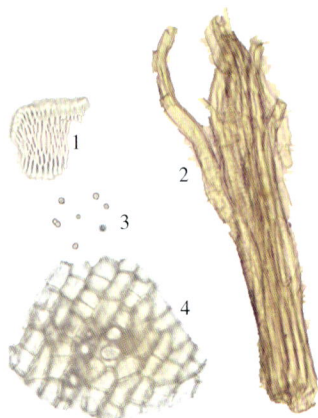

图 7-15 黄芪粉末图

1. 导管　2. 纤维　3. 淀粉粒
4. 木栓细胞

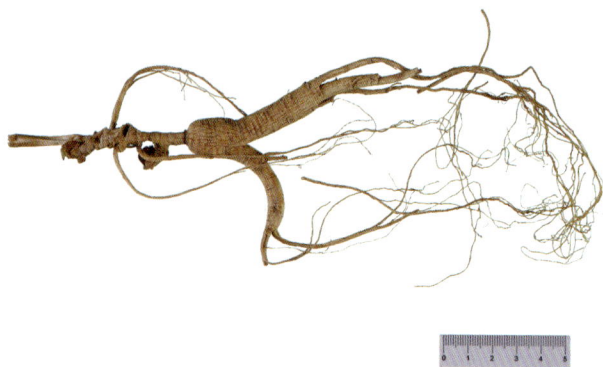

图 7-16　人参

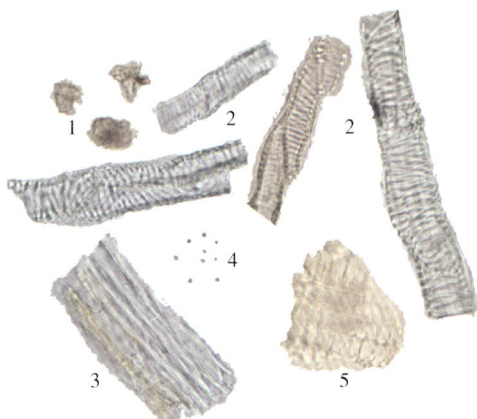

图 7-17　人参粉末图

1. 草酸钙簇晶　2. 导管　3. 树脂道
4. 淀粉粒　5. 木栓细胞

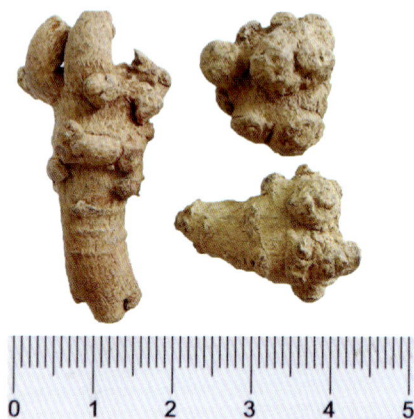

图 7-18　三七

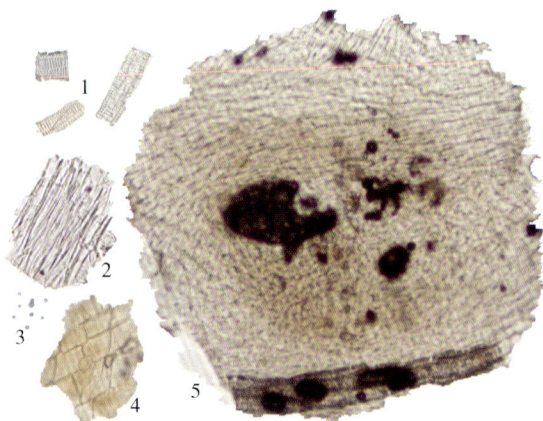

图 7-19　当归粉末图

1. 导管　2. 纺锤形韧皮薄壁细胞　3. 淀粉粒
4. 木栓细胞　5. 油室

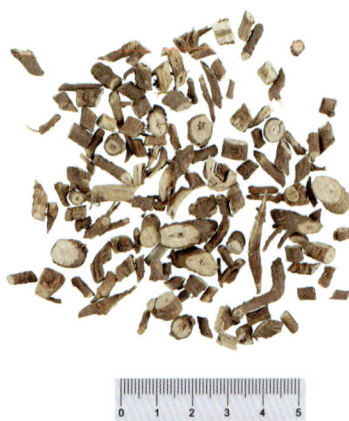

图 7-20　柴胡

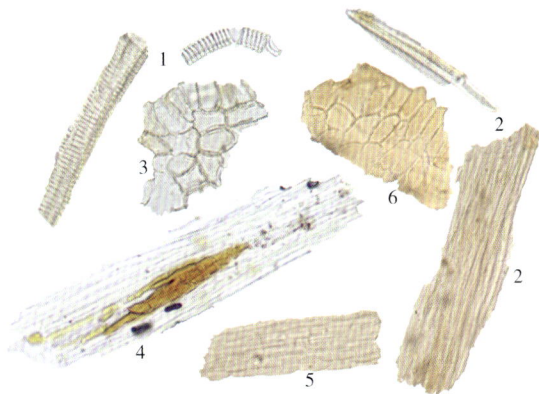

图 7-21　柴胡粉末图
1. 导管　2. 木纤维　3. 木栓细胞　4. 油管
5. 茎髓薄壁细胞　6. 茎表皮细胞

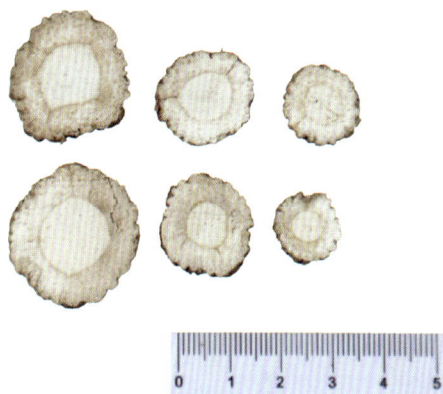

图 7-22　白芷

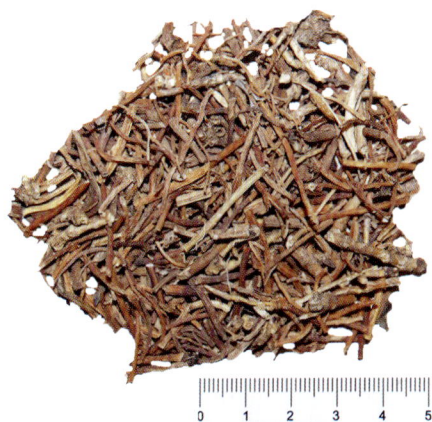

图 7-23　龙胆

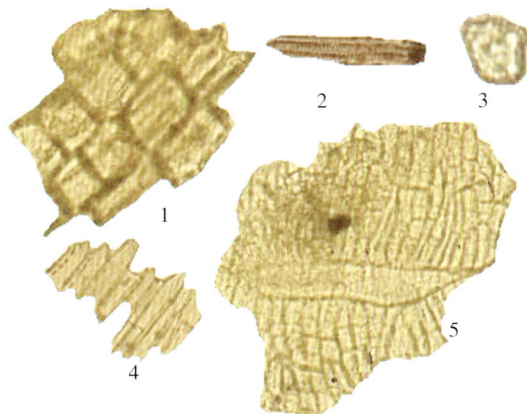

图 7-24　龙胆粉末图
1. 草酸钙针晶　2. 导管　3. 外皮层碎片
4. 石细胞　5. 内皮层碎片

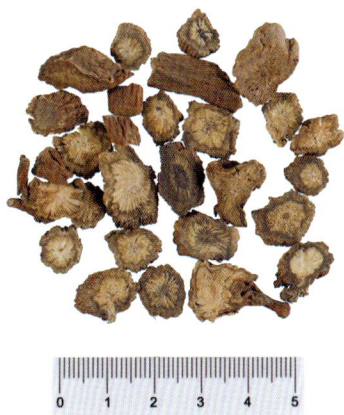

图 7-25　丹参

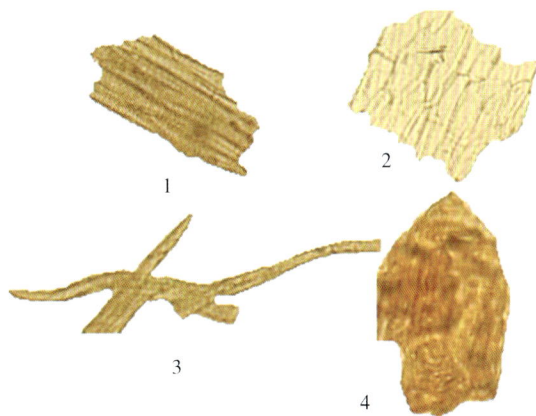

图 7-26　丹参粉末图
1. 导管　2. 木栓细胞　3. 木纤维　4. 石细胞

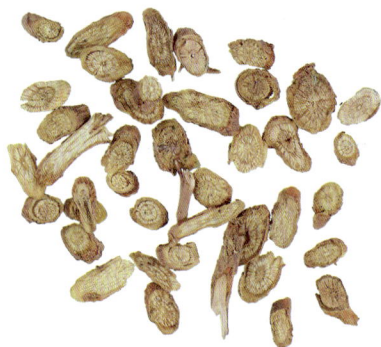

图 7-27　黄芩

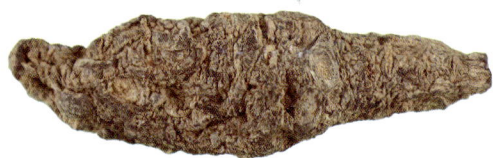

图 7-28　地黄

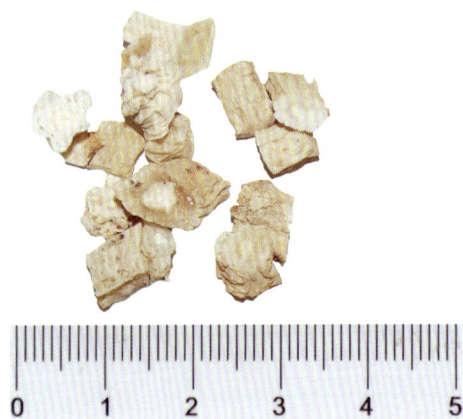

图 7-29　党参

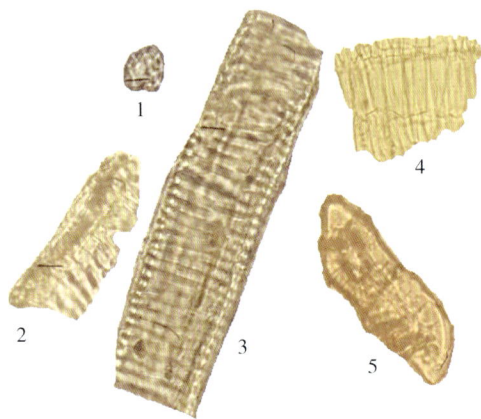

图 7-30　党参粉末图

1. 菊糖　2. 乳汁管　3. 导管　4. 木栓　5. 石细胞

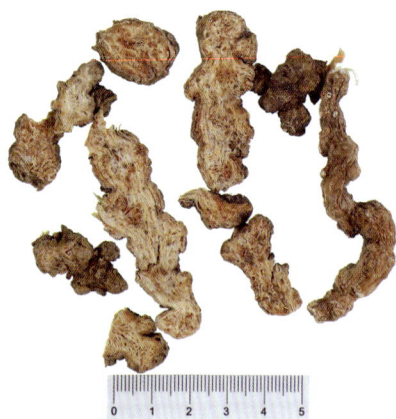

图 7-31　苍术

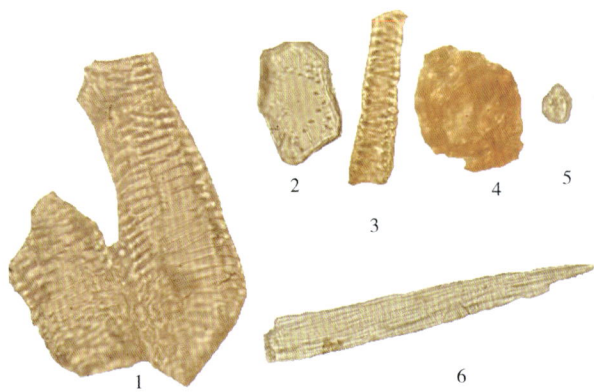

图 7-32　苍术粉末图

1. 薄壁细胞示针晶　2、3. 导管　4. 油室　5. 石细胞　6. 纤维

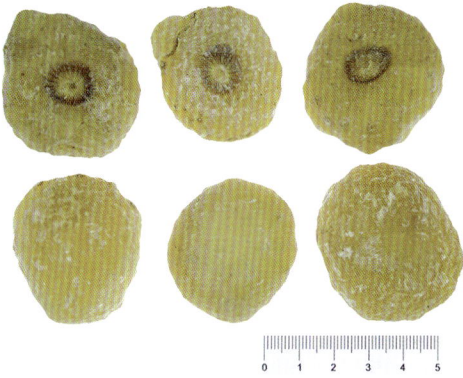

图 7-33 半夏

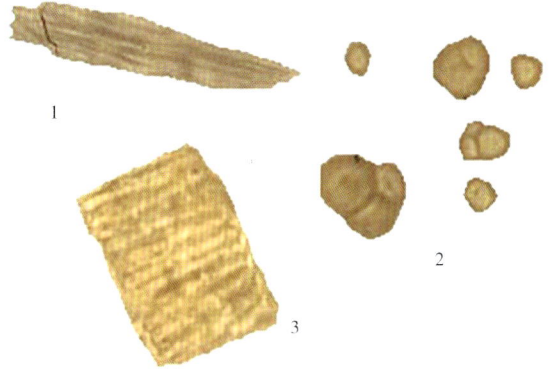

图 7-34 半夏粉末图
1.草酸钙针晶 2.导管 3、4.淀粉粒

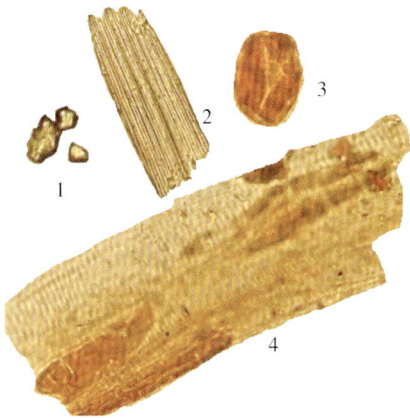

图 7-35 石菖蒲粉末图
1.草酸钙结晶 2.导管 3.晶纤维 4.石细胞

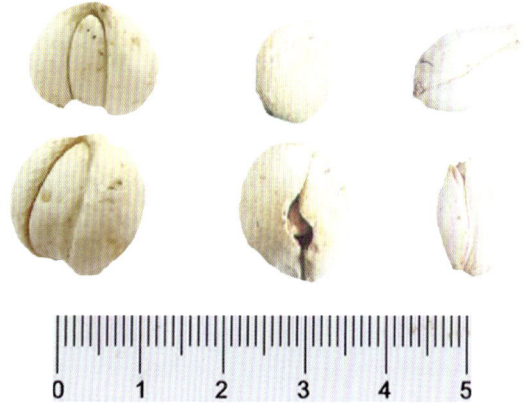

图 7-36 川贝母

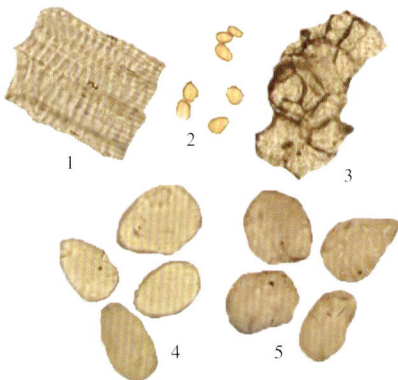

图 7-37 川贝母粉末图
1.炉贝导管 2.气孔与表皮细胞 3.炉贝淀
粉粒 4.青贝淀粉粒 5.松贝淀粉粒

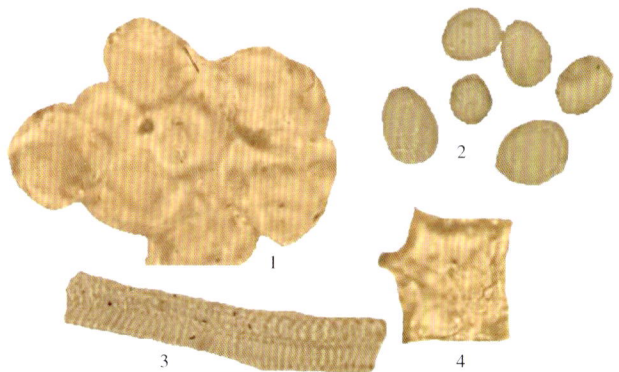

图 7-38 浙贝母粉末图
1.表皮细胞及气孔 2.淀粉粒 3.导管 4.草酸钙方晶

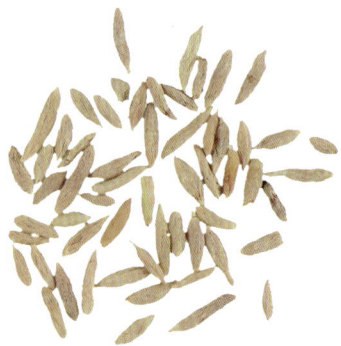

图 7-39 麦冬

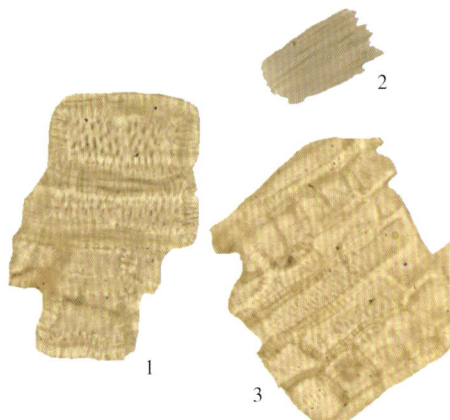

图 7-40 麦冬粉末图

1.石细胞 2.内皮细胞 3.草酸钙针晶

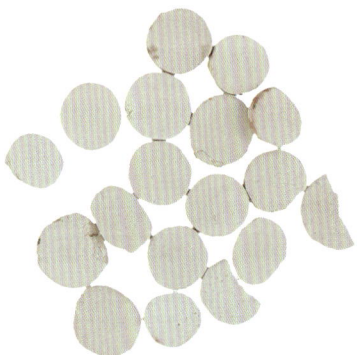

图 7-41 山药

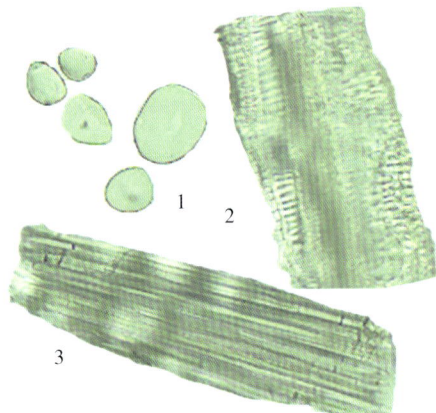

图 7-42 山药粉末图

1.淀粉粒 2.导管 3.草酸钙针晶

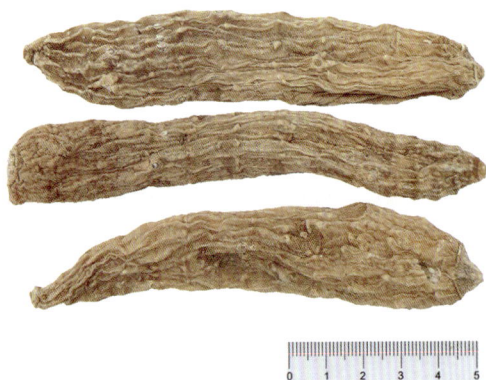

图 7-43 天麻

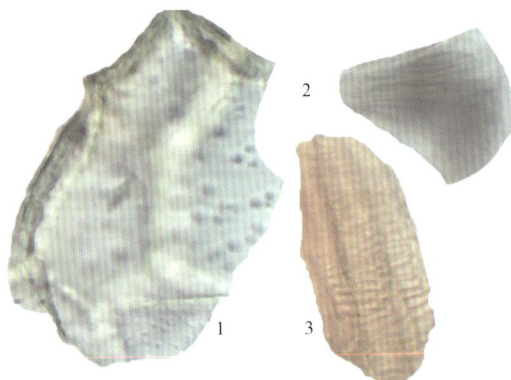

图 7-44 天麻粉末图

1.厚壁细胞 2.草酸钙针晶 3.导管

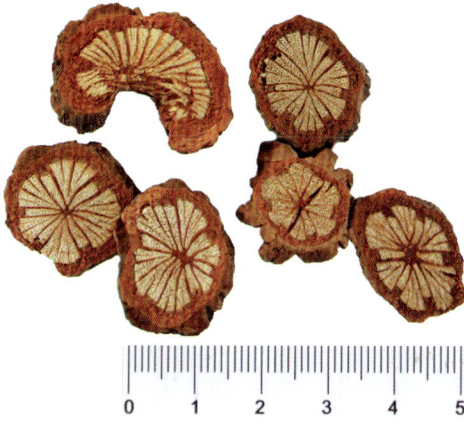

图 8-1 大血藤

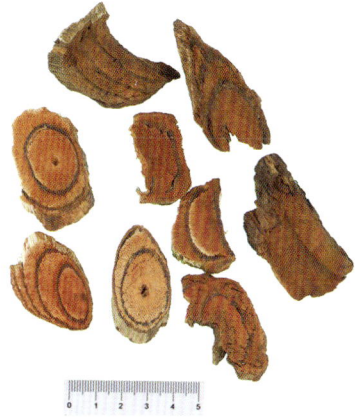

图 8-2 鸡血藤

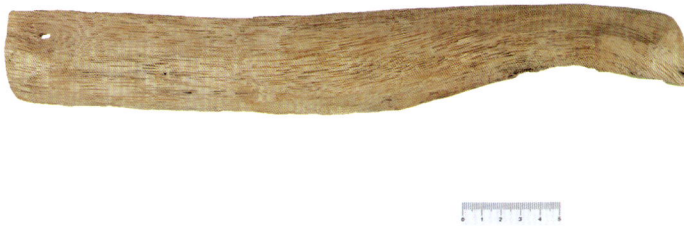

图 8-3 沉香

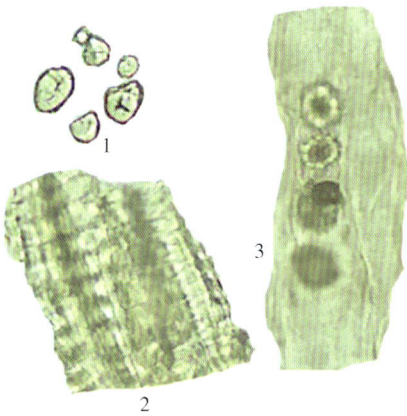

图 9-1 牡丹皮粉末图

1. 淀粉粒　2. 木栓细胞　3. 草酸钙针晶

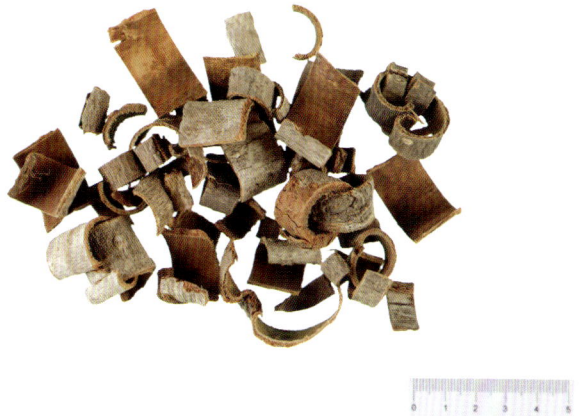

图 9-2 厚朴

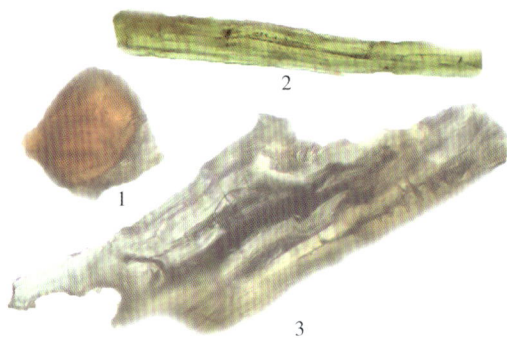

图 9-3 厚朴粉末图

1. 木栓细胞 2. 纤维 3. 油细胞 4. 石细胞

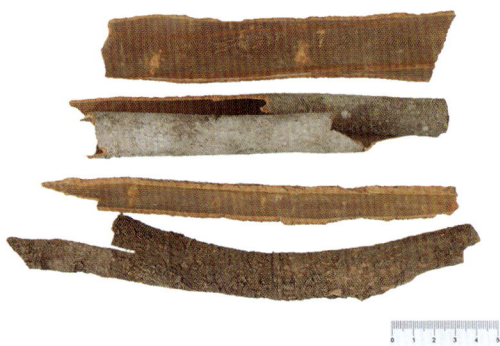

图 9-4 肉桂

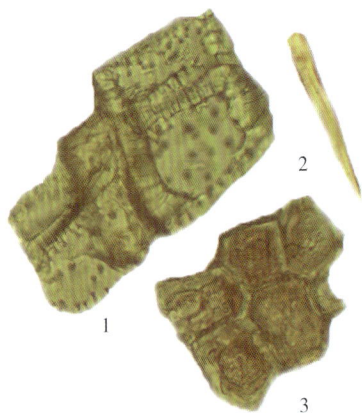

图 9-5 肉桂粉末图

1. 石细胞 2. 纤维 3. 油细胞

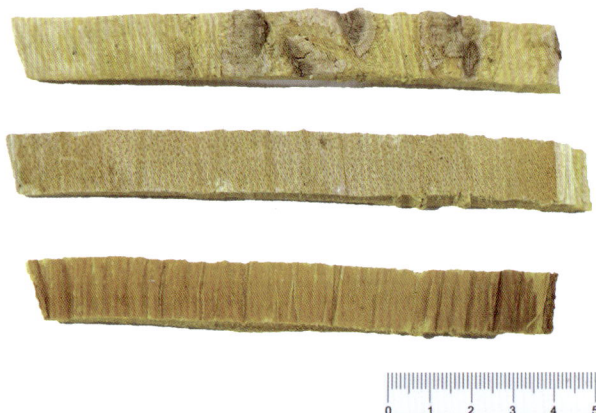

图 9-6 黄柏

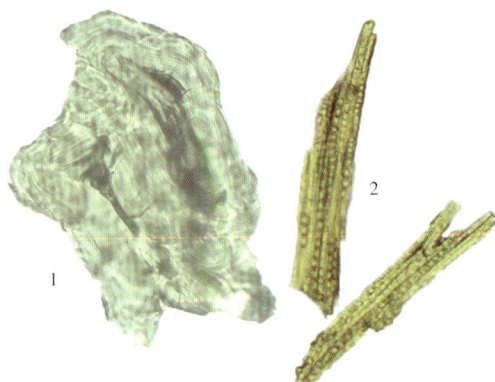

图 9-7 黄柏粉末图

1. 石细胞 2. 纤维及晶纤维

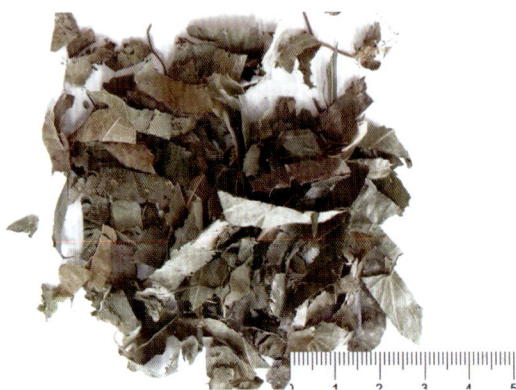

图 10-1 淫羊藿

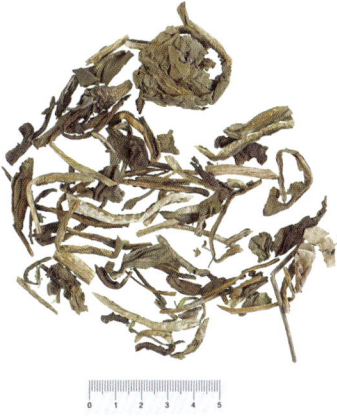

图 10-2　大青叶

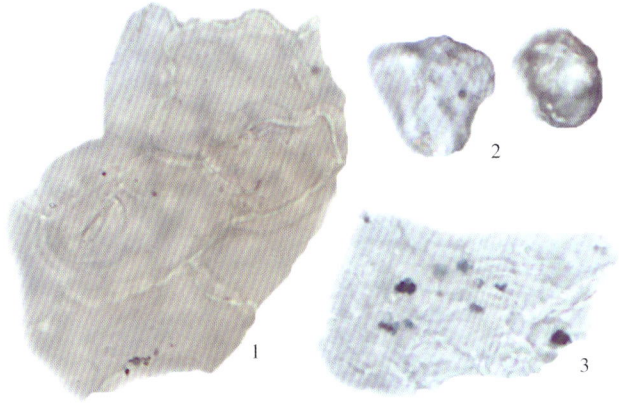

图 10-3　大青叶粉末图

1. 表皮细胞及气孔　2. 橙皮苷结晶　3. 靛蓝结晶

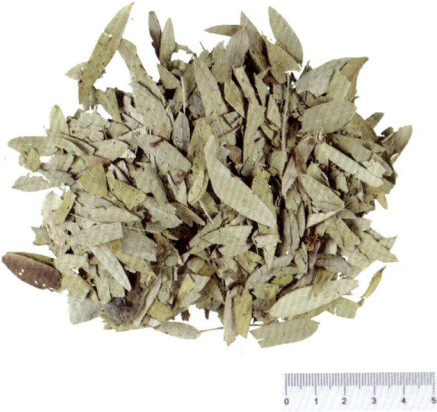

图 10-4　番泻叶

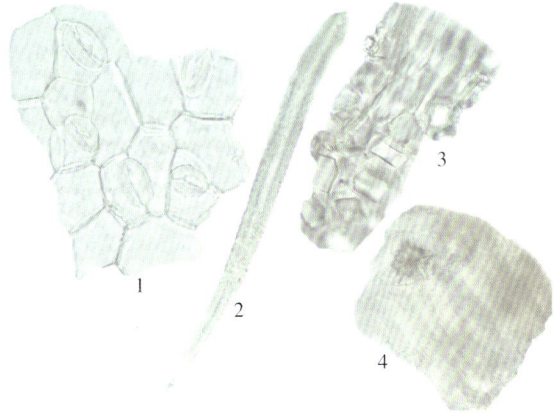

图 10-5　番泻叶粉末图

1. 表皮细胞及气孔　2. 非腺毛　3. 晶鞘纤维　4. 草酸钙簇晶

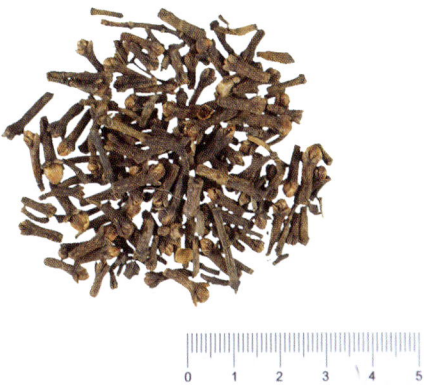

图 11-1　丁香

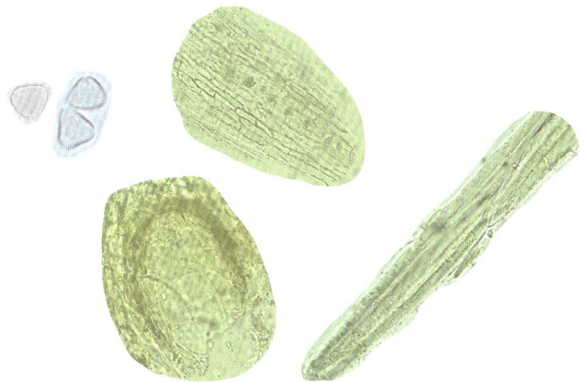

图 11-2　丁香粉末图

1. 纤维　2. 花粉粒　3. 草酸钙簇晶　4. 油室

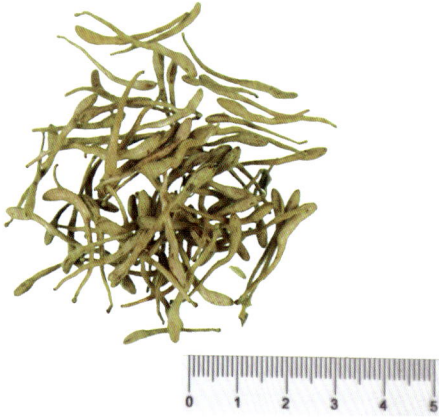

图 11-3　金银花

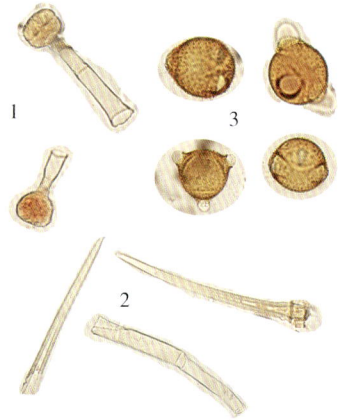

图 11-4　金银花粉末图

1.腺毛　2.非腺毛　3.花粉粒

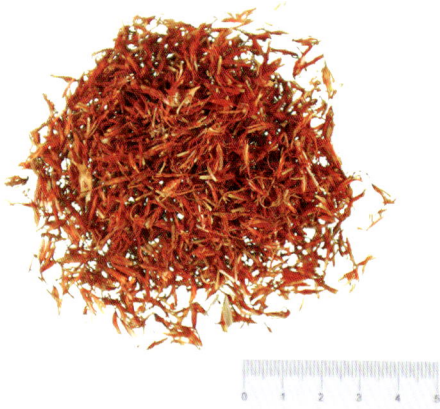

图 11-5　红花

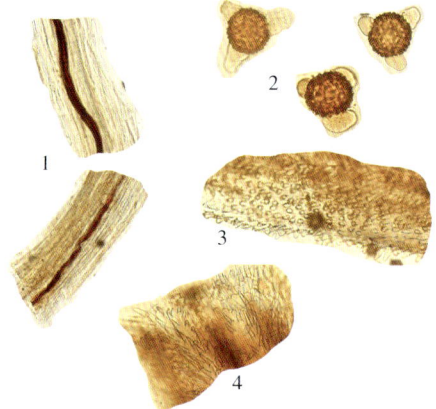

图 11-6　红花粉末图

1.分泌道　2.花粉粒　3.花冠表皮细胞
4.花柱表皮细胞

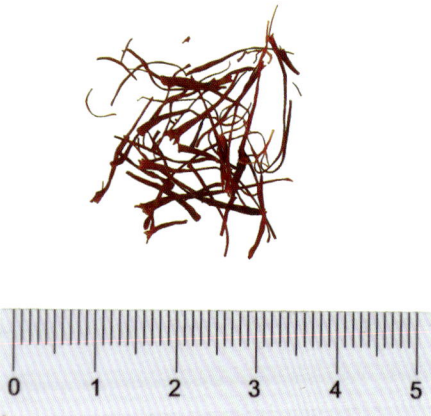

图 11-7　西红花

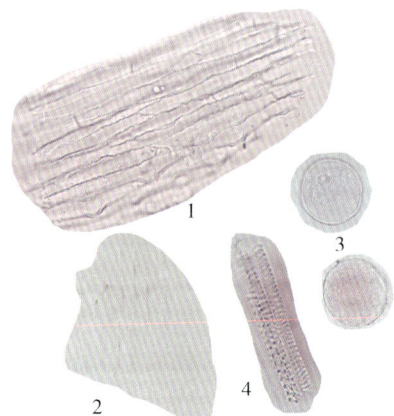

图 11-8　西红花粉末图

1.表皮细胞 2.柱头顶端表皮细胞
3.花粉粒　4.导管

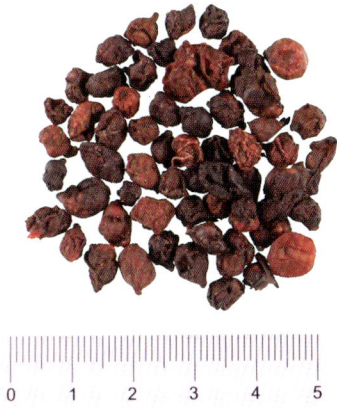

图 12-1 五味子

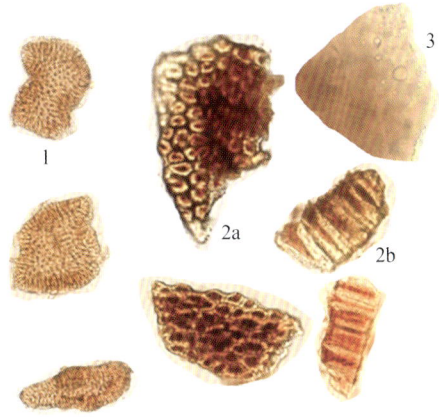

图 12-2 五味子粉末图
1. 种皮内层石细胞 2. 种皮外层是细胞表面观（a）
及侧面观（b） 3. 果皮细胞

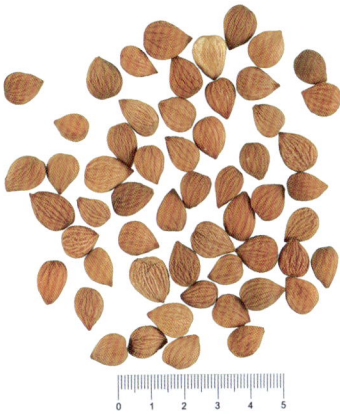

图 12-3 苦杏仁

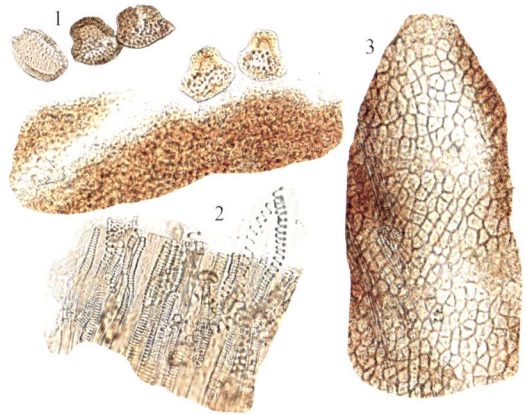

图 12-4 苦杏仁种皮粉末图
1. 石细胞 2. 导管 3. 种皮外表皮

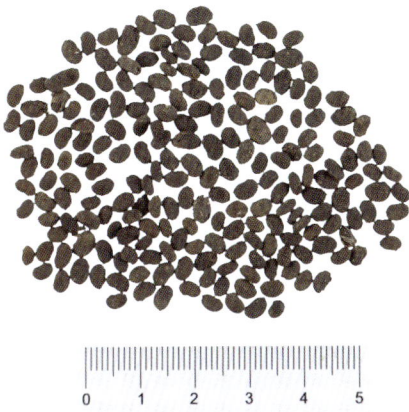

图 12-5 补骨脂

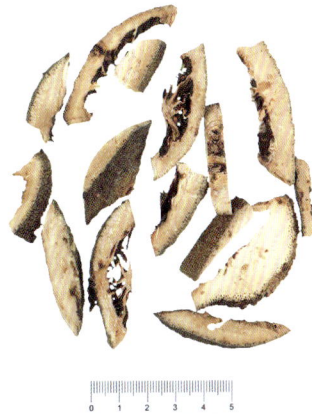

图 12-6 枳壳

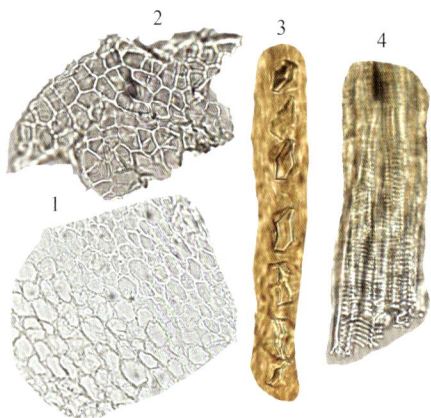

图 12-7　枳壳粉末图
1. 中果皮细胞　2. 表皮细胞
3. 草酸钙方晶　4. 导管

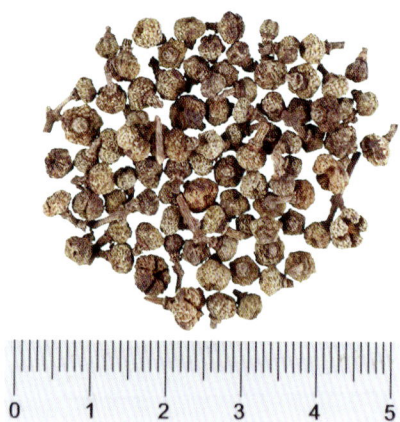

图 12-8　吴茱萸

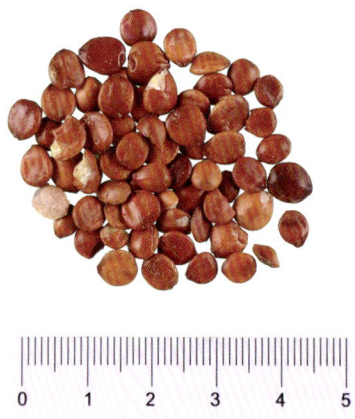

图 12-9　酸枣仁

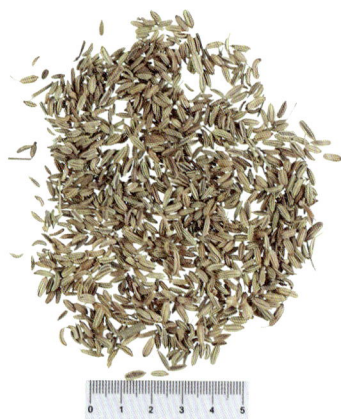

图 12-10　小茴香

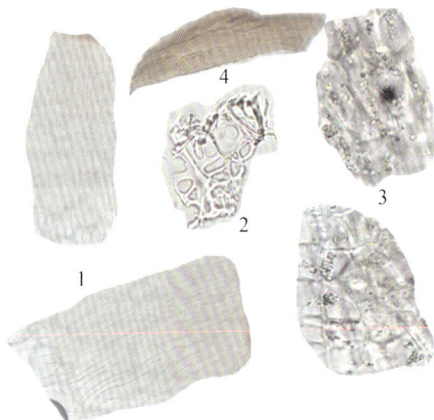

图 12-11　小茴香粉末图
1. 内果皮镶嵌细胞　2. 网纹细胞
3. 内胚乳细胞　4. 油管碎片

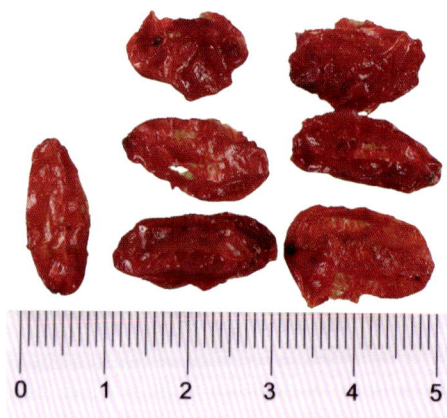

图 12-12　山茱萸

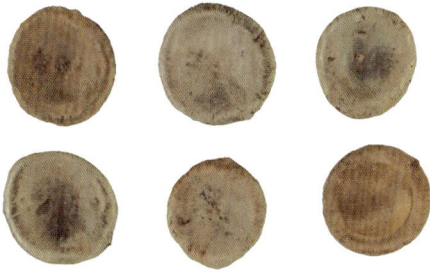

图 12-13 马钱子

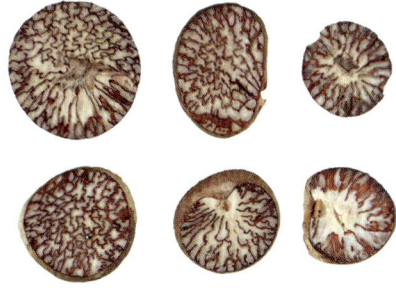

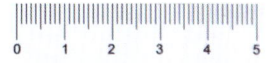

图 12-14 槟榔

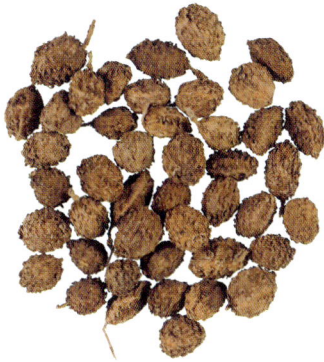

图 12-15 砂仁

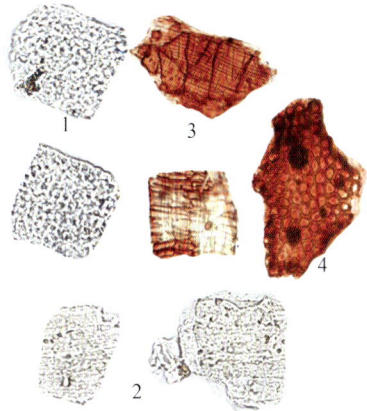

图 12-16 砂仁粉末图
1. 内胚乳 2. 外胚乳
3. 种皮表皮与下皮细胞 4. 内种皮细胞

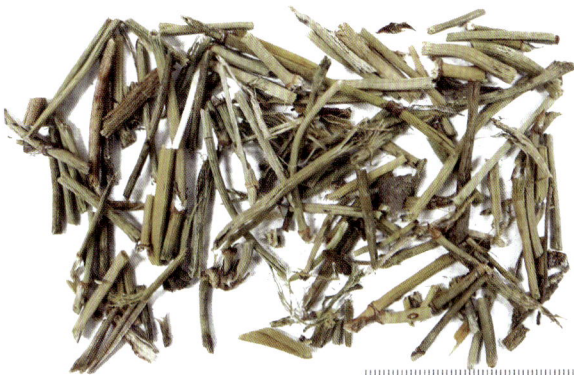

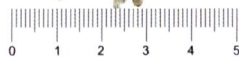

图 13-1 麻黄

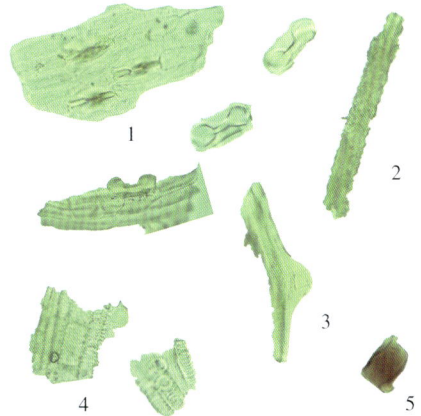

图 13-2 麻黄粉末图
1. 表皮细胞与气孔 2. 嵌晶纤维
3. 表皮角质层 4. 导管 5. 棕色块

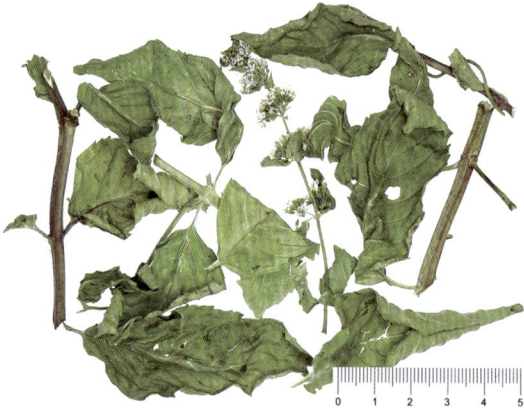

图 13-3 薄荷

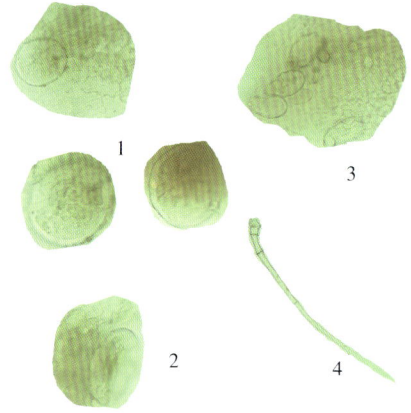

图 13-4 薄荷粉末图

1.腺鳞（顶面观） 2.腺鳞（侧面观）
3.小腺毛 4.非腺毛

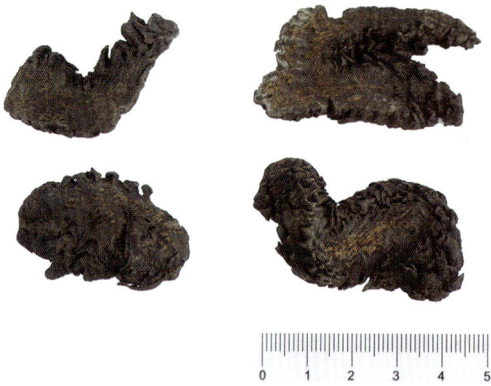

图 13-5 肉苁蓉

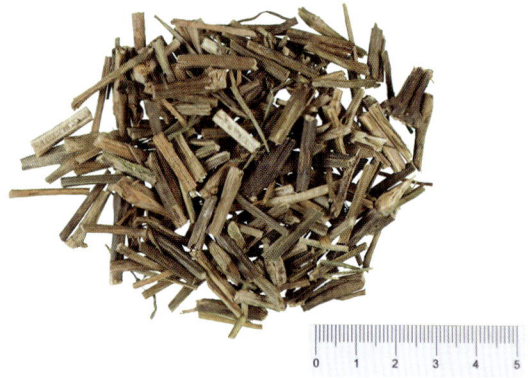

图 13-6 穿心莲

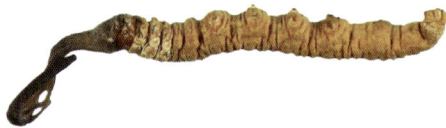

图 14-1 冬虫夏草

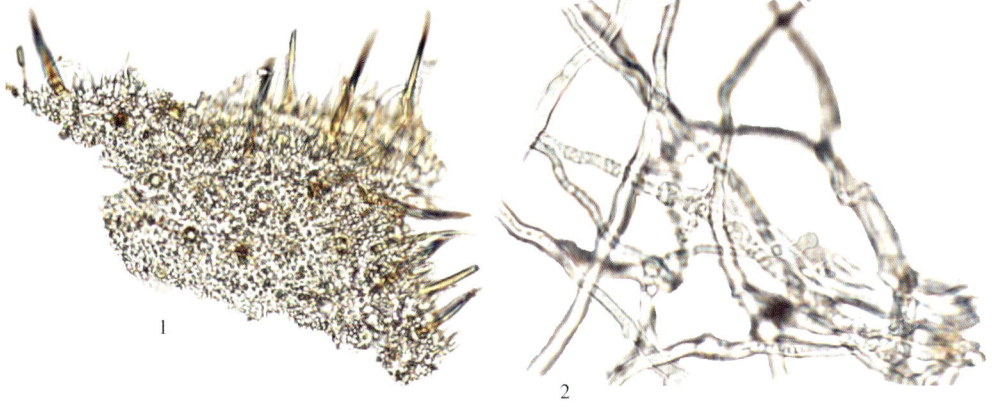

图 14-2　冬虫夏草粉末图
1.虫皮　2.菌丝

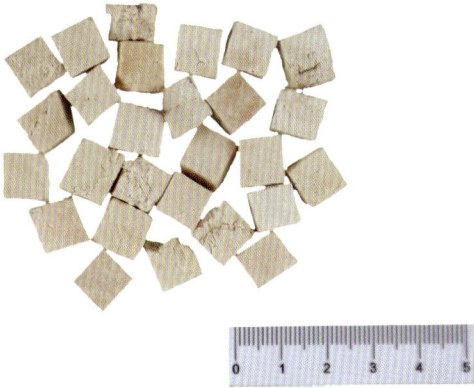

图 14-3　茯苓

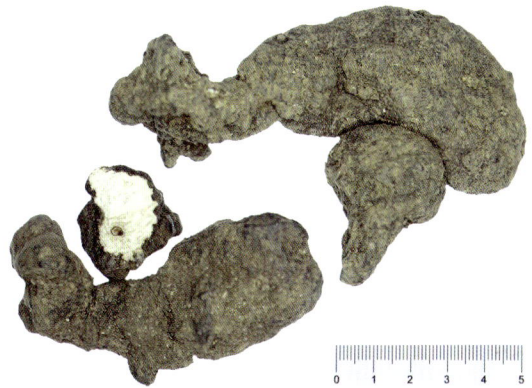

图 14-4　猪苓药材图

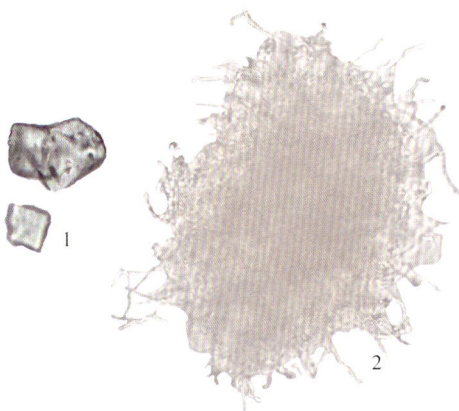

图 14-5　猪苓粉末图
1.草酸钙结晶　2.菌丝团

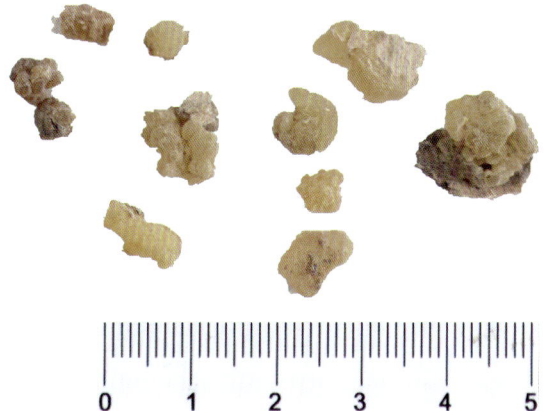

图 15-1　乳香

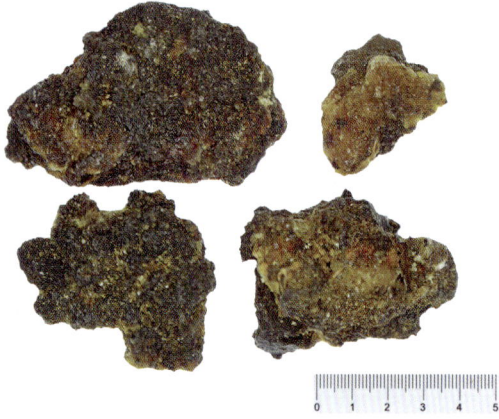

图 15-2　没药

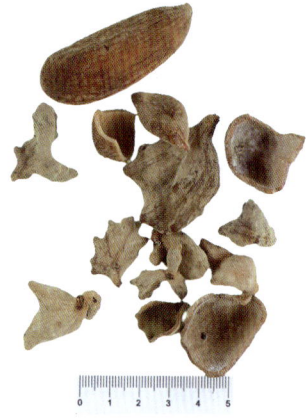

图 16-1　五倍子

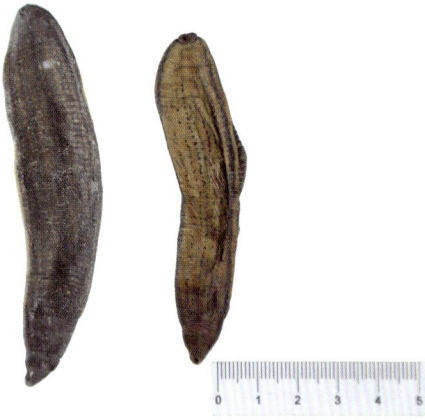

图 18-1　水蛭

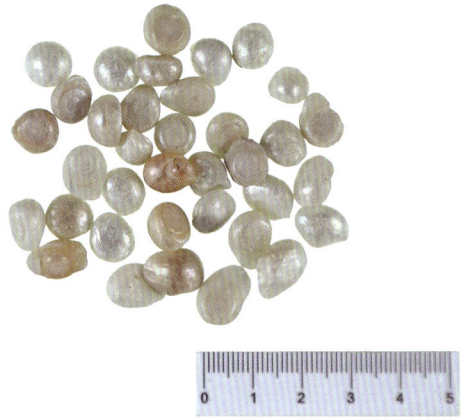

图 18-2　珍珠

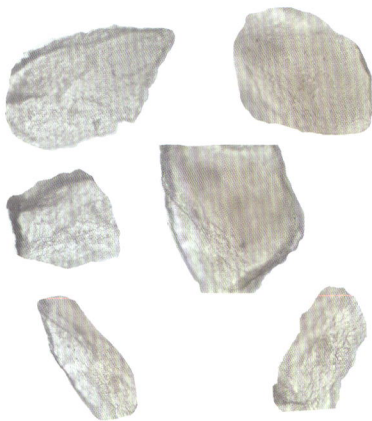

图 18-3　珍珠粉末图

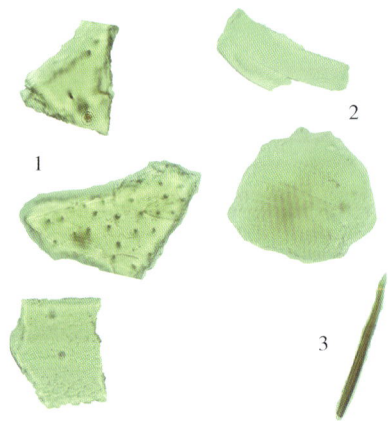

图 18-4　全蝎粉末图
1.体壁碎片　2.横纹肌纤维　3.刚毛

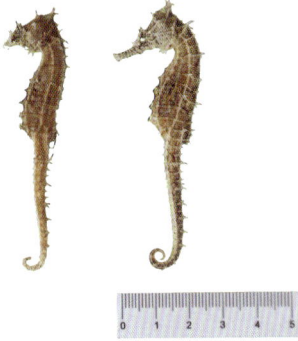

图 18-5 海马

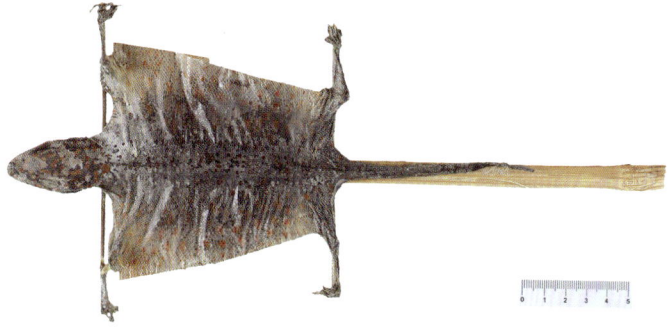

图 18-6 蛤蚧

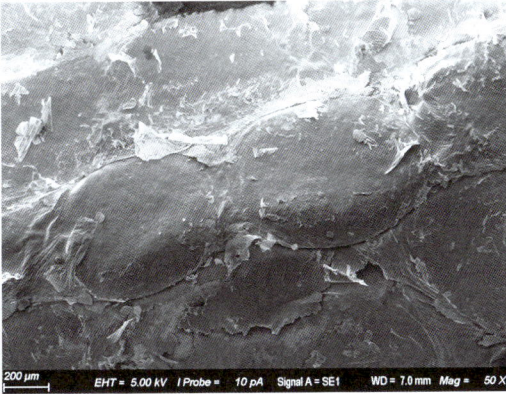

图 18-7 蛤蚧背部鳞片图

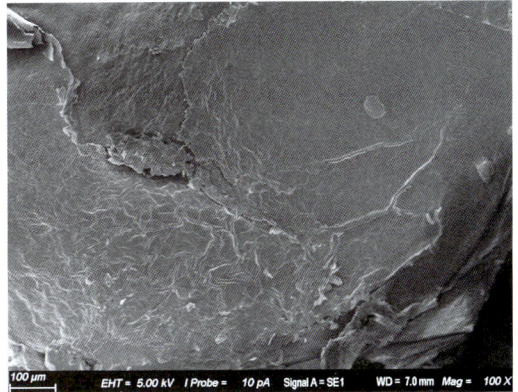

18-8 蛤蚧背部鳞片表面纹路

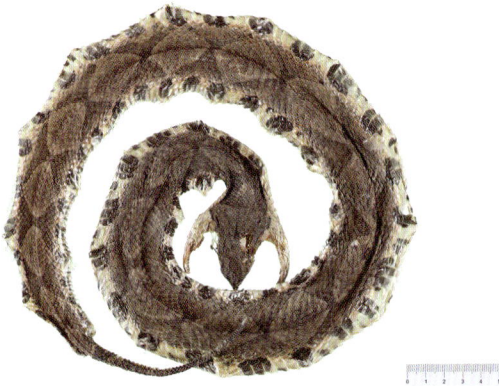

图 18-9 蕲蛇

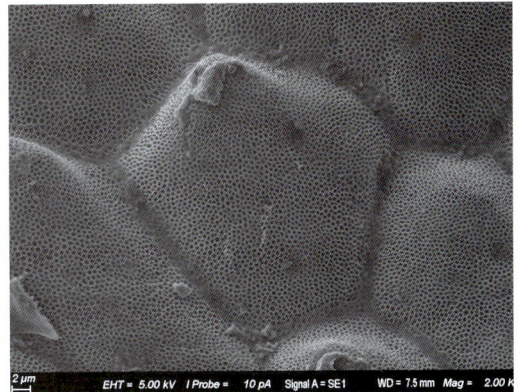

图 18-10 蕲蛇背鳞乳突表面纹理

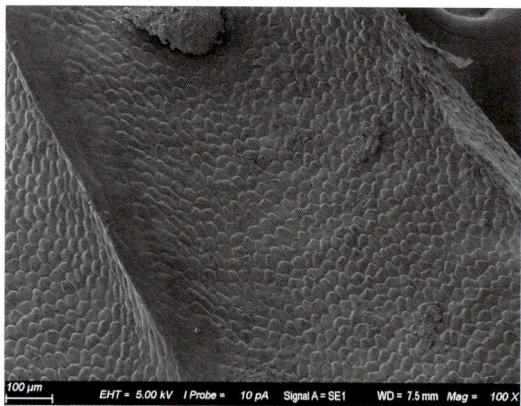

图 18-11　蕲蛇背鳞表面乳突

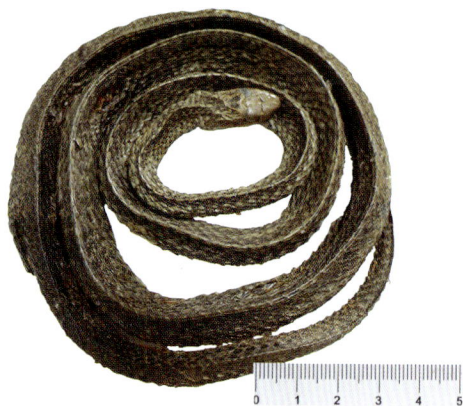

图 18-12　乌梢蛇

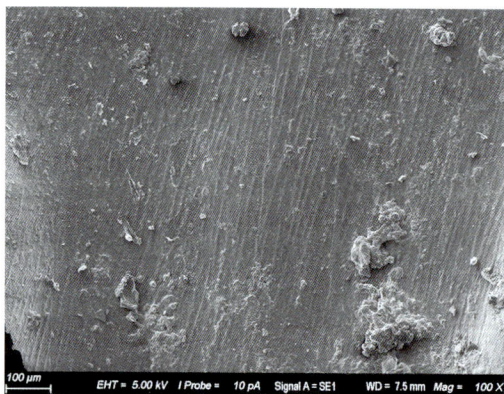

图 18-13　乌梢蛇背部鳞片表面条纹

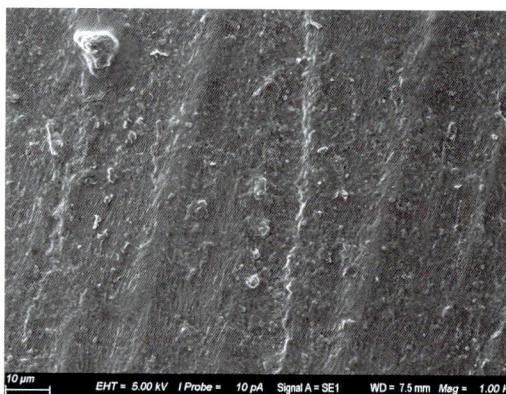

图 18-14　乌梢蛇背部鳞片表面条纹

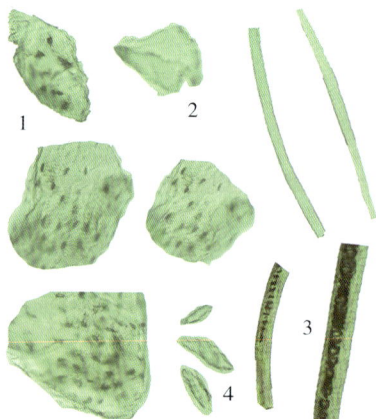

图 18-15　鹿茸粉末图
1. 骨碎片　2. 表皮角质层
3. 毛茸　4. 角化梭形细胞

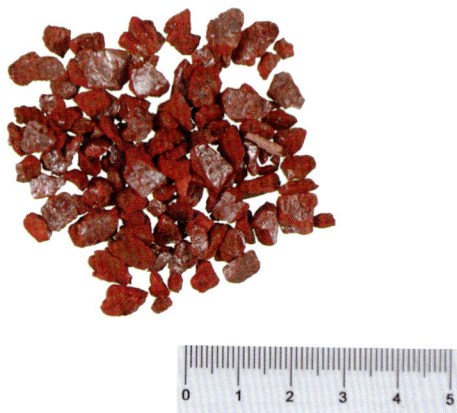

图 20-1　朱砂

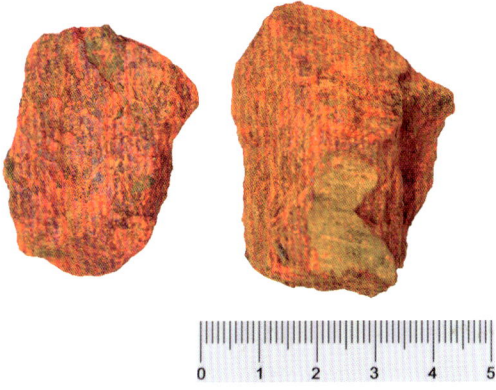

图 20-2 雄黄

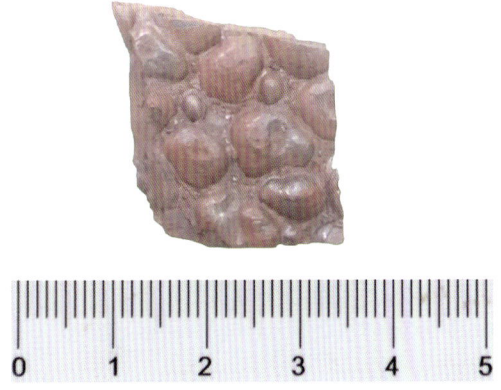

图 20-3 赭石

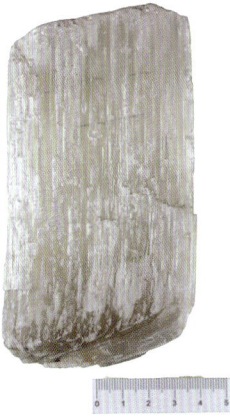

图 20-4 石膏

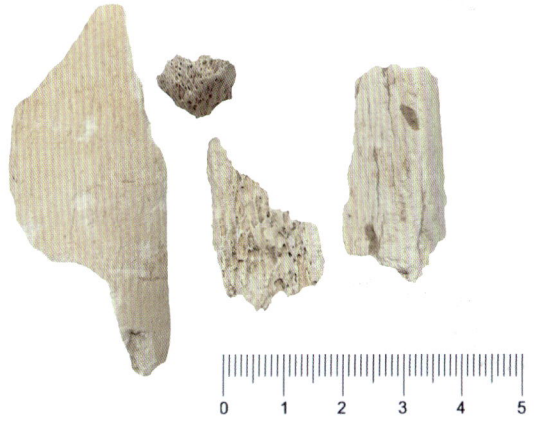

图 20-5 龙骨